AF532129

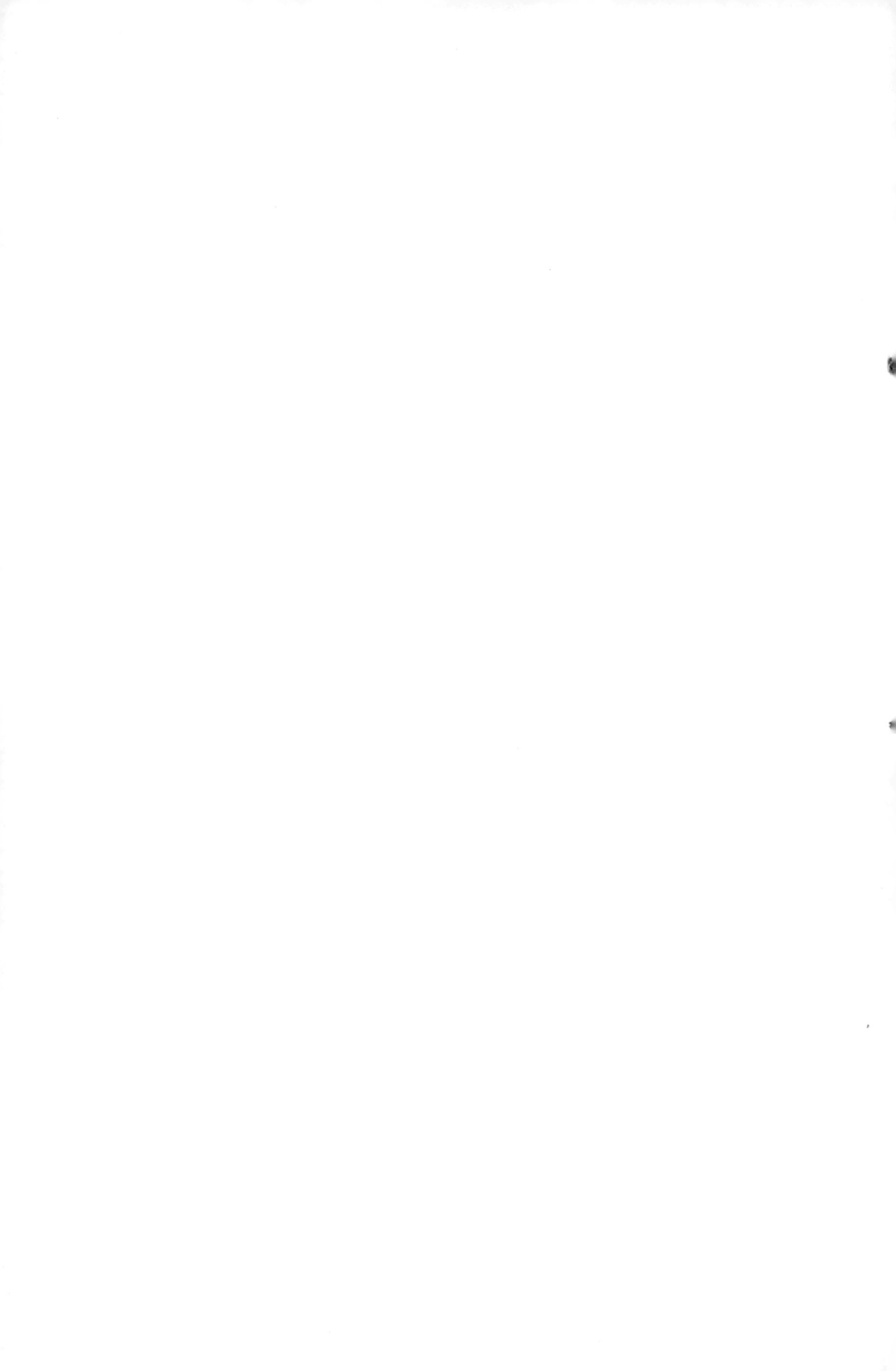

ROSALEE DE LA FORÊT
UND EMILY HAN

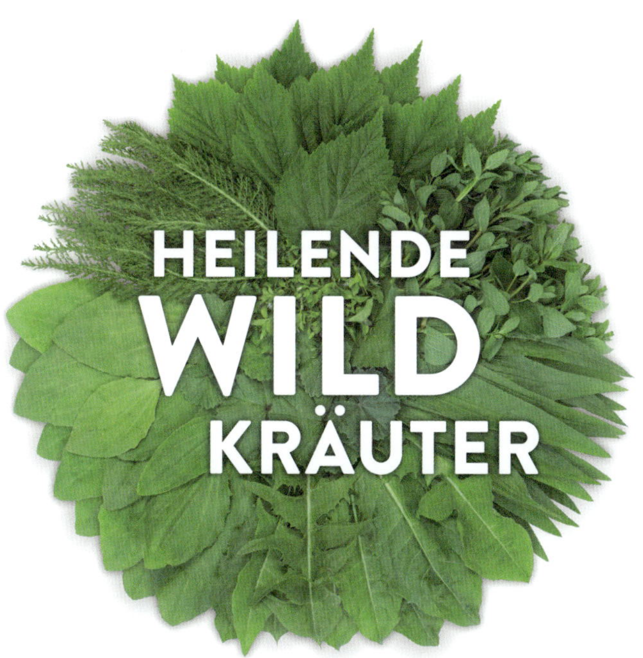

HEILENDE WILDKRÄUTER

ROSALEE DE LA FORÊT
UND EMILY HAN

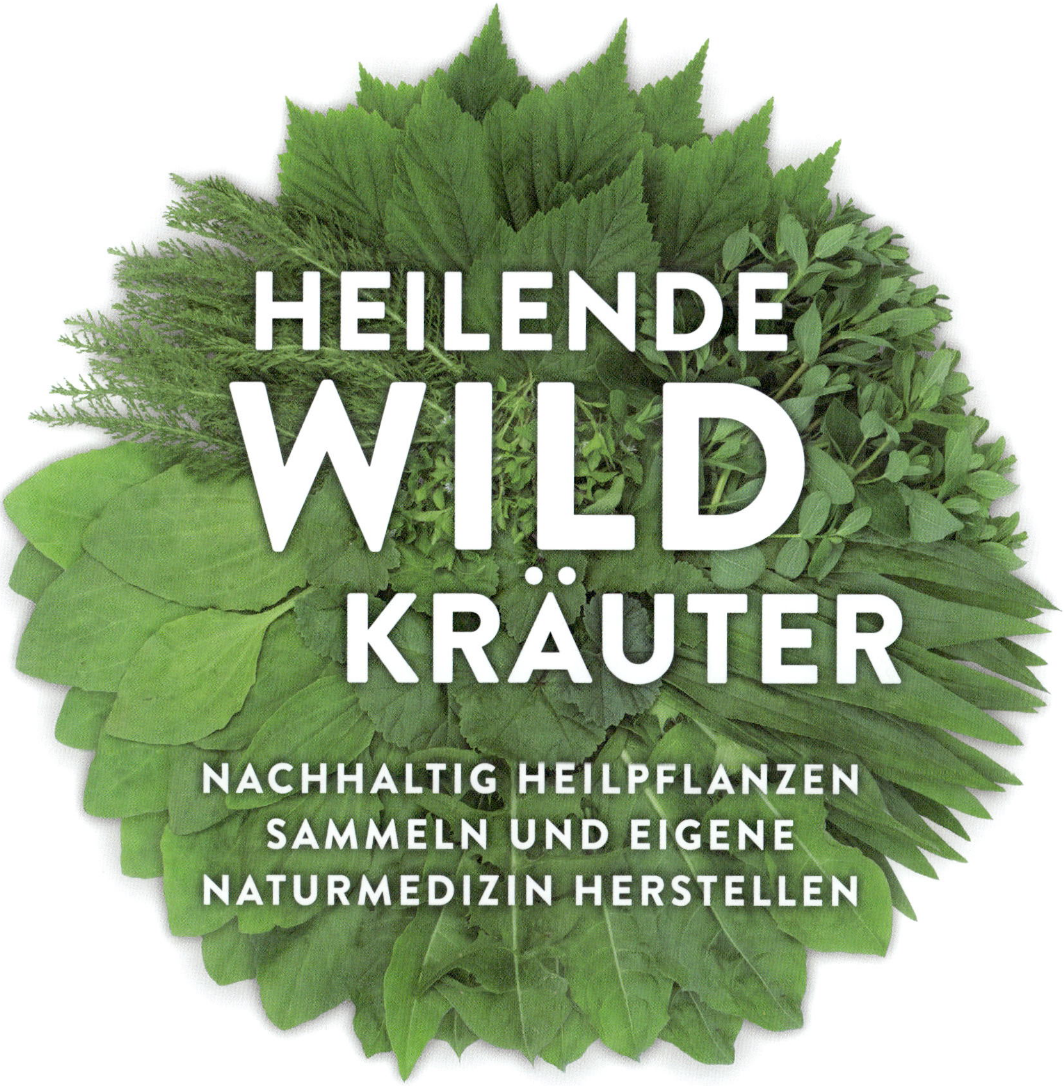

HEILENDE WILDKRÄUTER

NACHHALTIG HEILPFLANZEN SAMMELN UND EIGENE NATURMEDIZIN HERSTELLEN

Unimedica

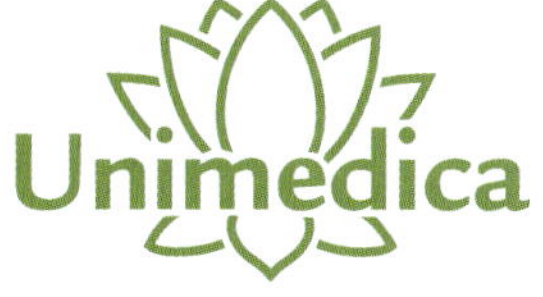

Impressum

Rosalee de la Forêt, Emily Han
Heilende Wildkräuter
Nachhaltig Heilpflanzen sammeln und eigene Naturmedizin herstellen
1. deutsche Auflage 2021
ISBN: 978-3-96257-198-6

Titel der Originalausgabe:
Wild Remedies
How to forage healing foods and craft your own herbal medicine

Originally published in 2020 by Hay House Inc. USA

Übersetzung aus dem Englischen: Elisabeth Möller-Giesen
Layout: Julie Davison
Satz: Linda Brummack
Cover Satz: Narayana Verlag
Cover Design: Karla Baker
Cover Foto: Emily Han • Cover Produktion: Jan Bosman

Herausgeber:
Unimedica im Narayana Verlag GmbH,
Blumenplatz 2, D-79400 Kandern
Tel.: +49 7626 974 970-0
E-Mail: info@unimedica.de
www.unimedica.de

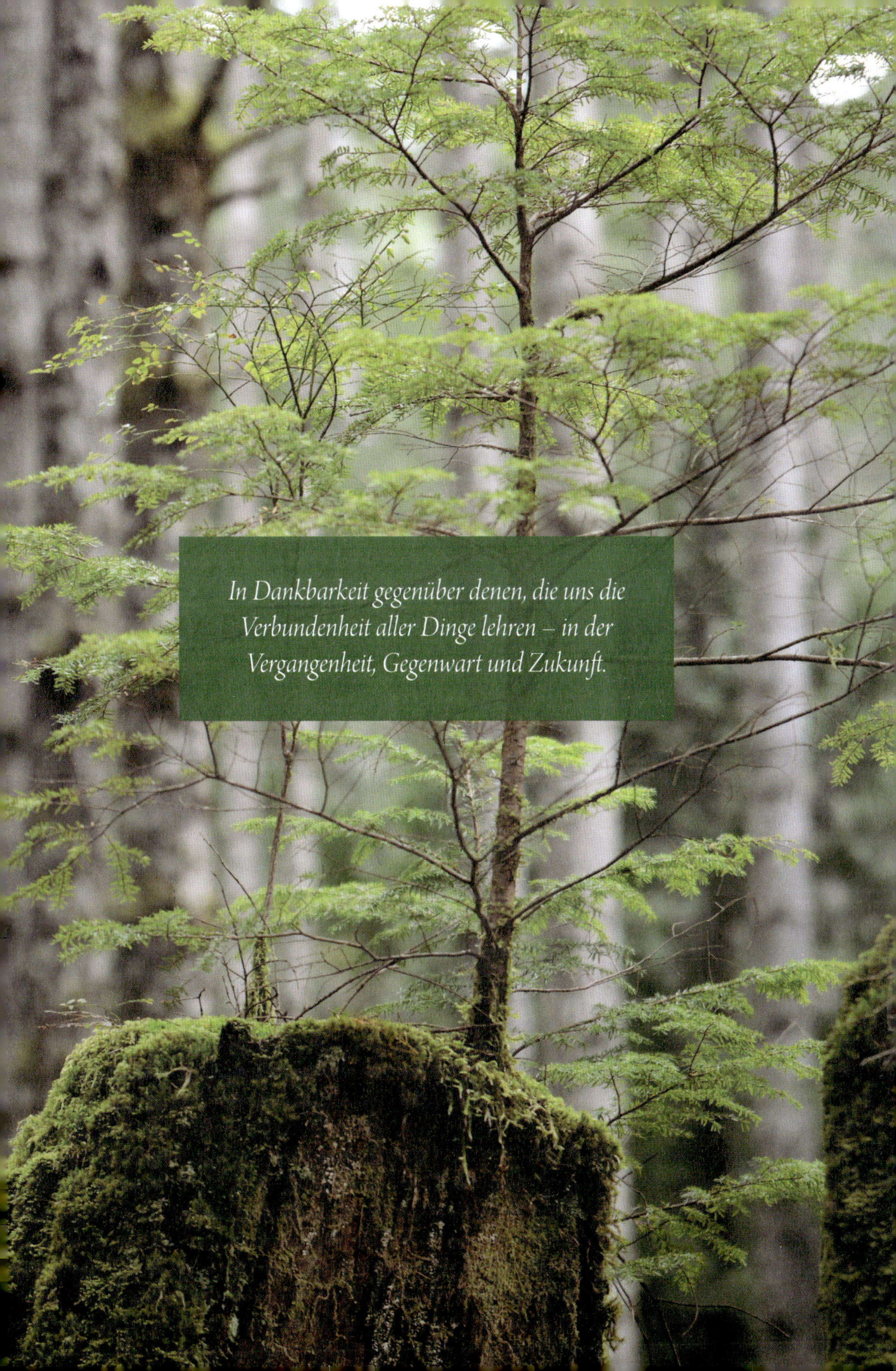

In Dankbarkeit gegenüber denen, die uns die Verbundenheit aller Dinge lehren – in der Vergangenheit, Gegenwart und Zukunft.

INHALT

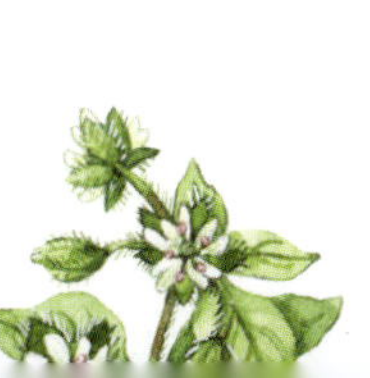
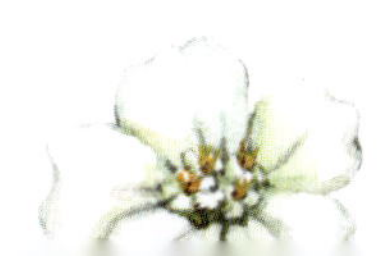
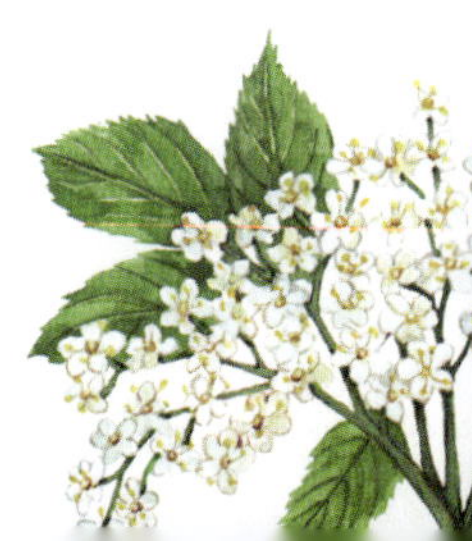

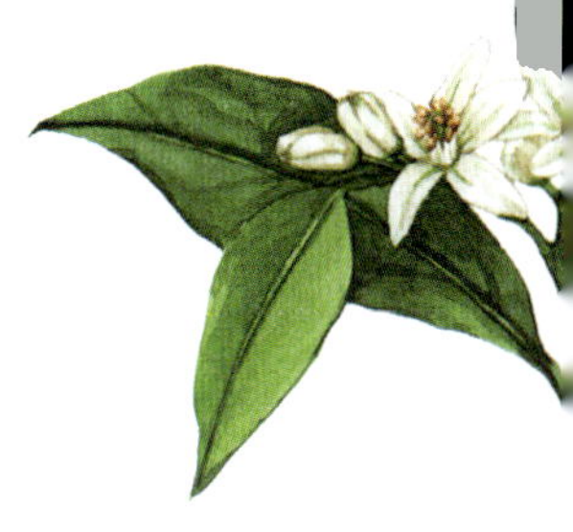

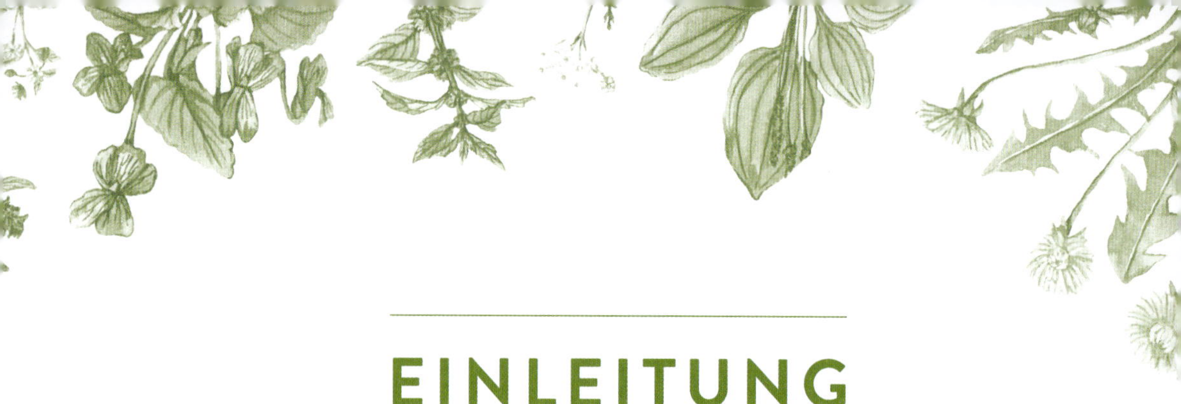

EINLEITUNG

Fühlen Sie sich manchmal auch von der Idee einer gesunden Lebensführung überfordert?

Spezialgetränke, Kräuterpulver, Hochleistungsmixer, Superfrucht-Smoothies, CrossFit, Earthing, Biohacking, Microdosing, Bulletproof-Kaffee, ein Löffel Kokosnussöl pro Tag – oder war es Apfelessig? –, grüner Tee, vegane Ernährung, Paleo-Diät, Keto-Diät, Breatharianismus?

Heutzutage spielt es keine Rolle, wie viele Utensilien Sie gekauft oder wie viele Nahrungsergänzungsmittel Sie geschluckt haben, es wird immer wieder ein verlockendes neues Produkt auftauchen, das Ihnen verspricht, all Ihre Krankheiten zu heilen. Viele von uns leben in einer Konsumkultur, in der versucht wird, sich den Weg zu einer besseren Gesundheit zu erkaufen. Doch obwohl die Gesundheitsindustrie wächst, steigt das persönliche Wohlbefinden nicht im gleichen Maße. Statistiken zeigen, dass wir als Gesellschaft so ungesund sind wie eh und je.

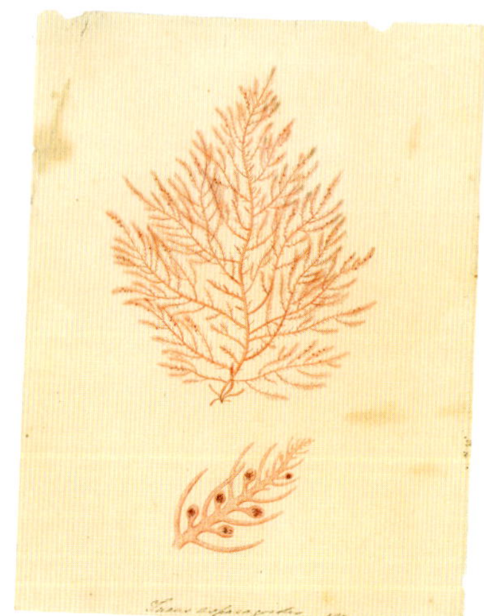

Im verzweifelten Rennen um mehr Energie, um Heilung unseres Verdauungssystems und um die Beruhigung unserer zerrütteten Nerven machen viele von uns einen allzu verbreiteten Fehler: Wir jagen weiterhin dem nächsten Hype hinterher, dem nächsten großen Fortschritt in Sachen Wohlbefinden, der unsere Probleme *endlich* lösen soll. Wir können unsere Probleme jedoch nicht mit denselben Mitteln lösen, die uns überhaupt erst in diese Situation gebracht haben. Stattdessen müssen wir einen Schritt zurücktreten, und dann vielleicht noch 10 weitere. Oder, passender ausgedrückt, wir müssen beginnen, nach der Wurzel zu graben. Wir müssen die einzelnen Schichten lösen, bis unsere Fingernägel mit Schmutz verkrustet sind, unsere Gesichter vom Sonnenschein glühen und wir die uns umgebende Natur voller Staunen erleben.

Das hat Ellen getan, und es hat ihr Leben für immer verändert. Was Ellen am meisten liebte, war das Gefühl, die aufgewühlte Gischt des Ozeans auf ihren Wangen zu spüren, wenn sie an der Bucht entlangging, oder den Wind in ihrem Haar, wenn sie einen Gipfel erklomm, um nach ihren Lieblingspflanzen zu suchen. Aber das war nicht immer so. Als Kind war Ellen sehr krank. Sie war die

Jüngste von sechs Kindern und wurde von ihrer Mutter aufgezogen, nachdem ihr Vater gestorben war, als sie erst zwei Jahre alt war. Als sie ein Teenager war, nahm ihr Appetit ab, und ihr Gesundheitszustand verschlechterte sich rasch. Schließlich nahm ein Freund und Arzt der Familie Ellen unter seine Fittiche. Er verschrieb ihr etwas, das ihr Leben entscheidend verändern sollte.

Er verordnete ihr kein ausgefallenes neues Medikament, nicht einmal ein Heilkraut. Nein, was er verschrieb, war viel radikaler: die *Botanik*.

Ellens Arzt war der Meinung, dass botanische Studien sie dazu ermutigen würden, Zeit im Freien zu verbringen, um nach Pflanzen zu suchen, und außerdem ihren Geist anzuregen, wenn sie die gefundenen Pflanzen zuhause katalogisierte und zeichnete. Glücklicherweise stellte sich dies als das perfekte Rezept für sie heraus. Als Ellen in die Welt der Natur eintauchte, kehrte ihr Appetit zurück, und sie wurde wieder kräftiger. Ihre neu entdeckte Liebe zu Pflanzen wurde zu ihrer Leidenschaft. Ellen erkannte, dass sie ein Talent dafür hatte, Pflanzen in der freien Natur zu finden und einen eigenen Garten anzulegen. Ihr Enthusiasmus und ihre Lebensfreude wurden entfacht, je weiter ihre Beziehung zur Natur wuchs.

Wenn Sie es für etwas unkonventionell halten, dass ein Arzt Botanik verschreibt, dann haben Sie wahrscheinlich Recht. Ellen Hutchins wurde 1785 in Ballylickey, Irland, geboren. Als erste irische Botanikerin schuf sie ein Werk zum Identifizieren und Katalogisieren von Meeresalgen und Flechten, das auch heute noch berühmt ist. Museen auf der ganzen Welt stellen regelmäßig ihre wunderschönen Pflanzenpressungen und Aquarelle aus, außerdem wurden viele Pflanzen nach ihr benannt.

Die Erkenntnis, dass unsere Gesundheit und sogar unsere Freude eng mit unserer Naturverbundenheit zusammenhängt, ist heute genauso wichtig wie damals im Jahre 1785. Man könnte sogar sagen, dass das Leben im Großstadtdschungel und das Arbeiten innerhalb von Mauern die Verbindung zur Natur umso dringlicher gemacht haben. Die Wertschätzung und Teilhabe an der Natur sind oft die entscheidenen Zutaten, die in der gewinnorientierten Naturheil- und Wellnessbranche fehlen.

Der Autor und Journalist Richard Louv hat ausführlich über das geschrieben und referiert, was er als »Natur-Defizit-Störung« bezeichnet, ein Begriff, der »den psychischen, physischen und kognitiven Preis der Entfremdung des Menschen von der Natur« beschreibt.[1] Louv steht mit seinen Theorien nicht allein da. Eine wachsende Zahl von Studien zeigt, dass ein Mangel an Naturverbundenheit viele moderne Gesundheitsprobleme wie Angst, Schlaflosigkeit und Depressionen verursachen kann. 2015 untersuchten Forscher der Stanford University die Hirnaktivität von Menschen, die einen Spaziergang in der Natur unternahmen, im Vergleich zu denen, die an einer stark befahrenen Straße unterwegs waren. Sie kamen zu dem Schluss, dass Spaziergänge in der Natur zu einem geringeren Risiko für Depressionen und andere psychische Erkrankungen führen könnten.[2] In einer anderen Studie mit etwa 1.000 Schweden kamen die Forscher zu dem Ergebnis, dass Menschen umso seltener über stressbedingte Krankheiten wie Burnout, Schlaflosigkeit, Müdigkeit, Depressionen

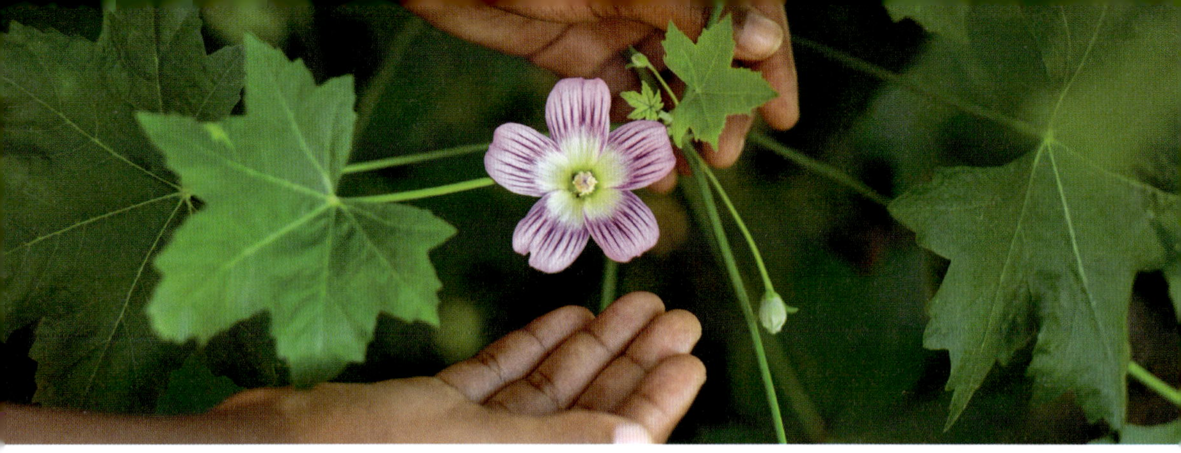

und Panikgefühle berichten, je öfter sie städtische Grünflächen aufsuchen.[3]

Während diese Studien objektive Hinweise bieten können, ist die stärkste Bestätigung der Aufenthalt im Freien und in der Natur, sei es in einem Park, einem Garten, im Wald oder entlang eines Bürgersteigs, an dem Pflanzen sprießen. Der Zugang und regelmäßige Besuch einer Grünfläche kann Sie mit Freude und Staunen erfüllen. Dies bietet ein tiefgreifenderes Erlebnis, als es ein Superfood oder eine spezielle Nahrungsergänzung je könnte.

EINLADUNG AN SIE

Dieses Buch ist die Einladung an Sie, ein zutiefst freud- und kraftvolles Leben zu führen. Ein Leben, das sich vital anfühlt, in dem Ihre Sinne auf den Rhythmus der Jahreszeiten eingestimmt sind und Sie die gegenseitigen Wechselbeziehungen aller Dinge erkennen. Dies ist eine Gelegenheit, Ihr Leben mit der Natur zurückzugewinnen und darin eine positive Rolle zu spielen.

Sie werden befähigt, Ihre eigenen nahrhaften Lebensmittel und Pflanzenheilmittel herzustellen. Jeder Tag wird Ihnen aufs Neue Gelegenheit bieten, den Pflanzen um Sie herum zu begegnen und gleichzeitig Einblick in ihre nutzbringende Verwendung zu gewinnen. Ihr Esstisch und Ihre Kräuterapotheke werden die Grundlage für Ihre Gesundheit und Ihr Wohlbefinden bilden. Dies ist die Einladung an Sie, sich um unsere Erde zu kümmern, indem Sie Gemeinschaft pflegen und Ihre Liebe zur Natur mit anderen teilen.

Wir bieten diese Einladung nicht leichtfertig an. Wir leben in unruhigen Zeiten. Schalten Sie die Nachrichten ein oder scrollen Sie durch Ihre Social Media Feeds, dort erfahren Sie ständig und überall von verschmutzten Ozeanen, unternehmerischer Fahrlässigkeit bis hin zu toxischen Verschmutzungen und unserem eigenen beispiellosen Ausmaß an Stress und chronischen Gesundheitsproblemen. Viele von uns brauchen keine Nachrichten, um zu wissen, dass etwas nicht stimmt. Wir sehen, wie es sich in unserer eigenen Gesundheit und in der Gesundheit unseres weiteren Umfelds niederschlägt.

Zeuge der Zerstörung und der Herausforderungen zu werden, mit denen wir konfrontiert sind, ist begreiflicherweise überwältigend. Man fühlt sich hilflos und fragt sich, was man überhaupt tun kann, um etwas Sinnvolles zu bewirken. Es fällt schwer, einen Anfang zu finden. Viele Lösungsvorschläge hinterlassen bei uns ein Gefühl der Unzufriedenheit oder machen uns sogar misstrauisch. Uns wurde beigebracht, dass Gesundheit in Form von Pillen gewährleistet wird, und von Experten hören wir widersprüchliche Ratschläge, die uns im Kreis drehen lassen und uns verunsichern.

Wir haben dieses Buch als ein kleines, aber wirkungsvolles Instrument geschrieben, mit dem wir den Problemen begegnen können, vor denen wir heute stehen. Obwohl wir uns des schwierigen Zustands unserer Welt bewusst sind, geht es bei dieser Einladung nicht um Angst, auch nicht um Leiden oder Entbehrungen. Stattdessen laden wir Sie ein, Gewohnheiten und Instrumente in Ihr Leben zu , um intensiver und erfüllter zu leben. Und indem Sie das tun, nehmen Sie an einer Bewegung teil, die unsere Beziehungen zur Erde und untereinander verändern wird.

Was wir vorschlagen, braucht Zeit und Energie, Neugierde und Engagement. Wir bieten weder ein Wundermittel, noch vertreten wir einen Wohlfühl-Slogan voller falscher Hoffnungen. Wir sind nicht dazu da, das schwindelerregende Durcheinander kurzfristiger Wellness-Moden zu vergrößern. Was wir anbieten, ist eine transformatorische Reise, die Ihre Verbundenheit – und Ihre Gesundheit – stärkt, indem sie tiefe Beziehungen zur Pflanzenwelt knüpft. Wir glauben, dass die mangelnde Verbundenheit mit der Welt der Natur die Zerstörung um uns herum fördert. Um diesen Pfad der Zerstörung umzukehren, müssen wir unsere Beziehung zur Erde wiederherstellen.

Wie Ellen Hutchins werden auch Sie in die Natur gehen und die Pflanzen kennenlernen, die um Sie herum wachsen. Der Titel dieses Buches, *Heilende Wildkräuter,* umfasst verschiedene, aber miteinander verbundene Dynamiken. Die erste ist die heilende Kraft des Aufenthalts in der Wildnis, des Verweilens in der Natur. Die zweite ist die Kraft der Heilmittel, die man durch das Sammeln und die Verwendung einheimischer Pflanzen als Nahrung und Medizin nutzen kann – eine Praxis, die man als »Wildsammeln« oder »Nahrungssuche in der Natur« bezeichnet. Darin liegt eine Heilkraft, die unsere eigene Gesundung, die unserer Familien und unseres Planeten fördern kann.

Wir haben in dieses Buch die Ideale unserer Arbeit mit Wildkräutern eingewoben. Wenn Sie sich durch die Kapitel bewegen, finden Sie Informationen und Übungen, die diese Leitprinzipien zum Leben erwecken.

WER WIR SIND

Die Ideale von *Heilende Wildkräuter* haben sich aus unseren Erfahrungen mit der Pflanzenmedizin und dem Wunsch, eine umfassendere Verbindung zur Natur herzustellen, entwickelt

Rosalee interessierte sich schon in jungen Jahren für Naturheilverfahren, aber erst als sie eine Draußenschule besuchte, begannen ihre Vorstellungen von einem ganzheitlichen Gesundheitsverständnis und von der natürlichen Welt um sie herum ineinanderzugreifen. Während ihrer Lehrzeit tauchte Rosalee in die Pflanzenwelt ein und lernte alles über Botanik – von der Suche nach wildwachsender Nahrung bis hin zur Herstellung von Seilen und Körben aus Pflanzenfasern. Doch kurz nach Beginn ihres Studiums erkrankte sie plötzlich an einer seltsamen Krankheit, und sie wurde wegen starker Schmerzen und Fieber bettlägrig. Die Ärzte diagnostizierten schließlich eine unheilbare Autoimmunerkrankung. Da die westliche Wissenschaft keine Lösung für sie parat hatte, wandte sich Rosalee der Kräutermedizin zu. Innerhalb von sechs Monaten, nachdem sie mit der Einnahme von Kräutern begonnen und ihre Ernährung umgestellt hatte, war sie frei von ihren Schwächesymptomen.

Diese Erfahrung bestärkte Rosalee in ihrem Wunsch, ihr Wissen über Heilpflanzen zu vertiefen und auch anderen Menschen mit chronischen Krankheiten zu helfen. Über viele Jahre besuchte sie Kräuterschulen und lernte neben der Vollwerternährung auch traditionelle Methoden der Kräuterheilkunde. Sie wurde eine bei der American Herbalists Guild (AHG) registrierte Kräuterkundlerin (RH) und klinische Kräuterkundlerin (clinical herbalist). Rosalee, die im Innersten immer eine Lehrerin gewesen war, begann nun, ihre Kräuterkenntnisse mit anderen zu teilen, und wurde schließlich Bildungsdirektorin bei LearningHerbs und Autorin von *Die Alchemie der Kräuter und Gewürze: Entfache die Heilkraft einfacher Zutaten*.

Emily hat sich schon immer für die Beziehung zwischen unserer Ernährung und unserer Umwelt interessiert. Als sie aufwuchs, liebte sie es, mit den Fingern durch die aromatischen vietnamesischen Kräuter im Garten ihrer Familie zu streichen und die Raupen, Schnecken und anderen Kreaturen dort zu beobachten. Mit dem Zen-Lehrer Thich Nhat Hanh übte Emily achtsames Essen und Trinken und das Staunen darüber, dass eine einfache Mandarine oder Tasse Tee ein ganzes Universum enthalten kann: von der Sonne und der Erde bis hin zur Biene und zum Bauern. Am Esstisch übernahm sie von ihren Eltern – beide Ärzte der Traditionellen Chinesischen Medizin – das Verständnis von Nahrung als Medizin. Und während eines Demonstrationsmarsches mit dem Gewerkschaftsführer César Chávez lernte sie die verheerenden Auswirkungen von Pestiziden auf die Landarbeiter und die Umwelt kennen, sowie die Bedeutung der Verantwortung füreinander.

Später wurde Emily Autorin, Rezeptentwicklerin und Pädagogin mit den Schwerpunkten Natur, Kultur und Ernährung. Ihre Leidenschaft für regionale Zutaten verschmolz mit ihrer Liebe zur Natur und entfachte ihr Interesse an wildwachsenden Nahrungsmitteln und Getränken. Ihre Suche nach Vorbildern für eine ethische Nahrungssuche führte sie schließlich zu Kräuterkundlern und LearningHerbs, wo sie heute die Direktorin für Kommunikation ist. Mit ihrem beständigen, neugierigen Interesse an den Beziehungen zwischen Pflanzen und Tieren ist Emily eine begeisterte Hobby-Wissenschaftlerin, zertifizierte kalifornische Naturforscherin und bestrebt, diese Perspektiven in ihre Arbeit mit Kräutern und Lebensmitteln einzubeziehen.

Beim Schreiben von *Heilende Wildkräuter* wollten wir unsere beiden unterschiedlichen Perspektiven im Bezug auf das Wildsammeln miteinander teilen, da wir in so unterschiedlichen Kulturen und Bioregionen leben – Rosalee im ländlichen Methow Valley im Staat Washington und Emily in der Metropole Los Angeles. Wenn wir Sie nun zu dieser Reise einladen, geben wir zu, dass auch wir noch Lernende sind! Die Natur ist ein ewiger Lehrer, und die Ideale und Praktiken in diesem Buch können im Laufe eines Lebens wachsen und sich vertiefen.

Journal:
IHRE ERSTEN SCHRITTE

Im Laufe dieses Buches werden wir Sie immer wieder zu Übungen in Ihrem Journal auffordern. Diese Aufgaben und letztlich die Zeit, die Sie in sie investieren, sind das Herzstück von *Heilende Wildkräuter*. Sie werden feststellen, dass Ihre eigenen Beobachtungen von der Umgebung, in der Sie leben, Ihr bester Führer bei der Suche nach Wildpflanzen und der Verbindung mit der Natur sein werden.

Sie können ein leeres Journal verwenden, um Ihre Überlegungen und Erkenntnisse aufzuschreiben. Um es Ihnen jedoch einfacher zu machen, haben wir ein Journal (in englischer Sprache) erstellt, das Sie online abrufen können: https://wildremediesbook.com/resources

REFLEKTIEREN SIE ÜBER IHRE ABSICHTEN: Beginnen Sie Ihr Journal damit, über folgende Fragen nachzudenken: Was treibt Sie an? Wollen Sie Ihre Verbindung zu den Pflanzen, Tieren und der Welt um Sie herum vertiefen? Sind Sie auf der Suche nach Antworten auf gesundheitliche Herausforderungen? Möchten Sie köstliche Mahlzeiten oder pflanzliche Heilmittel herstellen? Lassen Sie Ihren Gedanken freien Lauf und schreiben Sie alles auf, was Ihnen einfällt.

FORMULIEREN SIE EINE AFFIRMATION: Erstellen Sie nach einem Brainstorming einen Affirmationssatz mit Schlüsselwörtern für Ihre Absichten. Hängen Sie ihn irgendwo sichtbar als Erinnerung auf, dass Sie sich auf diese Reise begeben. Hier sind einige Beispiele:

Neugierde & Belastbarkeit
Jeden Tag lerne ich neue Möglichkeiten zur Unterstützung meiner Gesundheit kennen. Ich feiere die Gaben der Erde und ehre meine Verbindung zu den Pflanzen, Tieren und Menschen.

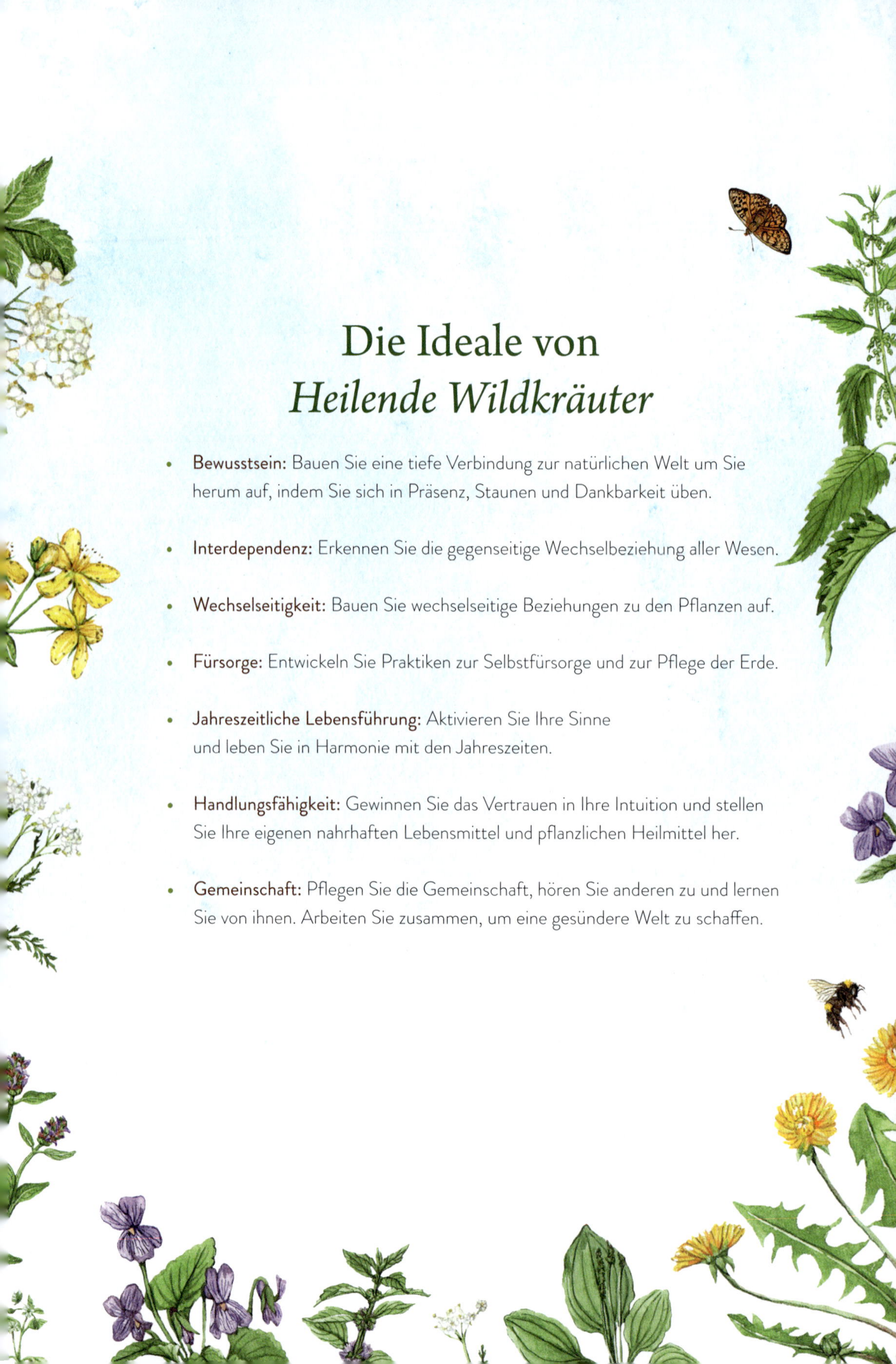

Die Ideale von *Heilende Wildkräuter*

- **Bewusstsein:** Bauen Sie eine tiefe Verbindung zur natürlichen Welt um Sie herum auf, indem Sie sich in Präsenz, Staunen und Dankbarkeit üben.
- **Interdependenz:** Erkennen Sie die gegenseitige Wechselbeziehung aller Wesen.
- **Wechselseitigkeit:** Bauen Sie wechselseitige Beziehungen zu den Pflanzen auf.
- **Fürsorge:** Entwickeln Sie Praktiken zur Selbstfürsorge und zur Pflege der Erde.
- **Jahreszeitliche Lebensführung:** Aktivieren Sie Ihre Sinne und leben Sie in Harmonie mit den Jahreszeiten.
- **Handlungsfähigkeit:** Gewinnen Sie das Vertrauen in Ihre Intuition und stellen Sie Ihre eigenen nahrhaften Lebensmittel und pflanzlichen Heilmittel her.
- **Gemeinschaft:** Pflegen Sie die Gemeinschaft, hören Sie anderen zu und lernen Sie von ihnen. Arbeiten Sie zusammen, um eine gesündere Welt zu schaffen.

Journal: IHRE HERAUSFORDERUNGEN

Manchmal entstehen, wenn wir etwas Neues beginnen, leichte Zweifel, Sorgen oder sogar Angst. In welcher Hinsicht haben Sie Bedenken? Schreiben Sie Ihre Gedanken auf und suchen Sie nach Möglichkeiten, aus »Ich kann nicht« ein »Wie kann ich« zu machen.

WAS IHNEN DIESES BUCH BIETET

Heilende Wildkräuter ist eine Handlungsanleitung, um sich mit der Welt um Sie herum tief zu verbinden. Sie lernen, wie Sie heimische Pflanzen auf ethische Weise sammeln können, unabhängig davon, ob Sie in der Stadt, am Stadtrand oder in einem ländlichen Umfeld leben. Auch wenn es nicht möglich ist, an Ihrem Wohnort Wildpflanzen zu finden, bieten wir Ihnen alternative Möglichkeiten, mit der Natur zu interagieren und Heilung von ihr zu erfahren. Dieses Buch wird im Wesentlichen dazu beitragen, Ihre Fähigkeit für das Staunen in der Natur wiederzuerwecken und Ihre wechselseitige Beziehung mit der Natur zu stärken. Im Verlauf dieses Buches werden wir Ihnen die Werkzeuge an die Hand geben, die Sie brauchen, um sich auf den Weg zu machen. Wir bieten Ihnen auch praktische und inspirierende Ideen, damit Sie das auf diesen Seiten Erlernte mit Ihrer Community teilen können.

Wir leben in einer Welt, in der uns unendlich viele verschiedene Ansichten in alle möglichen Richtungen ziehen. Das Eintauchen in die natürlichen Rhythmen der Erde ist ein kraftvoller Schritt. Wir wissen auch, dass ein schrittweises Vorgehen der effektivste Weg ist, um voranzukommen. Ein langsames Fortschreiten ermöglicht es Ihnen, neue Traditionen und Gewohnheiten nachhaltiger und tiefgehender in Ihr Leben zu .

In Teil I: »Aneignung von Grundwissen« teilen wir das Wissen, das Sie brauchen, um mit dem Sammeln und der Herstellung von Medizin aus heimischen Pflanzen zu beginnen. Wir zeigen Ihnen, dass der Anfang ganz einfach und leicht ist, denn er besteht darin, dass Sie Ihre Umgebung kennenlernen. Sie werden herausfinden, dass das Kennenlernen von Pflanzen dem Kennenlernen von Menschen ähnelt, und wie stark das ethische Wildsammeln nicht nur im Sammeln, sondern auch in der Pflege von Pflanzen und ihren Ökosystemen verwurzelt ist. In diesen Kapiteln finden Sie Geschichten von Gemeinschaften, die inspirierende Wege aufzeigen, wie Menschen die Pflanzenmedizin nutzen. Diese Geschichten enthalten auch Tipps, wie Sie Ihre Liebe zu Pflanzen mit Ihrer eigenen Community teilen können.

Die Teile II bis VI enthalten Kapitel zu 26 Pflanzen. Sie erfahren etwas über ihre medizinischen Wirkungen, wie man sie erkennt und erntet, und Sie lernen viele einfache Rezepte kennen, mit denen Sie diese Pflanzen in Ihren Alltag können. Wir haben bei der Auswahl der Pflanzen darauf geachtet, dass sie möglichst breit verfügbar sind, und auch unsere eigenen Beziehungen zu ihnen waren entscheidend.

Wir haben sie nach den Jahreszeiten geordnet und sind dabei den Kriterien für gemäßigte Regionen gefolgt. Möglicherweise stellen Sie fest, dass einige dieser Pflanzen nicht in Ihrer Region wachsen oder dass unsere saisonalen Zuordnungen nicht mit Ihren übereinstimmen. Das ist kein Problem! Ein integraler Bestandteil dieses Buches ist, dass Sie die Informationen auf die natürlichen Rhythmen Ihres Lebensumfelds abstimmen.

WIE SIE AM MEISTEN NUTZEN AUS DIESEM BUCH ZIEHEN

Wir empfehlen Ihnen, Teil I gründlich zu lesen und dabei Kapitel 2: »Ihr Lebensumfeld kennen lernen«, besondere Aufmerksamkeit zu schenken. In Teil I werden Sie viele intensive Aktivitäten und Beobachtungen finden, die die Grundlage für die optimale Nutzung von *Heilende Wildkräuter* bilden. Sobald Sie die Prinzipien von Teil I vollständig verinnerlicht haben, können Sie mit jeder beliebigen Jahreszeit beginnen, je nach Ihrer aktuellen Situation. Die Teile II bis VI von *Heilende Wildkräuter* sind in fünf Jahreszeiten unterteilt: Frühling, Frühsommer, Spätsommer, Herbst und Winter. (Obwohl es in der westlichen Kultur oft nicht gewürdigt wird, kann der Spätsommer in der Pflanzenwelt eine bemerkenswerte Jahreszeit sein.) Innerhalb jeder Jahreszeit gibt es Kapitel, die bestimmten Pflanzen gewidmet sind. Wir empfehlen Ihnen, mit den jahreszeitlichen Aktivitäten und Übungen zu beginnen und dann mit den Pflanzen und Rezepten fortzufahren. In traditionellen Kulturen haben die Menschen die Pflanzen in der Gemeinschaft kennengelernt, während sie gemeinsam auf Nahrungssuche waren und Nahrungsmittel und Medikamente herstellten. Im Moment mag es sich so anfühlen, als gäbe es nur Sie und dieses Buch. Aber die Gemeinschaft ist ein wichtiger Teil der »Ideale von *Heilende Wildkräuter*«. Daher zeigen wir Ihnen in diesem Buch Wege auf, wie Sie Ihre eigene Gemeinschaft von Freunden finden und aufbauen können, die ebenfalls ein Bewusstsein für Pflanzen haben.

Im Gegensatz zu Wellness-Moden, die kommen und gehen, wird Ihre Beziehung zu Pflanzen und zur Natur immerwährend sein und sich mit jeder neuen Jahreszeit, jedem neuen Rezept und jedem neuen Atemzug vertiefen. Also lassen Sie uns beginnen!

Journal
IHRE GEMEINSCHAFT

Wer in Ihrer Gemeinschaft kann Ihre Reise unterstützen und begleiten? Das sind Menschen, die Ihnen Anleitung, Feedback und Ermutigung geben können – die Ihre Erfolge feiern und Ihnen in schwierigen Zeiten helfen. Überlegen und recherchieren Sie und legen Sie dann eine Liste der Personen und Gruppen an, auf die Sie zugreifen können. Hier sind einige Ideen, die Ihnen den Einstieg erleichtern sollen:

- Familie, Freunde, Nachbarn
- Lehrer und Mentoren
- Kräuterkundler und naturheilkundliche Ärzte
- Gärtner
- Naturforscher
- Meetup-Gruppen
- Fachkräfte im Bereich der psychischen Gesundheit, Seelsorger, Coaches
- Religiöse und spirituelle Gemeinschaften
- Online-Communitys wie HerbMentor.com
- Nichtmenschliche Unterstützung wie ein Lieblingsbaum oder ein Sitzplatz am Fluss

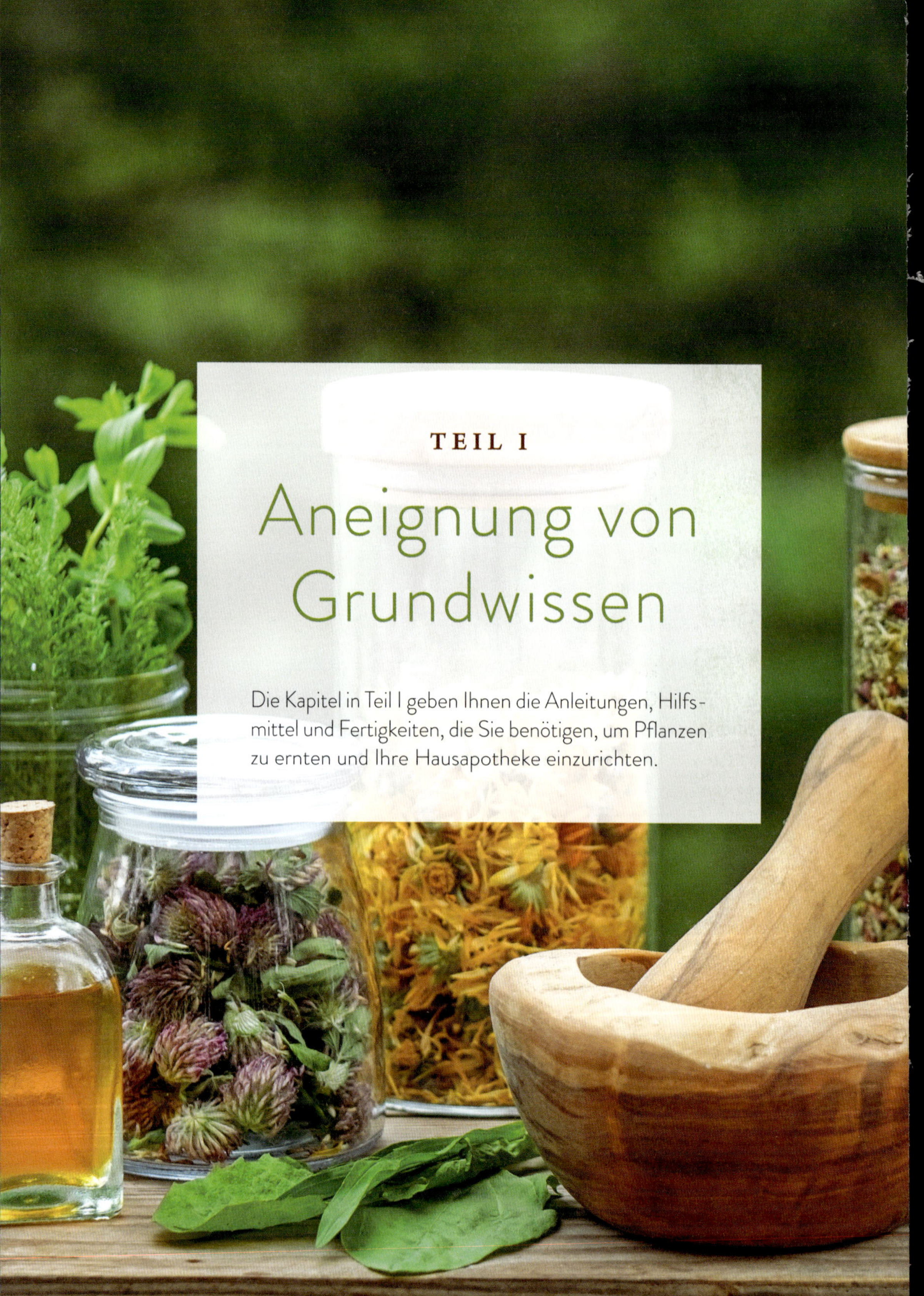

TEIL I

Aneignung von Grundwissen

Die Kapitel in Teil I geben Ihnen die Anleitungen, Hilfs-mittel und Fertigkeiten, die Sie benötigen, um Pflanzen zu ernten und Ihre Hausapotheke einzurichten.

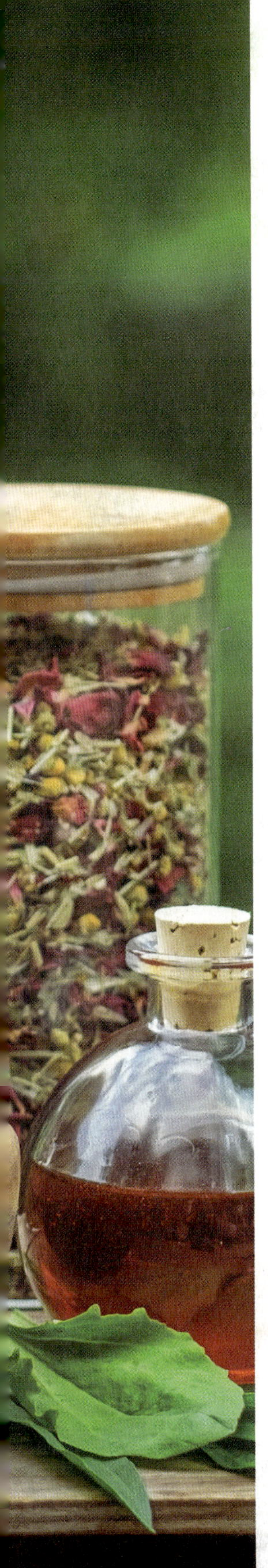

In Kapitel 1 beginnen wir mit der Erforschung der Wirksamkeit der Pflanzenmedizin und der vielen Möglichkeiten, wie Pflanzen als Impulsgeber für Ihre Gesundheit wirken können. Sie werden sehen, warum ein Mangel an Phytonährstoffen ein wachsendes Problem ist und wie Sie die energetische Wirkung der Pflanzen nutzen und die für Sie besten Kräuter auswählen können.

Während Kräuter von weit entfernteren Orten verlockend sein können, wachsen die wirksamsten Pflanzen oft nicht weit von Ihrer Haustür entfernt. In Kapitel 2 lernen Sie etwas über Ihre innere und äußere Welt und entwickeln einfache, aber tiefgreifende Übungen, wie das Entdecken Ihres ganz persönlichen Sitzplatzes.

Wenn man es richtig macht, ist Wildsammeln eine Kunst, eine Fertigkeit und ein Dienst. In den Kapiteln 3 und 4 werden die Prinzipien und die Praxis des Wildsammelns veranschaulicht, sodass Sie lernen, wie Sie ethisch vertretbar und sicher Pflanzen sammeln und ihre Lebensräume pflegen können.

Wir hören oft von Lernenden in der Anfangsphase, dass sie Angst haben, die falschen Pflanzen zu sammeln. Kapitel 5 zeigt Ihnen, wie einfach es ist zu lernen, Pflanzenmuster allmählich zu erkennen. Sie können auch mit den Pflanzen beginnen, die Sie in der Obst- und Gemüseabteilung Ihres Lebensmittelgeschäftes finden.

Ganz gleich, ob Sie es lieben, stundenlang in der Küche zu stehen, oder ob Sie eine eher minimalistische Herangehensweise an das Kochen pflegen: *Heilende Wildkräuter* hat viele einfache Rezepte, um Pflanzen in Ihr Leben zu bringen. Kapitel 6 umreißt, was Sie wissen müssen, um eine Hausapotheke aufzubauen.

Die Verwendung von Pflanzen als Nahrungsmittel und Medizin ist eine gute Möglichkeit, die Rhythmen der Jahreszeiten kennenzulernen, von den zartgrünen Blättern des Frühlings, der Fülle der Beeren im Sommer bis zu den tiefen Wurzeln des Herbstes und den kostbaren Geschenken der Bäume im Winter. In Kapitel 7 lernen Sie, mit den Jahreszeiten zu leben und die natürlichen Rhythmen Ihres natürlichen Lebensumfelds zu beobachten.

Im gesamten ersten Teil finden Sie Geschichten von Gemeinschaften, die Wege aufzeigen, wie Sie Ihre Liebe zu Pflanzen teilen und Ihrer Gemeinschaft etwas zurückgeben können. Sie erfahren, wie Menschen gemeinschaftlich Kräutergärten angelegt haben, Kindern Wissen über Pflanzen vermitteln, kostenlose Behandlung auf Basis von Naturheilverfahren anbieten oder dazu beitragen, schädliche Chemikalien in der Umwelt zu reduzieren. Wir hoffen, dass diese Geschichten dazu beitragen, Sie zu Ihrem eigenen Konzept zu inspirieren!

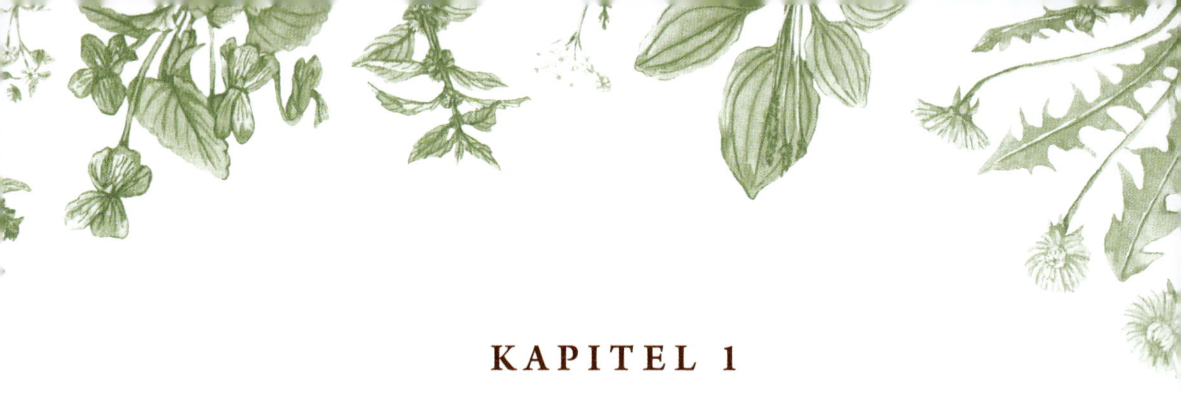

KAPITEL 1

DIE WIRKSAMKEIT DER PFLANZENMEDIZIN

Wenn wir in der Lage sind, unseren Körper als Wunder zu betrachten, haben wir auch die Möglichkeit, die Erde als solches zu erkennen, und die Heilung des Körpers kann von der Erde ausgehen. Wenn wir nach Hause gehen und Fürsorge für uns selber tragen, heilen wir nicht nur unseren eigenen Körper und Geist, sondern helfen auch der Erde.

– Thich Nhat Hanh

Solange wir zurückdenken können, wurden Pflanzen medizinisch genutzt. Archäologen haben herausgefunden, dass der *Homo erectus* mindestens schon seit 800.000 Jahren Heilpflanzen isst![1] Im Laufe der Geschichte und bis in die Gegenwart hinein hat sich die Pflanzenmedizin in mündliche Überlieferungen wie Geschichten, Lieder und Zeremonien eingewoben. In Kulturen, die die Schriftsprachen schufen, wurde oft als erstes die Verwendung von Pflanzen als Medizin dokumentiert.

Zeitgenössische westliche Kräuterkundler führen ihre Wurzeln auf eine vielfältige Mischung der medizinischen Kenntnisse von den Griechen, Persern, der afrikanischen Diaspora sowie den Ureinwohnern des amerikanischen Kontinents zurück. Kräuterkundler beziehen auch Heilpraktiken der Traditionellen Chinesischen Medizin, des Ayurveda und anderer Traditionen mit ein. Es gibt eine lange Tradition der Pflanzenmedizin, und es ist nicht ungewöhnlich, dass sich die Menschen heute auf die gleiche Weise auf Kräuter verlassen, wie es unsere Vorfahren vor Hunderten oder gar Tausenden von Jahren taten.

Doch selbst angesichts dieses reichen Erbes wurden viele von uns in eine Gesellschaft hineingeboren, die die Natur nicht nur fürchtet, sondern glaubt, von ihr getrennt zu sein. Es ist vielleicht dieser spezielle Mythos, der unserer Erde heute den größten Schaden zufügt. In der Unternehmenskultur werden immer wieder Gewinn, Eigeninteresse und Bequemlichkeit über alles andere gestellt. Infolgedessen fließen Giftstoffe durch unsere

Flüsse, Plastikmüll erstickt die Ozeane und Einwegartikel verstopfen die Deponien. Das Klima der Erde verändert sich so schnell und so dramatisch, dass wir laut dem Weltklimarat (IPCC, Intergovernmental Panel on Climate Change) bis 2030 nicht mehr in der Lage sein werden, diese katastrophalen Veränderungen aufzuhalten. Wir sind auf dem besten Weg, noch weitreichendere Naturkatastrophen wie Dürren, intensive Waldbrände, Artensterben, Hungersnöte und so weiter und so fort zu erleben.

Diese Veränderungen betreffen uns alle, weil wir alle ein Teil dieser Erde sind. Austretendes radioaktives Material kennt keine Grenzen, es breitet sich frei in unseren Ozeanen und in unserer Luft aus. Die Gifte, die Ihr Nachbar gegen Löwenzahn sprüht, sickern in Ihre Wasserversorgung. Hormonaktive Substanzen (endokrine Disruptoren) wie Parabene und Phthalate, die von der Kosmetik- und Medizinindustrie hergestellt werden, finden sich weltweit in der Muttermilch. Die Wahrheit ist, dass wir eng mit dieser Erde verbunden sind und unsere persönliche Gesundheit nicht von der Gesundheit unseres Planeten getrennt werden kann. Um die Wunde zu heilen, die die Umweltzerstörung weiter schürt, müssen wir uns in die Natur re. Wir müssen uns als selbstverständlich innerhalb dieser Welt sehen und nicht getrennt von ihr.

Die Pflanzen bieten uns eine wirkungsvolle Möglichkeit, diese Verbindung wiederherzustellen. Wenn wir mit Pflanzen interagieren, können wir praktische Schritte unternehmen, die heilend, aber auch transformierend sind und Freude bringen. Die Verbindung mit Pflanzen und der Natur erfordert nicht, dass wir in eine weit entfernte Wildnis reisen. Tatsächlich können die stärksten Verbindungen auf einfache Weise und jeden Tag durch unsere Nahrung und Medizin sowie die Wahrnehmung der Welt um uns herum entstehen. Es kommt darauf an, wie wir mit diesen Pflanzen umgehen. Wenn wir den Pflanzen mit der Haltung begegnen, dass diese »kostenlose« Nahrung oder Medizin uns selbstverständlich zur Verfügung steht, werden wir viel von ihrer heilenden Weisheit verschwenden. Wenn wir Pflanzen übereilt ernten, ohne zu wissen, wie wir sie am besten pflegen, schaden wir den Pflanzen, künftigen Ernten, sogar dem größeren Ökosystem und uns selbst.

Die stärksten Beziehungen, die wir eingehen können, beruhen auf Gegenseitigkeit. Wir wissen, dass menschliche Beziehungen, die nur geben oder nur nehmen, am zerbrechlichsten sind. Eine der besten Möglichkeiten, unsere Verbindung zur Erde zu erneuern, besteht darin, sowohl Gegenseitigkeit als auch Dankbarkeit mit Wesen jenseits der Menschen zu praktizieren. Pflanzen machen es uns leicht, diese Haltung zu praktizieren. Es ist einfach, Dankbarkeit für die Schönheit einer Blume zu empfinden, für das köstliche Essen auf unserem Teller und für die Heilung, die wir durch Pflanzenmedizin erfahren. Aus dieser Dankbarkeit heraus entsteht oft der Wunsch, etwas zurückgeben zu wollen.

Wenn wir unser Bewusstsein dahingehend ändern, dass wir uns als Teil der Natur betrachten, wenn wir dankbar den dargebotenen Reichtum erleben und unsere wichtige Rolle erkennen, werden wir gestärkt. Wir sehen, dass die Gesundheit dieses Planeten und künftiger Generationen von unserem heutigen Handeln abhängt. Stellen Sie sich vor, wie diese Welt aussehen würde, wenn wir alle unsere Rolle als Hüter der Erde annehmen würden, wenn wir uns für die Stärkung unserer Gemeinschaften einsetzen würden, in Solidarität mit dem Boden, dem Wasser und allen Wesen.

In diesem Buch erfahren Sie, wie Sie Pflanzen als Nahrungsmittel und Medizin verwenden können. Am Ende der Lektüre werden Sie in der Lage sein, sich auf die Wirkung von Kräutern zu verlassen, um viele Verdauungsbeschwerden zu lindern, kleinere Erste-Hilfe-Situationen zu behandeln, eine Vielzahl von Erkältungs- und Grippesymptomen zu lindern, die natürliche Entgiftung zu unterstützen, die Haut zu regenerieren, die Mundgesundheit zu fördern, Schmerzen des Bewegungsapparats zu lindern und vieles mehr. Sie werden auch sehen, wie einfach es ist, verschiedene Pflanzen als Nahrungsmittel und Getränke in Ihr tägliches Leben zu . Wenn Sie Ihre eigene Medizin herstellen – vom Sammeln bis zur Verarbeitung, vom Aufguss bis zum Filtern – wird das Gefühl der Befähigung ebenfalls ein wichtiger Teil des Heilungsprozesses sein.

WILDSAMMELN: EIN NEUER SCHWERPUNKT AUF WILDWACHSENDE, EINHEIMISCHE PFLANZEN

In unserer globalisierten Gesellschaft ist es einfach, Zugriff auf Pflanzen aus der ganzen Welt zu haben. An einem einzigen Tag können Sie Hibiskus aus Burkina Faso in Ihrem Tee, Zimt aus Sri Lanka in Ihrem Gebäck, Schokolade aus Ecuador und Lavendel aus Frankreich in Ihrem Waschmittel nutzen. Die Verwendung einer Vielzahl von Kräutern und Gewürzen zur Belebung Ihrer Mahlzeiten ist ein genussvolles Erlebnis. Die beliebtesten Gewürze sind oft auch dafür bekannt, dass sie Ihre Gesundheit grundlegend unterstützen können. So sind beispielsweise schwarzer Pfeffer, Kurkuma und Ingwer für ihre entzündungsmodulierenden Eigenschaften bekannt.

Obwohl wir für die Geschenke dieser weit entfernt wachsenden Pflanzen dankbar sind, konzentriert sich dieses Buch in erster Linie auf bei uns verbreitete und leicht identifizierbare Pflanzen, die sicher zu ernten sind. Viele der von uns ausgewählten Pflanzen werden als »Unkraut« betrachtet. Wir möchten Sie ermutigen, herauszufinden, welche Pflanzen in Ihrer Nähe wachsen und gedeihen, damit Sie sie direkt als Nahrung und Medizin nutzen können. Wenn Sie Pflanzen von weit entfernten Orten kaufen, sind Sie weder sicher, wie sie angebaut und verarbeitet wurden, noch können Sie eine wechselseitige Beziehung zu ihnen aufbauen. Das Verpacken und Versenden von Pflanzen auf der ganzen Welt erfordert außerdem den Einsatz fossiler Brennstoffe, was zum Klimawandel beiträgt.

Die Pflege, Ernte und Verwendung heimischer Pflanzen bieten oft den sinnvollsten Nutzen sowie die vitalsten Nahrungsmittel und Medikamente. Neben der Kultivierung von Pflanzen in Gärten können wir auch mit essbaren und medizinischen Pflanzen arbeiten, die üblicherweise in der Wildnis wachsen und von der Gesellschaft insgesamt als »Unkraut« betrachtet werden. Die Praxis des Sammelns und der Verwendung von Wildpflanzen wird oft als »Wildsammeln« oder »Nahrungssuche in der Natur« bezeichnet. Um ethisch vertretbares Wildsammeln zu praktizieren, müssen wir nicht nur darauf achten, was wir nehmen, sondern auch darauf, wie wir an die Pflanze und das größere Ökosystem herangehen. In Kapitel 3 werden wir die Prinzipien und in Kapitel 4 die Praxis des Wildsammelns diskutieren.

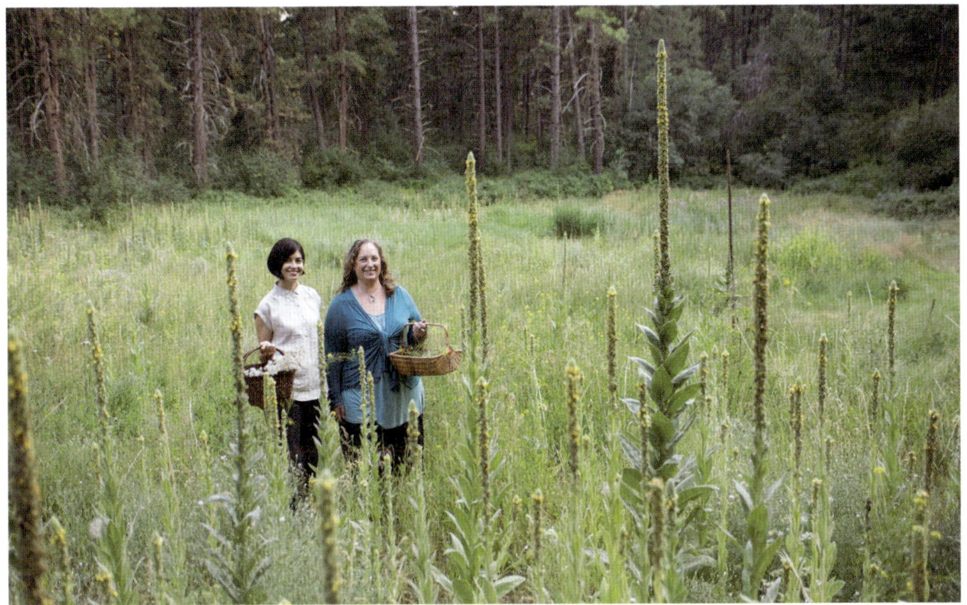

Natürlich gehen wir nicht davon aus, dass alle Menschen ihre gesamte Nahrung oder Medizin durch das Sammeln wilder Pflanzen bestreiten. Es beginnt mit dem Aufbau von Beziehungen zu einer oder zwei Pflanzen. Für manche Menschen mag das ausreichend sein. Andere werden vielleicht gar nicht Wildsammeln gehen. Sie können viele Kräuter in diesem Buch auch aus Ihrem Garten, von regionalen Bauern, Apothekern und Lebensmittelgeschäften beziehen. Unabhängig davon, ob Sie sich fürs Wildsammeln entscheiden oder nicht, wird Ihnen dieses Buch vermitteln, wie Sie pflanzliche Heilmittel herstellen, wie Sie sich mit Freude und voller Staunen mit der Welt um Sie herum verbinden und wie Sie Ihre Sinne lebendig und in Einklang mit den natürlichen Rhythmen der Jahreszeiten bringen können.

EIN WENIG BEKANNTER NUTZEN VON WILDPFLANZEN: PHYTONÄHRSTOFFE

Ein Grund, mehr Pflanzen, vor allem Wildpflanzen, für Lebensmittel- und medizinische Zwecke zu verwenden, sind die darin reichlich vorhandenen Phytonährstoffe. Während Ernährungswissenschaftler die Bedeutung von Makronährstoffen (Kohlenhydrate, Fette, Proteine) und Mikronährstoffen (Vitamine, Mineralien) längst erkannt haben, hat sich die Bedeutung von Phytonährstoffen erst seit Kurzem durchgesetzt. Phytonährstoffe sind eine Vielzahl von natürlichen chemischen Stoffen, die Pflanzen entwickeln, um mit Stressoren wie Sonneneinstrahlung oder dem Nagen von Insekten fertig zu werden. Da diese Verbindungen nicht direkt am normalen Wachstum einer Pflanze beteiligt sind, werden sie als sekundäre Pflanzenstoffe bezeichnet und umfassen Stoffe wie Carotinoide, Flavonoide, Resveratrol und Phytoöstrogene.

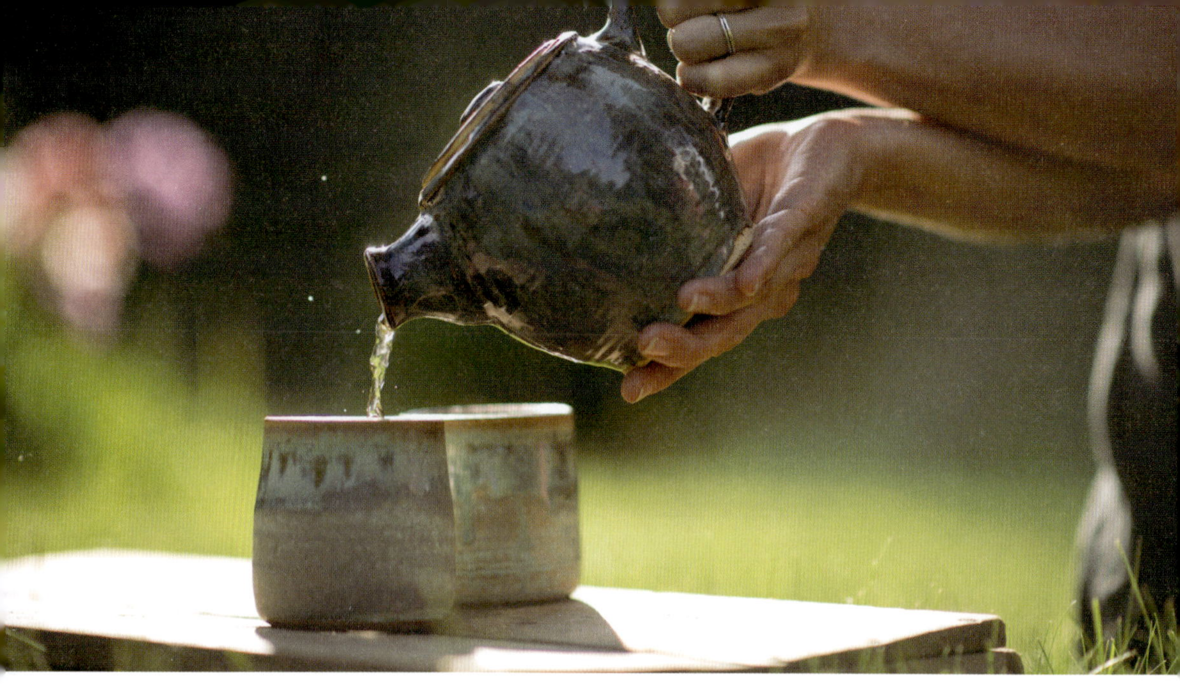

Es ist wahrscheinlich, dass unsere Vorfahren das ganze Jahr über Hunderte von verschiedenen Pflanzen gegessen haben, die ihnen eine breite Palette an nützlichen Nährstoffen lieferten, wobei die genaue Auswahl davon abhing, in welcher Region der Welt sie lebten. Heute nehmen moderne Menschen, die sich auf normale amerikanisch-westliche Art ernähren, oft nicht mehr als ein paar Dutzend verschiedene Pflanzen zu sich, wobei Kartoffeln, Tomaten, Mais und Salat den Großteil der pflanzlichen Nahrungsmittel ausmachen. Diese einseitige Ernährung hat dazu geführt, dass es einen weit verbreiteten Phytonährstoffmangel gibt. Viele Menschen erkennen allmählich, dass ein Phytonährstoffmangel ein mitwirkender Faktor bei chronischen Krankheiten wie Krebs und Herz-Kreislauf-Erkrankungen sein kann. Der Kräuterkundler Dr. Kevin Spelman berichtet, dass »unsere Vorfahren einer konservativen Schätzung zufolge acht- bis zehnmal mehr phytochemischen Stoffen ausgesetzt waren, als wir es heute sind; eine realistischere Schätzung liegt wahrscheinlich bei einem Faktor von hundertmal mehr als heute. Und [ein Mangel an phytochemischer Exposition] schürt chronische Krankheiten«.[2]

Je mehr Stress eine Pflanze ausgesetzt ist, desto höher ist ihr Phytonährstoffgehalt. Das bedeutet, dass ein Apfel, der auf einem alten Gehöft ohne regelmäßige Bewässerung oder Düngung wächst, oft einen höheren Nährstoffgehalt hat als ein Apfel, der auf einem auf hohen Ertrag ausgerichteten Bauernhof mit viel Aufwand angebaut wird. Mit anderen Worten: Wildnahrungsmittel haben oft einen höheren Nährstoffgehalt als ihre kultivierten Pendants. Durch die regelmäßige Zubereitung von Essen und Trinken sowie die Herstellung von Arzneimitteln aus einer Vielzahl von Wildpflanzen werden Sie eine breite Palette von Phytochemikalien in Ihre Ernährung aufnehmen.

PFLANZEN KENNENLERNEN

Wenn man bedenkt, was Pflanzen uns als Nahrung, Schutz, Medizin etc. alles bieten, ist es erstaunlich, dass viele Menschen heute nur eine Handvoll Pflanzen identifizieren können.

Angesichts der Tatsache, dass Pflanzen schön und faszinierend sind und viel praktischen Nutzen bieten, ist das Studium und die Interaktion mit ihnen eine wunderbare Möglichkeit, unsere Beziehung zur Natur zu stärken. Pflanzen wachsen überall – alles, was Sie tun müssen, ist, sie kennenzulernen!

Das Kennenlernen von Pflanzen ist ähnlich dem von Menschen. Wenn wir eine Person zum ersten Mal treffen, beginnen wir oft mit einem Namen. Genauso wie Menschen viele Namen haben – Vornamen, Nachnamen, Spitznamen usw. –, gilt das auch für Pflanzen. Je mehr Sie eine Person kennenlernen, desto mehr Namen werden Sie entdecken, von Jennifer über Schnuckelchen bis hin zu Mama und Frau Meier. Und dasselbe gilt für Pflanzen. Zu ihren Namen und Spitznamen gehören ihre formellen Gattungs- und Artnamen, über die Sie in Kapitel 5: »Grundlagen der Botanik« mehr erfahren.

Das Erlernen des Namens einer Person ist jedoch nur der Anfang einer Beziehung. Je mehr wir die Person kennenlernen, desto mehr erfahren wir über ihre Familie, wo sie lebt, wie sie ihre Zeit verbringt, was ihr gefällt, was ihr nicht gefällt und welches ihre Begabungen und Talente sind. Vielleicht werden wir uns ihrer kratzbürstigen Seiten, ihrer weichen und ihrer großzügigen Seiten bewusst. Dasselbe gilt für Pflanzen. Mit der Zeit lernen wir, wo und wie sie gerne wachsen, die gemeinsamen Merkmale ihrer Pflanzenfamilie, wie sie aussehen und sich im Laufe der Jahreszeiten verändern. Wenn wir sie besser kennenlernen, erfahren wir auch mehr über ihren Nutzen. Bieten sie Nahrung, Medizin und Schutz für Menschen und Tiere? Können ihre Fasern zu Kleidung oder Seilen verarbeitet werden? Erfreuen uns ihre Blüten?

Wenn man jemanden zum ersten Mal trifft, fragt man normalerweise nicht als Erstes: »Was können Sie für mich tun?« Was nicht heißen soll, dass manche Menschen nicht so denken! Aber wir durchschauen oft diejenigen, die nur auf ihren eigenen Vorteil bedacht sind, und es kann sein, dass wir sie instinktiv meiden. Waren Sie schon mal in einer einseitigen Beziehung, in der Sie das Gefühl hatten, dass Sie ständig etwas geben, ohne eine Gegenleistung zu erhalten (oder umgekehrt)? Das sind oft fragile Beziehungen, die nur darauf warten, zu zerbrechen.

Wenn man eine Pflanze kennenlernt, kann einem leicht der Gedanke kommen: »Wozu ist diese Pflanze gut? Was kann sie mir geben?« Aber so wie das keine gute Art und Weise ist, menschliche Beziehungen zu beginnen, so ist es auch keine gute Art, eine Pflanzenbeziehung einzugehen. Stattdessen sind die erfüllendsten und belastbarsten Beziehungen auf Vertrauen und Gegenseitigkeit aufgebaut. Und wie sich überall auf der ganzen Welt gezeigt hat, enden wir, wenn wir von der Natur immer nur nehmen und nehmen, ohne sie umfassend zu pflegen und eine Gegenleistung zu bringen, in einer Katastrophe, sei es ein abgeholzter Wald, eine Ölpest oder einfach nur ein Müllhaufen, der eine Grünfläche verunreinigt.

Wir empfehlen Ihnen, bei der Begegnung mit Pflanzen Ihre höchste Sozialkompetenz einzusetzen. Vermeiden Sie es, die Beziehung zu überstürzen, und lernen Sie stattdessen jede Pflanze im Laufe der Zeit kennen. Seien Sie interessiert und neugierig auf das Wesen der Pflanze. Wenn sich Ihre Beziehung vertieft, fragen Sie sich immer wieder: »Wie kann ich dieser Pflanze helfen?«, anstatt sich einfach darauf zu stürzen und zu schauen, wie die Pflanze Ihnen dienen kann.

In Ihrem eigenen Leben haben Sie wahrscheinlich sowohl enge Freunde als auch Bekannte. Vielleicht gibt es Menschen, die Sie sehr schätzen, aber auch Menschen, die Ihnen nicht so wichtig sind, obwohl Sie ihnen oft begegnen. Manchmal entwickeln sich engere Beziehungen erst langsam mit der Zeit. Manchmal ist es Liebe auf den ersten Blick. Dasselbe gilt für Pflanzen! Vielleicht gibt es Pflanzen, in die Sie sich sofort verlieben, während andere (noch!) nicht einmal Ihre Aufmerksamkeit erregen.

Journal

WECHSELSEITIGE BEZIEHUNG ZU PFLANZEN

Machen Sie ein Brainstorming zum Thema, welche Rolle Pflanzen in Ihrem Leben spielen. Welchen Nutzen bieten sie? Zum Beispiel Luft zum Atmen, Nahrung, Medizin, Schutz, Schönheit, Werkzeuge usw.

Machen Sie dann ein Brainstorming bzgl. der Art und Weise, wie Sie den Pflanzen etwas zurückgeben. Welche Leistungen bieten Sie an? Zum Beispiel Gartenarbeit, das Einsammeln von Abfall, Hilfe bei der Erhaltung von Lebensraum.

WIE SIE IHRE PFLANZEN AUSSUCHEN

Überall auf der Welt gehen Menschen dazu über, Pflanzen auf vielfältige Weise als Medizin zu nutzen, und seit Tausenden von Jahren erforschen wir, wie man die für eine Person oder eine Krankheit geeignete Pflanze auswählt. Mit anderen Worten, so wie die westliche Medizin ihre eigenen Systeme zur Diagnose und Verschreibung hat, haben Kräuterkundler ihre eigenen, einzigartigen Methoden, Kräuter auf Menschen abzustimmen.

Eine dieser Methoden ist die Anwendung der Pflanzenenergetik. Obwohl der Begriff Energetik esoterisch klingen mag, ist es in Wirklichkeit eine sehr geerdete Art und Weise, Pflanzen zu erleben, und eine, die Sie wahrscheinlich schon jeden Tag befolgen. Kurz gesagt, die Pflanzenenergetik bewertet die Qualitäten von heiß, kalt, feucht und trocken sowohl bei Pflanzen als auch bei Menschen. Um einen Ausgleich zu schaffen, greifen wir zu gegensätzlichen Qualitäten.

Geschichten aus der Community: KRÄUTERGÄRTEN IN DER STADT

Für Menschen, die in städtischen Gebieten leben, kann der Zugang zu Pflanzen manchmal schwierig sein. In Boston hat eine Grassroots-Gruppe namens Herbstalk eine Lösung gefunden. »Wir wollten Wege schaffen, wie die Stadtbewohner in ihrem täglichen Leben mehr Kontakt zu Heilpflanzen haben können«, sagt Steph Zabel, Gründerin von Herbstalk. Im Rahmen des Gemeinschaftsgarten-Projekts installiert die Gruppe kleine Container-Kräutergärten in öffentlichen Räumen und in Fußgängerzonen. Einige der Pflanzen, die sie in den Pflanzgefäßen ziehen, sind Echinacea, Eibisch und Schafgarbe. Passanten können etwas über die traditionelle Verwendung der Pflanzen lernen, und die Gärten können auch für Unterrichtsveranstaltungen und Pflanzenwanderungen genutzt werden.

»Unser Ziel ist es, Menschen eine interessante Möglichkeit zu bieten, mit Pflanzen zu interagieren und ihrem täglichen Leben Schönheit, Wissen und Inspiration zu verleihen«, erklärt Steph. »Langfristig wollen wir ein vernetztes Netzwerk von Kräutergärten in der gesamten Stadt Boston schaffen und eine kontinuierliche, interaktive und lehrreiche Darstellung ermöglichen, die Teil der Stadtlandschaft sein wird.«

Möchten Sie dort, wo Sie leben, ein ähnliches Projekt starten? Steph empfiehlt, klein und einfach anzufangen. Um die Installation und Wartung überschaubar zu halten, konzentrieren Sie sich auf Containergärten und Kräuter, die robust und mehrjährig sind (oder sich leicht selbst neu aussäen). Teilen Sie das Projekt mit einer Gruppe gleichgesinnter und engagierter Freiwilliger, die jeden Schritt gemeinsam gestalten können. Und erzählen Sie es weiter! Steph schlägt vor, die Menschen einzuladen, sich im Garten zu versammeln, respektvoll Kräuter daraus zu ernten und mit den Pflanzen eigene Veranstaltungen und Bildungsveranstaltungen zu organisieren. »Je mehr Menschen den Garten nutzen und sich aktiv dafür interessieren, desto mehr wird er — und die lokale Gemeinschaft — gedeihen«, sagt sie.

Besuchen Sie herbstalk.org, um mehr über die Projekte von Herbstalk zu erfahren.

Wenn zum Beispiel jemandem kalt ist, könnten wir eine wärmende Pflanze nutzen, um diese Person zu wärmen.

Hier ist ein Beispiel. Denken Sie an einen heißen Sommertag. Die Hitze wird von jeder Oberfläche reflektiert, und Sie spüren, wie sich die Wärme auch in Ihnen aufbaut. Vielleicht ist Ihr Gesicht gerötet, Ihr Mund trocken, und Sie merken, wie Ihnen der Schweiß den Rücken herunterläuft. Sie beginnen, sich unbehaglich heiß zu fühlen – und so greifen Sie nach einem Stück Wassermelone. Wenn Sie nun in diese Wassermelone beißen, erscheint sie Ihnen heiß oder kalt? Erscheint sie Ihnen trocken oder feucht? Die Beurteilung, ob eine Wassermelone kühlend und feucht ist, beruht im Wesentlichen auf Pflanzenenergetik, im Hinblick auf die Pflanze. Das Empfinden von Wärme in Ihrem Körper ist ein Aspekt der Pflanzenenergetik. Die kühlenden und befeuchtenden Eigenschaften der Wassermelone zu nutzen, um Ihre Empfindung von Wärme und Trockenheit zu lindern, ist eine andere. Dies sind die Grundlagen der Pflanzenmedizin.

Ob es uns bewusst ist oder nicht, jeden Tag erleben wir Qualitäten von heiß, kalt, feucht und trocken in uns selbst und in den Nahrungsmitteln und Getränken, die wir konsumieren. Diese Beobachtungen können sich von Tag zu Tag entscheidend ändern, aber sie verändern sich auch subtiler mit dem Wechsel der Jahreszeiten. Wenn Sie sich dieser Zustände bei sich selbst und bei Ihren Nahrungsmitteln, Getränken und pflanzlichen Heilmitteln bewusst sind, ist das ein wirkungsvoller Weg, um präsenter zu sein und Ihren gesundheitlichen Bedürfnissen gerecht zu werden.

Die Energetik der Pflanzen taucht in *Heilende Wildkräuter* immer wieder auf, um Sie zu ermutigen, sich ein tieferes sensorisches Bewusstsein zu erschließen. Wenn Sie mehr über Pflanzenenergetik erfahren möchten, lesen Sie Rosalees Buch *Die Alchemie der Kräuter und Gewürze.*

Journal
DIE AKTIVIERUNG DER SINNE

Hier ist eine einfache Möglichkeit, die verschiedenen Qualitäten von heiß, kalt, feucht und trocken wahrzunehmen. Nehmen Sie einen Bissen von einem Nahrungsmittel oder einen Schluck von einem Getränk aus jeder Kategorie und lassen Sie danach jeweils Zeit zum Nachwirken. Welche Empfindungen nehmen Sie in Ihrem Mund und Körper wahr? Wie ist Ihre jeweilige Erfahrung mit den anderen zu vergleichen? Im Folgenden haben wir einige Beispiele für gängige Lebensmittel zusammengestellt, aber Sie können jederzeit gerne auch andere ausprobieren.

- Scharf: schwarzer Pfeffer, Ingwer, Thymian
- Kalt: Orange, Gurke, Salat
- Feucht: Okra, Wassermelone, Haferflocken
- Trocken: Cracker, Kaffee, schwarzer Tee

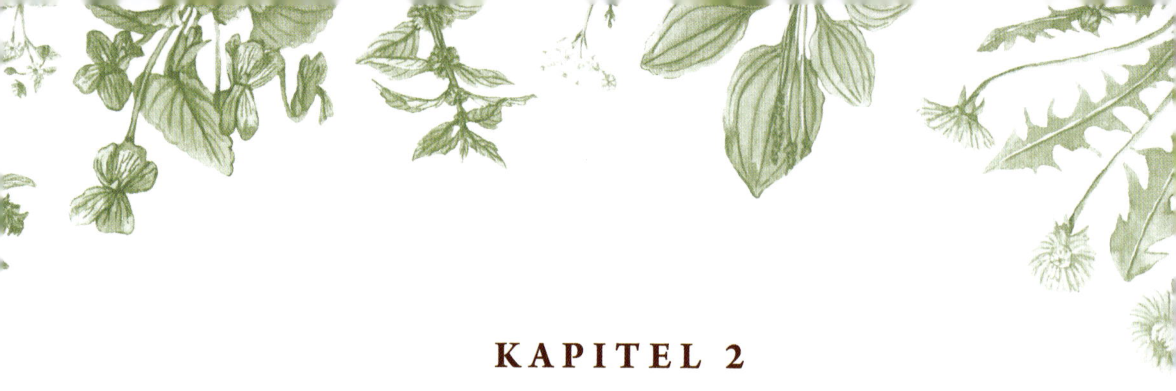

KAPITEL 2

DIE EIGENE REGION KENNENLERNEN

Ihr wildes Paradies liegt nicht in einem weit entfernten Land, sondern in Ihrer eigenen Nachbarschaft. Sie müssen es nur entdecken: sehen, riechen, fühlen, seine Geheimnisse enthüllen und es zu Ihrem eigenen Paradies machen.

— SAMUEL THAYER

Wo wohnen Sie?

Diese scheinbar simple Frage kommt auf, wenn wir neue Bekanntschaften machen, Formulare ausfüllen und verreisen. Dennoch könnte man sie auf unzählige Arten beantworten: In Los Angeles. Im Land der Tongva. In den San-Rafael-Bergen. Fünfunddreißig Meter rechts vom Holunderstrauch. In der Schlucht, in der die Zugvögel im Frühling nach Insekten suchen. Dort, wo der Duft von Orangenblüten die nächtliche Luft durchdringt.

Einige Aspekte unseres Wohnortes bleiben einigermaßen konstant – zum Beispiel der Verlauf eines Flusses oder die Geologie unter unseren Füßen. Andere ändern sich mit den Jahreszeiten, wie zum Beispiel die Wildblumen oder Zugvögel, die jedes Jahr wiederkommen, oder der Wechsel von heißen Sommern und kalten Wintern. Und manche Details verändern sich von Tag zu Tag, wie das Geräusch eines Eichhörnchens, das über das Dach huscht, oder der Geruch der Erde nach einem unerwarteten Regen.

Wenn wir mit Autopilot durch unsere Tage hetzen, kann es leicht sein, dass wir viele dieser Dinge übersehen. Das moderne Leben kann uns in einen Alltagstrott zwingen, der aus Aufwachen, Abfragen von Nachrichten auf dem AB, Pendeln zur Arbeit mit Headsets auf dem Kopf, Googeln während der Mittagspause und gehetztem Nachhausekommen, um sich vor den nächsten Bildschirm zu setzen, besteht. Infolgedessen wissen wir – abgesehen vom Namen unserer Straße und unserer Stadt – möglicherweise nicht viel darüber, wo wir wohnen. Dieser Mangel an Verbindung zur Welt um uns herum – und zu unserem eigenen Körper – kann uns (trotz all dieser digitalen Informationsquellen!) einsam, krank und unglücklich machen.

Wenn wir jedoch entschleunigen und unsere Sinne aktivieren, öffnet sich die Welt. Wir erleben den Reichtum des Ortes, an dem wir leben, und verwurzeln uns im Hier und Jetzt. Wir nehmen wahr, was wir persönlich heilen müssen und was wir anderen zurückgeben können. Diese Herangehensweise ist unerlässlich, wenn wir Pflanzen für Nahrung und Medizin nutzen wollen. Um die heimischen Pflanzen kennenzulernen, müssen Sie Ihre lokalen Ökosysteme kennen, von den Grundlagen der geografischen Voraussetzungen bis hin zu den Feinheiten jeder Jahreszeit. Ihr erster Schritt als Wildsammler ist das Beobachten. Aus dieser Beobachtung heraus werden sich Ihre ethische Grundhaltung und Ihre Handlungen ergeben.

Es ist nicht schwer, Ihre Verbundenheit mit der Welt um Sie herum wiederzubeleben. Sie sind in der Tat bereits Teil der Natur, und Sie haben, was Sie brauchen. Um auf einer tieferen Ebene zu erfahren, wo Sie leben, sind einige Untersuchungen erforderlich. Ein Großteil des Lernens entsteht durch Ihre eigenen Beobachtungen und Ihre Bereitschaft, allem die Aufmerksamkeit zu schenken, die es verdient.

SICH SELBST KENNENLERNEN

Bevor Sie sich jedoch auf die Außenwelt konzentrieren, sollten Sie sich einen Moment Zeit nehmen, um sich auf Ihre innere Welt einzustimmen. Die Fähigkeit, auf den eigenen Körper zu hören und die eigenen Bedürfnisse und Lebensmuster zu erkennen, ist ein wichtiger Aspekt, um mit den Jahreszeiten zu leben und die Pflanzenmedizin anzuwenden. Wenn Sie sich zuerst um sich selbst kümmern, können Sie auch viel besser Fürsorge für die Pflanzen, ihre Ökosysteme, Ihre Familie und Ihre Gemeinschaft leisten.

Die Verbindung mit Ihrem einzigartigen Selbst wird Ihnen helfen zu verstehen, wie Sie sich wirklich um Ihr eigenes Wohlbefinden kümmern können.

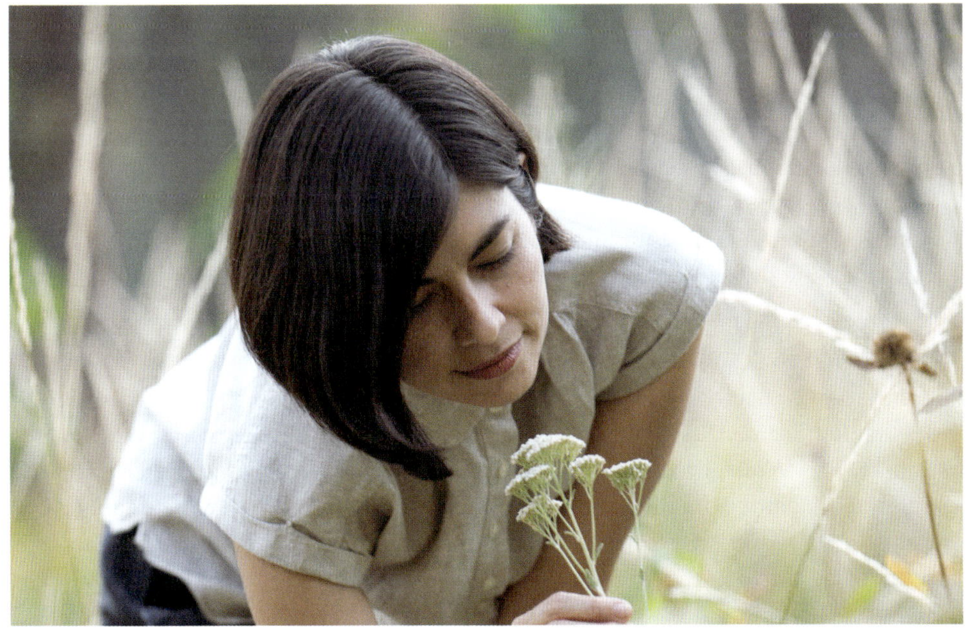

Journal: SELBSTFÜRSORGE IN DER HEUTIGEN HEKTISCHEN WELT PRAKTIZIEREN

Lexi Koch, eine intuitive Lebensberaterin, hat uns die folgenden vier Praktiken empfohlen, mit deren Hilfe Sie sich mit Ihren eigenen Bedürfnissen, Gefühlen und Ihrer inneren Stimme verbinden können. Sie können diese Übung so oft durchführen, wie Sie möchten. Um Ihre Praxis zu vertiefen, bietet Lexi auf ihrer Website lexikoch.com/innervoice außerdem eine kostenlose Audio-Meditation (in englischer Sprache) an, eine geführte Reise, um sich mit seiner inneren Stimme zu verbinden.

1. DIE EIGENEN BEDÜRFNISSE HERAUSFINDEN

Im modernen Leben sitzen wir viel und recherchieren viel im Internet. Wir erhalten von überall her Antworten, nur nicht von unserem Inneren. Einige unserer grundlegendsten Bedürfnisse bleiben unbemerkt oder werden ignoriert, weil wir uns nicht zugestehen, sie zu erfüllen. Einfache Bedürfnisse werden übersehen, wie Wasser zu trinken, wenn wir ausgetrocknet sind, oder aufzustehen, um auf Toilette zu gehen, wenn wir es müssen. Wenn wir unsere Bedürfnisse kennen und glauben, dass sie ihre Berechtigung haben, machen wir einen großen Sprung in Richtung Selbstfürsorge.

Schauen Sie, ob Sie Ihre Bedürfnisse wahrnehmen können, ohne sie herunterzuspielen oder zu kritisieren. Schreiben Sie fünf Mal am Tag Ihre Bedürfnisse auf, von den einfachsten bis hin zu den komplexesten, indem Sie schreiben: »Im Moment brauche ich …«

2. LASSEN SIE IHRE GEFÜHLE ZU

Haben Sie sich jemals die Zeit genommen, Ihren Gefühlen durch den Tag nachzuspüren? Vielleicht stellen Sie fest, dass es emotional auf und ab geht. Wie Wellen sind einige sanft und andere kommen mit Wucht. Wenn Sie anfangen, Ihre Gefühle zu beobachten, werden Sie feststellen, dass sie wie die Wellen vorbeiziehen, egal wie groß oder stark sie sind. Wenn Sie benennen, was Sie fühlen, und dieses Gefühl wertschätzen, zeigen Sie sich selbst gegenüber mehr Respekt und Fürsorge.

Beginnen Sie damit, Ihre Gefühle einfach zu benennen und zu identifizieren. Schreiben Sie Ihre Gefühle fünfmal im Laufe des Tages auf: »Im Augenblick fühle ich [verwenden Sie hier Ein-Wort-Antworten]«. Schauen Sie, ob Sie auch aufschreiben können, wie lange das Gefühl anhält.

3. VERBINDEN SIE SICH MIT IHRER INTUITION

Ihre Intuition ist der Teil von Ihnen, der sich nicht um »Man sollte …«, um kulturelle Normen oder Themen, die Sie aus der Kindheit übernommen haben, kümmert. Notieren Sie die Frage: »Wie sieht Selbstfürsorge für *mich* aus?« Achten Sie auf die leise Stimme, die Ihnen die Antwort zuflüstert. *Was immer* Sie hören, schreiben Sie es auf. Wenn Sie eine Frage zu der Antwort haben, schreiben Sie diese auf und warten Sie auf Ihre Intuition, um auch diese zu beantworten. Indem Sie auf Ihr inneres Leitsystem hören, finden Sie Ihre eigene Stimme sowie die einzigartige Art und Weise, wie Sie für sich selbst sorgen müssen.

4. ACHTEN SIE AUF EMPFINDUNGEN, DIE SICH GUT ANFÜHLEN UND FLIESSEN
Das Fließen der Gefühle geschieht, wenn Sie sich von Ihrer Herzensstimme leiten lassen und nicht von der Kritikerstimme Ihres Verstandes. Sie fühlen sich in Einklang mit Ihrem ganzen Wesen – Körper, Geist und Seele – ohne zu hinterfragen und ohne zu zweifeln. Wenn Sie auf Momente des Gefühlsflusses achten, werden Sie viel darüber erfahren, was Sie lieben und was stimmig für Sie ist. Es hilft Ihnen auch, zu wissen, was sich nicht stimmig und nicht wie Selbstfürsorge anfühlt.

Schreiben Sie über das letzte Mal, als Sie sich im Fluss gefühlt haben, völlig dem Moment überlassen und in Frieden. Welche Aspekte dieser Erfahrung waren für sie hilfreich und können Sie heute oder morgen in Ihr Leben ?

EIN GEFÜHL FÜR DEN ORT GEWINNEN

Wenn wir an die Natur denken, stellen wir uns oft großartige, wilde Plätze vor – dichte Regenwälder, abgelegene Berggipfel, die Orte, die vor allem in Dokumentationen gezeigt werden. Aber die Natur gibt es nicht nur in unberührten Naturschutzgebieten oder weit entfernten Reisezielen. Tatsächlich ist die Natur überall, ob man nun in der Stadt, in den Vorstädten oder auf dem Land lebt. Wo in Ihrer Umgebung können Sie die Natur finden?

Journal:
AUF DER SUCHE NACH DER NATUR

Verbringen Sie einen Tag intensiv mit der Suche nach der Natur an unerwarteten Orten. Straßenmittelstreifen, verlassene Plätze, Bushaltestellen, Parkplätze und Dächer sind nur einige der Orte, an denen Sie Pflanzen und Tiere finden können. Am Ende des Tages können Sie in ihrem Journal folgende Fragen beantworten: Was haben Sie in dieser Übung über die natürliche Welt gelernt? Haben Sie etwas über ihre eigene Beobachtungsgabe erfahren?

ÜBUNG: EINEN »SITZPLATZ« FINDEN

Eine der besten Möglichkeiten, sich mit Ihrem lokalen Lebensraum und den jahreszeitlichen Rhythmen in Einklang zu bringen, ist ein sicherer Platz im Freien, wo Sie ruhig sitzen, sich entspannen und beobachten können. Dieser wird von den Naturalisten oft auch als „Kraftplatz« bezeichnet. Ihr Sitzplatz kann in Ihrem Garten, auf einer Parkbank, unter einem Baum auf einem freien Grundstück oder in einem anderen Außenbereich sein. Je regelmäßiger Sie diesen Ort aufsuchen, desto intensiver werden Ihre Beobachtungen sein. In diesem Sinne gilt: Je leichter Ihr Platz zu erreichen ist, desto besser.

Es gibt keine richtige oder falsche Art, einen Sitzplatz zu benutzen, aber je mehr Sie sich auf diese Übung einlassen, desto mehr werden Sie davon profitieren. Wenn Sie nur 5 Minuten pro Woche an Ihrem Sitzplatz verbringen können, dann tun Sie es! Wenn Sie in der Lage sind, sich 20 Minuten pro Tag dort aufzuhalten, dann ist das großartig! Das Wichtigste ist die Konsequenz. Es ist weitaus besser, einmal pro Woche 5 Minuten dort zu verbringen als einmal pro Jahreszeit eine Stunde.

Um Ihren Sitzplatz zu finden, beginnen Sie damit, eine Liste mit möglichen Standorten zu erstellen. Der Platz kann sehr konkret sein, wie z. B. eine bestimmte Parkbank oder einen allgemeinen Bereich umfassen, z. B. einen botanischen Garten in der Nähe Ihres Arbeitsplatzes. Einige Dinge sind zu beachten:

- Ist das Gebiet sicher?
- Ist der Platz für Sie leicht zu erreichen?
- Können Sie leicht Elemente der Natur beobachten, wie Pflanzen, Tiere, Wasser oder den Himmel?
- Können Sie dort bequem sitzen, etwa auf dem Boden, an einen Felsen gelehnt oder auf einem Stuhl?
- Sind Sie inspiriert, diesen Ort regelmäßig und konsequent aufzusuchen?

Sobald Sie eine Liste der möglichen Orte haben, suchen Sie diese auf, um Ihre Optionen einzugrenzen. Es ist in Ordnung, mehr als einen Sitzplatz zu haben. Vielleicht besuchen Sie einen während der Woche und einen weiteren am Wochenende. Im Idealfall können Sie Ihren Sitzplatz zu jeder Jahreszeit, bei jedem Wetter und zu jeder Tageszeit aufsuchen. Wenn Sie jedoch häufig umziehen oder reisen, dann ist auch dieser Aspekt nicht in Stein gemeißelt.

Der Beginn jeder neuen Praxis bringt Herausforderungen mit sich. Man kann diese Schwierigkeiten nicht verhindern, aber man kann Pläne schmieden, um sie zu überwinden. Stellen Sie sich potenzielle Probleme vor und überlegen Sie Möglichkeiten, diese hinter sich zu lassen. Wenn zum Beispiel die Zeit ein begrenzender Faktor ist, wie können Sie dann einen geeigneten Sitzplatz finden, der in Ihr tägliches Leben passt? Vielleicht gibt es einen Park, in dem Ihre Kinder spielen, einen Bereich bei Ihrer üblichen Bushaltestelle oder einen Platz, den Sie in der Mittagspause erreichen können.

DIE EIGENE BIOREGION VERSTEHEN

Jeder von uns lebt in einer Bioregion – einem einzigartigen geographischen Gebiet mit einem Ökosystem, das ein Mosaik natürlicher Merkmale und Gemeinschaften von Pflanzen und Tieren (und Menschen) ist. Da die Menschen um die Welt gezogen sind, haben sie Pflanzen und Tiere sowohl absichtlich als auch versehentlich mittransportiert. Infolgedessen weisen die meisten Bioregionen eine Mischung aus einheimischen oder ursprünglichen Pflanzen und Tieren und nicht einheimischen Arten auf. Einige eingeführte Arten gelten als invasiv, weil sie sich ohne menschliche Hilfe leicht ausbreiten und bestehende Ökosysteme beeinträchtigen. Das Zusammenspiel von einheimischen und eingeschleppten Pflanzen kann nuancenreich sein. Viele sogenannte Unkräuter zum Beispiel spielen in ihrer Umgebung eine nützliche Rolle.

Ein Bewusstsein für die natürlichen Gegebenheiten in Ihrer Bioregion und die damit verbundenen Zusammenhänge hilft Ihnen bei der Entwicklung Ihrer Prinzipien (Kapitel 3) und Praktiken (Kapitel 4) beim Wildsammeln. Die folgenden Fragen sollen Ihnen helfen, Ihre Bioregion kennenzulernen. Es ist in Ordnung, wenn Sie nicht alle beantworten können! Sie können weitere Informationen notieren, während Ihre Beobachtungen mit der Zeit wachsen.

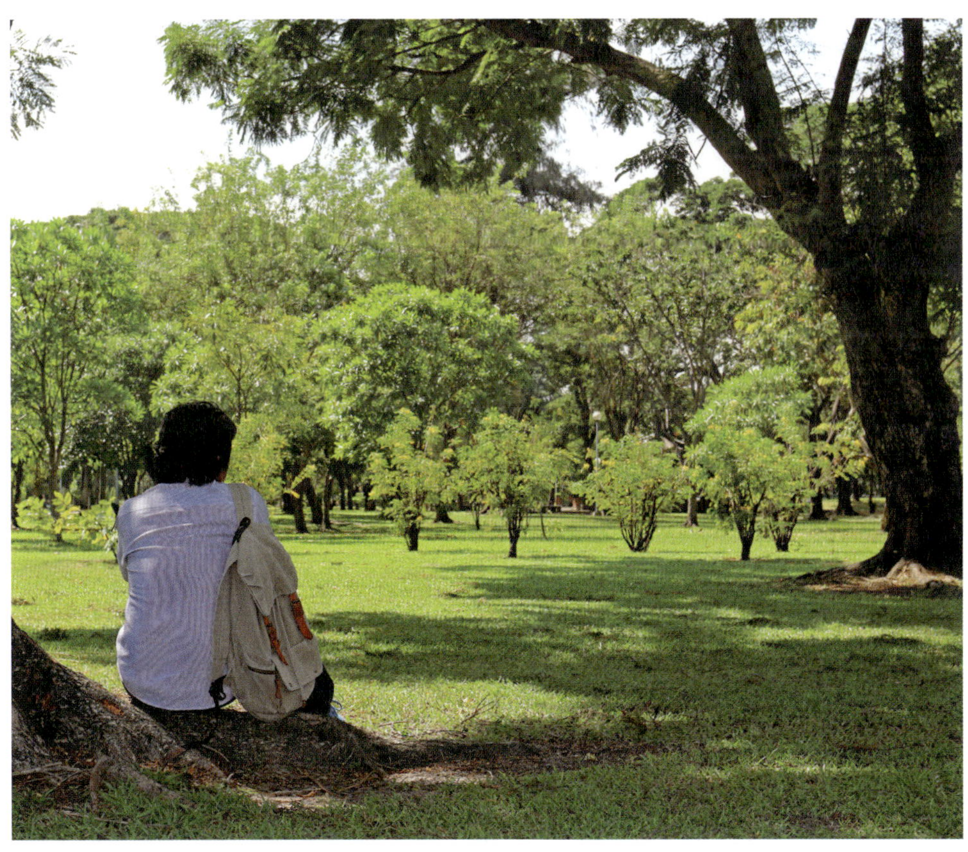

Journal: WAS GIBT ES IN IHRER BIOREGION?

GEOGRAPHIE

- In welcher Richtung befinden sich – von Ihrem Standpunkt aus gesehen – Norden, Süden, Osten, Westen?
- Wo befindet sich die nächste Bergkette, das nächste Gewässer?
- Welche geologischen Prozesse haben die Landschaft geprägt?
- Welche Bodenart gibt es in Ihrem Gebiet?
- In welchem Wassereinzugsgebiet leben Sie? Können Sie den Weg verfolgen, den das Wasser nimmt?
- Welches sind die jahreszeitlichen Temperatur- und Niederschlagsmuster in Ihrer Region?

FLORA UND FAUNA

- Was ist Ihre Winterhärtezone?
- Welches sind die wichtigsten Pflanzengemeinschaften oder Vegetationstypen in Ihrem Gebiet (z. B. Grasland, Eichenwälder, Uferzonen)?
- Nennen Sie einige verbreitete
    - Bäume oder Sträucher
    - einjährige Pflanzen
    - Pilze oder Flechten
    - Säugetiere
    - Vogelarten (Sind sie ansässig oder Gastvögel?)
    - Reptilien, Amphibien oder Fische
    - Insekten oder andere wirbellose Tiere
    - Bestäuber (Welche Pflanzen bestäuben sie?)
- Sind die Pflanzen und Tiere, die Sie aufgelistet haben, einheimisch, eingeführt, invasiv oder vom Aussterben bedroht?
- Wo im Nahrungsnetz kommt jede dieser Arten vor? Sind sie Produzenten, Konsumenten, Aasfresser oder Zersetzer?

MENSCHEN

- Wer waren die ursprünglichen Bewohner in Ihrer Region?
- Wie lautet/lauten der/die ursprüngliche(n) Name(n) für Ihr Gebiet?
- Welche Beziehung haben Sie und Ihre Vorfahren zu diesem Ort?
- Wie ist die Geschichte der Landnutzung und -bewirtschaftung in Ihrem Gebiet?
- Auf welche Art und Weise bestreiten die Einheimischen ihren Lebensunterhalt in Verbindung mit der Natur (z. B. Landwirtschaft, Fischerei, Holzwirtschaft)?
- Woher kommt Ihr Trinkwasser? Wohin fließt Ihr Abwasser?
- Wer sind Ihre Nachbarn?

Journal:
REFLEXION

Man sagt: Je mehr man weiß, desto mehr weiß man, dass man nichts weiß! Ebenso ist das Kennenlernen Ihres Wohnortes ein sich ständig weiterentwickelnder Prozess. Nachdem Sie die Übungen in diesem Kapitel durchgeführt haben, nehmen Sie sich etwas Zeit, um über Ihre Erfahrungen nachzudenken. Denken Sie über folgende Fragen nach:

- Was wissen Sie bereits über Ihren Wohnort?
- Was wissen Sie noch nicht darüber?
- Welche Beispiele für wechselwirkende Beziehungen sind Ihnen aufgefallen?
- Ganz gleich, wo Sie sich auf Ihrer Reise befinden, worauf freuen Sie sich als Nächstes?
- Auf welchem Weg werden Sie nach Informationen suchen, um mehr zu erfahren? Von wem können Sie lernen?

AUF DER SUCHE NACH ANTWORTEN

Viele Menschen, Gruppen und Quellen können Ihnen helfen, mehr über Ihre Bioregion und die Grundprinzipien der Ökologie zu erfahren. Hier sind einige, die Sie vielleicht ausprobieren möchten:

- Ortsälteste
- Naturforscher (die sich z. B. in ökologischen Initiativen engagieren)
- Landwirte und private Gärtner
- Gärtnereien und Gesellschaften für einheimische Pflanzen
- Bestimmungsbücher
- Lokale Bibliotheken
- Naturhistorische Museen
- Naturinfo- und Ausstellungszentren
- Parks und Naturschutzgebiete
- Umweltorganisationen (z. B. BUND, NABU, Greenpeace, WWF)
- Websites und Apps von lokalen Initiativen und Gruppen
- Beratungsstellen und Websites des Bundesministeriums für Ernährung und Landwirtschaft
- Wissenschaftliche Fakultäten von Hochschulen und Universitäten
- Fernstudiengänge und Kurse über die Volkshochschulen (VHS)

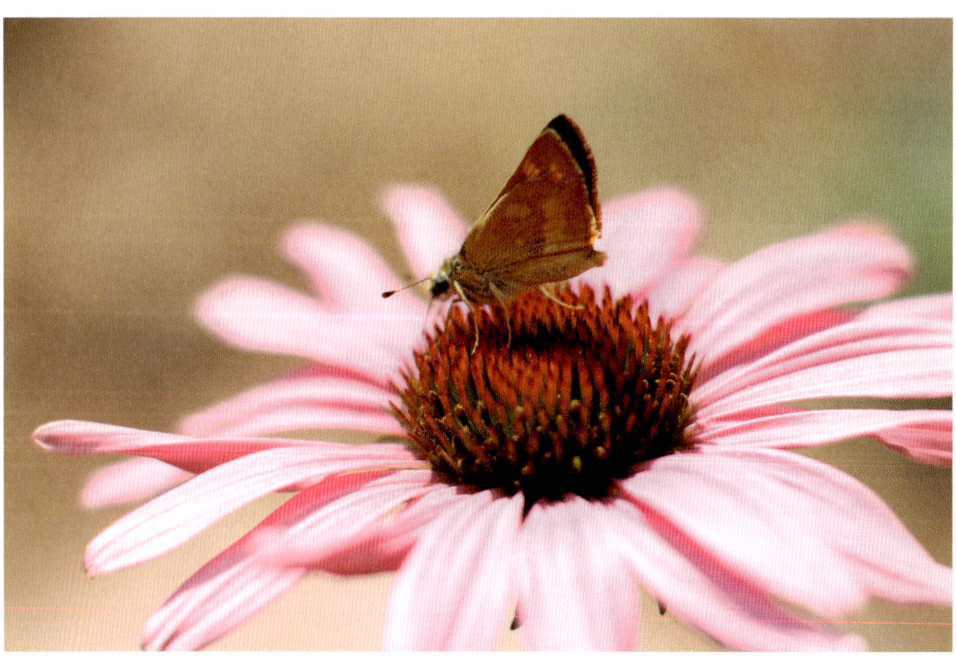

Geschichten aus der Community: LAND UND SPRACHE

Sandra Warriors Pistol Bullet verbrachte den Sommer 2018 als Praktikantin im Methow Valley Interpretive Center und bei Methow Natives, einer Gärtnerei für einheimische Pflanzen in Twisp, Washington. Ihre Arbeit beinhaltete das Erlernen der ökologischen Renaturierung, einschließlich der Verpflanzung und Vermehrung von Pflanzen. Sie begann außerdem ein Projekt zur sprachlichen Wiederbelebung, um Pflanzennamen aus der Sprache der Binnen-Salish, einer indigenen Gruppe Nordamerikas, zu erfassen.

Sandra erzählt: »Mich inspirierte die Idee einer interdisziplinären Studie, die sowohl die Sprache als auch die Renaturierung des Landes mit einheimischen Pflanzen umfasste, weil ich glaube, dass es miteinander zusammenhängt. Mit meinem indigenen Hintergrund glaube ich, dass es notwendig ist, Kultur und Sprache zu bewahren, und dass sich diese Arbeit auf die Heilung des Landes und unsere Beziehung zu ihm konzentrieren muss.

Durch Sandras Arbeit wird die Sprache der Binnen-Salish in Methow-Valley weiterleben. Es ist geplant, die Pflanzenschilder im Garten mit den einheimischen Pflanzen zu aktualisieren und die Bezeichnungen der Binnen-Salish aufzunehmen. Sandra arbeitete auch mit der örtlichen Methow Conservancy zusammen, um entlang eines Wanderweges durch ein Flusstal Hinweisschilder zu gestalten.

Sandras gemeinnützige Projekte würdigen sowohl die Vergangenheit als auch die Gegenwart und Zukunft. »Es gibt immer noch Methow, die in diesem Tal leben. Sie haben eine enge Verbindung zum Land und haben ihre eigene Lebensweise und ihre eigene Sprache. Die Arbeit, die geleistet wird, muss nicht nur an die Vergangenheit, sondern auch an die Gegenwart anknüpfen und nach vorne gerichtet sein«, sagt sie. »Ich hoffe, dass die Arbeit zur Wiederherstellung der Ökologie für die heimischen Pflanzen den Ureinwohnern des Methow-Stamms hilft, durch kulturelle Praxis und Wissensbewahrung eine Verbindung zu ihren angestammten Gebieten herzustellen, und dass ihre Erzählungen Gehör finden werden.«

Welche ökologischen Restaurationsprojekte gibt es in Ihrer Gegend? Wie können Sie die indigenen Kulturen und Sprachen in Ihrer Nähe kennenlernen und unterstützen? Wie können Sie die Namen und Geschichten Ihrer einheimischen Pflanzen herausfinden?

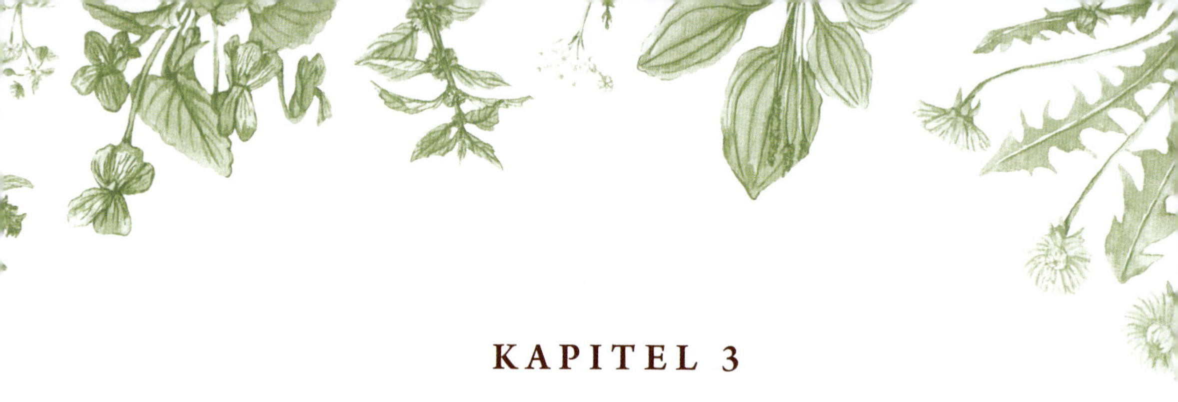

KAPITEL 3

PRINZIPIEN DES WILDSAMMELNS

Wenn wir uns dafür entscheiden, Pflanzen als Medizin zu verwenden, sind wir für die Wildgärten, ihre Gesundheit und ihre Pflege verantwortlich. Wir beginnen eine co-kreative Partnerschaft mit den Pflanzen und geben das zurück, was wir empfangen – Gesundheit, Nahrung, Schönheit und Schutz.

— Rosemary Gladstar

Das Sammeln von Pflanzen für Nahrungs- und medizinische Zwecke verbindet uns unmittelbar mit der Erde und kann ein kraftvoller Weg sein, die Trennung zu heilen, die viele von uns in unserem modernen Leben spüren. Wenn wir beim Pflücken zarter Blätter die Sonne auf unserem Gesicht spüren und den feuchten Boden riechen, während wir nach Wurzeln graben, und den Bienen zuzuhören, die neben uns auf Nahrungssuche sind, verwandeln uns diese Erfahrungen von einem passiven Beobachter der Natur in einen Teilnehmer.

Bis jetzt gehörte zu Ihrer Reise mit *Heilende Wildkräuter* eine vertiefte Verbindung zu Ihrem eigenen Körper und zu dem Ort, an dem Sie leben. Beides ist von grundlegender Bedeutung, doch bevor wir zu den praktischen Anleitungen zum Sammeln von Pflanzen kommen, müssen wir uns mit den ethischen Prinzipien des Wildsammelns verwurzeln. Als Wildsammler und Nahrungssucher ist es unsere Absicht, uns um die Pflanzen zu kümmern, die uns versorgen, und sie auf eine Weise zu sammeln, die nicht nur nachhaltig, sondern auch regenerativ ist.

SEIEN SIE FÜRSORGLICH

In der modernen Welt finden Sie verschiedene Ansichten, wie Menschen mit ihrer Umwelt umgehen sollten. Viele Menschen glauben, dass wir die Erde ohne Rücksicht auf künftige Generationen nutzen können. Andere sind der Meinung, dass die Wildnis »rein« und ganz und gar unberührt vom Menschen bleiben sollte. Keiner dieser begrenzten Standpunkte spiegelt ein inhärentes

Verständnis der natürlichen Welt und unseres Platzes darin wider.

Eine andere Perspektive ist die Anerkennung sowohl der Möglichkeit als auch der Verantwortung des Menschen, aus seiner Umgebung Nutzen zu ziehen. In den letzten Jahren haben Wissenschaftler die Vorstellung in Frage gestellt, dass europäische Siedler bei der Landung in der Neuen Welt eine unberührte Wildnis vorfanden. Von den borealen Nadelwäldern bis hinunter zum Amazonas-Dschungel war dieses Land meisterhaft von indigenen Völkern bewirtschaftet. So schreibt zum Beispiel M. Kat Anderson in *Tending the Wild* über die kalifornische Landschaft: »Vieles von dem, was wir heute als Wildnis betrachten, wurde tatsächlich durch das Abbrennen, Ernten, Bestellen, Beschneiden, Säen und Pflegen durch die Indianer geformt.«[1] Das bedeutet nicht, dass wir alle sofort mit dem Pflanzen und Beschneiden der Wildnis beginnen sollten, ohne vorher die Bedürfnisse eines Ökosystems zu verstehen. Aber wir können darauf hinarbeiten, dieses Bewusstsein zu entwickeln, und von denen lernen, die sich auskennen.

Wenn Sie mit einer fürsorglichen Haltung an das Wildsammeln herangehen, können (und werden) Sie einen positiven Einfluss auf Ihr lokales Ökosystem und Ihre Gesundheit erleben. Das ist etwas ganz anderes als alle Pflanzen zu ernten, die man ernten kann. In erster Linie geht ethisches Wildsammeln über einen »nicht schädigenden« Ansatz hinaus. Vielmehr geht es darum, ein widerstandsfähigeres Ökosystem zu schaffen.

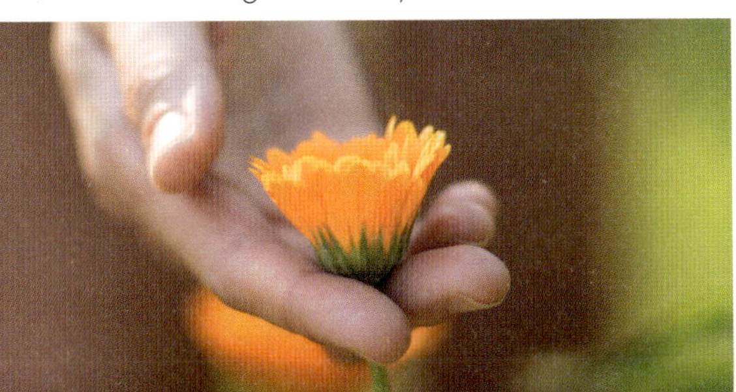

EINE WECHSELSEITIGE BEZIEHUNG ZUR NATUR ENTWICKELN

Ethisches Wildsammeln beginnt mit einer Mentalität der Gegenseitigkeit und verkörpert den Wunsch, mehr zu geben, als selbst zu nehmen. Das kann bedeuten, gegebenenfalls Samen auszustreuen, Pflanzen so zu beschneiden, dass es ihr Wachstum unterstützt, oder dass man Müll aufsammelt. Es kann auch bedeuten, sich in der eigenen Region für eine gesündere und widerstandsfähigere Landschaft einzusetzen, eine Landschaft, die Praktiken wie Kahlschlag, das Abladen von Giftmüll und das Versprühen schädlicher Pestizide und Herbizide infrage stellt. Wenn Sie auf Wildpflanzen als Nahrungsmittel und Medizin bauen, sollten Sie wissen, dass diese sich wiederum darauf verlassen, dass Sie sie vor Schaden bewahren. Reziprozität bedeutet auch, dass Sie regelmäßig auftauchen, und nicht nur dann, wenn Sie etwas wollen. Dazu gehört der Besuch der Gebiete zu allen Jahreszeiten, um die Veränderungen zu beobachten, die natürliche Zyklen mit sich bringen, und um zu sehen, wie sich die Ernte auf diese Gebiete auswirkt.

Wenn Sie eine Beziehung zu Ihren Erntegebieten aufbauen, überlegen Sie sorgfältig, wem Sie davon erzählen. Wildsammler sind oft verschwiegen bzgl. ihrer Erntegebiete. Das geschieht nicht unbedingt aus einem Gefühl des Besitzanspruches heraus, sondern eher aus der Verpflichtung, sich für die Gesundheit dieses Ortes einzusetzen. Seien Sie sich bewusst, dass, wenn Sie Ihr Erntegebiet preisgeben – ob persönlich oder in den sozialen Medien – diese Menschen es vielleicht mit anderen teilen. Wenn das Gebiet übermäßig abgeerntet wird, können Sie nicht wissen, ob die Veränderungen, die Sie wahrnehmen, auf Ihr eigenes Handeln oder das anderer zurückzuführen sind, was eine entsprechende Anpassung erschwert.

ERNTEN SIE MIT BEDACHT

Ein Besuch an Ihrem Lieblingsplatz kann eine Welt voll Freude und Faszination offenbaren. Haben Sie bemerkt, dass ein winziger Pilz aus dem verrottenden Baum wächst? War das gerade ein Lied des ersten Rotkehlchens der Saison? Haben Sie bemerkt, wie frisch und prickelnd sich die Luft anfühlt? So viele Freuden warten auf Sie, wenn Sie Ihre volle Aufmerksamkeit aufwenden, von dem Moment an, in dem Sie aus der Tür gehen, bis zum Abfüllen Ihres Kräutertranks oder dem Genuss Ihres Gerichts aus selbst gesammelten Zutaten. Diese Konzentration und Aufmerksamkeit kann durch das Piepen oder Summen digitaler Geräte unterbrochen werden. Wenn es für Sie möglich ist, schalten Sie Ihr Telefon stumm, wenn Sie sich um Ihren Platz kümmern, Pflanzen sammeln oder diese verarbeiten.

Bewusstheit bedeutet auch, dass man nicht einem Trott unterliegt oder stark vereinfachten Regeln folgt. Viele Anleitungen für das Sammeln von Pflanzen für Nahrungszwecke geben Margen an, wie viele Pflanzen zu nehmen sind: »Nehmen Sie eine von zehn Pflanzen« oder »Ernten Sie 30 Prozent der Gesamtpopulation«. Aber diese Regeln haben in einem regenerativen Modell nicht viel Wert. Wie viel man ernten kann, unterscheidet sich von Pflanze zu Pflanze und ändert sich von Ökosystem zu Ökosystem, von Jahreszeit zu Jahreszeit sowie von Jahr zu Jahr. Das Auswendiglernen einer Reihe von mengenmäßigen Richtlinien ist nicht hilfreich und kann sogar zu übermäßigen Erntemengen führen. Prüfen Sie stattdessen aufmerksam, was vorhanden *ist*, und richten Sie ihr Ernteverhalten nach dem, was zur tatsächlichen Situation passt.

Journal:
IHRE UMGEBUNG VOR ORT

Welche aktuellen Anliegen gibt es in Ihrer Region? Zum Beispiel:

- Welche Art von Lebensraumverlust (wenn überhaupt) beeinträchtigt Ihre lokalen Ökosysteme?
- Ist die Niederschlagsmenge (oder die Schneedecke) geringer als normal, normal oder höher als normal?
- Fordern invasive Pflanzen oder Tiere einen Tribut von einheimischen Pflanzen?
- Gibt es Pflanzen, die ständig übermäßig geerntet werden?

Machen Sie eine Liste von Problemen, die Ihnen bekannt sind. Setzen Sie sich mit Personen in Verbindung, die möglicherweise ein umfangreicheres Verständnis für diese Themen haben (Naturforscher, Kräuterkundler, Wissenschaftler, Dorfälteste usw.). Überlegen Sie, wie sich die lokalen Probleme auf die Pflanzenpopulationen auswirken. Was können Sie tun, um zu helfen?

Emilys Geschichte:
KLIMAWANDEL = VERÄNDERTE NAHRUNGSSUCHE IN DER NATUR

Mein Verständnis als Wildsammlerin bedeutet oft, dass ich mich dafür entscheide, die Pflanzen **nicht** zu ernten. Von 2010 bis 2017 starben in Kalifornien rekordverdächtige 129 Millionen Bäume aufgrund von Dürre, Borkenkäferbefall und steigenden Temperaturen. Unzählige andere Pflanzen und Tiere litten gleichzeitig unter dem unerbittlich trockenen, heißen Wetter. Während die Dürre anhielt, wurde ich Zeuge ihrer Verwüstung an Orten, an denen ich gerne wanderte und Pflanzen sammelte. Die Nahrungssuche in diesen Gebieten war nicht mehr angebracht. Blätter, Blüten oder Beeren von einer dürregestressten Pflanze zu nehmen, wäre nicht respektvoll gegenüber ihr als einzelner Pflanze, gegenüber der Gesundheit des Pflanzenbestandes oder im Hinblick auf die Tiere, die von der Pflanze als Nahrungsquelle abhängig sind. Ich würde mehr nehmen, als ich zurückgeben könnte.

Als ich diesen Text schrieb, war die Dürre zwar vorbei, aber ihre langfristigen Auswirkungen, die Beschleunigung des Klimawandels und der Verlust von Lebensraum bedeuten, dass meine Bioregion weiterhin Schwierigkeiten ausgesetzt sein wird. Anstatt in der Wildnis zu suchen, konzentriere ich mich darauf, meine eigenen Kräuter anzubauen, von lokalen Bauern zu kaufen und einheimische Pflanzen anzubauen, um die Tierwelt vor Ort zu unterstützen. Ich besuche nach wie vor meine ehemaligen Wildsammelplätze, und die Pflanzen bieten ihre Gaben weiterhin auf unterschiedliche Weise an. Allein das *Zusammensein* mit diesen Pflanzen kann an sich eine sehr wirksame Medizin sein.

Wie hat sich der Klimawandel auf Ihre Bioregion, ihre Pflanzen und Tiere ausgewirkt? Welche Vorkehrungen mussen Sie treffen, um einen widerstandsfähigen Lebensraum zu unterstützen?

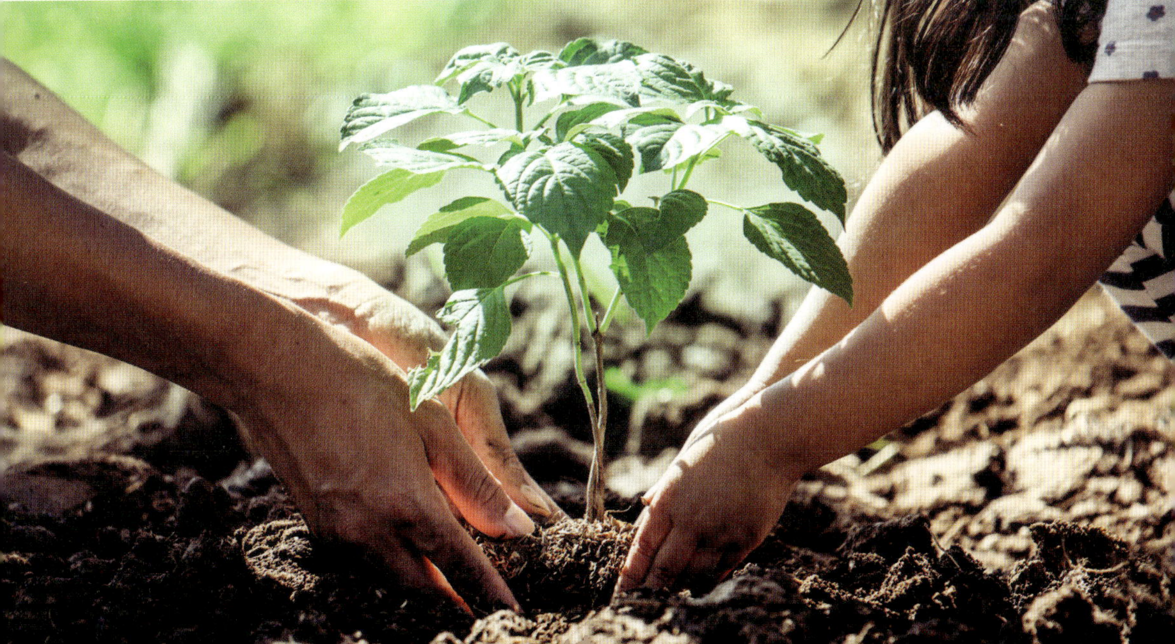

DIE GEGENSEITIGE WECHSELWIRKUNG ANERKENNEN

Bei der Ernte von Pflanzen geht es um die Bildung von Beziehungen. Auf den ersten Blick mag es so aussehen, als ob die Beziehung nur Sie und die Pflanze betrifft, aber wir Menschen sind nur ein kleines Teil des Puzzles. Ein weiter gefasster Blick offenbart ein kompliziertes Netz von Interdependenz und Reziprozität.

Ein Wildrosenstrauch zum Beispiel lebt nicht in Isolation. Sein Ökosystem enthält eine Vielzahl von Elementen, die alle miteinander interagieren, vom Sonnenlicht und der Erde bis hin zu den höchsten Bäumen und kleinsten Mikroorganismen. Wasser, das die Wurzeln ernährt, und Bienen, die die Blüten bestäuben, gehören ebenso dazu wie kleine Mäuse, die sich in den Brombeersträuchern verstecken, und Vögel, die sich an den reifen Hagebutten laben und dabei die Samen verbreiten, damit neue Rosen entstehen können.

Wenn Sie diese Beziehungen kennen, erweitert es Ihren Blick auf die Welt. Es hilft Ihnen auch zu verstehen, wo und wie Pflanzen wachsen und welche möglichen Auswirkungen die Ernte dieser Pflanzen hat. Es ist unmöglich, all dies für jede Pflanze zu wissen, aber Aufmerksamkeit und Neugierde sorgen dafür, dass Sie jeden Tag dazulernen.

VERWURZELN SIE SICH IM JAHRESZEITLICHEN RHYTHMUS

Durch die Kühlsysteme, den schnellen globalen Versand und die Raumklimatisierung können wir in ein Lebensmittelgeschäft gehen und davon ausgehen, das ganze Jahr über die gleichen Produkte zu finden, unabhängig von der Anbausaison. Dieses moderne Prinzip der Uniformität wurde für den Komfort geschaffen, es hat aber auch seine Schattenseiten. Ohne die natürlichen Höhen und Tiefen des Lebens sind unsere Erfahrungen abgestumpft. Das Leben ist monoton.

Im Gegensatz dazu bereichert uns das Leben im Einklang mit den Jahreszeiten. Es ist der Genuss des Geschmackserlebnisses bei jedem Bissen frisch geernteter Früchte. Man begrüßt das Wetter. Es sind die Erfahrungen, die uns lebendig fühlen lassen, von einem Schluck kühlen Minztee im Sommer bis zum gemütlichen Einkuscheln mit einem Aufguss gerösteter Löwenzahnwurzeln im Winter.

Leben mit den Jahreszeiten bedeutet auch zu erkennen, was in Fülle vorhanden ist und was nicht. Nichts in der Natur ist statisch, und das reichhaltige Vorkommen einer Pflanze in einem Jahr ist keine Selbstverständlichkeit. Mal können die Holunderbeeren schwer von den Zweigen herabhängen, und in einem anderen Jahr ändern sich die Bedingungen wieder. Dann bringen die Pflanzen nur dürftige Büschel vertrockneter Früchte hervor. Das Leben mit den Jahreszeiten bedeutet, dass sich Ihre Erntehoffnungen und -praktiken mit dem Auf und Ab der Pflanzenerträge ändern. Diese natürlichen Zyklen lehren uns Geduld, Belastbarkeit und Akzeptanz.

ZEIGEN SIE DANKBARKEIT – JEDERZEIT!

Was, glauben Sie, ermöglicht bessere Nahrung und Medizin: aufmerksam durch den Park spazieren, sich Zeit nehmen, um mit der Welt um sich herum in Kontakt zu treten, Pflanzen sorgfältig ernten und bewusst Wege wählen, um die Gesundheit der Gegend zu unterstützen – oder an einen Ort zu hetzen, wenn man in der Mittagspause 20 Minuten Zeit hat, dort Pflanzen nach Belieben abzureißen, sie in die Tasche zu stecken und dann schnell wieder zur Arbeit zu eilen?

ROTE LISTE GEFÄHRDETER PFLANZENARTEN DER UNITED PLANT SAVERS

United Plant Savers (unitedplantsavers.org) ist eine Organisation, die sich für die Erhaltung der nordamerikanischen einheimischen Heilpflanzen und ihrer Lebensräume einsetzt. Sie veröffentlicht Listen von »gefährdeten« und »zu beobachtenden« Pflanzen, um das Problembewusstsein bezüglich der einheimischen Pflanzenpopulationen zu schärfen.*[1] Gemäß ihrer Arbeit sind es die im Folgenden aufgeführten Arzneipflanzen, die gegenwärtig am empfindlichsten auf die Auswirkungen menschlicher Aktivitäten reagieren:

- Amerikanischer Ginseng (*Panax quinquefolius*)
- Blutwurz (*Sanguinaria canadensis*)
- Trauben-Silberkerze (*Actaea racemosa L.*)
- Blauer Hahnenfuß (*Caulophyllum thalictroides*)
- Purpur-Sonnenhut (*Echinacea* spp.)
- Gemeiner Augentrost (*Euphrasia* spp.)
- Falsches Einhorn (*Chamaelirium luteum*)
- Kanadische Gelbwurz (*Hydrastis canadensis*)
- Frauenschuh (*Cypripedium* spp.)
- Wüstenpetersilie (*Lomatium dissectum*)
- Schamanenwurzel (*Ligusticum porteri, L.* spp.)
- Peyote- oder Schnapskopf-Kaktus (*Lophophora williamsii*)
- Sandelholzbaum (*Santalum* spp., nur auf Hawaii)
- Rotulme (*Ulmus rubra*)
- Sonnentau (*Drosera* spp.)
- Waldlilien (*Trillium* spp.)
- Sternwurzel (*Aletris farinosa*)
- Venusfliegenfalle (*Dionaea muscipula*)
  Pfeifenblume (*Aristolochia serpentaria*)
- Wilde Süßkartoffel (*Dioscorea villosa, D.* spp.)

Pflanzen müssen jedoch nicht auf einer offiziellen Liste stehen, um gefährdet zu sein. Achten Sie auf die Bedingungen in Ihrer Region und die geografische Reichweite der Pflanze.

1 * Dem Bundesamt für Naturschutz (BFN) zufolge sind in Deutschland über 30 Prozent der Wildpflanzen bestandsgefährdet. Das BFN stellt regelmäßig Rote Listen für in Deutschland einheimische Pflanzen vor. Weitere Informationen finden Sie unter *www.bfn.de* (Anm. d. Verlags).

Journal: DANKBARKEIT ZEIGEN

Menschen auf der ganzen Welt zeigen auf unterschiedliche Weise ihre Dankbarkeit für die Ernte. Einige hinterlassen Pflanzenopfer, andere hinterlassen einen Teil von sich selbst wie eine Haarlocke. Manche singen, andere beten, und wieder andere bringen schweigend ihren Dank zum Ausdruck. Wie zeigen Sie Ihre Dankbarkeit gegenüber den Pflanzen? Führen Sie Journal darüber, wie Sie eine für Sie passende Form der Dankbarkeit entwickeln. Auch wenn es ganz normal ist, sich von anderen beeinflussen zu lassen, bemühen Sie sich, ein eigenes Dankbarkeitsritual zu entwickeln. Dieses Ritual wird sich zweifellos mit der Zeit verändern und mit der Wiederholung an Bedeutung gewinnen.

Ihre Geisteshaltung beim Sammeln von Pflanzen ist wichtig. Der Erntevorgang kann eine kontinuierliche Spirale der Dankbarkeit sein. Es gibt Dankbarkeit für die Pflanzen als solche. Es gibt Hochachtung für all die Menschen, Bestäuber und Samenverteiler, die die Pflanzen vor Ihnen gepflegt haben, und für all diejenigen, die sie nach Ihnen pflegen werden. Es gibt die Wertschätzung Ihrer eigenen Fähigkeiten, das Wildsammeln zu erlernen, mit vollem Herzen dabei zu sein, präsent und physisch in der Lage zu sein, zu ernten. Und es gibt die Dankbarkeit für die vielen Wesen und Einflüsse, die bei der Erschaffung dieser Erde eine Rolle spielen, von Sonne und Regen bis zu den unsichtbaren Mikroben und Pilzen in den Böden.

GEMEINSCHAFT PFLEGEN

So wie Pflanzen voneinander abhängige Beziehungen haben, brauchen auch Menschen die Gemeinschaft. Sich mit anderen verbunden zu fühlen, stärkt nicht nur Ihre persönliche Gesundheit, sondern kann Sie auch dazu inspirieren, sich für das Wohl anderer einzusetzen. In diesem Buch lesen Sie Geschichten darüber, wie Menschen ihr Wissen über die Pflanzenmedizin mit ihrer Gemeinschaft geteilt haben. Überlegen Sie, wie Sie Ihre einzigartigen Interessen und Gaben einbringen können. Vielleicht laden Sie einen gestressten Freund zu einem Spaziergang in der Natur ein oder sind Gastgeber eines Brunches mit saisonalen Lebensmitteln. Vielleicht engagieren Sie sich in einem Schulgarten, spenden pflanzliche Heilmittel für Menschen in Not oder setzen sich für mehr Gerechtigkeit beim Zugang zu Grünflächen in Ihrer Stadt ein. Denken Sie daran, es liegt nicht alles auf Ihren Schultern! Nehmen Sie sich Zeit, anderen zuzuhören und sich mit ihnen auszutauschen – vielleicht gibt es in Ihrer Gemeinde bereits Gruppen, die Ihre Hilfe brauchen könnten.

DIE SCHATTENSEITEN DES WILDSAMMELNS

Das Wildsammeln kann für Sie, Ihre Familie, Ihre Gemeinde und das Gebiet, in dem Sie ernten, enormen Nutzen bringen. Wenn jemand allerdings bei der Ernte nur seine eigenen Interessen im Sinn hat, geschieht leider oft eine Katastrophe. Pflanzen wie der Purpur-Sonnenhut, die Kanadische Gelbwurz und das Falsche Einhorn sind in der Wildnis so gut wie verloren gegangen. Durch den Trend zum Wildsammeln gibt es viele Beispiele von Köchen, Floristen und sogar Kräuterkundlern die in ihrem Verlangen, alles zu ernten, was sie finden können, Ökosysteme verwüstet haben. Dieser kurzsichtige Ansatz zerstört lokale Gebiete, schadet einzelnen Pflanzenpopulationen und zementiert in den Köpfen der Menschen die Idee, dass Mensch und Natur sich nicht vermischen sollten.

Als ethische Wildsammler müssen wir Verantwortung dafür übernehmen, wie wir das Bild vom Wildsammeln in die Welt tragen. Überlegen Sie zum Beispiel beim Teilen von Aktivitäten und Fotos im Internet, ob Sie die Ernte von Pflanzen verherrlichen, ohne die damit verbundenen Prinzipien und ethischen Grundsätze mitzudiskutieren.

Es gibt zwar viele Beispiele dafür, wie sich das menschliche Handeln negativ auf die Pflanzenwelt ausgewirkt hat, aber die Lösung liegt nicht in einem »Hände weg«-Ansatz. Wenn unsere Interaktionen mit Pflanzen sich lediglich auf den Nahrungsaspekt beschränken oder auf stark gepflegte öffentliche Räume, können unsere Wildpflanzen leicht aus den Augen, aus dem Sinn geraten und verloren gehen. Darüber hinaus haben sich viele Pflanzen zusammen mit menschlichen und nichtmenschlichen Lebewesen entwickelt. So wie blühende Pflanzen zur Bestäubung auf Insekten angewiesen sind, sind Wurzelpflanzen darauf angewiesen, dass der Boden umgegraben wird, damit er belüftet wird und Lücken für die Samen entstehen. Wenn diese Verantwortung zur Pflege der Pflanzen nicht erfüllt wird, kann dies zu einem Rückgang ihrer Populationen führen. Tiefere Verbindungen werden durch persönliche, enge Beziehungen hergestellt. Die Ernte von Pflanzen und ihre Verarbeitung zu heilenden Nahrungsmitteln und pflanzlichen Heilmitteln gehören zu den intimsten Beziehungen, die wir mit der Pflanzenwelt haben können.

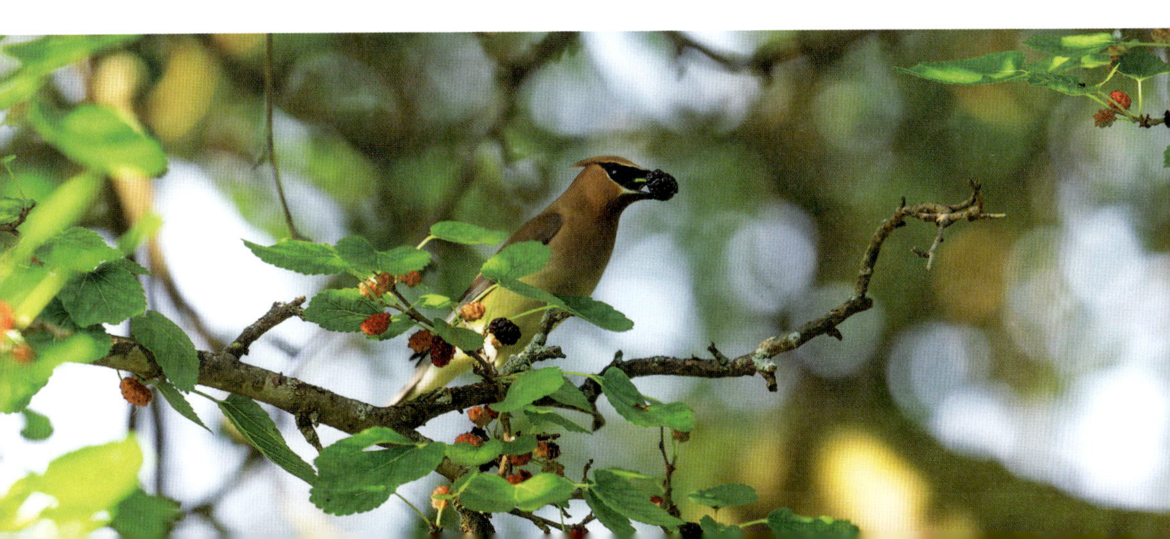

Geschichte aus der Community

DAS BESPRÜHEN DER STRASSENRÄNDER MIT HERBIZIDEN REDUZIEREN

Autobahnen sind für engagierte, einheimische Freiwillige, die etwas bewegen wollen, besonders geeignet. In vielen ländlichen Gebieten werden Straßenränder regelmäßig mit Chemikalien besprüht, um die Ausbreitung von »schädlichem« Unkraut zu stoppen. Freiwillige Helfer können helfen, das Besprühen zu verhindern, indem sie diese Pflanzen manuell entfernen und ein einheimisches Pflanzenökosystem wiederaufbauen. Dies war der Fall bei einer kleinen Gruppe von Mitgliedern des Okanogan Ortsverbands der Washington Native Plant Society, die seit 2008 einen viel befahrenen Highway umgestaltet haben. Sie treffen sich im Frühling und Herbst, bei Regen oder Sonnenschein, um Unkraut zu jäten und einheimische Samen zu säen. Jedes Jahr unterzeichnen sie zusammen mit dem Verkehrsministerium des Bundesstaates Washington ein Spritzverbot-Abkommen, das sicherstellt, dass ihr Autobahnabschnitt frei von Herbiziden bleibt.

Mehr als ein Jahrzehnt später ist dieser Autobahnabschnitt das Zeugnis einer aktiven pflanzenliebenden Gemeinschaft! Im Gegensatz zu anderen Straßenabschnitten, die regelmäßig mit Herbiziden besprüht werden, ist ihre Fläche voller farbenfroher Tupfer von einheimischen Pflanzen. Es hat sich ein selbst erhaltendes Ökosystem gebildet, in das der Mensch bisher kaum oder gar nicht eingreifen musste.

Werden bei Ihnen die Straßen mit Herbiziden besprüht? Möchten Sie ein ähnliches Projekt starten? Joyce Bergen, die ehrenamtliche Organisatorin dieses Projekts, hat folgende Empfehlungen:

- Arbeiten Sie mit lokalen Gärtnereien für einheimische Pflanzen zusammen, die möglicherweise über Fachwissen verfügen sowie Samen- und Pflanzenspenden anbieten.
- Suchen Sie nach lokalen Experten für einheimische Pflanzen, die als Berater fungieren und den Prozess beaufsichtigen.
- Vergewissern Sie sich, dass Sie eine ausreichende Menge an Freiwilligen haben, bevor Sie diese Aufgabe übernehmen. Das Jäten von Unkraut entlang einer Autobahn ist harte Arbeit. Es ist nicht ungewöhnlich, wenn die Zahl der Beteiligten etwas abnimmt. Überlegen Sie, ob Sie sich auf eine begrenzte Anzahl von Jahren festlegen oder ob Sie es zu einem fortlaufenden Projekt machen wollen.
- Wenn Sie in den USA leben, müssen Sie sich mit Ihrem regionalen Verkehrsministerium abstimmen, bevor Sie mit der Arbeit beginnen. Wenn Sie Ihren Standort mit einem Schild kennzeichnen möchten, kann das US-Verkehrsministerium Parameter für die Anbringung eines Schildes festlegen, damit es legal und sicher steht. Möglicherweise kann es Ihnen auch Sicherheitswesten und Warnschilder zur Verfügung stellen, um die Autofahrer auf Ihre Anwesenheit aufmerksam zu machen.

- Zeigen Sie zu Beginn jedes Arbeitseinsatzes jeweils ein Exemplar der Unkräuter, die dieses Mal entfernt werden sollen. Denn nicht jeder Freiwillige ist mit jedem Unkraut vertraut. Ein gutes Motto ist: »Wenn Sie unsicher sind, fragen Sie, bevor Sie es herausziehen!« Am besten ist es, eine Person zu benennen, die den Freiwilligen bei der Identifizierung hilft.
- Machen Sie zum Vergleich Fotos von der Stelle, die Sie bearbeiten wollen, gleich zu Beginn und danach in regelmäßigen Abständen.
- Machen Sie jeden Herbst Aufzeichnungen über die Samen und Pflanzen, die gesetzt wurden, damit Sie den Erfolg im folgenden Jahr beurteilen können.

Journal:
REFLEXION

In diesem Kapitel haben wir über unsere ethische Grundhaltung und unsere Prinzipien im Zusammenhang mit dem Wildsammeln berichtet. Was ist Ihre persönliche ethische Haltung und welche Verantwortung empfinden Sie in Bezug auf das Sammeln von Wildpflanzen? Welche Bedenken und Ängste haben Sie diesbezüglich? Wie können Sie bestehende Gruppen ausfindig machen, die Sie beraten und Ihre Untersuchung zu lokalen Nachhaltigkeitsfragen unterstützen können? Wie können Sie das, was Sie lernen, mit anderen teilen?

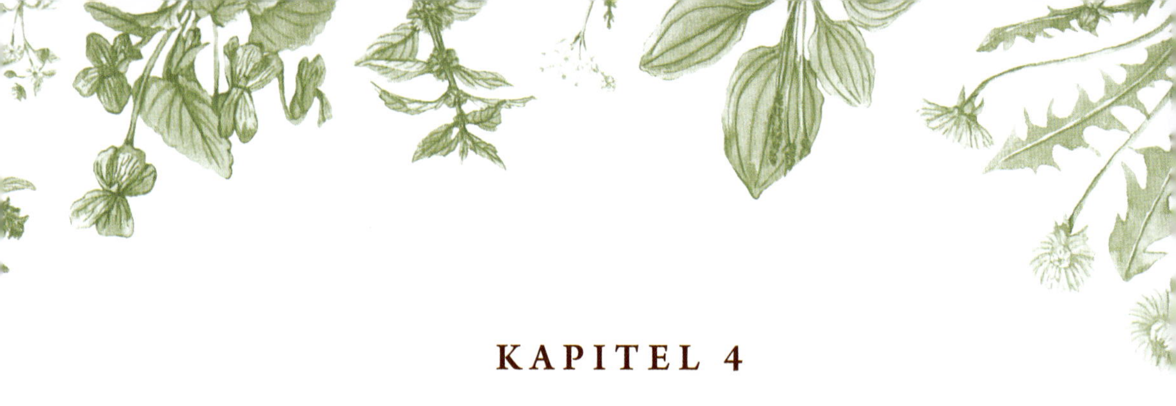

KAPITEL 4

DIE PRAXIS DES WILDSAMMELNS

Nimm nie mehr, als du zum Überleben auf Mutter Erde brauchst. Respektiere immer die Pflanzen, denn ohne sie wären wir nicht hier. Gib immer etwas zurück. Wenn wir also diese Pflanzen ernten, entwickeln wir eine Beziehung zu ihnen.

– Craig Torres

Mit dem Herzen voller Fürsorge machen wir uns nun auf den Weg, um die praktischen Fertigkeiten der Pflanzenernte zu erlernen. In Kapitel 2 haben Sie einige Schritte unternommen, um Ihr lokales Umfeld kennenzulernen. Der nächste Schritt besteht darin, sich auf Ihre spezifischen Erntegebiete zu konzentrieren.

DAS GESAMTE ÖKOSYSTEM BERÜCKSICHTIGEN

Je mehr Sie über das Ökosystem eines Gebiets wissen, desto verantwortungsvoller können Sie darin ernten. Die in Kapitel 2 (»Die eigene Bioregion verstehen«) aufgeführten Fragen und Quellen sind ein guter Ausgangspunkt. Obwohl es unmöglich ist, alle Feinheiten eines Ökosystems zu verstehen, sollten Sie sich bemühen, genau zu beobachten, Fragen zu stellen und nach Antworten zu suchen.

Ist Ihr Erntegebiet wild oder kultiviert? Beim Sammeln von Pflanzen aus der Wildnis sind mehr Vorsichtsmaßnahmen nötig als zum Beispiel beim Sammeln aus dem Garten eines Nachbarn. Auch Orte wie ungenutzte Flächen sind Teil eines Ökosystems. Achten Sie vor der Ernte auf die Beziehungen, die in einem Gebiet zwischen Pflanzen, Tieren, Pilzen, dem Boden und dem Wasser bestehen. Wie sensibel reagieren die Pflanzen auf äußere Einwirkungen, und wie vorsichtig müssen Sie daher vorgehen? Untersuchen Sie den Boden: Gibt es Erosion oder Verdichtung? Hanglagen, Bachböschungen und andere Lebensräume können anfällig für Erosion durch menschliche Tritte und das Ernten von Pflanzen sein.

Wachsen die gefährdeten Pflanzen in Ihrem Gebiet zu jeder Jahreszeit? Wenn ja, wie können Sie negative Auswirkungen auf sie verhindern? Wenn Sie keine spezielle Schulung bzgl. der Regeneration von empfindlichen Lebensräumen und gefährdeten Pflanzen erhalten haben, empfehlen wir, deren Ernte zu vermeiden. Wenn Sie an der Arbeit mit gefährdeten Pflanzen in Wildgebieten interessiert sind, suchen Sie sich erfahrene Leute, die Sie eng betreuen. Sie können Ihnen zeigen, wie man sich einer Landschaft am besten nähert und wie man Pflanzen erfolgreich vermehrt.

Auch einheimischen Pflanzen, die nicht gefährdet sind, sollte man mit einer fürsorglichen Haltung begegnen, um sicherzustellen, dass ihre Bestände intakt bleiben. Viele der in diesem Buch aufgeführten Pflanzen sind sogenannte Unkräuter oder invasive Pflanzen. Sie sind ideal, um mit der Ernte zu beginnen, da sie oft ein robustes Wachstum haben und negative Auswirkungen auf einheimische Arten und Ökosysteme haben können. Es ist schwierig, auf invasive Pflanzen negativ einzuwirken, aber es ist nicht unmöglich. Ganz gleich, welche Pflanze Sie ernten, denken Sie daran, dass sogar ein invasives Unkraut so viel Respekt verdient wie eine geliebte einheimische Pflanze.

DEN ERNTEZEITPUNKT KENNEN

Kräuterkundler ernten traditionell einzelne Pflanzenteile zu bestimmten Jahreszeiten. Als allgemeine Richtlinie gilt: Ernten Sie, wenn sich die Energie in dem Pflanzenteil befindet, den Sie verwenden möchten. Sammeln Sie zum Beispiel die Blätter, solange sie kräftig und frisch aussehen und bevor die Pflanze blüht. Ernten Sie Blüten kurz vor oder kurz nach der Blüte. Sammeln Sie Früchte, wenn sie reif sind, und Samen, wenn sie reif oder trocken sind. Graben Sie Wurzeln aus, wenn die Pflanze abgestorben ist, zwischen dem Spätsommer und dem frühen Frühjahr. Rinde erntet man am besten, wenn der Saft im Spätwinter oder Frühling fließt und sich die Rinde leicht von den inneren Holzschichten trennen lässt.

Natürlich kann man Ausnahmen machen. Zum Beispiel können Löwenzahnwurzeln im zeitigen Frühjahr geerntet werden, und die an den Wurzeln haftenden Blätter können eine köstliche Beigabe zu einem Frühlingssalat sein. Wir haben Freunden geholfen, Königskerzen aus ihren Gärten zu entfernen. Die Blätter waren in erstklassigem Zustand, und die Wurzeln, die ebenfalls gezogen werden mussten, waren gut genug für medizinische Zwecke, auch wenn sie theoretisch nicht in der richtigen Saison geerntet wurden. Manchmal ernten wir Pflanzen aus der Not heraus. Wenn man sich beim Wandern schneidet, ist eine alte, verwelkte Schafgarbe mit grünen Blättern besser als nichts!

NIE DIE ERSTE PFLANZE ERNTEN

Die erste Einzelpflanze, der Sie begegnen, ist ein Wachposten. Sie ist ein Anhaltspunkt, um das Vorkommen dieser Pflanze in diesem Gebiet einzuschätzen. Sie werden in vielen Kulturen und Kursen zum ethischen Sammeln von Wildpflanzen immer wieder das Gebot antreffen, niemals die erste Pflanze zu ernten, die Sie finden. Dafür gibt es viele Gründe, der erste ist Respekt. Wenn man die erste Pflanze nicht sofort von der Erde wegnimmt, kann man sich ihr mit Dankbarkeit nähern. Wenn Sie mehrere Pflanzen in einer Gruppe vorfinden, dann grüßen Sie die größte »Großeltern-Pflanze« oder ein anderes Mitglied Ihrer Wahl. Legen Sie ihr Ihre Dankbarkeit zu Füßen und lassen Sie sie weiterwachsen.

Die erste Pflanze nicht zu ernten, bedeutet auch, ein guter Fürsorger zu sein. Bei einigen Pflanzen, wie dem Veilchen, kann es sein, dass sowohl einheimische als auch invasive Arten in Ihrer Nähe wachsen. Die einheimische kann einen reichhaltigen Pflanzenbestand haben oder die einzige im Umkreis von vielen Kilometern sein. Gehen Sie nie davon aus, dass das Auffinden einer einzelnen Pflanze bedeutet, dass es viele weitere in ihrer Nähe gibt. Die Ernte beginnt erst, nachdem man sich eines gesunden Pflanzenbestands versichert hat.

FRAGEN SIE UM ERLAUBNIS

Wo immer Sie sammeln möchten, brauchen Sie eine Erlaubnis. Erkennen und respektieren Sie das Land anderer, wenn Sie nach Orten Ausschau halten, an denen Sie nach Nahrung suchen möchten. Fragen Sie immer, bevor Sie auf privaten Grundstücken ernten. Scheuen Sie sich nicht, sich an die Landbesitzer zu wenden – viele Menschen werden eine zusätzliche Unkrautbekämpfung oder -pflege begrüßen. Sie können anbieten, z. B. alte Zweige zu entfernen und Schutt zu beseitigen, während Sie den Holunder im Garten ernten. Wenn Sie auf öffentlichem Gelände ernten wollen, seien Sie sich der Einschränkungen und notwendigen Genehmigungen bewusst. Wenden Sie sich an die zuständige lokale, staatliche oder Bundesbehörde, um zu erfahren, wie Sie vorgehen müssen.

Viele Sammler von Wildpflanzen bitten auch die Pflanzen selbst um Erlaubnis. Das mag seltsam klingen, wenn Sie es nicht gewohnt sind, auf diese Weise mit Pflanzen zu kommunizieren, aber es könnte Sie

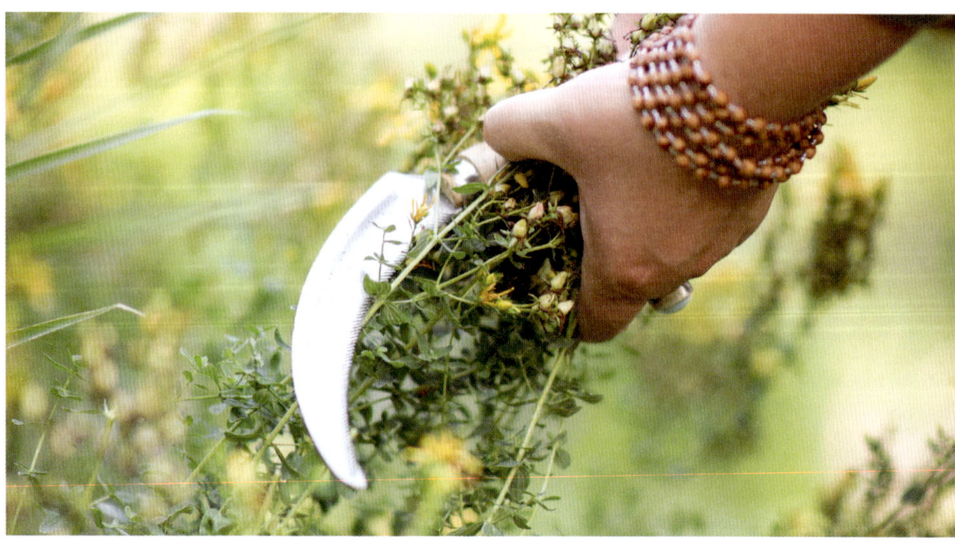

überraschen, was Sie herausfinden! Manche Menschen erhalten eine Antwort in Worten, Bildern oder Gefühlen. Der Pflanzenökologe Robin Wall Kimmerer formuliert es in *Braiding Sweetgrass* folgendermaßen: »Ich muss beide Seiten meines Gehirns benutzen, um die Antwort zu verstehen. Die analytische linke Hirnhälfte liest die empirischen Zeichen, um zu beurteilen, ob das Vorkommen groß und intakt genug ist, um eine Ernte zu ermöglichen und ob genug zum Teilen da ist. Die intuitive rechte Hälfte liest etwas anderes, ein Gefühl der Großzügigkeit, eine freigebige Ausstrahlung, die besagt: »Nimm mich«, oder manchmal eine wortkarge Widerspenstigkeit, die mich dazu bringt, meine Pflanzkelle wegzulegen.«[1]

GEBEN SIE, BEVOR SIE NEHMEN

In Kapitel 3 haben wir uns mit den Prinzipien der Fürsorge und Gegenseitigkeit im Umgang mit Pflanzen befasst. Überlegen Sie, wie Sie diese Aspekte am Tag Ihrer Ernte in die Praxis umsetzen wollen. Dies wird bei jedem anders aussehen und ist abhängig von den spezifischen Bedürfnissen der Umgebung. Es kann zum Beispiel bedeuten, einen leeren Sack mitzubringen, um Müll entlang des Weges aufzusammeln, oder eine Flasche Wasser, um dürregestresste Pflanzen zu versorgen. Für andere könnte es bei der Ankunft die Form eines Gebets oder einer Gabe sein. Ein Ritual oder eine bestimmte Vorgehensweise hilft Ihnen, sich zu zentrieren, bevor Sie mit dem Pflücken und Graben beginnen. Und denken Sie daran, dass diese Hingabe über den Augenblick hinausgeht. Langfristig könnten Sie, wenn es angebracht ist, Samen pflanzen, invasive Pflanzen entfernen, damit die einheimischen gedeihen können, sich für Umweltgerechtigkeit und Umweltschutz einsetzen und vieles mehr.

ERNTEN SIE MIT EINEM BEWUSSTEN ZIEL

Unzählige Male haben wir in den sozialen Medien Anfänger gesehen, die Fotos ihrer Ernte gepostet haben und dann nach Ideen fragten, wie sie die Erträge nutzen können. »Ich habe fünf Pfund Schafgarbe geerntet – was soll ich jetzt damit machen?«

Lassen Sie nicht zu, dass die Begeisterung über die Ernte eine tatsächliche Verwendung verhindert! Wenn Sie erst ernten und sich dann Gedanken über die Verwendung machen, führt es zu Verschwendung. Machen Sie sich stattdessen eine Liste, wie Sie die Pflanze verarbeiten wollen, und bestimmen Sie, wie viel Sie für jeden Zweck benötigen. Möchten Sie ein Pfund trocknen, um Tee herzustellen? Soll etwas in Öl oder Alkohol eingelegt werden? Möchten Sie daraus ein Abendessen kochen? Haben Sie bereits alle anderen benötigten Zutaten im Haus, oder müssen Sie z. B. erst Essig kaufen? Lassen Sie Ihre Ernte nicht vergammeln, weil Ihnen die Vorräte ausgegangen sind.

Überlegen Sie auch, wie viel Sie realistisch trocknen, verarbeiten und lagern können. Es kann viel Zeit und Energie kosten, Wurzeln zu schrubben, Samen zu entfernen oder Blätter zu trocknen. Am Anfang müssen Sie vielleicht die Mengen schätzen, aber mit der Zeit werden Sie das Verhältnis von Ernte und Produkt besser beurteilen können. Aufzeichnungen über Ihre Ernteaktionen helfen Ihnen, dies nachzuverfolgen.

Natürlich ist es nicht immer möglich, einen genauen Plan zu haben. Vielleicht ziehen Sie los, um Holunder zu pflücken und finden stattdessen reich behangene Brombeersträucher. Dennoch können Sie sich immer noch einen Moment Zeit nehmen, um Ihre Bedürfnisse und Kapazitäten realistisch einzuschätzen.

VERHALTEN SIE SICH UMSICHTIG

Der Umgang mit der Natur löst bei vielen Menschen Ängste aus. Wenn Sie wenig oder keine Erfahrung mit Pflanzen und der Natur haben, ist es normal, vorsichtig zu sein. Sicherheit beginnt mit der Kenntnis der Gefahrenmöglichkeiten. Mit Wissen können Sie die Angst vor dem Unbekannten zerstreuen.

Das Wichtigste ist Ihre persönliche Sicherheit. Ob Sie sich in einem Stadtpark oder in der Wildnis befinden, seien Sie sich Ihrer Umgebung jederzeit bewusst. Es kann eine gute Idee sein, jemandem zu sagen, wohin Sie gehen und wie lange Sie voraussichtlich dortbleiben werden. Tragen Sie dem Wetter und dem Gelände angepasste Kleidung und Schuhe. Je nachdem, wohin Sie gehen, sollten Sie eventuell einen kleinen Rucksack mit Wasser und einem Erste-Hilfe-Set mitnehmen.

Informieren Sie sich über die potentiellen Gefahren in Ihrem Sammelgebiet und zeigen Sie die entsprechende Vorsicht. Dazu gehören z. B. aufziehende Stürme, rutschige Wege, giftige Pflanzen, größere Raubtiere, Giftschlangen oder Zecken. Achten Sie auch auf von Menschen verursachte Faktoren wie beispielsweise die Anwesenheit von Jägern.

Für einige Gemeinschaften kann der Aufenthalt in Wildgebieten unerwünscht sein oder sich unsicher anfühlen. Gruppen wie »Diversify Outdoors«, »Outdoor Afro«, »Latino Outdoors«, »Native Womens Wilderness« und »Pride Outside« sind einige gute Ansprechpartner, um Unterstützung zu finden und sozialen Wandel herbeizuführen. TrailLink.com listet rollstuhlgerechte Wanderwege in den Vereinigten Staaten auf. Auch viele Städte und Bundesstaaten haben solche Listen. In Deutschland informiert z. B. das Portal Barrierefreier Tourismus über rollstuhlgerechte Wanderwege (www.barrierefreier-tourismus.info, Anm. d. Verlags).

Prüfen Sie, ob das Gebiet sicher ist, um dort zu ernten, insbesondere im Hinblick auf die Bodenbeschaffenheit. Vermeiden Sie Gebiete, die regelmäßig mit Pestiziden oder Herbiziden besprüht werden, Gebiete, die von Abflüsse oder Abfälle aus landwirtschaftlichen oder Produktionsbetrieben betroffen sind, verschmutzte Wasserläufe und Überschwemmungsgebiete, ehemals erschlossene Industrieflächen (Brachflächen), mit bleihaltiger Farbe verseuchte Fundamente alter Gebäude sowie Orte mit hoher Tierzirkulation. Verdächtig sind Straßenränder, Gleisanlagen, Golfplätze und große landwirtschaftliche Betriebe. Lernen Sie, die Anzeichen zu erkennen, wenn Pflanzen vor kurzem mit Chemikalien besprüht wurden, wie z. B. seltsam gelbe oder deformierte Blätter und Stängel.

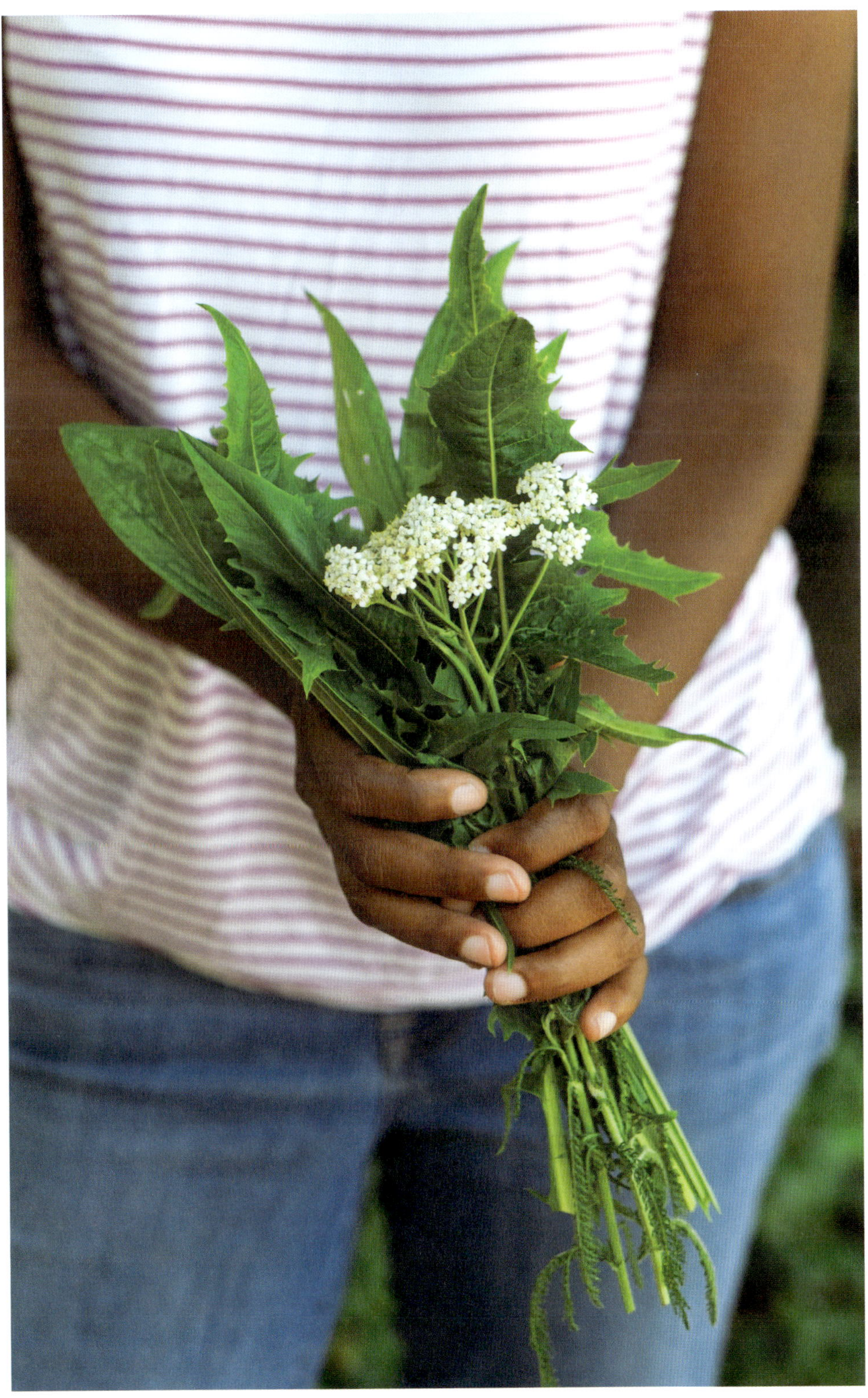

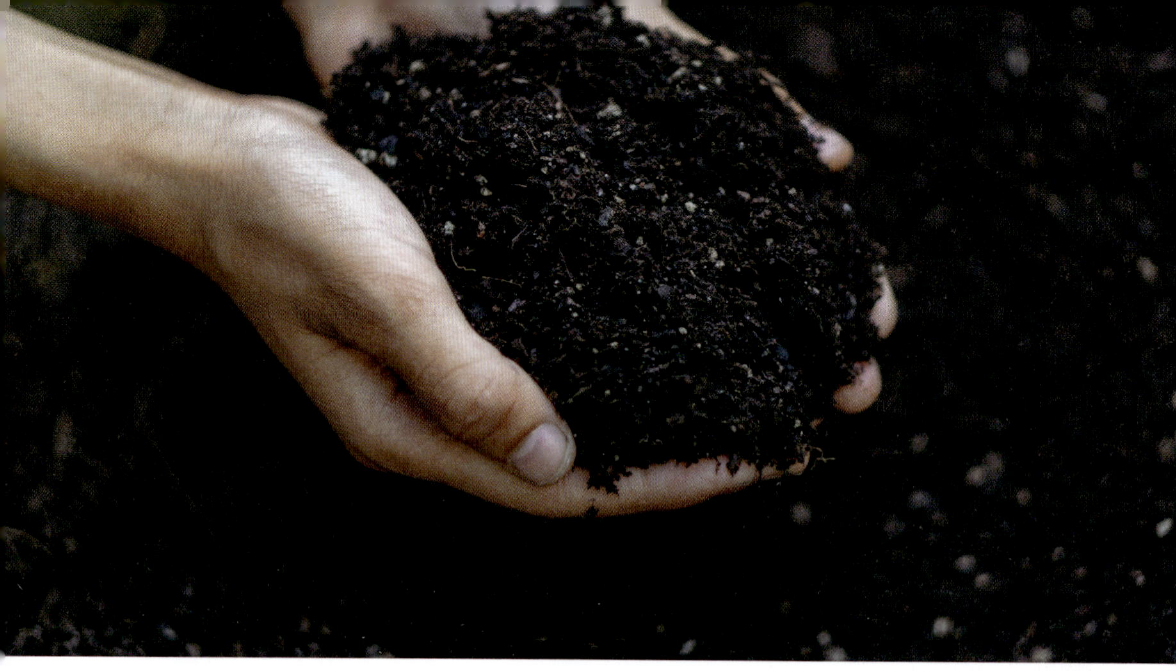

LERNEN SIE IHREN BODEN KENNEN

Allgemein betrachtet man bestimmte Landschaften, insbesondere städtische und industrialisierte, mit Argwohn. Doch Nance Klehm, Designerin von Ökosystemen und Begründerin der Sozialen Ökologie, plädiert dafür, sich stattdessen dem Boden mit Neugier und Staunen zu nähern. Als eines ihrer vielen Projekte unterstützt sie Gemeinden bei der Bodenbewertung und -sanierung, der »Hilfe zur Selbsthilfe für den Boden«, indem sie Mittel wie Pflanzen, Bakterien und Pilze einsetzt, um der Kontamination entgegenzuwirken.

»Es besteht viel Angst und Widerstand rund um die Bodensanierung, genau wie die Angst vor der Nahrungssuche«, sagt Nance. „Aber wir **können** uns darauf einlassen und neugierig auf etwas werden, das krank ist, und dem wir bei der Heilung helfen können.«

Um etwas über Ihren Boden zu erfahren, schlägt Nance vor, Ihre Sinne einzusetzen und sich Fragen zu stellen. Im Folgenden finden Sie einige Vorschläge, die Ihnen den Einstieg erleichtern sollen.*[2]

1. FÜHREN SIE EINE GRÜNDLICHE STANDORTBEWERTUNG DURCH.

Eine Standortbeurteilung ist sowohl ein sensorischer Prozess vor Ort als auch ein forschungsbasierter Vorgang. Beginnen Sie mit der Kartierung und Beschreibung der Strukturen und Merkmale des Standorts (Bäume, Gebäude, Wasserquellen usw.). Ziehen Sie einen breiteren Bogen, der angrenzende Grundstücke umfasst, und notieren Sie, wie sie den Standort beeinflussen.

2 * Dieser Abschnitt enthält Auszüge aus Nance Klehms Beitrag »The Ground Rules Process« in *The Ground Rules: Manual to Reconnect Soil and Soul*. Wir empfehlen Ihnen, auf http://socialecologies.net/tgrmanual sich Ihr eigenes Exemplar dieses Handbuchs (in englischer Sprache) zu besorgen, um mehr über Standortforschung, Bodenbewertung und Sanierungsmethoden zu erfahren.

Ziehen Sie, falls vorhanden, historische Aufzeichnungen und Fotos hinzu. Diese können ein Licht auf langfristige Entwicklungen am Standort werfen, die sonst unbemerkt bleiben könnten.

Wenn Sie können, setzen Sie sich mit einem langjährigen Anwohner oder Geschäftsmann zusammen. Wenn Sie diese Person zu einer Tasse Tee oder einem Mittagessen einladen und ihr ein paar Fragen stellen, können Ereignisse oder Entwicklungen aufgezeigt werden, von denen Sie sonst unmöglich erfahren würden. Diese »In-Perts« (oder lokale Experten) können Hinweise auf die soziale und kulturelle Nutzung des Landes und auf Dinge geben, die die Unversehrtheit des Landes beeinträchtigt haben könnten (Abbruch, Wiederaufbau, Autoreparatur, Gemüseanbau usw.). Vergessen Sie nicht zu fragen, mit wem Sie sonst noch sprechen sollten!

2. ERKUNDEN SIE DIE BIOLOGISCHEN VORAUSSETZUNGEN DES STANDORTES

Um die Beeinträchtigungen und die Fruchtbarkeit des Bodens zu verstehen, versuchen Sie als nächstes, die Besonderheiten und die Gesundheit der kultivierten und spontanen Vegetation vor Ort zu identifizieren. Welche Arten gibt es dort und wo? Welche Arten oder Bereiche der Landschaft scheinen gesund zu sein oder haben zu kämpfen, und auf welche Weise?

Nehmen Sie etwas Erde in die Hand und riechen Sie daran, sehen Sie sich ihre Farbe und Dichte an, fühlen Sie ihre Textur zwischen Ihren Fingern und markieren Sie die Stelle, von der Sie sie genommen haben, mit einer Schnur. Tun Sie dies in mehreren verschiedenen Bereichen.

Welche Tierspuren – von Wild- oder Haustieren – sehen Sie?

Wie fließt Wasser durch das Gelände?

Gibt es offensichtliche Anzeichen von Verschmutzung? Wie stark oder weit verbreitet ist sie? Was ist die Ursache? Ist sie aktuell oder alt, kommt sie wiederholt vor oder rührt sie von einem einzelnen Ereignis her? Können Sie die Art der Verschmutzung genau bestimmen?

Graben Sie mit Handschuhen mehrere Testlöcher, jeweils 30 cm tief, und betrachten Sie die Bodenhorizonte. Führen Sie einen Rüttel- und einen Perkolationstest durch, um die Bodenstruktur und -zusammensetzung zu bestimmen. Sammeln Sie genügend Boden, um auch einen chemischen Bodentest in einem örtlichen Labor durchführen zu lassen. (Mehr über diese Bodentests erfahren Sie in Nance Klehms Handbuch *The Ground Rules*).

3. ENTWICKELN SIE EINE STRATEGIE FÜR DIE LANGFRISTIGE GESUNDHEIT DES BODENS IN IHRER NACHBARSCHAFT

Setzen Sie sich mit einigen Entscheidungsträgern aus der Gemeinde zusammen, um Ihre Ergebnisse zu besprechen, Ihre Ziele zu bestimmen und eine realistische und realisierbare Strategie für die Fortführung Ihres Plans zur Bodensanierung zu entwickeln. Um erfolgreich zu sein, müssen Sie im Rahmen Ihrer gemeinschaftlichen Leistungskapazitäten arbeiten!

4. LAST BUT NOT LEAST – GEHEN SIE HINAUS UND BEGINNEN SIE ZU GRABEN!

Vorsicht: VERBREITETE GIFTPFLANZEN

Viele Pflanzen sind sicher zu handhaben und zu konsumieren, einige können jedoch tödlich sein oder zumindest starke Beschwerden verursachen. Mit Ausnahme der unten erwähnten giftigen Pflanzen werden alle Pflanzen in diesem Buch schon seit langem sicher verwendet. Wenn Sie eine neue Pflanze finden, müssen Sie sich zu 100 Prozent sicher sein, also konsultieren Sie zusätzlich zu diesem Buch weitere Bestimmungsbücher für heimische Pflanzen. Informieren Sie sich über eventuelle giftige Doppelgänger, die mit der von Ihnen gesuchten Pflanze verwechselt werden könnten. Bitten Sie im Zweifelsfall jemanden, der sich mit lokalen Pflanzen auskennt, Ihren Fund zu prüfen. Organisationen, die sich für einheimische Pflanzen einsetzen, existieren an vielen Orten und bieten oft kostenlose Treffen, Exkursionen oder Online-Foren, bei denen Sie um Hilfe bitten können. Wir empfehlen auch, Kurse bei lokalen Kräuterkundlern, Pädagogen, Naturheilkundlern und Botanikern zu besuchen.

Machen Sie sich, zusätzlich zu den folgenden verbreiteten Giftpflanzen, auch mit allen anderen Giftpflanzen vertraut, die in Ihrer Gegend vorkommen. Naturführer, Bücher zum Thema Nahrungssuche, Gruppen, die sich für einheimische Pflanzen einsetzen, sowie staatliche Beratungsstellen sind gute Informationsquellen.

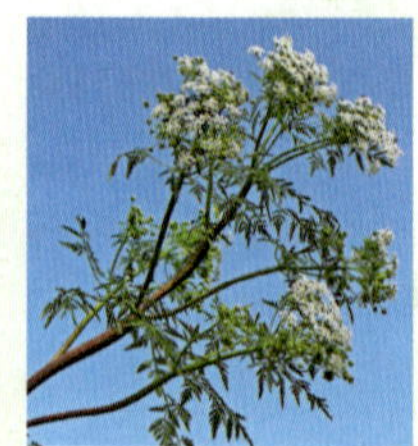

GEFLECKTER SCHIERLING *(Conium maculatum)* ist hochgiftig. Verschlucken führt in der Regel zum Tod, manche Menschen bekommen durch bloße Berührung eine allergische Kontaktdermatitis. Diese Pflanze aus der Familie der Doldenblütler (Apiaceae) wächst auf Ruderalflächen wie Schuttplätzen oder Brachen und an Ufergebieten. Sie hat hohe, hohle Stängel mit violetten Flecken, Blätter, die wie Karottengrün aussehen, und schirmförmige Büschel mit winzigen, fünfblättrigen weißen Blüten.

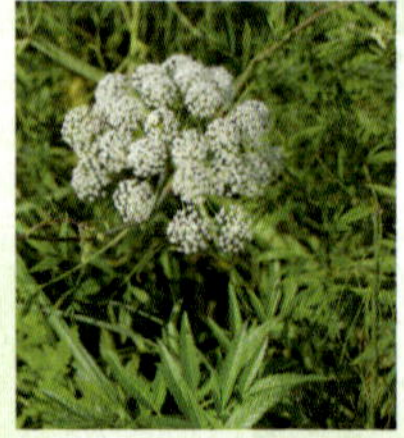

WASSERSCHIERLING *(Cicuta spp.)* gilt als giftigste Pflanze Nordamerikas. Verschlucken kann Erbrechen, Delirium, Krampfanfälle und den Tod verursachen. Diese in feuchten Gebieten vorkommende hochwachsende Pflanze der Familie der Doldenblütler (Apiaceae) hat Blätter und Blüten, die denen des Gefleckten Schierlings *(Conium maculatum)* ähneln, sowie eine knollenartige, gekammerte Wurzel, die einen öligen gelben Saft enthält.

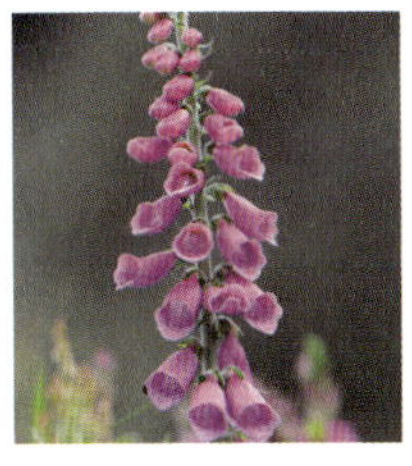

ROTER FINGERHUT *(Digitalis purpurea)* kann bei Einnahme zu schwerer Krankheit und Tod führen. Diese häufig vorkommende Zier- und Wildpflanze hat eine grundständige Blattrosette aus einfachen, groben Blättern und einen aufrechten Stängel mit auffälligen, glockenförmigen Blüten, die gewöhnlich violett oder rosafarben sind. Sie kann mit Pflanzen wie Beinwell und Königskerze verwechselt werden.

JOCHLILIE *(Zigadenus spp.)* ist eine giftige Pflanze, die Erbrechen, Krämpfe und Tod verursachen kann. Sie wird häufig mit einem Zwiebelgewächs verwechselt, da sie aus einer zwiebelartigen Knolle herauswächst. Sie hat kleine weiße Blüten; die Blätter ähneln Gräsern. Der Lebensraum erstreckt sich von feuchten Tälern bis zu sandigen Ebenen (Verbreitung nur in den USA und in Kanada, Anm. d. Verlags).

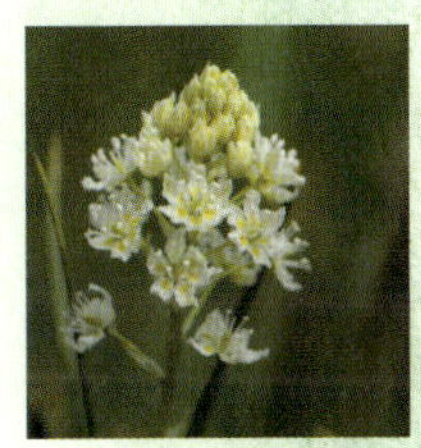

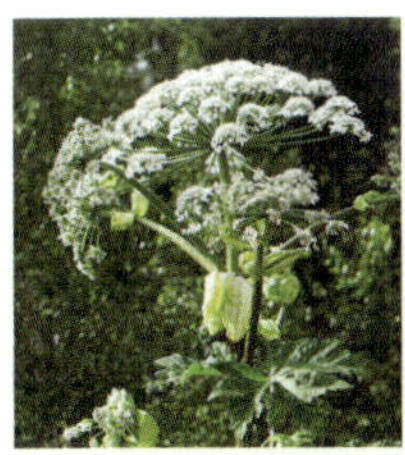

RIESEN-BÄRENKLAU *(Heracleum mantegazzianum)* enthält einen Saft, der bei Kontakt mit der Haut zu einer Reaktion namens Wiesengräserdermatitis (Phytophotodermatitis) führt, bei der Blasen und Hautausschläge entstehen, wenn die Haut dem Sonnenlicht ausgesetzt ist. Diese hoch aufragende (bis zu 4,5 m hohe) Pflanze aus der Familie der Doldenblütler (Apiaceae) wächst in Feuchtgebieten. Sie hat weiße, schirmförmige Blütenbüschel und dicke, leicht geriffelte Stängel mit violetten Flecken. Ihr Verwandter, der Wiesen-Bärklau *(Heracleum maximum),* kann ebenfalls Hautreizungen verursachen.

KLETTERNDER GIFTSUMACH, EICHENBLÄTTRIGER GIFTSUMACH UND GIFTSUMACH *(Toxicodendron radicans, T. diversilobum, T. vernix)* sind Pflanzen der Familie der Sumach-Gewächse (Anacardiaceae), die einen chemischen Stoff namens Urushiol enthalten, der Hautausschläge und Blasen verursachen kann. Kletternder Giftsumach und Eichenblättriger Giftsumach wachsen typischerweise als Sträucher oder Reben in bewaldeten Gebieten und haben dreiblättrige Büschel. Giftsumach ist ein großer Strauch oder Baum, der in feuchten Gebieten vorkommt und an roten Stängeln gefiederte zusammengesetzte Blätter hat.

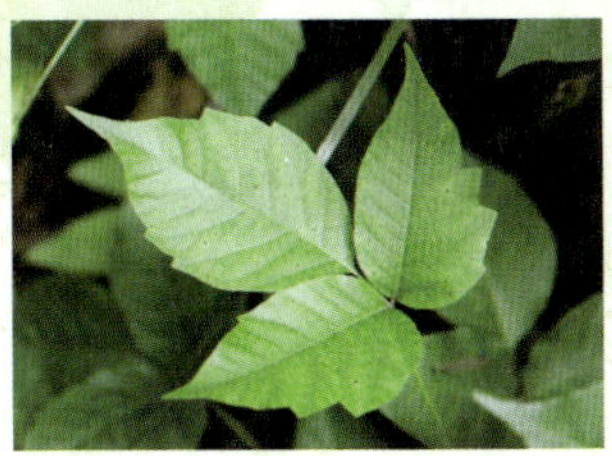

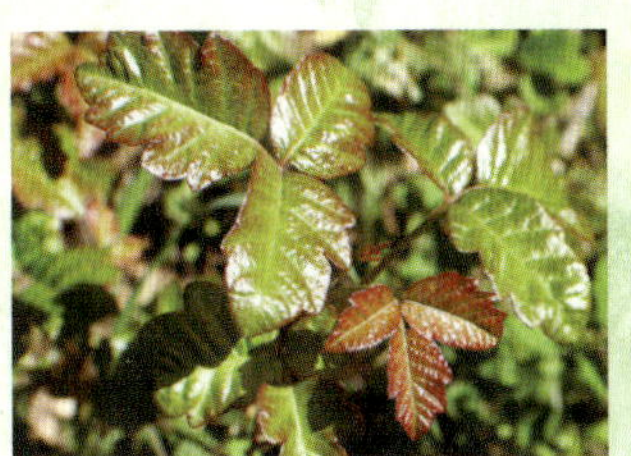

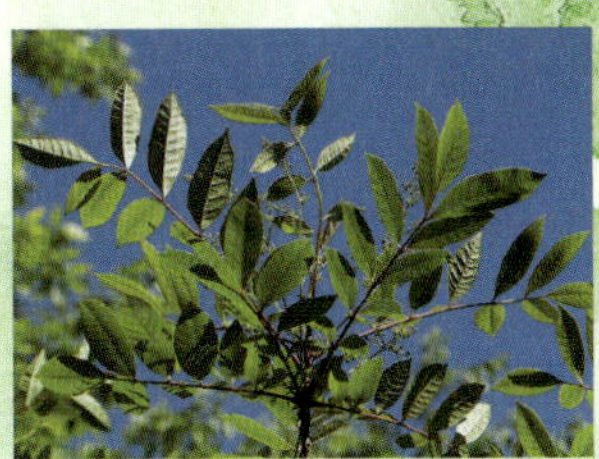

NACH STURMHOLZ SUCHEN

Wenn Sie den Zyklen der Natur folgen, können Sie Sturmholz finden. Denn Bäume werden beispielsweise durch starke Winde auf natürliche Weise gestutzt. Gehen Sie nach einem Sturm nach draußen, um zu schauen, was sich alles auflesen lässt. Knospen von Pappeln, Zweige von Weiden und Nadelbäumen sind Beispiele für oft herunterfallende Gaben der Natur. Bäume können auch auf andere Weise umfallen. In einem Jahr lief Rosalee an einem Fluss entlang, als sie in eine Gegend mit starker Biberaktivität kam. Nicht lange zuvor war eine riesige Pappel umgefallen und die Äste waren voll mit klebrigen Knospen. In jenem Frühjahr erntete sie genügend Knospen, um Heilmittel für viele Jahre herzustellen. Denken Sie beim Sammeln von heruntergefallenen Naturprodukten daran, dass Fallobst und Samen eine wichtige ökologische Rolle für die Ernährung von Wildtieren und die Vermehrung der Pflanzen spielen können.

Leider sorgt auch die menschliche Entwicklung für reichlich Pflanzenvorräte. Als in der Nähe des Hauses von Rosalees Mentorin ein großes Waldstück zur Bebauung freigegeben wurde, besuchten die beiden das Gebiet regelmäßig, bevor es mit Bulldozern platt gemacht wurde. Sie ernteten viele der Pflanzen und brachten sogar einige von ihnen zurück in Rosalees Garten, damit sie dort weiterwachsen konnten. Ebenso verbrachte Emily Monate damit, Zitrusfrüchte und Kaktusfeigen von einem Grundstück zu ernten, das für den Bau von Eigentumswohnungen vorgesehen war.

HANDWERKSZEUG

Nachfolgend haben wir ein paar Hilfsmittel aufgeführt, die allgemein beim Sammeln wilder Pflanzen verwendet werden. Es ist eine gründliche und umfangreiche Liste, von der Sie vielleicht nicht alles brauchen, zumindest nicht sofort. Fangen Sie einfach an und lassen Sie Ihre Werkzeugsammlung mit der Zeit wachsen. Überlegen Sie auch, das eine oder andere von Freunden, der Familie oder bei einem Werkzeugverleih zu leihen. (Suchen Sie unter den Stichwörtern »Werkzeuge und Geräte mieten« über soziale Medien, durch eine einfache Online-Suche oder indem Sie andere Personen in Ihrer Umgebung befragen).

Abschneiden, beschneiden und graben

Ihre Hände gehören zu Ihren besten Werkzeugen! Pflegen Sie sie, indem Sie, falls erforderlich, Handschuhe tragen. Einfache Küchenscheren eignen sich gut für die Ernte von krautigen Pflanzen. Zum Schneiden von holzigen Ästen und Zweigen ist eine Gartenschere erforderlich. Bei dicht wachsenden Pflanzen ist eine Sichel nützlich. Halten Sie die Werkzeuge sauber und scharf, um die Ausbreitung von Krankheiten bei den Pflanzen zu verhindern. Zum Ausgraben von Wurzeln kann eine Gartenschaufel oder Grabgabel helfen, den Boden zu lockern. Bei trockenem oder felsigem Boden kann ein Grabstock oder ein japanisches Pflanzmesser (Hori Hori) praktischer sein. Obstpflücker sind nützlich für die Ernte von hohen Bäumen.

Die Ernte nach Hause bringen

Für den Transport Ihrer Ernte empfehlen wir Taschen und Beutel aus atmungsaktiven Materialien wie Geflecht, Papier oder Stoff. (Ein alter Kissenbezug ist gut geeignet.) Vermeiden Sie Plastiktüten, die Wärme und Feuchtigkeit einschließen können, was dazu führen kann, dass die Pflanzen welken und verderben. Mit

Körben und Ernteschürzen können Sie Ihre Hände zum Pflücken freihalten. Verwenden Sie für empfindliche Blüten und Beeren stabile Behälter, damit sie nicht zerdrückt werden. Welche Behälter Sie auch immer mitbringen, bringen Sie einen zusätzlichen mit! Denn man weiß nie, was man findet, und man möchte nicht frisch gepflückte Beeren zusammen mit erdverkrusteten Wurzeln transportieren.

Sonstiges Zubehör

Weitere Dinge, die Sie vielleicht in Ihre Erntetasche packen möchten, sind Wasser, ein Snack, ein Erste-Hilfe-Set, Sonnenschutz, Insektenschutzmittel und ein GPS-fähiges Gerät oder Karte und Kompass. Ziehen Sie auch in Erwägung, ein Bestimmungsbuch, eine Lupe zur Pflanzenidentifikation, Handy/ Kamera und ein Notizbuch mitzunehmen.

SO WIRD GEERNTET

Jeder Teil einer Pflanze erfordert eine andere Erntemethode und hat einen optimalen Erntezeitpunkt. Mit regenerativen Erntemethoden bekommen Sie die wirksamsten pflanzlichen Arzneimittel und sichern gleichzeitig gesunde Pflanzenbestände und zukünftige Ernten. (Mehr über die Teile einer Pflanze erfahren Sie in Kapitel 5).

Blätter

Blätter erntet man normalerweise, wenn sie jung und frisch sind. Bedenken Sie, dass die Pflanzen ihre Blätter brauchen, um Sonnenlicht zu absorbieren und Nahrungsstoffe zu produzieren. Ohne Blätter kann eine Pflanze gestresst werden oder sogar absterben. Um die Erntefolgen zu minimieren, nehmen Sie nicht zu viele Blätter von einer einzigen

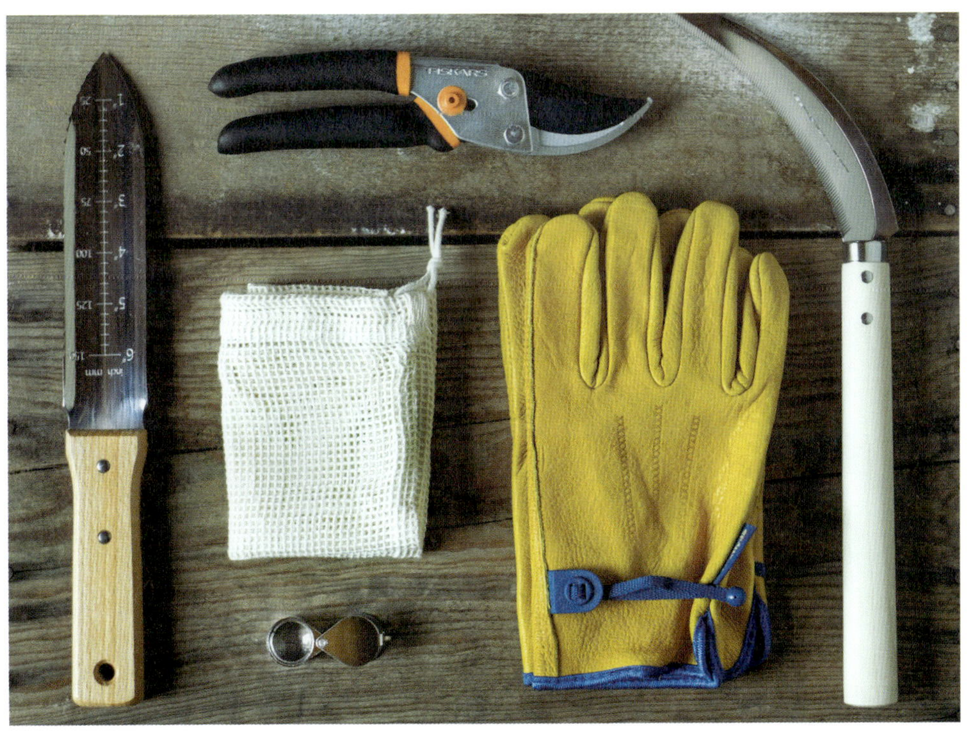

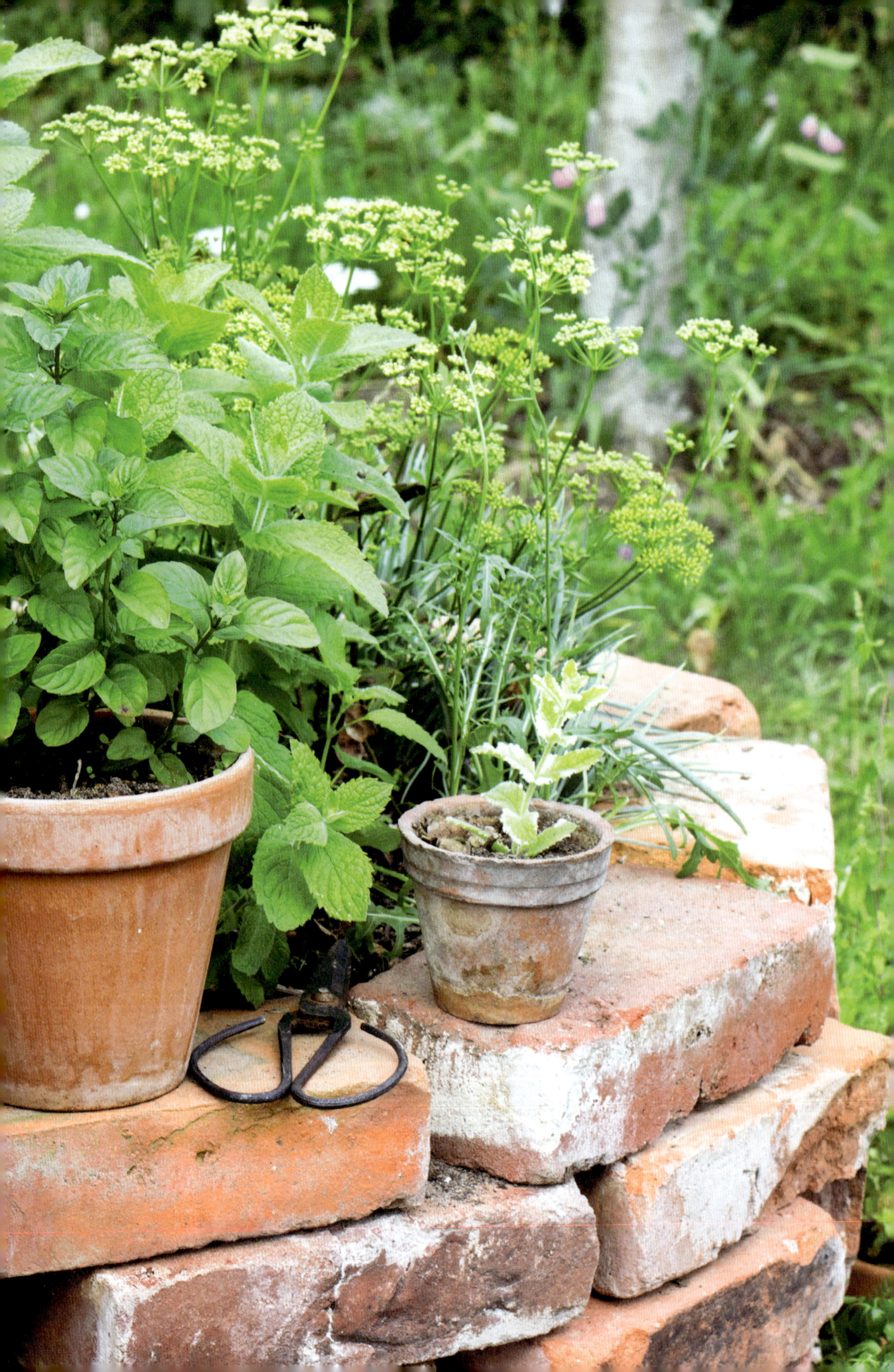

Pflanze. Wenn Sie Blätter (und Knospen) von Bäumen ernten, vermeiden Sie es, diese ganz am Ende oder am letzten Zweig zu entnehmen, es sei denn, Sie schneiden den ganzen Zweig ab. Bei einigen Pflanzen, wie z. B. Brennnessel und Minze, kann der Schnitt das Wachstum fördern. Diese Pflanzen können knapp oberhalb eines Blattknotens abgeschnitten werden, und sie wachsen wieder nach.

Ernten Sie die Blätter, nachdem eventueller Tau oder Regen verdunstet sind. Pflücken Sie an heißen Tagen die Blätter, bevor sie welken. Entfernen Sie die Blätter und Stiele vorsichtig mit den Fingern, einer Schere oder einem Astschneider. Zerren Sie nicht an den Blättern, da dadurch bei der Ernte die Stängel abreißen oder die Pflanzen entwurzeln könnten. Schütteln Sie die Blätter vorsichtig, um Ungeziefer oder Schmutz zu entfernen, bevor Sie sie in Ihre Tasche stecken.

Blüten

Blüten werden als Knospen kurz vor der Blüte oder direkt nach der Blüte gesammelt. Die jeweilige Pflanze und Ihre beabsichtigte Verwendung bestimmen, welches der richtige Zeitpunkt ist. Beachten Sie, dass sich viele Blumen aus der Familie der Korbblütler (Asteraceae) beim Trocknen in Pusteblumen verwandeln. Daher werden sie am besten vor der vollen Blüte geerntet. Bevor Sie ernten, sollten Sie den Lebenszyklus der Pflanze kennen und genügend Blüten übrig lassen, damit sie sich vermehren kann. Überlegen Sie auch, ob Insekten oder Vögel auf Nektar und Pollen der Blüten angewiesen sind.

Bei einigen Pflanzen gilt: Je mehr Blüten Sie pflücken, desto mehr werden sie produzieren. Eine Pflanze kann jedoch auch schließlich ermüden, was zu schlechten Früchten sowohl in diesem als auch im nächsten Jahr führen kann. Ein Beispiel dafür ist der Holunder; obwohl das Ernten seiner Blüten die Pflanze dazu anregt, mehr zu produzieren, wird sie, wenn sie übermäßig geerntet wird, im folgenden Jahr nicht mehr so stark blühen oder Früchte tragen.

Pflücken Sie die Blüten, nachdem jeglicher Tau oder Regen verdunstet ist und bevor sie in der Hitze des Nachmittags welken. Einzelne Blüten oder Blütenblätter können an der Basis gepflückt werden, blühende Stiele können mit den Fingern, einer Schere oder einer Astschere abgeschnitten werden. Schütteln Sie vorsichtig Ungeziefer oder Schmutz ab.

Früchte und Samen

Früchte und ihre Samen können als Lebensmittel oder für medizinische Zwecke verwendet werden und, falls gewünscht, zur Vermehrung einer Pflanze in der wilden Natur oder im Garten. Denken Sie bei der Ernte daran, dass Früchte die Samen schützen und Samen für die Fortpflanzung der Pflanze notwendig sind. Auch Tiere können auf sie als Nahrungsquelle angewiesen sein.

Die Früchte können in der Regel von Hand oder mit einer Gartenschere geerntet werden, wenn sie reif sind. Abhängig von der Pflanze und Ihrer Verwendung können Sie auch unreife oder getrocknete Samen sammeln. Getrocknete Samen lassen sich leicht ernten, indem man sie in einen Beutel schüttelt, Samenköpfe können abgeschnitten und zu Hause getrocknet werden.

Wurzeln und Rhizome

Die Ernte von Wurzeln und Rhizomen kann zum Absterben der jeweiligen Pflanze und zu einem Rückgang der Pflanzenpopulation führen. Stellen Sie sich zunächst die Frage, ob Sie die Wurzeln wirklich brauchen. Viele Pflanzen enthalten in ihren oberirdischen Teilen die gleichen Eigenschaften. Bei anderen Pflanzen können die oberirdischen Teile mit den Wurzeln kombiniert werden, um mit weniger Wurzelmaterial eine Medizin aus der ganzen Pflanze herzustellen.

Kräuterkundler graben Wurzeln oft im Herbst oder im frühen Frühjahr aus. Dies ist im Allgemeinen auch eine gute Zeit für das Teilen und Verpflanzen von Wurzeln. Für die Wurzelmedizin gräbt man die Wurzeln am besten aus, nachdem eine Pflanze ausgesamt hat und verwelkt ist. Außerdem erhalten dadurch die Tiere die Möglichkeit, die Samen zu fressen, und die Pflanze die Chance, sich zu vermehren.

Es ist wichtig, die Bedürfnisse der Pflanze zu kennen, um sie entsprechend zu ernten. Einige Wurzeln, wie zum Beispiel vom Sonnenhut (Echinacea), können geteilt werden, und die Pflanze lebt weiter. Die Kronen einiger Pflanzen, wie Löwenzahn, können wieder eingepflanzt werden, nachdem die Wurzeln entfernt worden sind. Andere widerstandsfähige Wurzeln können weiterwachsen, wenn ein Teil der Wurzel im Boden bleibt (wiederum Löwenzahn). Pflanzen mit Rhizomen können horizontal durch den Boden verfolgt und die Enden geerntet werden, sodass der Rest der Pflanze weiterwachsen kann. Bei Pflanzen, die tiefe, holzige Pfahlwurzeln und eher fleischige Seitenwurzeln haben, können letztere geerntet werden, während die Hauptpflanze tief in der Erde verwurzelt bleibt.

Seien Sie sich bewusst, dass Sie beim Graben nicht nur den Boden, sondern auch die Wurzeln von Pflanzen sowie Insekten und Mikroorganismen stören, die sich in der Nähe befinden. Indem Sie den Boden lockern, tragen Sie aber auch dazu bei, ihn mit Sauerstoff zu versorgen und Lücken zu schaffen, in die Samen hineinfallen können. Seien Sie geduldig beim Graben, und füllen Sie das Loch wieder auf, bevor Sie gehen.

Rinde

Rinde wird am besten im Spätwinter oder Frühjahr geerntet, wenn der Saft durch den Baum fließt. Dadurch lässt sich die äußere Rinde leicht vom holzigen Kern (Xylem) trennen. Im Allgemeinen wird die innere Rinde (Phloem und Kambium) für medizinische Zwecke verwendet. Wenn junge Äste oder Zweige geerntet werden, kann neben der inneren Rinde auch die dünne äußere Rinde verwendet werden.

Die Rinde schützt den Baum nicht nur vor Wasserverlust und Fressfeinden, sondern hilft auch, den in den Blättern gebildeten Zucker zu den anderen Pflanzenteilen zu transportieren. Unsachgemäß geerntete Rinde kann einen Baum beschädigen oder absterben lassen. Vermeiden Sie es, die Rinde vom Stamm eines lebenden Baumes zu schneiden, da dies für die Herstellung von Medikamenten nie notwendig ist.

Die Rinde lässt sich am besten entweder von einem frisch gefällten Baum oder durch Beschneiden der Äste ernten. Verwenden Sie beim Beschneiden eine passende Schere, damit Sie einen sauberen Schnitt machen können. Eine zu kleine oder zu stumpfe Schere kann einen rauen und ausgefransten Schnitt hinterlassen, der die Pflanze für Infektionen anfällig macht. Wenn Sie sich überlegen, welche Zweige beschnitten werden sollen, achten Sie auf Möglichkeiten, die das Gesamtwachstum des Baumes oder Strauches unterstützen. Zweige, die nach unten wachsen oder aneinanderreiben, sind eine gute Wahl für den Rückschnitt. Sie können auch abgestorbene Äste vom Baum abschneiden, um ihn stark und gesund zu erhalten.

ANBAU UND KAUF VON PFLANZEN

Das Sammeln von Wildpflanzen ist nicht immer möglich oder angebracht. Zum Beispiel kann die körperliche Konstitution einer Person die Wildsammlung schwierig machen. Lokale Bedingungen, die vom Verlust des Lebensraums bis zum fehlenden Zugang zu sicheren Sammelgebieten reichen, können die Ernte behindern. Auch wenn Sie selbst keine Wildpflanzen sammeln, können Sie dennoch welche für Nahrungs- und medizinische Zwecke verarbeiten. In vielen Fällen kann es eine bessere Wahl sein, eigene Pflanzen anzubauen oder Pflanzen von anderen zu kaufen. (Eine Liste von seriösen Unternehmen für Samen, Pflanzen und mehr finden Sie unter Bezugsquellen auf Seite 384.)

Pflanzen anbauen

Wenn Sie einen Garten haben, in dem Sie mit Ihren Fingern in der Erde graben, Samen keimen sehen und dann im Laufe der Jahreszeiten ernten können, bereichert dies Ihre Beziehung zu den Pflanzen. Selbst wenn Sie nicht viel Platz haben, um alle Ihre eigenen Kräuter anzubauen, können Ihnen ein kleines Stückchen Erde, ein paar Kübel auf Ihrem Balkon oder ein Gemeinschaftsgarten die Gelegenheit bieten, Zeit mit Pflanzen zu verbringen und mehr über sie zu erfahren. Die Gartenarbeit kann auch der lokalen Tierwelt zugute kommen.

Um Ihnen den Einstieg in die Gartenarbeit zu erleichtern, haben wir in jedes Pflanzenkapitel Tipps zu diesem Thema aufgenommen. Es wird für Sie auch wichtig sein herausfinden, in welcher Klima- bzw. Härtezone Sie leben. Denn dann können Sie die Pflanzen entsprechend auswählen. US-Bürgern empfehlen wir, sich mit dem Cooperative Extension Service Ihres Bundesstaates in Verbindung zu setzen, um bei der Auswahl regional angepasster Pflanzen zu helfen. In Deutschland können Sie sich an regionale Bio-Gärtnereien oder an die Gemeindeverwaltungen wenden. Des Weiteren bekommen Sie Informationen bei Umweltschutzverbänden wie BUND und NABU (Anm. d. Verlags). Suchen Sie nach lokalen Saatgutquellen außerdem in Baumschulen, bei Saatgutzüchtern oder bei Saatguttausch-Aktionen z. B. von Gartenvereinen. Wenn lokale Quellen nicht in Frage kommen, können Sie Arzneipflanzen-Saatgut und Startersets bei Spezialfirmen bestellen.

Wenn die Anlage eines eigenen Gartens nichts für Sie ist, schauen Sie nach Gärten oder Bauernhöfen in Ihrer Umgebung, die Möglichkeiten zur Ernte bieten. Viele der besten Kräuter werden verächtlich als »Unkraut« bezeichnet und bewusst aus Gärten entfernt. Fragen Sie Freunde, Nachbarn oder Bauernhöfe vor Ort, ob Sie ihnen beim »Unkrautjäten« helfen können.

Pflanzen kaufen

Etliche der in diesem Buch vorgestellten Pflanzen kann man in Lebensmittelgeschäften, Reformhäusern und auf Bauernmärkten kaufen. Zum Beispiel sind Minze, Äpfel und Zitrusfrüchte überall erhältlich, und einige Märkte führen kultiviertes Senf- und Löwenzahngrün. Blätter und Früchte des

Feigenkaktus sind oft auf Märkten mit südamerikanischen Früchten, und Klettenwurzeln auf ostasiatischen Märkten zu finden.

Bei regionalen Kräuterhändlern und Kräuterbauern können Sie Pflanzen bekommen, die in Ihrer Nähe angebaut oder in der Natur gesammelt wurden. Unterhalten Sie sich mit den Anbietern, um mehr über ihre Herangehensweise beim Anbau und bei der Ernte von Pflanzen zu erfahren, wobei Kapitel 3: »Prinzipien des Wildsammelns« als Leitfaden für Ihre Fragen dient. Sie können zum Beispiel fragen: Wie sehen sie ihre Rolle als Hüter der Natur? Berücksichtigen Sie die Auswirkungen, die Ihre Arbeit auf die Gebiete hat, die Sie bewirtschaften? Sind Sie sich der lokalen Klimaprobleme und der Auswirkungen auf die Umwelt bewusst? Seien Sie kritisch gegenüber Menschen, die große Mengen gefährdeter Pflanzen verkaufen.

Sie können auch getrocknete Kräuter bei größeren Apotheken und Firmen kaufen. Recherchieren Sie zuvor gründlich, um sicherzustellen, dass die Kräuter, die sie verkaufen, ethisch einwandfrei geerntet und verarbeitet wurden. Umweltbewusste Unternehmen sollten diese Informationen an prominenter Stelle aushängen haben oder zumindest auf Anfrage leicht zugänglich machen.

Pflanzen tauschen

Tauschbörsen von Kräuterpflanzen, Nahrungsmitteln und Ernteerträgen können ein großartiger Ort sein, um mit Pflanzen zu handeln, die Sie angebaut oder wild geerntet haben. Abhängig von der jeweiligen Tauschgruppe können Sie frische und getrocknete Pflanzen sowie Saatgut, Nahrungsmittel und Heilmittel tauschen. Dies sind auch wunderbare Veranstaltungen, um Gleichgesinnte zu treffen und Wissen innerhalb der Gemeinschaft auszutauschen. (Durch Internetrecherche, soziale Medien oder durch die Nachfrage bei lokalen Pflanzenliebhabern können Sie Tauschbörsen in Ihrer Gegend finden.)

Pflanzen aufsuchen

Egal, ob Sie Ihre eigenen Pflanzen ernten wollen oder nicht, Sie können ihnen auf jeden Fall einen Besuch abstatten! Man kann viel von Pflanzen lernen, indem man sich einfach zu ihnen setzt und sie beobachtet. Riechen Sie an ihnen, naschen Sie davon, wenn es möglich ist, nehmen Sie Veränderungen ihres Aromas und Geschmacks je nach Jahreszeit oder Standort wahr. Beobachten Sie, wie andere Wesen mit den Pflanzen interagieren. Seien Sie vor allem ein Schützer der Pflanzen, während Sie sie gleichzeitig staunend genießen.

MIT KLEINEN SCHRITTEN BEGINNEN

Mit etwas Übung werden viele der in diesem Kapitel vorgestellten Fertigkeiten zu Ihrer zweiten Natur. Sie werden schnell in der Lage sein, Ihre Lieblingspflanzen zu identifizieren. Ihre Sinne werden geschult sein, um ein lokales Ökosystem zu beurteilen, und Sie werden wissen, wie man Vorsorge trägt und am schonendsten wildsammelt, um zukünftige Ernten zu sichern. Wenn Sie sich überfordert fühlen, nehmen Sie es als Signal, langsamer vorzugehen. Genießen Sie den Prozess. Denken Sie daran, dass am Anfang die Begegnung mit den Pflanzen und die Bewusstseinsbildung stehen.

Es ist zugegebenermaßen eine Menge Arbeit mit dem Sammeln und Verarbeiten von wilden Pflanzen verbunden. Es wird oft als »Freizeit« angepriesen, aber in Wirklichkeit erfordert es viel Energie und Zeit. Und so sollte es auch sein! Die größte Belohnung erfährt man durch Anstrengung; sie geht mit einem tiefen Gefühl der Freude und Stärkung einher.

Journal: REFLEXION

Wildsammeln muss nicht bedeuten, dass man in die ferne Wildnis hinausgeht. Einige der besten Plätze zur Nahrungssuche befinden sich in der Nähe Ihres Zuhauses. Sammeln Sie in Ihrem Journal Ideen:

- Welche Gebiete kommen für zukünftige Ernten in Betracht?
- Haben Sie Freunde oder Verwandte mit Gärten voller Nahrungs- und Heilpflanzen?
- Gibt es in Ihrer Nähe Bauern, denen Sie anbieten könnten, beim »Unkrautjäten« zu helfen?
- Haben Sie einen Garten oder Interesse, einen anzulegen?
- Gibt es Gemeinschaftsgärten in Ihrer Gegend?

Geschichte aus der Community

PFLANZE EINE REIHE

2013 gründete Lorna Mauney-Brodek die Herbalista Free Clinic in Atlanta mit dem Ziel, eine »von den Menschen für die Menschen« zugängliche Gesundheitsversorgung anzubieten. Von einem Wohnmobil aus, das den Spitznamen »Kräuterbus« trägt, bietet die Herbalista-Crew kostenlose klinische Versorgung, ein Tässchen Tee und Informationen zur Kräuterkunde. Heute hat sich das Herbalista Health Network weiterentwickelt und umfasst ein Kräuterfahrrad, Kräuterstationen für die Selbstversorgung und andere Programme.

Als Teil seiner gemeinschaftsbildenden Mission hat das Herbalista Health Network auch eine Pflanzaktion ins Leben gerufen. Durch »Grow a Row« ermutigt Herbalist die Menschen, nachhaltige, lokale Heilpflanzen in der Gegend von Atlanta anzubauen. Die Organisation arbeitet mit Landwirten, Schulen und Einzelpersonen zusammen und stellt Saatgut, Pflanzen und Anleitung für den Anbau von Heilkräutern zur Verfügung. Im Gegenzug spenden die Anbauer einen Teil ihrer Ernte an die kostenlose Klinik. Vor Ort gibt es eine Liste mit 33 verschiedenen Kräutern zur Auswahl; die beliebtesten Kräuter sind Schafgarbe, Saat-Hafer, Ringelblume, Indisches Basilikum und Kurkuma.

»Wir sind der Meinung, dass das beste Mittel gegen den Zustand der Moderne ist, sich einfach zu engagieren!« sagt Lorna. »Schaffen Sie sich Widerstandskraft, indem Sie Fähigkeiten aufbauen und diese dann mit anderen teilen.« Wenn Sie mehr über Herbalista erfahren und Quellen für den Start Ihres eigenen kommunalen Kräuterprojekts erhalten möchten, besuchen Sie herbalista.org.

Haben Sie Interesse, »eine Reihe zu pflanzen«? Gibt es lokale Kräuterorganisationen, die auf der Suche nach Spenden sind? Wie können Sie Ihre Kräuterfülle mit anderen teilen?

CHECKLISTE ZUM WILDSAMMELN

- ☐ Wie ernten Sie mit Aufmerksamkeit und Dankbarkeit?
- ☐ Welche Praktiken verfolgen Sie, um zu gewährleisten, dass Sie mehr zurückgeben als Sie nehmen?
- ☐ Können Sie die Pflanze richtig identifizieren? Sind Sie 100 Prozent sicher?
- ☐ Kennen Sie die beste Jahreszeit für die Ernte? Kennen Sie die beste Tageszeit?
- ☐ Sind Sie dem Wetter und den Bedingungen entsprechend gekleidet? Müssen Sie etwas zu trinken oder ein Erste-Hilfe-Set mitnehmen?
- ☐ Haben Sie die richtigen Werkzeuge?
- ☐ Haben Sie die Erlaubnis zum Sammeln?
- ☐ Ist das Gebiet frei von Kontaminationen?
- ☐ Befinden Sie sich in einem fragilen Lebensraum? Wachsen dort zu jeder Jahreszeit seltene oder empfindliche Pflanzen? Werden Ihre Handlungen zu Bodenerosion beitragen?
- ☐ Haben Sie andere Gebiete in Betracht gezogen, um sicherzustellen, dass dies ein idealer Standort ist?
- ☐ Wie reichlich vorhanden oder selten ist die Pflanze, die Sie ernten wollen? Ist sie bedroht, heimisch oder invasiv?
- ☐ Ist der Pflanzenbestand in Ihrer Region und an diesem bestimmten Standort intakt?
- ☐ Sind Tiere, Vögel und Insekten auf diese Pflanze als Nahrung oder als Unterschlupf angewiesen?
- ☐ Wird durch Ihr Handeln eine Pflanze sterben, an der Vermehrung gehindert oder für Krankheiten anfällig? Wie können Sie dies reduzieren?
- ☐ Wie werden Sie die geernteten Pflanzen verwenden?
- ☐ Ernten Sie nur so viel, wie Sie brauchen?
- ☐ Ernten Sie nur das, was Sie realistischerweise trocknen, verarbeiten und lagern können?
- ☐ Sind Sie vorbereitet, um Ihre Ernte zu dokumentieren und die Auswirkungen zu analysieren?
- ☐ Wie verhalten Sie sich nach der Ernte im Hinblick auf Grablöcher oder andere Aufräumarbeiten?

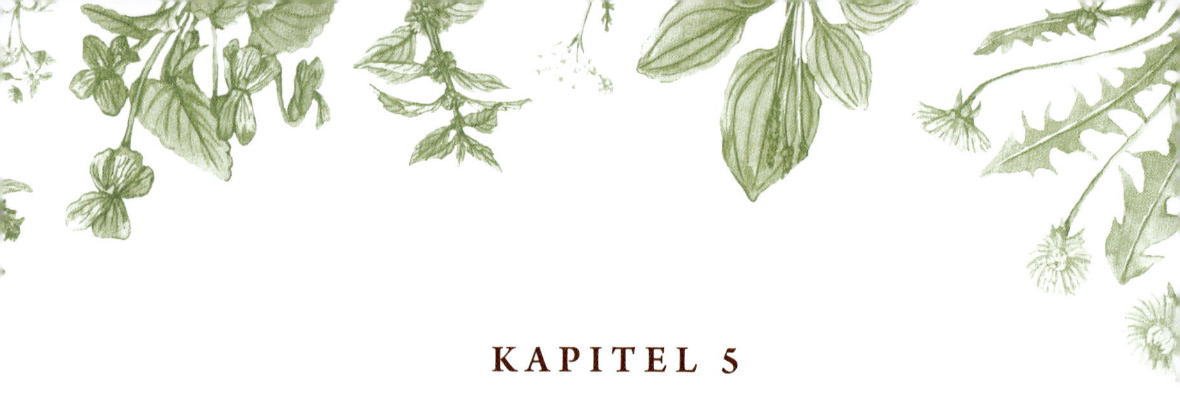

KAPITEL 5

GRUNDLAGEN DER BOTANIK

Wir Menschen geben den Dingen Namen und bauen so Beziehungen auf, nicht nur untereinander, sondern auch mit der lebendigen Welt.

– Robin Wall Kimmerer

Wenn Sie auf eine Pflanze treffen, was fällt Ihnen ein? Denken Sie an ihren gebräuchlichen Namen, wie Löwenzahn, oder an einen lateinischen wie *Taraxacum officinale*? Vielleicht kennen Sie die Pflanze aber auch als »Gelbblume«, »Unkraut« oder »Bitterkraut«. Seit die Menschheit über Sprache verfügt, hat sie Möglichkeiten entwickelt, Pflanzen zu benennen und zu kategorisieren. Das hat uns geholfen, Beziehungen zu Pflanzen aufzubauen, zwischen ihnen zu unterscheiden und Informationen – einschließlich dessen, was essbar, heilend und giftig ist - mit anderen in unserer Gemeinschaft zu kommunizieren. In der heutigen wissenschaftsbasierten Kultur erhalten Pflanzen lateinische Namen und werden nach einem System klassifiziert, das der schwedische Botaniker Carl von Linné 1735 erfunden hat.

Es ist wichtig, dass man sich bewusst macht, dass es viele Ansätze zur Identifizierung von Pflanzen gibt. Man kann den Umgang mit einer Pflanze erlernen, ohne jemals ihren lateinischen Namen zu kennen oder zu wissen, was ein »gefiedertes zusammengesetztes Blatt« ist. Das botanische Wissen kann aus Beobachtungen, Erfahrungen oder traditionellen Lehren stammen, die alle ihre Berechtigung haben. Dennoch beinhalten viele Arbeiten zur Pflanzenidentifikation und -medizin westliche wissenschaftliche Konventionen. Sich mit diesen Konzepten vertraut zu machen, kann Ihnen helfen, mehr aus diesem Buch herauszuholen und sicher zu ernten. Wenn Sie diese gemeinsame Sprache verwenden, können Sie auch mit vielen anderen Nahrungssuchern, Kräuterkundlern, Gärtnern und Pflanzeninteressierten auf der ganzen Welt kommunizieren.

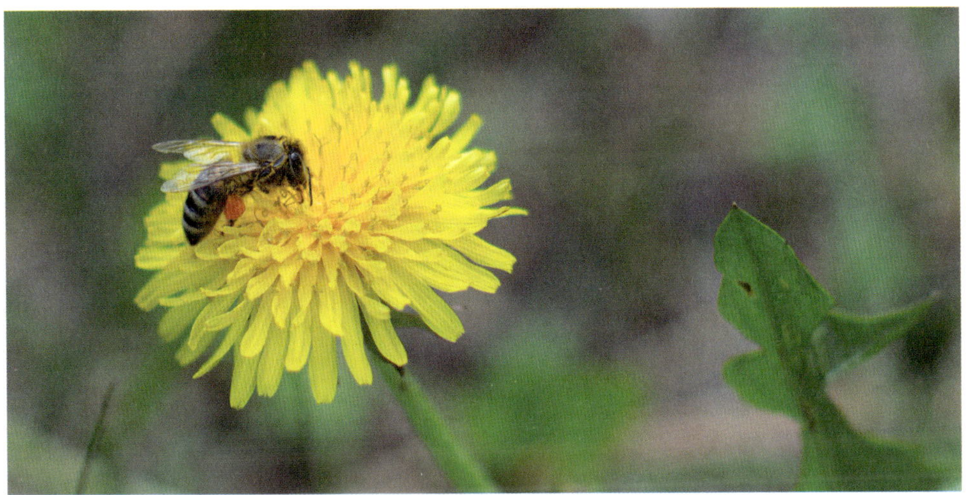

PFLANZENNAMEN

Im Alltag nennen wir Pflanzen gewöhnlich mit gebräuchlichen Namen wie Löwenzahn, Bitterkraut oder Wunderblume. Einige Pflanzen haben Dutzende von gebräuchlichen Bezeichnungen oder haben gemeinsame Namen mit anderen, völlig verschiedenen Pflanzenarten. Lateinische botanische Namen können den Menschen helfen, Verwirrung zu vermeiden. Im Namensystem von Linne hat jede Pflanze eine eindeutige zweiteilige (binäre) Bezeichnung. (Zusätze zur binären Nomenklatur können Unterarten, Varietäten, Kultivare und Hybriden umfassen.)

Pflanzennamen gehen vom Allgemeinen zum Speziellen. Werfen wir einen Blick auf den Löwenzahn. Sein botanischer Name ist *Taraxacum officinale*. *Taraxacum* ist die Gattung und *officinale* ist die Art. Ob Sie auf Englisch, Spanisch oder in einer anderen Sprache kommunizieren, Sie können den Namen *Taraxacum officinale* verwenden, und ein Botaniker wird genau wissen, auf welche Pflanze Sie sich beziehen. Wenn in einem Text ein Gattungsname in einem Absatz verwendet wurde, kann er im Folgenden abgekürzt werden. In diesem Fall kann man also bei späteren Verweisen *T. officinale* schreiben.

In der Kräuterkunde werden manchmal mehrere Arten innerhalb derselben Gattung in ähnlicher Weise verwendet. Statt hundert Rosenarten aufzulisten, würde ein Kräuterkundler sie als *Rosa spp*. bezeichnen, was mehrere Arten innerhalb der Gattung Rosa bedeutet. In anderen Fällen, wie beim echten Johanniskraut, ist die medizinische Verwendung sehr spezifisch, sodass der gesamte botanische Name verwendet wird: *Hypericum perforatum*.

Wie kann man sich all diese botanischen Namen merken? Wir haben festgestellt, dass das Aufschreiben auf Etiketten und in Pflanzen-Notizbüchern eine gute Möglichkeit ist, sie in Erinnerung zu behalten.

PFLANZEN IDENTIFIZIEREN

Den Namen einer Pflanze zu kennen, bringt Sie natürlich nicht sehr weit. Sie müssen sie auch identifizieren können. Bei der

Nahrungssuche kann dies eine Frage von Leben und Tod sein, da Pflanzen gelegentlich giftige Doppelgänger haben. Die Fähigkeit, Pflanzen zu identifizieren, kann Ihnen auch dabei helfen, Neues über Ihr Ökosystem und andere Lebewesen, die es bewohnen, zu erfahren. Sie können mit dem Identifizieren von Pflanzen beginnen, indem Sie einige Grundlagen der Pflanzenbiologie lernen.

Die meisten Pflanzen bestehen aus sechs Teilen, von denen jeder Teil eine andere Rolle spielt:

Wurzeln verankern eine Pflanze im Boden und nehmen Wasser und Nährstoffe aus der Erde auf. Einige Pflanzen haben eine primäre Pfahlwurzel (wie eine Karotte). Andere haben ein faseriges Wurzelsystem, das aus vielen dünnen Wurzeln besteht.

Stängel oder Stämme stützen die Pflanze oberhalb des Bodens, transportieren Wasser und Nährstoffe von den Wurzeln zu den Blättern sowie Nahrung von den Blättern zum Rest der Pflanze. Einige Stängel sind krautig und biegsam, während andere verholzt und hart sind. Einige haben einen runden Querschnitt, andere hingegen sind eckig.

Blätter fangen die Energie des Sonnenlichts ein und wandeln Wasser und Kohlendioxid in Nahrung für die Pflanze und in Sauerstoff um. Blätter gibt es in vielen Formen, Größen und Anordnungen (siehe Seite 55).

Blüten sind die reproduktiven Teile der meisten Pflanzen und produzieren Samen. Sie sind oft leuchtend bunt und duften, um Tiere anzulocken, die bei der Bestäubung helfen. Die Bestäubung erfolgt, wenn Insekten, Vögel, Fledermäuse oder sogar der Wind Pollen von einer Blüte zur anderen tragen. Einige Blumen, wie Löwenzahn, können sich auch selbst bestäuben.

Früchte schützen die sich entwickelnden Samen. Sie können ein fleischiges Äußeres

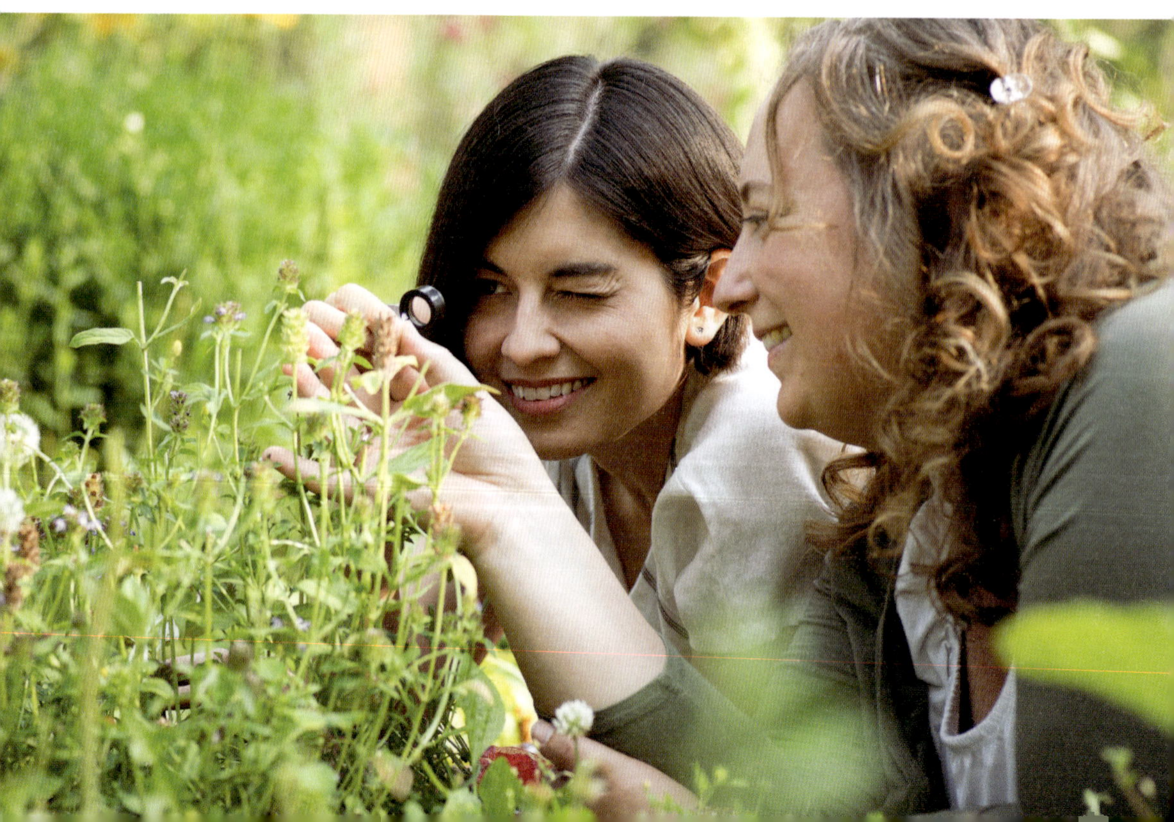

haben, wie der Apfel, oder eine harte Schale, wie die Walnuss. Früchte wie Äpfel und Hagebutten werden gerne von Tieren gegessen, welche die Samen dann an anderer Stelle wieder ausscheiden.

Samen enthalten das Material für neue Pflanzen. Sie bestehen aus einem Embryo und eingelagerter Nahrung, überzogen von einem Schutzmantel. Samen können durch Schwerkraft, Wind, Wasser oder Lebewesen, einschließlich Menschen, verteilt werden.

Zusätzlich zu den Samen können sich einige blühende Pflanzen ungeschlechtlich vermehren und genetische Klone der Mutterpflanze erzeugen. Zu den gängigen Methoden gehören Zwiebeln (z. B. Speisezwiebeln), Rhizome (z. B. Ingwer), Ausläufer (z. B. Veilchen), Knollen (z. B. Kartoffeln) und Ableger oder Wurzeltriebe (z. B. Rosen). Der Mensch hat auch Verfahren entwickelt, Pflanzen durch Methoden wie Schneiden, Pfropfen und Stecklinge zu vermehren.

Meistens können Pflanzen anhand ihrer Blätter und Blüten identifiziert werden. Manchmal können auch Beschreibungen anderer Teile (wie Samen), der Wuchsform oder des Lebensraums bei der Identifizierung helfen. Möglicherweise können Sie eine Pflanze nicht zu jeder Jahreszeit identifizieren. Stattdessen müssen Sie sie im Laufe der Jahreszeiten immer wieder aufsuchen, um ihre wechselnden Blätter und Blüten zu untersuchen. Hier sind einige grundlegende Blatt- und Blütentypen:

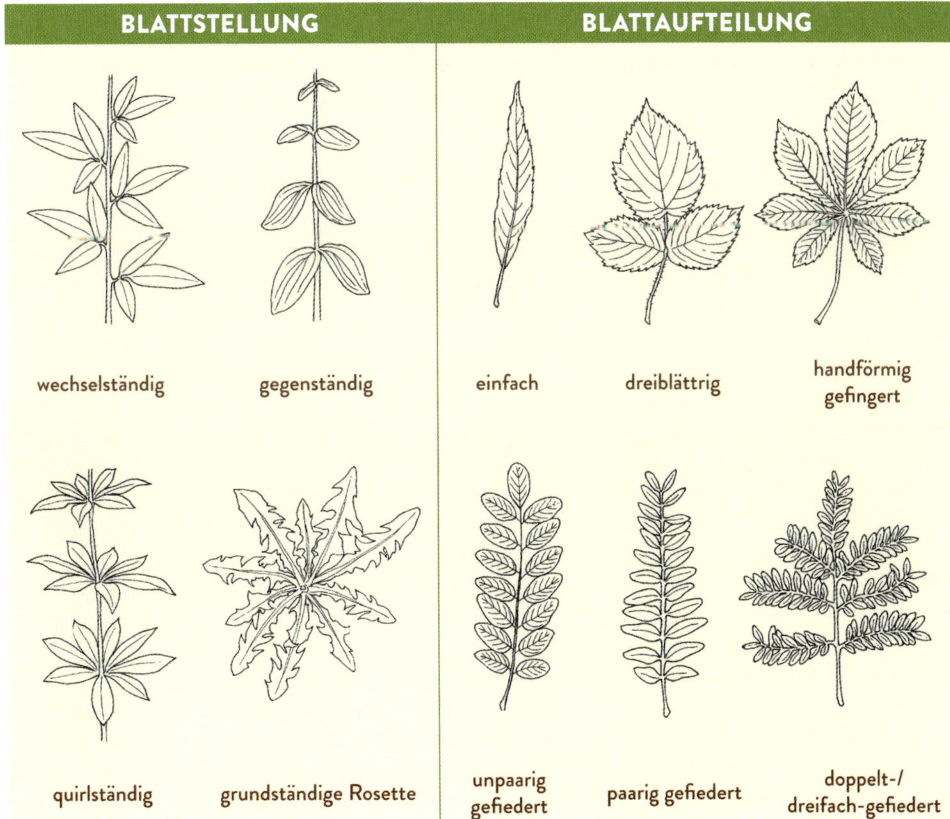

BLATTFORMEN

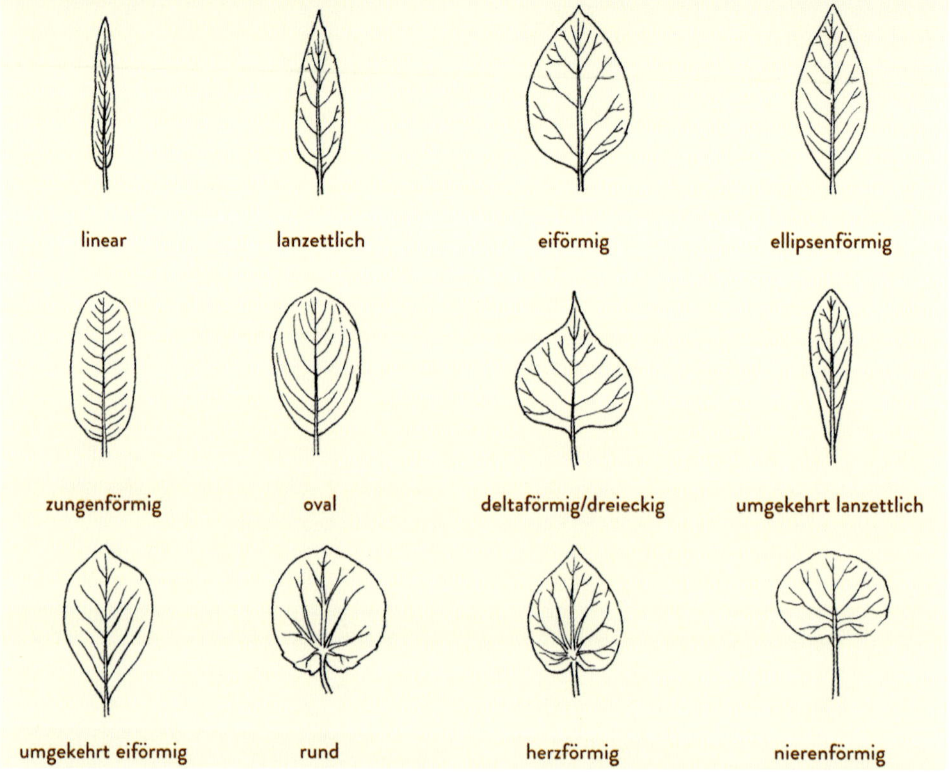

linear
lanzettlich
eiförmig
ellipsenförmig
zungenförmig
oval
deltaförmig/dreieckig
umgekehrt lanzettlich
umgekehrt eiförmig
rund
herzförmig
nierenförmig

BLATTRÄNDER

ganzrandig/
glatt
gewellt
gebuchtet
gesägt
gezähnt
gekerbt
gelappt

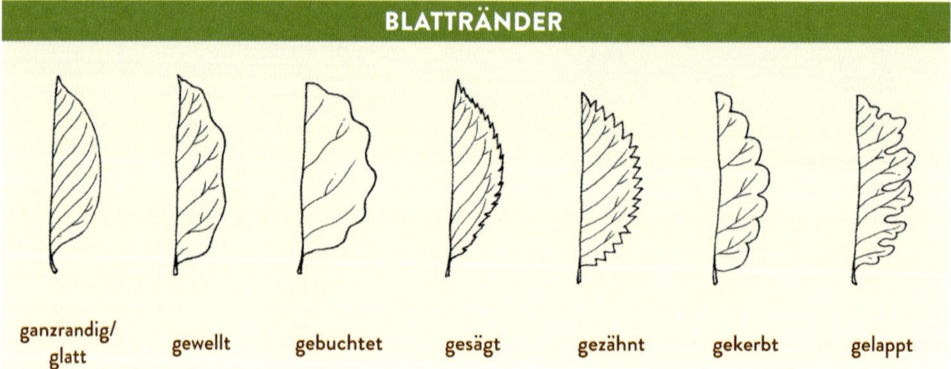

BLATTTEILE

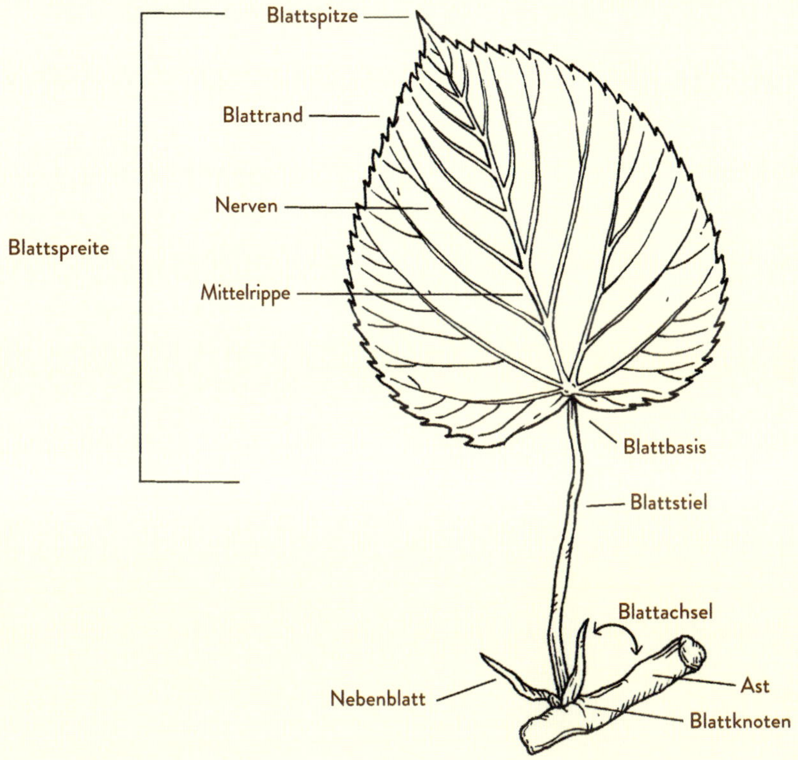

Blattspitze
Blattrand
Nerven
Blattspreite
Mittelrippe
Blattbasis
Blattstiel
Blattachsel
Ast
Nebenblatt
Blattknoten

BLÜTENTEILE

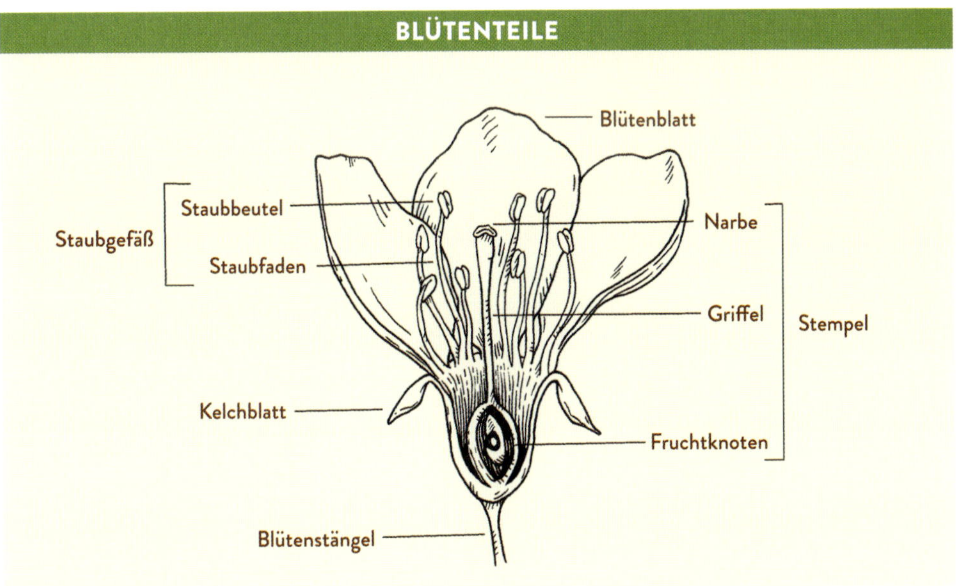

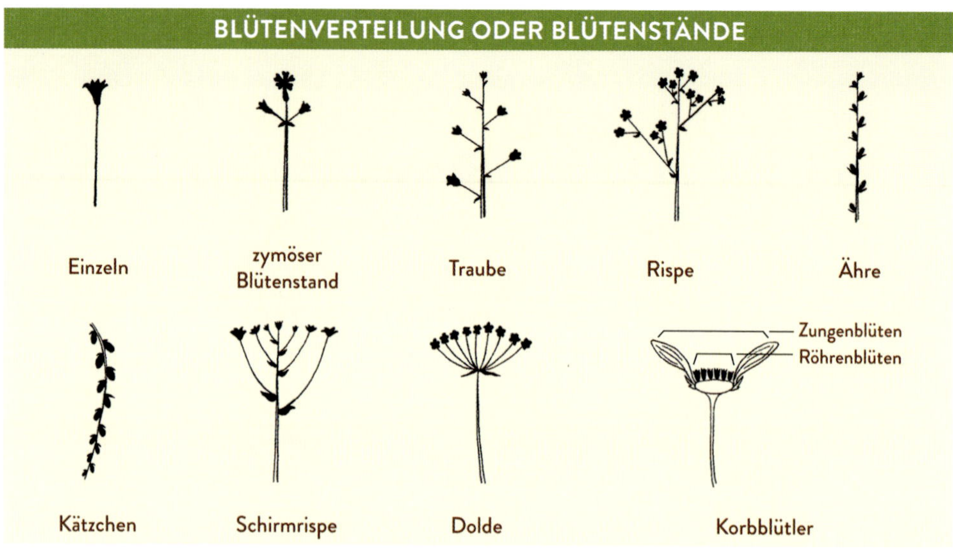

PFLANZENFAMILIEN

Die Gattung und Art einer Pflanze sind eigentlich nur die letzten beiden Gruppierungen im hierarchischen Klassifikationssystem von Linné. Über der Gattungsebene befindet sich die Ebene der Pflanzenfamilie. Das Erlernen von Pflanzenfamilien ist eine der besten Möglichkeiten, Muster zu beobachten, denn darum geht es eigentlich bei der Pflanzenidentifikation. Pflanzen derselben Familie können ähnliche Blatt-, Blüten-, Frucht- oder Samenstrukturen haben. Sobald Sie also die Merkmale einer Familie kennen, können Sie Ihre Suche bei der Identifizierung einer neuen Pflanze leichter eingrenzen. Die Mitglieder einer Pflanzenfamilie können auch gemeinsame chemische Bestandteile und medizinische Eigenschaften haben.

Von den Hunderten von Pflanzenfamilien sind dies einige der wichtigsten, die wir zum Lernen empfehlen. Sie umfassen viele Nahrungs- und Arzneipflanzen sowie Giftpflanzen, bei denen Vorsicht geboten ist.

Apiaceae oder *Umbelliferae* (Petersilie): Pflanzen aus dieser Familie haben einen hohen Gehalt an ätherischen Ölen, werden häufig als Nahrungsmittel angebaut und zur Unterstützung der Verdauung sowie zur Behandlung von Fieber verwendet. Zu dieser Familie zählen jedoch auch viele giftige Pflanzen. Botanische Merkmale sind zusammengesetzte Dolden und Blüten mit fünf Kelchblättern, fünf Blütenblättern und fünf Staubblättern. Einige Arten innerhalb dieser Familie lassen sich am besten anhand ihrer Samen identifizieren. Dazu gehören Karotten, Petersilie und Giftschierling.

Anacardiaceae (*Cashew*- oder *Sumach-Gewächse*): Viele Pflanzen dieser Familie enthalten Harze und eine chemische Verbindung namens Urushiol, die Hautreizungen verursachen kann. Zu den botanischen Merkmalen gehören wechselständige Blätter und dreiblättrige oder gefiederte Blätter sowie Blütenstände mit drei oder fünf an der Basis verwachsenen Kelchblättern. Die Blüten können fünf, drei oder keine Blütenblätter sowie fünf oder zehn Staubblätter haben.

Zu dieser Pflanzenfamilie gehören Cashew, Mango und Gift-Sumach.

Asteraceae (Korbblütler): Dies ist die größte Familie der blühenden Pflanzen. Sie haben oft inulinreiche Wurzeln und gelten als alterativ. Zu den botanischen Merkmalen gehören aus kleineren Röhrenblüten und Zungenblüten zusammengesetzte Blütenköpfe. Zu ihren Mitgliedern gehören Löwenzahn, Sonnenhut und Schafgarbe.

Rosaceae (Rosengewächse): Medizinisch gesehen sind die Pflanzen dieser Familie oft adstringierend. Zu ihren botanischen Merkmalen gehören Blüten mit fünf Blütenblättern und fünf Kelchblättern, vielen Staubblättern sowie eiförmig gesägten Blättern. Zu dieser Pflanzenfamilie gehören Apfel, Brombeere und Rose.

Lamiaceae (Lippenblütler): Die Pflanzen dieser Familie sind meist reich an ätherischen Ölen, schweißtreibend, menstruationsfördernd und wirken gegen Blähungen. Zu den botanischen Merkmalen gehören im Durchmesser quadratische Stängel sowie gegenständige, aromatische Blätter. Zu ihren Mitgliedern gehören Minze, Salbei und Basilikum.

Fabaceae (Hülsenfrüchtler): Zu dieser Familie gehören sowohl essbare als auch giftige Pflanzen und solche, die Stickstoff im Boden fixieren können. Zu den botanischen Charakteristika zählen unregelmäßig geformte Blüten, erbsenähnliche Schoten und fiederartig zusammengesetzte Blätter. Mitglieder sind Bohnen, Klee und Wicke.

Brassicaceae *(Kreuzblütler)*: Diese Pflanzen sind meist würzig und scharf. Zu den botanischen Merkmalen gehören vier Blütenblätter und vier Kelchblätter, sechs Staubblätter (vier hohe und zwei kurze) und Samenkapseln, die in einem radialen Muster wachsen. Zu den Mitgliedern zählen Senfkohl, Brokkoli und Kohl.

Um mehr über die verschiedenen Pflanzenfamilien zu erfahren, lesen Sie den ausgezeichneten (englischsprachigen) Leitfaden *Botany in a Day* von Thomas J. Elpel. In deutscher Sprache ist beispielsweise *Botanik für Gärtner* von Geoff Hodge erschienen.

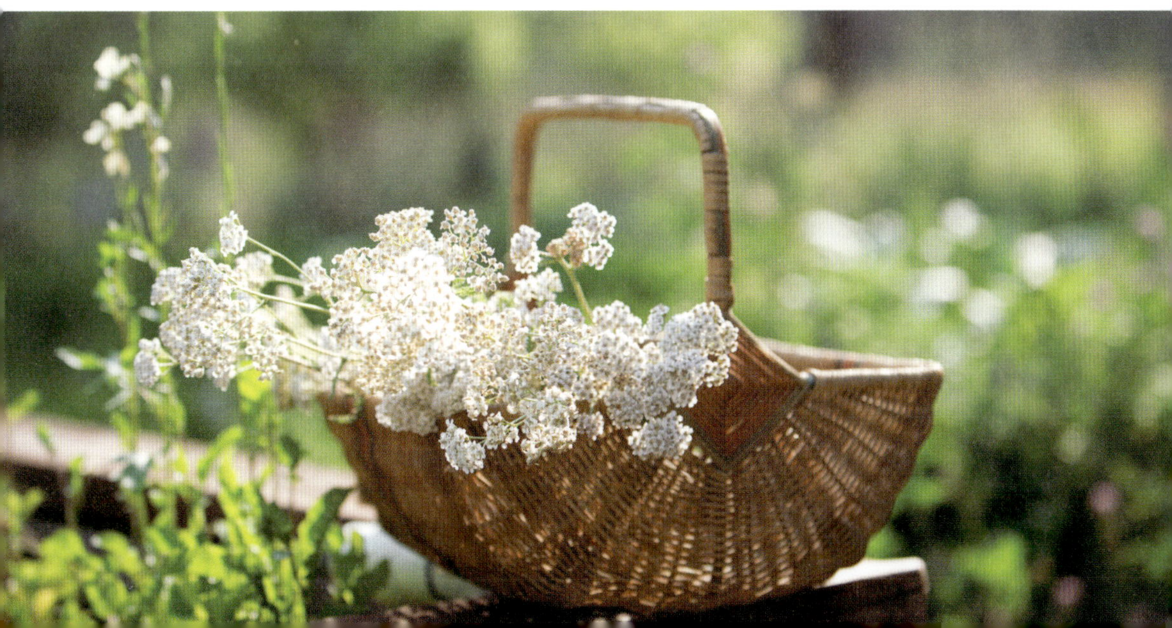

Journal

BOTANISCHE STUDIEN IM LEBENSMITTELGESCHÄFT

Gelegenheiten, etwas über Botanik zu lernen, gibt es überall, nicht nur in der freien Natur. Probieren Sie diese Übung aus, wenn Sie das nächste Mal Ihr lokales Lebensmittelgeschäft, den Bauernmarkt oder einen anderen Ort aufsuchen, an dem frische Produkte verkauft werden. Führen Sie ein Journal über Ihre Beobachtungen.

- Nehmen Sie ein Gemüse, das Blätter hat. Wie würden Sie die Form der Blätter beschreiben? Sind die Blattränder glatt oder gezähnt? Welches Muster bilden die Adern? Was fällt Ihnen an der Farbe und Textur auf?
- Nehmen Sie ein anderes Gemüse mit Blättern. Inwiefern ähneln diese Blätter denen des ersten Gemüses, oder unterscheiden sie sich?
- Wie viele andere Blattformen können Sie finden?
- Welche Erfahrung hat Sie während dieser Übung überrascht?

Bei künftigen Besuchen im Geschäft können Sie diese Übung wiederholen, indem Sie nach Wurzeln, Früchten und sogar Blüten und Samen suchen und deren Aussehen vergleichen.

LEBENSZYKLEN DER PFLANZE

Das Verständnis des Lebenszyklus einer Pflanze kann Ihnen nicht nur bei der Identifizierung helfen, sondern auch dabei, den Rhythmus der Jahreszeiten zu verstehen, Ihre Ernten zu planen und die Pflanzen besser zu pflegen. Wenn Sie zum Beispiel wissen, dass das Pflücken einer Blume die Vermehrung einer Pflanze verhindert, können Sie sich überlegen, wo und wie Sie ernten (und vielleicht zusätzliche Samen pflanzen). Durch Beobachtung können Sie vielleicht erfahren, wie andere Lebewesen mit dem Leben der Pflanze verflochten sind. Vielleicht können Sie auch erkennen, wenn eine Pflanze nicht abgestorben ist, sondern sich im Winter nur in einer Ruhephase befindet, sodass Sie im Frühling zurückkehren können, um die neu entfalteten Blätter zu bewundern.

Einige Pflanzen leben nur wenige Monate, während andere über Jahre gedeihen. Die Lebenszyklen von Pflanzen können in folgende Hauptkategorien eingeteilt werden:

Einjährige Pflanzen schließen ihren Lebenszyklus in einer Vegetationsperiode ab. Sie keimen aus Samen, entwickeln Blüten, Samen und Früchte und sterben dann ab. Zu den Einjährigen gehören Portulak und Wilder Senf.

Journal:
BETRACHTUNG EINER BLUME

Für diese Übung widmen Sie einer Blume Ihre besondere Aufmerksamkeit. Das kann eine beliebige Blume sein, von Löwenzahn, der aus den Ritzen des Bürgersteigs wächst, bis zu einer Blume aus der Gärtnerei. Sie müssen nicht einmal den Namen der Blume kennen – Sie brauchen nur neugierig zu sein. (Allerdings sollten Sie den Kontakt mit giftigen Pflanzen vermeiden; siehe Seite 40–41, »Vorsicht: Verbreitete Giftpflanzen«). Machen Sie sich Notizen zu Ihren Beobachtungen.

- In welchem Monat blüht diese Blume?
- Welche Farbe(n) hat sie?
- Gibt es eine einzelne Blüte am Stängel oder mehrere? Wenn mehr als eine, wie sind sie angeordnet (z. B. in einer Traube, Ähre oder Schirmform)?
- Welchen Durchmesser hat die Blüte?
- Welche Form hat die Blüte? Welche Form haben ihre Blütenblätter?
- Wie viele Blütenblätter gibt es? (Oder sind es zu viele, um sie zu zählen?)
- Wie riecht die Blume?
- Befinden sich irgendwelche Lebewesen auf der Blüte?
- An welche Einzelheiten werden Sie sich am meisten erinnern?

Zweijährige Pflanzen vollenden ihren Lebenszyklus in zwei Vegetationsperioden. Im ersten Jahr bilden sie Wurzeln und Blätter aus, oft in Form einer niedrig wachsenden Rosette. Im Herbst oder im Winter legen sie eine Ruhephase ein. Im zweiten Jahr blühen sie, bilden Samen, tragen Früchte und sterben dann ab. Zu den Zweijährigen gehören Klette und Königskerze.

Mehrjährige Pflanzen leben mehr als zwei Vegetationsperioden. Mehrjährige krautige Pflanzen haben Stängel, die typischerweise im Herbst oder Winter bis zum Wurzelstock absterben und dann im Frühjahr wieder nachwachsen. Beispiele sind Löwenzahn und Brennnessel. Holzige Mehrjährige haben dauerhafte Stiele oder Stämme. Sie können laubabwerfend sein und ihre Blätter für einen Teil des Jahres verlieren, oder immergrün sein und ihre Blätter für mehr als eine Vegetationsperiode behalten. Beispiele sind Minze und Kiefer.

Kurzlebige Pflanzen (Ephemere) keimen, wenn die Bedingungen günstig sind, z. B. nach einem Regen in der Wüste oder wenn die Erde nach dem Pflügen eines Feldes aufgebrochen ist. Sie schließen ihren Lebenszyklus schnell ab und produzieren viele Samen. Ephemere wie die Vogelmiere können in einem Jahr mehrere Generationen produzieren.

PFLANZENGEMEINSCHAFTEN

Pflanzen leben selten allein. Ob auf dem Feld, im Wald oder am Straßenrand, sie koexistieren mit anderen Pflanzen (ganz zu schweigen von den Mikroorganismen, Pilzen und Tieren). Wenn Sie lernen, eine Pflanze zu identifizieren, konzentrieren Sie sich möglicherweise auf ihre individuellen Merkmale wie die Anordnung der Blätter und die Form der Blüten. Aber übersehen Sie dabei nicht die Welt um die Pflanze herum. Achten Sie auf andere Pflanzen, die in der Nähe wachsen, sowie auf die natürlichen Ressourcen (Wasser, Sonnenlicht usw.), die ihnen zur Verfügung stehen. Diese Informationen können Ihnen helfen, mehr über das Ökosystem zu erfahren und diese Pflanzen in Zukunft zu lokalisieren und zu identifizieren.

Journal: REFLEXION

An diesem Punkt haben Sie vielleicht das Gefühl, dass in Ihrem Kopf eine Menge neuer Informationen herumwirbelt. Denken Sie daran, dass das Kennenlernen von Pflanzen ein intimer Prozess ist. Und Intimität braucht Zeit! Üben Sie sich darin, Pflanzen immer wieder in Ihrem Alltag zu beobachten. Vielleicht möchten Sie sich auf eine einzige Pflanze konzentrieren, um ihre Blätter und Blüten bis ins kleinste Detail kennenzulernen. Oder vielleicht gefällt es Ihnen, eine Vielzahl von Pflanzen zu betrachten und Muster zu vergleichen. Wenn Sie mehr Zeit mit Pflanzen verbringen, werden Sie den für Sie passenden Ansatz finden. Schreiben Sie Ihre Gedanken zu folgenden Fragen in Ihr Journal:

- Was reizt Sie daran zu erlernen, wie man Pflanzen identifiziert?
- Was finden Sie am Identifizieren von Pflanzen herausfordernd?
- Wie werden Sie diese Herausforderung angehen? Werden Sie sich zum Beispiel Zeit lassen, mehr üben, einen Mentor finden?

Geschichten aus der Community

EARTHSEED DETROIT

Was passiert, wenn Pflanzenheilkunde, Umweltaktivismus und Ernährungsgerechtigkeit zusammenkommen? Lernen Sie Earthseed Detroit (earthseeddetroit.com) kennen, ein 2009 von Lottie Spady gegründetes kommunales Hilfsprogramm mit Sitz in Michigan. Earthseed Detroit ist eine Organisation, die Kurse und Projekte veranstaltet, welche auf ein nachhaltiges Leben und die gemeinschaftliche Herstellung von Arzneimitteln ausgerichtet sind. Lottie arbeitet eng mit städtischen Bauernhöfen und Gemeinschaftsgärten zusammen, um in Michigan Heilpflanzengärten einzurichten, die als Klassenzimmer im Freien und für die gemeinschaftliche Nahrungsbeschaffung genutzt werden können.

»Heutzutage haben viele Kinder, die in einer städtischen Umgebung aufwachsen, keinerlei Beziehung zur Erde«, sagt Lottie. „Die Zeit, die sie draußen verbringen, ist sehr begrenzt, und allein der Anblick einer Hummel reicht aus, dass sie schreiend weglaufen. Einige junge Menschen können aufgrund von Umweltfaktoren wie der Luftqualität nicht viel Zeit im Freien verbringen, und andere finden es einfach nicht attraktiv.«

Hier sind einige Aktivitäten, die Lottie vorschlägt, um den Zugang der Menschen zu gesunden und einheimischen Heilkräutern zu verbessern:

- Unterricht in Pflanzenkunde für Jugendliche und Familien: Programme, die nach der Schule, in alternativen Schulen und im Heimunterricht stattfinden, zeigen womöglich eher Interesse an Pflanzenkunde. Kinder und ihre Eltern können durch praktische Übungen erfahren, wie man mithilfe von Pflanzen zum Wohlbefinden der Familie beitragen kann.

- Partnerschaften mit Bauernhöfen/Gärten/Gemeinden: Bilden Sie Partnerschaften zwischen Bauernhöfen und Gemeinden, bei denen sich ein nach biologischen Prinzipien wirtschaftender städtischer Bauernhof oder Garten, dessen Boden getestet wurde, bereit erklärt, einige Flächen ungemäht und unbebaut zur Verfügung zu stellen. Diese bilden die perfekten Freiluft-Klassenräume für die Pflanzenbestimmung, die Nahrungssuche, die Saatgutbewahrung und die Herstellung von Medikamenten.

- Bewahrung und Austausch von Saatgut: Überlegen Sie, eine Veranstaltung zum Bewahren und Tauschen von Saatgut ins Leben zu rufen, bei der die Gemeindemitglieder gespendetes Saat- und Pflanzgut teilen, tauschen oder erhalten können.

- Kübelgärten: Ermutigen Sie andere, einen Heilpflanzengarten in Kübeln anzulegen. In ein paar Fünf-Liter-Eimern aus dem Baumarkt, die mit sauberer Erde und Kompost gefüllt sind, kann ein ganzer Garten gedeihen.

- Hochbeete: Schaffen Sie mit einem Hochbeet eine Sperre zwischen potenziell verunreinigter und sauberer Erde. Legen Sie Unkrautvlies oder Zeitungspapier auf den Boden des Hochbeets und füllen Sie dieses mit mindestens 30 cm sauberer Erde und Kompost zum Anbau.

Wie können Sie dazu beitragen, den Zugang der Gemeinde zur Pflanzenmedizin zu verbessern? Auf welche Weise können Sie mit in Ihrer Gemeinde bereits bestehenden Programmen zusammenarbeiten? Gibt es Jugendprogramme, die nach Freiwilligen oder Ausbildern suchen?

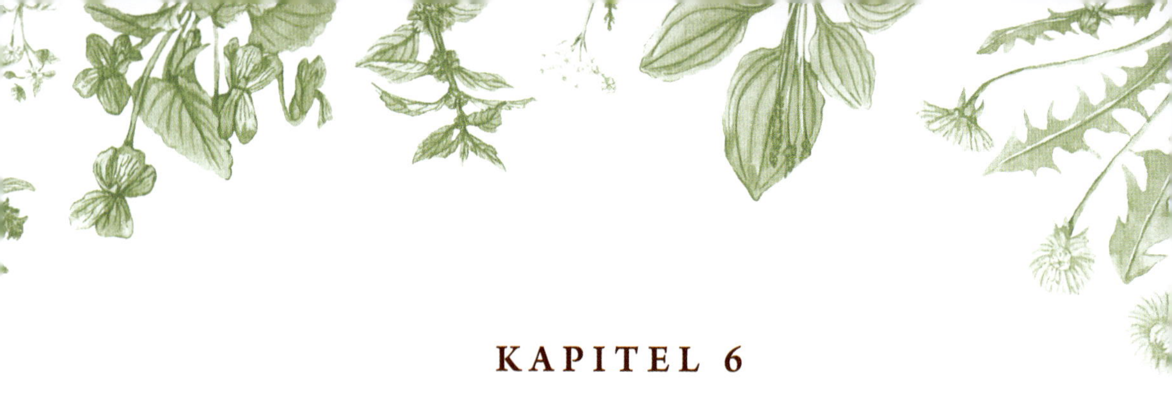

KAPITEL 6

VERARBEITUNG VON PFLANZEN

Die Verwendung von Heilmitteln, die Sie selbst gesammelt und hergestellt haben, ist eine völlig andere Erfahrung als die Verwendung von im Laden gekauften Medikamenten, und ich bin überzeugt, dass das Ergebnis aufgrund der persönlichen Beziehung, die sich während der Herstellung entwickelt, ein viel wirksameres Heilmittel ist.

— Jim McDonald

Wenn Sie Ihren Korb mit Pflanzen gefüllt haben, ist es an der Zeit, sie in Ihre Küche zu bringen, damit Sie daraus gesundheitsfördernde Nahrung und Heilmittel herstellen können. Im Idealfall sollten die Pflanzen so schnell wie möglich nach der Ernte verarbeitet werden. Sie können die Pflanzen frisch essen, trocknen, einfrieren oder verschiedene pflanzliche Heilmittel herstellen.

PFLANZEN BEGUTACHTEN

Nach der Ernte sollten Sie die Pflanzen genau untersuchen und alle welken oder beschädigten Teile entfernen. Bemühen Sie sich, möglichst viele Insekten bereits an Ihrem Sammelplatz abzuschütteln, doch wundern Sie sich nicht, wenn einige übrigbleiben, vor allem auf Blütenköpfen. Schütteln Sie die Pflanzen noch einmal aus, bevor Sie sie ins Haus bringen. Wenn es sehr viele Insekten sind, breiten Sie die Pflanzen auf einem hellen Handtuch aus und warten Sie, bis sich die Tierchen zerstreuen. Nutzen Sie diese Gelegenheit, um mehr über die anderen Lebewesen zu erfahren, die mit dieser Pflanze in Beziehung stehen, und versuchen Sie, sie zu identifizieren.

WASCHEN ODER NICHT WASCHEN?

Durch das Waschen können Pflanzen ihre aromatischen Bestandteile verlieren, deshalb waschen wir sie normalerweise nur, wenn sie sehr staubig oder schmutzig sind.

Blüten: Vermeiden Sie das Waschen von Blüten, da sie empfindlich sind und leicht ihr Aroma verlieren können. Entfernen Sie jeglichen Schmutz vorsichtig mit einem feinen Tuch oder einer kleinen Bürste.

Früchte und Beeren: Falls nötig, mit kaltem Wasser abspülen. Empfindliche Beeren, wie z. B. Himbeeren, können kurz vor dem Verzehr vorsichtig in einer Schüssel mit Wasser geschwenkt werden.

Blätter: Falls nötig, mit kaltem Wasser abspülen und mit einem sauberen Handtuch oder einer Salatschleuder trocknen.

Wurzeln: Entfernen Sie den Schmutz, indem Sie die Wurzeln in sauberem Wasser schwenken, wechseln Sie dabei mehrfach das Wasser. Sanft mit einer Gemüsebürste schrubben, wobei so viel wie möglich von der Schale erhalten bleiben sollte.

LAGERUNG FRISCHER PFLANZEN

Hier sind einige Hinweise für die kurzfristige Lagerung der Pflanzen vor dem Verzehr oder der Herstellung von Heilmitteln:

Blüten: Bewahren Sie Blumenköpfe in einem verschlossenen Behälter im Kühlschrank nicht länger als einige Tage auf.

Früchte und Beeren: Die meisten Früchte können im Gemüsefach des Kühlschranks aufbewahrt werden. Beeren in einem flachen, mit einem Tuch ausgelegten Behälter

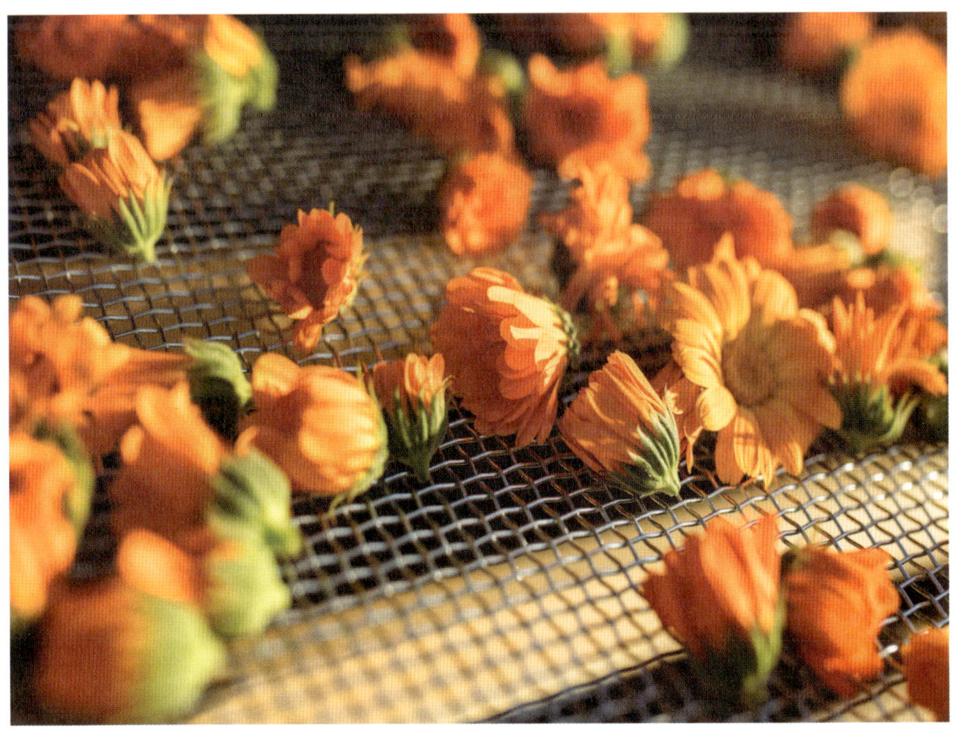

mit leicht aufgelegtem Deckel im Kühlschrank lagern.

Blätter: Binden Sie empfindliche Kräuter zu einem Strauß. Stellen Sie die Stiele in ein Glas Wasser, bedecken Sie sie mit einer Plastiktüte (optional, aber dadurch bleiben sie länger frisch) und bewahren Sie sie im Kühlschrank für höchstens einige Tage auf. Blattgemüse und holzige Kräuter halten sich etwa eine Woche, wenn sie lose in ein feuchtes Tuch gewickelt und in einem verschlossenen Behälter im Kühlschrank aufbewahrt werden.

Wurzeln: Wickeln Sie die Wurzeln in ein trockenes Tuch und stellen Sie sie in einem verschlossenen Behälter für höchstens eine Woche in den Kühlschrank. Lange, schlanke Wurzeln können auch in Plastikfolie oder Bienenwachstücher eingewickelt werden.

PFLANZEN TROCKNEN

Durch das Trocknen von Pflanzen kann die Ernte verlängert und für künftige Nutzung konserviert werden. Um die Qualität zu erhalten, sollten die Pflanzen so bald wie möglich nach der Ernte getrocknet werden. Pflücken Sie Blätter, Blüten und Samen, nachdem der Morgentau verdunstet ist und bevor die Sonne ihre volle Kraft entwickelt hat. Waschen Sie die Pflanzen mit Ausnahme der Wurzeln nur, wenn es unbedingt notwendig ist, da dies das gründliche Trocknen erschwert. Wurzeln und große Früchte sollten vor dem Trocknen klein oder in Scheiben geschnitten werden.

Ideal zum Trocknen ist ein warmer Ort ohne direktes Sonnenlicht, mit geringer Luftfeuchtigkeit und guter Luftzirkulation. Die Trocknungszeit kann je nach Methode, Feuchtigkeitsgehalt der Pflanze und Klima eine Stunde, einige Tage oder bis zu einem Monat dauern. (Wenn Sie in einem feuchten Klima leben, kann die Verwendung eines Dehydrators oder Ofens erforderlich sein). Testen Sie die Trockenheit mit den Fingern: Blätter und Blüten sollten zerbröseln und die Stiele leicht zerbrechen. Wurzeln und Früchte müssen in der Mitte völlig trocken sein.

Hier sind vier mögliche Trocknungsverfahren:

Aufhängen: Binden Sie die Kräuter zu kleinen Bündeln und hängen Sie sie kopfüber in einem gut belüfteten, schattigen Raum auf. Damit die Kräuter nicht einstauben, decken Sie sie mit Papiertüten ab, die zur Belüftung an den Seiten mit Löchern versehen sind. Diese Methode eignet sich auch gut für Samenköpfe, da die getrockneten Samen in die Tüten fallen oder geschüttelt werden können.

Trocknungsgestell: Um ein Trocknungsgestell herzustellen, spannen Sie ein Drahtgeflecht, Nylonnetz, Baumwoll- oder Leinentuch über einen hölzernen Bilderrahmen und fixieren Sie es. Alternativ können Sie mehrstufige Trocknungsgestelle für Kräuter kaufen, oder flache Körbe mit guter Luftzirkulation. Breiten Sie die Kräuter einlagig aus und wenden Sie sie nach Bedarf, damit sie gleichmäßig trocknen.

Dörrgerät (Dehydrator): Mit einem Dörrgerät können Sie die Temperatur und Luftzirkulation kontrollieren, was besonders in Gegenden mit hoher Luftfeuchtigkeit nützlich sein kann. Breiten Sie die Kräuter einlagig aus und trocknen Sie sie bei 35 bis 45 °C, dabei regelmäßig kontrollieren.

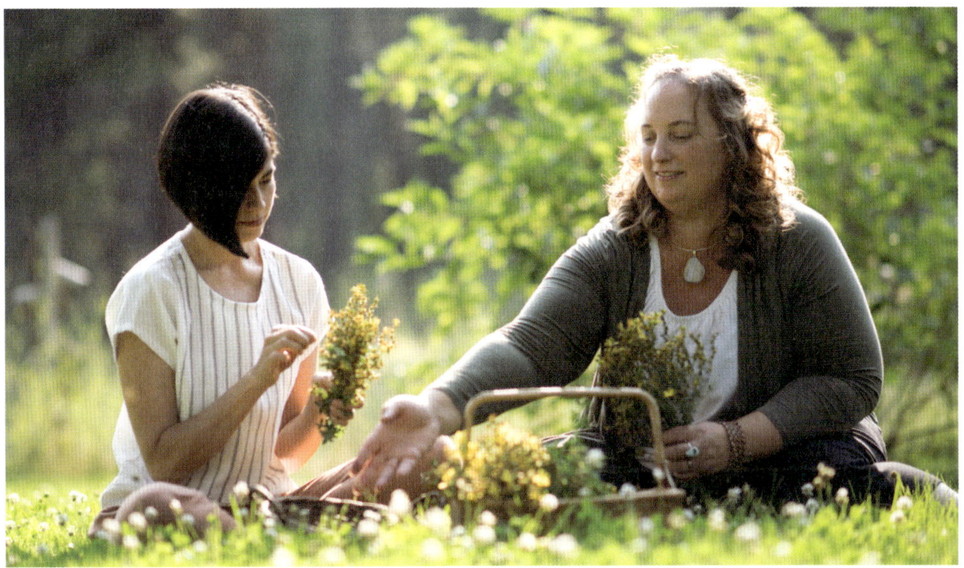

Backofen: Verwenden Sie diese Methode nur, wenn der Ofen sehr niedrig eingestellt werden kann (etwa 40 °C) oder wenn Sie eine Kontrollleuchte haben. Legen Sie ein Backblech mit Backpapier aus und verteilen Sie die Kräuter einlagig darauf. Stellen Sie das Blech bei angelehnter Tür in den Ofen, kontrollieren Sie den Vorgang regelmäßig und wenden Sie die Kräuter nach Bedarf, damit sie gleichmäßig trocknen.

AUSSORTIEREN BZW. ABREBELN VON PFLANZENTEILEN

Beim Aussortieren bzw. Abrebeln von Pflanzenteilen trennen Sie die gewünschten Pflanzenteile von denen, die Sie nicht benötigen. Sie können dies vor oder nach dem Trocknen der Pflanzen tun. Zum Aussortieren getrockneter Blätter, legen Sie sie in eine große Schale oder einen anderen Behälter und reiben Sie die Blätter oder Blüten mit sauberen, trockenen Händen vorsichtig von den Stielen. Ein Drahtgeflecht kann verwendet werden, um die Kräuter zu filtern und in feinere Stücke zu sieben.

LAGERUNG GETROCKNETER PFLANZEN

Wenn Sie Kräuter und Gewürze vor Feuchtigkeit, Licht, Hitze und Luft schützen, behalten sie ihre Wirkung und ihr Aroma. Lagern Sie die getrockneten Pflanzen in luftdichten Behältern wie Glasgefäßen oder Edelstahldosen an einem kühlen, trockenen Ort. Ein Schrank, eine Schublade oder ein Regal ohne direkte Sonneneinstrahlung sind ebenfalls geeignet. Vermeiden Sie die Lagerung über dem Herd oder der Spülmaschine. Beschriften Sie Etiketten mit dem Namen der Pflanze und anderen nützlichen Informationen wie Datum und Ort der Ernte oder des Kaufs.

Beispiel-Etikett:

> *Löwenzahnwurzel*
> *(Taraxacum officinale)*
> Familie: Asteraceae (Korbblütler)
> Fundort: Mamas Hinterhof
> Erntedatum: 2/7/20

Die meisten getrockneten Pflanzen sind ein oder zwei Jahre haltbar, wobei Kräuter im Ganzen länger halten als solche, die zerkleinert oder gemahlen werden. Um die Frische zu beurteilen, benutzen Sie Ihre Sinne: Sehen die Kräuter kräftig aus, riechen und schmecken sie gut? Wenn nicht, werfen Sie sie auf den Kompost oder verwenden Sie sie gegebenenfalls im Bad oder in einer Suppenbrühe.

ERSETZEN VON GETROCKNETEN BZW. FRISCHEN PFLANZEN

Durch das Trocknen von Pflanzen können ihre Aromen verdichtet werden. Wenn ein Rezept frische Pflanzen erfordert, können Sie sie in der Regel durch die Hälfte der Menge an getrockneten Pflanzen ersetzen. Umgekehrt können Sie die in einem Rezept geforderten getrockneten Pflanzen durch die doppelte Menge an frischen Pflanzen ersetzen. Denken Sie daran, dass in kulinarischen Rezepten durch das Ersetzen von Zutaten die beabsichtigte Textur oder Konsistenz beeinflusst werden kann. Beachten Sie auch, dass die Feuchtigkeit in frischen Kräutern die Wahrscheinlichkeit der Fermentierung oder des Verderbens bei Zubereitungen wie z. B. Aufgüssen mit Öl, Honig oder niedrigprozentigem Alkohol erhöhen kann.

PFLANZEN EINFRIEREN

Das Einfrieren ist eine weitere Möglichkeit, Pflanzen zu konservieren. Obwohl sich ihr Aussehen und ihre Textur verändern können, behalten sie ihren Geschmack und eignen sich oft gut für Saft, Tee, Sirup oder gekochte Gerichte. Blattgrün kann blanchiert (kurz in kochendes Wasser getaucht, anschließend in Eiswasser) und eingefroren werden. Kleinere Kräutermengen können fein gehackt, in eine Eiswürfelschale

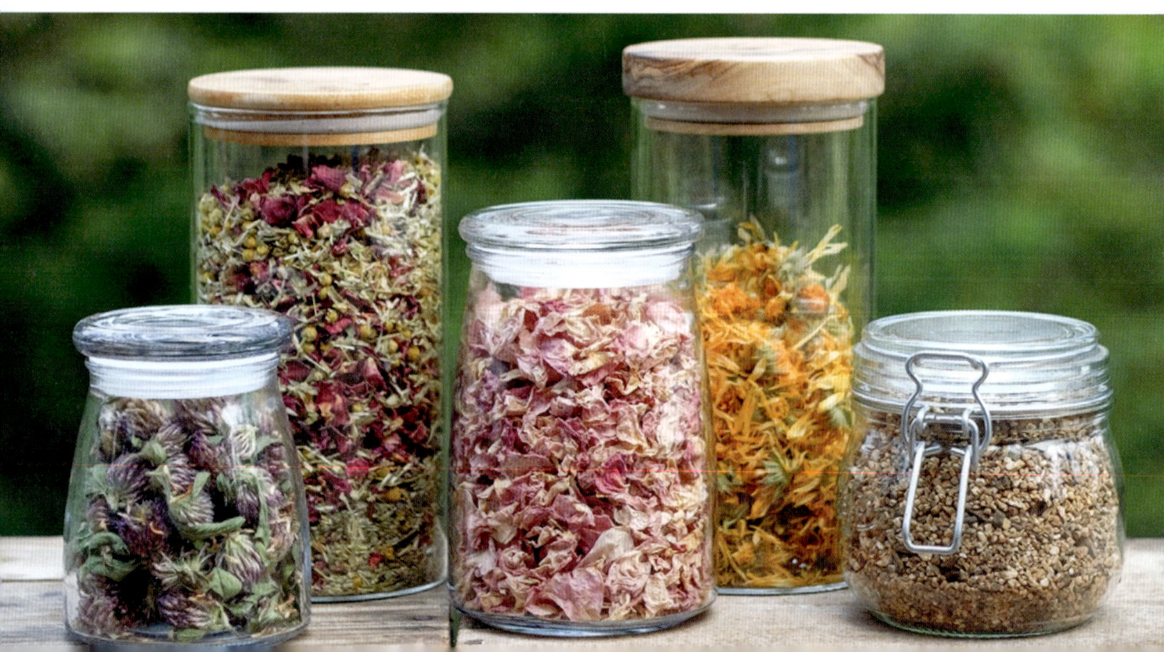

portioniert und vor dem Einfrieren mit etwas Wasser oder Öl aufgefüllt werden. Beeren können einlagig auf flachen Schalen eingefroren und dann in Beutel oder Behälter umgefüllt werden. Denken Sie daran, die tiefgefrorenen Pflanzen, die etwa ein Jahr haltbar sind, zu beschriften und zu datieren.

ABMESSEN

Die Rezepte in diesem Buch verwenden eine Mischung aus standardisierten Volumen- und Gewichtsangaben. Letztere sind am genauesten für Kräuter und Gewürze, die keine einheitliche Größe oder Form haben. Zum Beispiel kann eine getrocknete Klettenwurzel in große Scheiben geschnitten oder fein zerkleinert werden. Das Einfüllen dieser seltsam geformten Stücke in einen Messlöffel oder Messbecher kann zu sehr unterschiedlichen Ergebnissen führen. Wenn für ein Rezept Gewichtsmessungen erforderlich sind, empfehlen wir die Verwendung einer digitalen Waage, die Gramm und Kilogramm misst. Bei kleinen Kräutermengen messen wir normalerweise in Gramm.

ZUBEREITUNG DER PFLANZEN

In diesem Buch gibt es viele verschiedene Rezepte für Speisen, Getränke und pflanzliche Heilmittel. Im Folgenden finden Sie einige der in diesem Buch verwendeten Zubereitungsarten, angefangen von einfachen Extrakten auf Wasserbasis bis hin zu anderen Lösungsmitteln. Wenn Sie die Rezepte umsetzen, werden Sie Erfahrungen mit diesen Lösungsmitteln, den sogenannten Menstrua, sammeln, die jeweils unterschiedliche Eigenschaften und Verwendungsmöglichkeiten bieten. Einige dieser Lösungsmittel dienen nicht nur der Extraktion von Pflanzenbestandteilen, sondern sind auch natürliche Konservierungsmittel. So können Sie die Lebensdauer Ihrer saisonalen Ernte verlängern und Heilmittel anfertigen, die monate- oder sogar jahrelang halten.

Wasser-Extrakte: Wasser kann die meisten Pflanzeninhaltsstoffe mit Ausnahme von Harzen extrahieren. Blätter und andere empfindliche Pflanzenteile werden normalerweise als Aufgüsse zubereitet, indem man kochendes Wasser über frisches oder getrocknetes Pflanzenmaterial gießt. In einigen Fällen wird kaltes Wasser verwendet, um sogenannte Schleimstoffe aus Pflanzen wie Malven zu extrahieren. Wurzeln und andere zähe Pflanzenteile werden in der Regel durch Abkochung vorbehandelt, indem man das Pflanzenmaterial in einem Topf mit Wasser köcheln lässt. Diese verschiedenen Extrakte können als Tees konsumiert, Kräuter- und Dampfbädern zugesetzt und für äußere Waschungen verwendet werden. Sie sollten bald, innerhalb von ein oder zwei Tagen, aufgebraucht werden.

Sirups: Sirups werden durch die Kombination eines Aufgusses oder einer Abkochung mit einem Süßungsmittel wie Honig oder Zucker hergestellt. Dies kann medizinische Wirkung haben (denken Sie an Hustensaft) oder einfach in einem Glas Mineralwasser oder auf Pfannkuchen genossen werden. Lagern Sie Sirups in sauberen, luftdichten Behältern im Kühlschrank. Sirups, die zu gleichen Teilen aus Flüssigkeit und Honig hergestellt werden, können bis zu einem Jahr halten, wohingegen Sirups mit weniger Honig oder Zucker nur eine oder zwei Wochen haltbar sind. Werfen Sie den

Sirup weg, wenn Sie Anzeichen von Schimmel oder Gärung wie Blasenbildung, Trübung oder Schleim feststellen. Für eine längerfristige Lagerung können Sirups eingefroren werden.

Essig: Essig kann Mineralien, Spurenelemente und Alkaloide extrahieren. Er wird auch für die Unterstützung der Verdauung und der Atemwege verwendet. Sie können Kräuteressig mit Honig mischen, um Oxymel herzustellen, oder Früchte hinzufügen, um Shrubs (essiggesäuerte Fruchtsirups) zuzubereiten. Lagern Sie Essigaufgüsse an einem kühlen, dunklen Ort, wie z. B. im Schrank oder Kühlschrank, und verwenden Sie sie innerhalb eines Jahres, um den optimalen Geschmack zu erhalten. Entsorgen Sie den Essig, wenn Sie Anzeichen von Schimmel oder Gärung wie Blasenbildung, Trübung oder Schleim feststellen. Beachten Sie, dass Essig Metall korrodieren lassen kann. Wenn Ihr Glasgefäß einen Metalldeckel hat, legen Sie ein Stück Pergamentpapier zwischen Deckel und Glas.

Alkohol-Extrakte: Alkohol kann die meisten Pflanzenbestandteile mit Ausnahme von Mineralien und Spurenelementen extrahieren. Der Prozentsatz des verwendeten Alkohols hängt von persönlichen Vorlieben, dem Pflanzenmaterial und den Bestandteilen ab, die extrahiert werden sollen. Beispielsweise können viele getrocknete Blätter in 40-prozentigem Alkohol extrahiert werden, während Harze, wie z. B. von Pappelknospen, in 95-prozentigem Alkohol extrahiert werden sollten. Pflanzenextrakte auf Alkoholbasis werden allgemein als Tinkturen bezeichnet. Zu den alkoholischen Extrakten gehören Magenbitter, die mit bitter schmeckenden Kräutern hergestellt werden, Liköre, die gesüßt sind, und Elixiere, die üblicherweise mit Branntwein und Honig produziert werden. Bewahren Sie alle an einem kühlen, dunklen Ort auf. Tinkturen halten sich vier bis sechs Jahre, während Magenbitter, Liköre und Elixiere nach ein oder zwei Jahren an Geschmack verlieren können.

Glyzerin-Extrakte: Glycerin kann Tannine sowie einige Mineralien und Spurenelemente, Alkaloide, Säuren und Schleimstoffe extrahieren. Glycerin-Extrakte, Glycerite genannt, werden häufig von Personen verwendet, die den Alkohol in Tinkturen vermeiden wollen. Glycerite haben jedoch eine kürzere Haltbarkeit, etwa ein bis zwei Jahre. Glycerin kann auch Alkohol-Extrakten zugesetzt werden, um die Tannine von Pflanzenrinden, z. B. von Weiden, zu stabilisieren.

Öle: Öl kann Pflanzenöle und -harze extrahieren. Mit Kräutern angereicherte Öle können als solche verwendet werden oder zur Herstellung von Körperpflege-Produkten wie Salben, Lippenbalsam, Cremes und Seren Anwendung finden. Wenn Sie das Öl zum Einnehmen zubereiten möchten, achten Sie darauf, getrocknete Kräuter aufzugießen. Denn mit frischen Kräutern aufgegossene Öle können Botulismus verursachen. Öle und Produkte auf Ölbasis sind unterschiedlich lange haltbar; entsorgen Sie sie, wenn sie ranzig riechen.

AUSSAGEKRÄFTIG BESCHRIFTEN

Wenn die Monate ins Land ziehen und sich die Regale mit Heilmitteln füllen, vergisst man leicht, was einige der Gläser enthalten. Ersparen Sie sich das Rätselraten und beschriften

Sie alles! Bei den Etiketten kann es sich um ausgefallene individuelle Designs handeln, die Sie zu Hause selber ausdrucken, oder sie nehmen eine einfache Rolle Malerkreppband und einen Permanent-Marker. Fügen Sie Details wie den Pflanzennamen, die Stärke des Präparats, den Zeitpunkt der Herstellung oder den Zeitpunkt des Abseihens hinzu.

Beispiel-Etiketten:

Johanniskraut
(Hypericum perforatum)
Frisches Kraut in Olivenöl
Hergestellt am: 21. 6. 2020
Abseihen: 21.7.2020

Löwenzahnwurzel
(Taraxacum officinale)
1:5 Tinktur in 50 %igem Kornbrand
Hergestellt am: 7. 4. 2020

Zusätzlich zu den Etiketten führen wir gerne ein Journal, um Informationen wie Datum, Herkunft der Zutaten, Änderungen an bestehenden Rezepten und Notizen zu den Kostproben festzuhalten. Kalenderapps oder -bücher können auch dazu verwendet werden, um Termine zu notieren, wann etwas abgeseiht oder ein in Arbeit befindliches Heilmittel überprüft werden muss.

KOMPOSTIEREN VON RESTEN

Bei der Herstellung von pflanzlichen Heilmitteln wie Tees und Tinkturen gehört es oft dazu, dass verwendetes Pflanzenmaterial, der Trester, ausgesiebt wird. Werfen Sie diese Reste nicht in den Abfall, sondern geben Sie ihn durch Kompostierung dem natürlichen Kreislauf zurück. So erhält der Boden Nährstoffe und nützliche Mikroorganismen werden gefördert. Selbst wenn Sie keinen Garten haben, können Sie trotzdem kompostieren. Viele Jahre lang unterhielten Emily und ihre Nachbarn einen Kompostbehälter auf einem kleinen Fleckchen Erde vor ihrem Wohnhaus. Sie verwendeten den Kompost für Topfpflanzen und gaben ihn an Gärtnerfreunde weiter. Gemeinschaftsgärten, Schulen und Kommunalverwaltungen bieten vielleicht ebenfalls Möglichkeiten zur Kompostierung.

SPEISEKAMMER-VORRÄTE

Wir sind der Ansicht, dass es wichtig ist zu wissen, woher unsere Lebensmittel und Medikamente kommen, und zu bedenken, wie ein Inhaltsstoff das Wohlbefinden anderer Menschen, Tiere, Pflanzen, Böden und Gewässer beeinflusst. Wann immer möglich, unterstützen wir gerne unsere lokale Wirtschaft und die Menschen, die Lebensmittel biologisch und nachhaltig produzieren. Allerdings bekommt man nicht immer alle Zutaten, daher nutzen Sie das, was Ihnen zur Verfügung steht. Quellen für den Versandhandel finden Sie im Abschnitt *Bezugsquellen* auf Seite 384.

Alkohol: Wir empfehlen in der Regel die Verwendung von Alkohol mittlerer Qualität; es ist nicht nötig zu übertreiben, aber Sie möchten natürlich, dass es schmeckt. Wir bevorzugen Alkohol in Glasflaschen im Gegensatz zu Plastik wegen der Möglichkeit, dass Geschmacksstoffe oder Chemikalien aus dem Plastik in das Heilmittel übergehen können. Die Stärke einer Spirituose wird in Proof oder in Prozent angegeben. Der Prozentsatz bezeichnet die Hälfte des Proof-Werts. Wenn zum Beispiel eine Spirituose »100 % Proof« hat, entspricht das 50 % Alc./Vol (Volumenprozent Alkohol). Die meisten Wodkas und Schnäpse haben einen Alkoholgehalt von 80 % Proof bzw. 40 % Alc./Vol. Einige Rezepte erfordern eine Spirituose mit höherem Alkoholgehalt, wie z. B. Kornbranntwein, der bis 95 % reichen kann. Hochprozentiger Alkohol kann auch mit destilliertem Wasser auf den gewünschten Prozentsatz verdünnt werden.

Bienenwachs: Halten Sie Ausschau nach Bienenwachs-Pastillen oder reiben Sie größere Bienenwachsblöcke auf einer Käsereibe (wir haben eine speziell für diesen Zweck, da sie schwierig zu reinigen ist). Je kleiner die Bienenwachsstücke sind, desto schneller schmelzen sie bei der Herstellung von Salben und Cremes. Pflanzliche Alternativen zu Bienenwachs sind Candelillawachs und Carnaubawachs; sie haben jedoch unterschiedliche Eigenschaften, sodass Sie bei der Verwendung möglicherweise Mengen und Techniken anpassen müssen.

Trägeröle: Diese Öle werden in Körperpflege-Rezepturen verwendet. In der Regel verwenden wir Olivenöl, das leicht verfügbar und reich an Antioxidantien ist, Aprikosenkernöl, das gut absorbiert wird und ein mildes Aroma hat, und Jojobaöl, das dem Talg der Haut ähnelt und eine lange Haltbarkeit hat. Experimentieren Sie ruhig mit den vielen anderen verfügbaren Ölen.

Speiseöle: Suchen Sie nach traditionell gepressten oder kaltgepressten Ölen, die manuell und ohne den Einsatz von Lösungsmitteln wie das aus Erdöl gewonnene Hexan extrahiert werden. Wir verwenden meistens leckeres, herzschützendes Olivenöl. Seien Sie sich bewusst, dass viele Olivenöle für den Massenmarkt mit Ölen minderer Qualität gepanscht wurden. Der Kauf von einem vertrauenswürdigen Unternehmen oder direkt von einem Olivenbauern ist oft vorzuziehen.

Obst und Gemüse: Frisch geerntetes, saisonales Obst und Gemüse ist oft schmackhafter und nahrhafter als Obst und Gemüse, das von weither per Schiff kommt. Wenn möglich, wählen Sie Produkte aus lokalen Gärten und von Bauernhöfen. Wenn Sie auf den Bauernmärkten Geld sparen möchten,

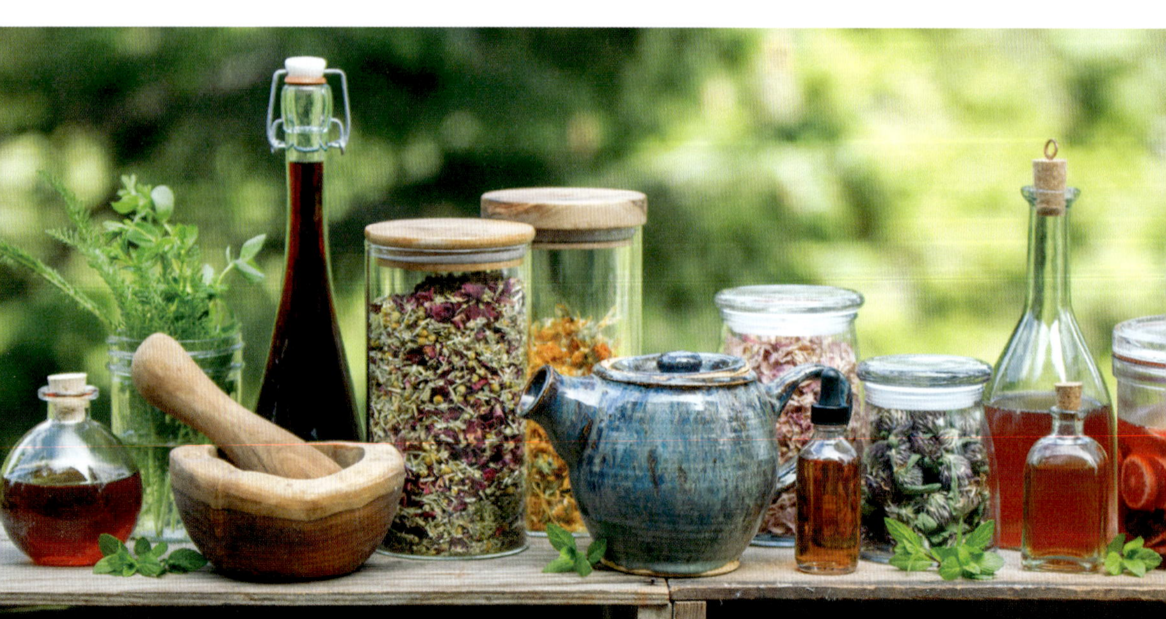

schauen Sie nach gequetschten oder nicht ganz makellosen Produkten (sogenannte »2. Wahl«), die mit einem Preisnachlass verkauft werden.

Glyzerin: Diese klare Flüssigkeit ist oft in Apotheken, Reformhäusern und im Internet zu bekommen. Achten Sie darauf, dass Sie Glyzerin auf pflanzlicher oder Sojabasis verwenden, kein tierisches Glyzerin.

Kräuter und Gewürze: Abgepackte Gewürze aus Lebensmittelgeschäften sind oft abgestanden. Versuchen Sie, an Orten mit hohem Umsatz zu kaufen, oder suchen Sie nach Möglichkeiten, offene Gewürze in Lebensmittelgeschäften und Gewürzläden zu kaufen. Suchen Sie auch nach fair gehandelten Kräutern und Gewürzen, die biologisch angebaut oder nachhaltig wild geerntet wurden.

Honig: Honig für den Massenmarkt ist oft gepanscht oder auf nicht nachhaltige Weise produziert. Wenn möglich, suchen Sie nach lokal hergestelltem, unbehandeltem Honig (und Bienenwachs), um lokale Imker und Bienen zu unterstützen. (Beachten Sie, dass Honig Kindern unter einem Jahr nicht verabreicht werden sollte.). Pflanzliche Alternativen zu Honig sind brauner Reissirup, Ahornsirup und Agavennektar, obwohl diese nicht die gleichen medizinischen oder konservierenden Eigenschaften haben und Sie die Mengen eventuell anpassen müssen.

Ätherisches Lavendelöl (Lavandula angustifolia): Das Öl findet man oft in Reformhäusern und Apotheken. Obwohl Lavendel keine gefährdete Pflanze ist, sind einige Pflanzen, die in ätherischen Ölen verwendet werden, gefährdet, sodass wir es vorziehen, alle ätherischen Öle von ethisch produzierenden Herstellern zu kaufen. Wenn Sie kein ätherisches Lavendelöl haben oder nicht mögen, kann es in den meisten Rezepten weggelassen werden.

Rosmarin-Antioxidant: Es ist oft bei Apotheken und Lieferanten von ätherischen Ölen und Körperpflegemitteln erhältlich, auch unter dem Namen Rosmarin-Antioxidans CO2-Extrakt.

Essig: Kräuterkundler verwenden in der Regel unbehandelten, ungefilterten Apfel- oder Weinessig. Für sichere Konservierung verwenden Sie einen Essig mit einem Säuregehalt von mindestens 5 Prozent (diese Information sollte auf dem Etikett stehen). Destillierter Weißweinessig kann ebenso verwendet werden, neigt aber zu einem sehr herben Geschmack.

Wasser: Tees und andere Zubereitungen werden am besten mit Wasser von guter Qualität zubereitet, z. B. gefiltertem Leitungswasser oder Brunnenwasser (oder Wasser in Flaschen, falls aus Sicherheitsgründen erforderlich). Einige Fermentationsrezepte erfordern Wasser, das frei von Chlor ist, weil dieses die erwünschten Hefen und Bakterien zerstören würde. Verwenden Sie in diesen Fällen gefiltertes Wasser oder Quellwasser oder lassen Sie einen Krug mit chloriertem Leitungswasser 24 Stunden lang offen in der Küche stehen, damit das Chlor ausdünsten kann.

Hamamelis-Destillat: Auch destillierter Hamamelis-Extrakt genannt, ist häufig in Apotheken, Reformhäusern und Drogerien zu finden. Vermeiden Sie die Verwendung eines Alkoholextrakts (Tinktur) aus Hamamelis.

NÜTZLICHE KÜCHENGERÄTE UND -ZUBEHÖR

Die meisten Kräuterrezepte lassen sich mit einfachen Küchenutensilien herstellen. Nachfolgend haben wir ein paar nützliche Gerätschaften aufgeführt, die empfehlenswert sind. Sie finden Sie in Küchenläden, Haushaltswarengeschäften, Secondhand-Läden und online.

Trichter: Diese sind von unschätzbarem Wert, um Flaschen sauber zu befüllen. Wir haben verschiedene Größen, darunter einen kleinen Trichter zum Füllen von Pipettenflaschen, einen für größere Flaschen und einen Trichter mit weiter Öffnung für Gläser.

Schraubläser mit dicht schließenden Deckeln: Gläser sind unentbehrlich für die Aufbewahrung getrockneter Kräuter, für die Herstellung von Heilkräutern und Rezepturen sowie für die Lagerung fertiger Mixturen. Einmachgläser sind besonders robust, und es macht Sinn, eine Auswahl an Halbliter-, Liter- und Zweiliter-Größen vorrätig zu haben. Alte Lebensmittelgläser können wiederverwendet werden, wenn sie keinen anhaltenden Geruch aufweisen (siehe Reinigen und Sterilisieren auf Seite 75). Beachten Sie, dass Essig Metall korrodieren lassen kann, daher sind für Essigaufgüsse Drahtbügelgläser mit Glasdeckel praktisch.

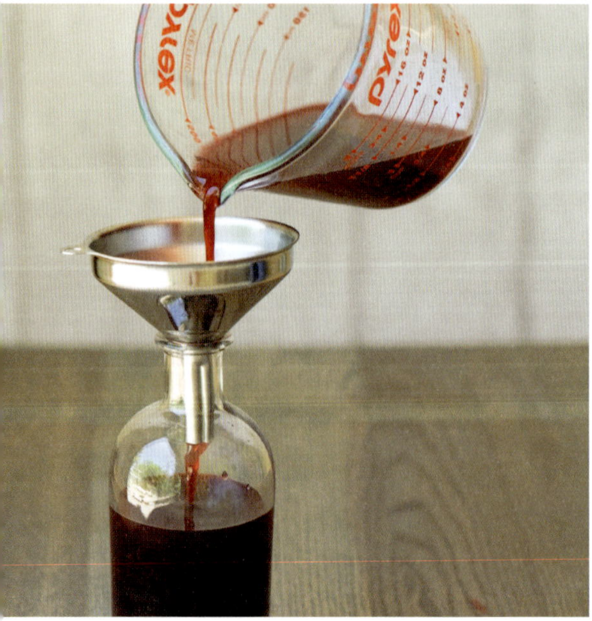

Glasflaschen: Kleine Pipettenflaschen eignen sich hervorragend zur Aufbewahrung und Abgabe von Tinkturen, Magenbitter und angereicherten Ölen. Für die Aufbewahrung von Sirup, Likören, Essig und anderen Flüssigkeiten eignen sich unterschiedliche Flaschen mit dicht schließenden Deckeln oder Korken.

Küchengeräte: Mehrere Rezepte erfordern eine Küchenmaschine oder einen Standmixer. In einigen Fällen kann man mit Mörser und Stößel, Küchenmesser oder Schneebesen improvisieren, aber eine Küchenmaschine oder ein Standmixer erleichtern die Arbeit enorm.

Messwerkzeuge: Eine digitale Küchenwaage hilft beim genauen Abwiegen von Kräutern und Gewürzen, die keine einheitliche Form haben. Suchen Sie nach einer Waage, die Gramm (g) und Kilogramm (kg) misst. Außerdem benötigen Sie einen Satz Messlöffel sowie Messbecher für Flüssigkeiten und Feststoffe.

Töpfe und Pfannen: Ein kleiner, ein mittelgroßer und ein größerer Kochtopf reichen für die meisten Rezepte. Verwenden Sie Töpfe aus Edelstahl, Emaille oder Glas und vermeiden Sie Aluminium oder andere reaktive Metalle. Für einige Rezepte braucht man ein Wasserbad. Wir arbeiten gerne mit universellen Wasserbad-Einsätzen, die auf jeden Topf passen und einen Ausgießer haben. Eine Rührschüssel aus Edelstahl, die über einen Topf mit kochendem Wasser gestellt wird, funktioniert ebenfalls gut.

Gewürzmühlen: Eine preiswerte Kaffeemühle eignet sich gut zum Mahlen ganzer Gewürze (nehmen Sie sie ausschließlich für Kräuter und Gewürze, damit Ihr Kaffee nicht danach schmeckt und umgekehrt). Mörser und Stößel oder ein Suribachi (japanische Reibschale) kann verwendet werden, um kleine Kräuter- oder Gewürzmengen zu mahlen.

Passiergeräte: Zum Abseihen von Kräutern aus Flüssigkeiten sind feinmaschige Siebe unerlässlich. Achten Sie auf Edelstahlsiebe mit sehr feinem Siebgewebe. Wir haben mehrere Siebe, darunter ein kleines für Tees und ein größeres, das auf eine Schüssel passt. Seihtücher und Beutel zum Passieren von Nussmilch und Geleesaft sind nützlich zum Abseihen und Auspressen von Flüssigkeit aus Pflanzenmaterial. Auch ein Keimglasdeckel ist praktisch, um Flüssigkeiten aus Einmachgläsern abzuseihen.

REINIGEN UND STERILISIEREN

Bei der Herstellung von pflanzlichen Heilmitteln und Rezepten sind saubere Hände, Werkzeuge und Behälter unerlässlich. Gläser und Flaschen sollten gründlich mit heißem Wasser und Spülmittel gewaschen und gut ausgespült werden.

Falls gewünscht, können Sie Behälter sterilisieren, um unerwünschte Mikroorganismen zu verhindern und Gerüche vom vorherigen Inhalt zu entfernen. Um ein Glasgefäß oder eine Flasche zu sterilisieren, stellen Sie die Gefäße in einen hohen Topf und bedecken sie mit Wasser. Lassen Sie das Wasser sprudeln aufkochen und 15 Minuten weiterkochen. Schalten Sie den Herd aus und nehmen Sie die Behälter mit einer Zange oder einem Glasheber heraus. Schütten Sie überschüssiges Wasser aus, bevor Sie sie füllen.

Journal
REFLEKTION

Auf die Umsetzung welcher Rezepte und pflanzlichen Arzneimittel haben Sie am meisten Lust? Abendessen? Tinkturen? Körperpflegeprodukte?

Welche Gerätschaften oder Hilfsmittel haben Sie bereits? Brauchen Sie noch etwas, um anfangen zu können?

Welche Schwierigkeiten erwarten Sie bei der Verarbeitung oder Zubereitung von Pflanzen? Was können Sie tun, um sie zu beheben?

WAS IST IHRE COMMUNITY-GESCHICHTE?

Mit Freunden und Familie in der eigenen Kräuterküche zusammenzukommen, ist eine gute Möglichkeit, die eigene Liebe zu Pflanzen zu teilen und mit anderen neue Erfahrungen zu sammeln. Das kann ganz unterschiedliche Formen annehmen! Wie wäre es zum Beispiel mit:

- einer Kräutertee-Party
- einem monatlichen gemeinsamen Essen, bei dem jeder ein Gericht aus heimischen Pflanzen mitbringt
- ein jährliches Fest zur Feier der Jahreszeit

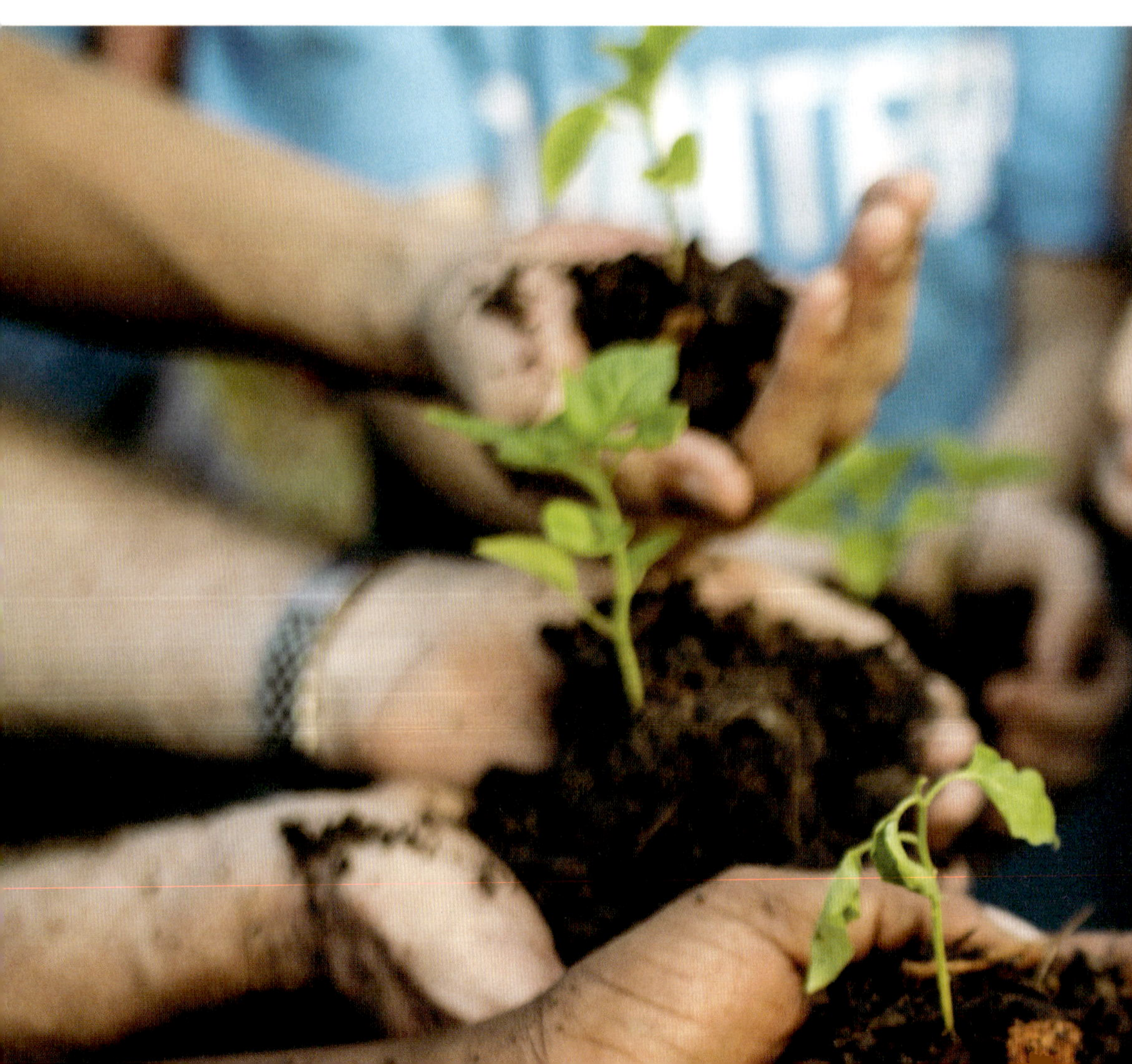

- eine Tauschaktion von Kräuterheilmitteln (tauschen Sie z. B. Ihren Holunderblütensirup gegen den Löwenzahntee eines Freundes)
- dem Austausch von Fertigkeiten bei der Herstellung von Pflanzenmedikamenten
- einer gemeinschaftlichen Veranstaltung zur Herstellung von Medikamenten
- einem Aktionstag zur gemeinsamen Gartenarbeit

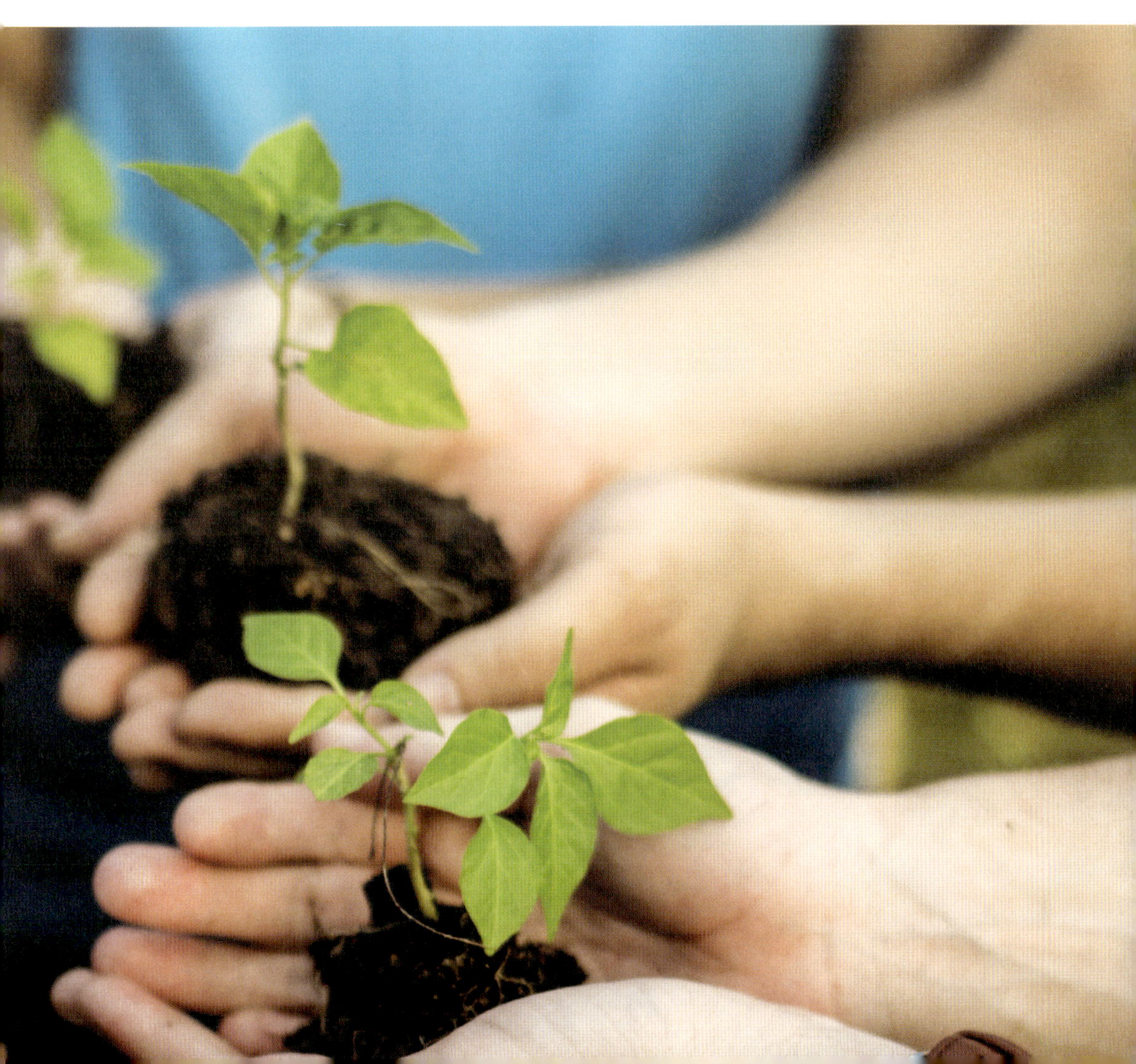

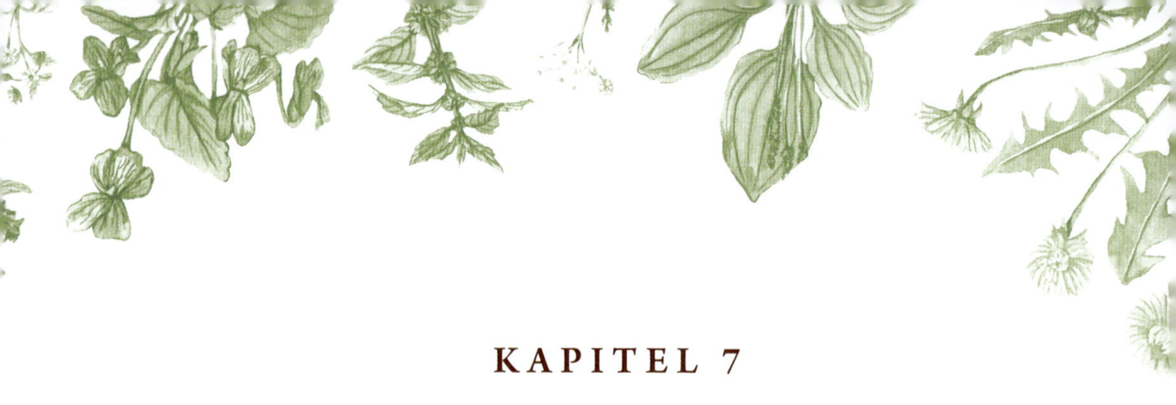

KAPITEL 7

VON DER FREUDE, WIEDER IM EINKLANG MIT DEN JAHRESZEITEN ZU LEBEN

Von allen Naturphänomenen ist keines so spektakulär oder so subtil wie das der wechselnden Jahreszeiten.

— Bernd Heinrich

Unser geschäftiges modernes Leben macht es leicht, losgelöst von den Jahreszeiten zu leben. Die Klimaanlage im Gebäude bedeutet, dass wir das Wetter draußen mit einem Knopfdruck ignorieren können. Das Angebot von Supermärkten macht es möglich, dass wir im Winter Tomaten essen können (auch wenn sie wie aufgeweichter Karton schmecken). Wecker holen uns das ganze Jahr über zur gleichen Zeit aus dem Schlaf, egal wie hell oder dunkel der Himmel ist. Diese Loslösung beginnt manchmal schon in jungen Jahren. Viele von uns haben in der Schule etwas über die Jahreszeiten gelernt, aber selten etwas über die Welt um sie herum.

Rosalee erinnert sich daran, wie ihre Grundschullehrerin das Klassenzimmer im Dezember mit Elementen zum Thema Schnee dekorierte – obwohl sie in der Wüste im Südwesten der USA lebte, wo es keinen Schnee gibt. Ein von jahreszeitlichen Rhythmen losgelöstes Leben kann frustrierend oder einfach nervtötend langweilig sein.

Das Eintauchen in die Rhythmen der Natur bietet einfache, aber tiefgreifende Erlebnisse, wie die Freude am zarten Grün des Frühlings oder das Wahrnehmen der ersten Anzeichen des Herbstes, die Verfolgung der Sonne von der Morgen- bis zur Abenddämmerung oder die Beobachtung des Zyklus des zu- und abnehmenden Mondes. Die Jahreszeiten bringen einen Ablauf neuer Einsichten, wenn sich Blüten und Blätter entfalten, Bestäuber zu Besuch kommen, Früchte reifen, und dann alles wieder abstirbt, um den Wachstumszyklus von Neuem beginnen zu lassen.

Die Pflanzen in den folgenden, nach Jahreszeiten gegliederten Kapiteln sind nach dem allgemeinen Rhyhtmus des Pflanzenwachstums in gemäßigten Klimazonen angeordnet. Für einige Leser wird diese Reihenfolge perfekt passen, für andere vielleicht gar nicht. Die Erntezeit kann bei vielen Pflanzen auch mehr als eine Jahreszeit umfassen. Obwohl die Himmelsbahnen den offiziellen Beginn und das Ende einer Jahreszeit bestimmen, variiert die tatsächlich gelebte Erfahrung von Ort zu Ort. Pflanzen, denen eine Person im März begegnet, können an einer anderen Stelle erst im Juli auftauchen. Anstatt bestimmte Monate mit jeder Jahreszeit gleichzusetzen, schauen Sie nach den Tageslicht- und Wetterverhältnissen sowie dem Status des Pflanzenwachstums an Ihrem Wohnort.

Es ist nicht ungewöhnlich, dass Menschen, die sich noch nicht lange mit dem Sammeln von Wildfrüchten und der Nahrungssuche in der Natur befassen, nach einem fertigen Erntekalender suchen, damit sie wissen, wann sie die jeweiligen Pflanzen sammeln können. So etwas gibt es nicht! Pflanzen haben nicht nur je nach Standort sehr unterschiedliche Jahreszeiten, sondern ihre Wachstumsperioden können sich auch als Reaktion auf den Klimawandel verschieben. Die folgenden Seiten enthalten Hinweise und Übungen, die Ihnen helfen sollen, *Ihre* regionalen Jahreszeiten und Pflanzen kennenzulernen. Denken Sie daran, dass Sie die Übungen nicht alle auf einmal absolvieren müssen. Im Verlauf der jeweiligen Jahreszeit können Sie, falls Sie Veränderungen bei sich selbst und der Welt um Sie herum feststellen, die Fragen erneut aufgreifen.

Journal
REFLEXION

Welche jahreszeitlichen Muster gibt es dort, wo Sie leben? Auf welche Weise leben Sie mit den Jahreszeiten? Inwiefern ist es eine Herausforderung? Haben Sie eine bevorzugte oder weniger bevorzugte Jahreszeit? Womit hängt es zusammen?

Hier sind Emilys Gedanken zu diesem Thema: *Ich bin im feuchten, subtropischen Klima von San Antonio, Texas, aufgewachsen und lebe jetzt im mediterranen Klima von Los Angeles, sodass meine Erfahrungen mit den Jahreszeiten und dem jeweiligen Pflanzenrhythmus selten mit den gängigen vier Jahreszeiten übereinstimmen. In L.A. haben wir typischerweise heiße, trockene Sommer und gemäßigte, feuchte Winter. Die Winterregen wecken das Wachstum der klassischen »Frühlingspflanzen«, sodass die Hügel meiner Heimat vom Grün der Vogelmiere, der Malve und des Senfs überflutet sind, während in vielen Teilen des Landes noch Schnee liegt. Nach einem arbeitsreichen Winter und Frühling, in dem ich mit dem Sammeln von Pflanzen beschäftigt war, mache ich oft von der Mitte des Sommers bis in den Herbst etwas langsamer. Dann sind die einjährigen Pflanzen verblüht und das Land ist trocken und staubig.*

Erschwerend kommt hinzu, dass wir viele Mikroklimata haben und die Bedingungen von Jahr zu Jahr und von einem Stadtteil zum anderen schwanken können. Außerdem haben wir mit dem globalen Klimawandel zu kämpfen. In manchen Jahren sammle ich Holunderblüten im Januar, in anderen Jahren im Mai. All dies hat mich dazu gebracht, meine Sinne ständig zu aktivieren und die Welt so wahrzunehmen, wie sie sich entfaltet, und nicht an vorgefertigten Erwartungen festzuhalten. Anstatt mich auf den Kalender von jemand anderem zu verlassen, bin ich zu einer aktiven Beobachterin und Mitwirkenden an dem Ort geworden, an dem ich lebe.

Es ist in Ordnung, nicht auf alles eine Antwort zu haben! Ihre Neugierde ist das, was zählt.

Sich auf diese natürlichen Rhythmen einzustimmen, verwurzelt Ihre alltäglichen Erfahrungen und gibt Ihnen unendliche Möglichkeit des Staunens. Die Natur ist in ständiger Bewegung und lehrt uns, die Vergänglichkeit des Lebens und damit die Freude am Leben im Hier und Jetzt zu erkennen. Wenn man sich Zeit nimmt, um die Gaben jeder Jahreszeit zu würdigen, werden unsere Herzen von Dankbarkeit erfüllt und unser Leben erhält einen Sinn. Wir erleben dies jedes Mal, wenn wir einen beeindruckenden Sonnenuntergang erleben, die Anmut des fallenden Schnees wahrnehmen oder dem Trillern unseres Lieblingsvogels lauschen.

SINNESÜBUNGEN AN IHREM »SITZPLATZ«

Der regelmäßige Besuch Ihres Sitzplatzes (siehe Seite 16) ist eine der wirkungsvollsten Möglichkeiten, sich auf die natürlichen Rhythmen in Ihrer Umgebung einzustimmen. Versuchen Sie, mindestens einmal pro Woche hinzugehen und diese Übung durchzuführen. Wenn Sie sich mit der Anleitung vertraut gemacht haben, werden Sie in der Lage sein, die Übung durchzuführen, ohne sich auf den Text zu konzentrieren. Dadurch können Sie sich intensiver auf Ihre Sinne einlassen. Jeder von uns hat einzigartige sensorische Fähigkeiten und Empfindungen. Während Sie sich also durch diese Übung bewegen, können Sie eine Praxis entwickeln, die sich für Sie richtig anfühlt.

- Atmen Sie zu Beginn fünfmal langsam und tief ein und aus und achten Sie dabei auf den Atem, der in Ihre Lungen ein- und ausströmt. Schließen Sie Ihre Augen, wenn Sie sich dabei wohl und sicher fühlen.
- *Riechen*: Richten Sie Ihre Aufmerksamkeit auf Ihren Geruchssinn. Welche Gerüche nehmen Sie wahr?
- *Schmecken*: Unser Geruchs- und Geschmackssinn sind eng miteinander verbunden. Während Sie durch die Nase atmen, was schmecken Sie? Experimentieren Sie, indem Sie durch den Mund atmen und Geschmäcker und Gerüche in der Luft wahrnehmen.
- *Fühlen*: Konzentrieren Sie sich nun auf Ihre Haut. Spüren Sie Sonnenschein, Wind, Feuchtigkeit, Wärme oder Kälte auf Ihrem Gesicht, Ihren Armen und anderen Teilen Ihres Körpers?
- *Hören*: Hören Sie in die Sie umgebende Welt hinein und geben Sie sich etwas Zeit, damit sich die Vielfalt der Klänge entfalten kann. Was hören Sie? Ist jedes Geräusch laut, leise, nah, fern, aus einer bestimmten Richtung?
- *Sehen*: Öffnen Sie nun Ihre Augen, falls Sie sie geschlossen hatten. Welche Formen, Farben und Bewegungen sehen Sie?
- *Berühren (von Oberflächen)*: Strecken Sie die Hand aus und berühren Sie etwas in Ihrer Nähe: Fühlen Sie die Textur eines Felsens, die Rinde eines Baumes oder das Blütenblatt einer Blume (vermeiden Sie dabei natürlich giftige Pflanzen!).

Genießen Sie mit wachen Sinnen Ihre Gegenwart in dieser speziellen Umgebung. Sie können so lange auf diese Weise verweilen, wie Sie möchten.

Journal

NOTIZEN ZU IHREN SINNESÜBUNGEN

Nachdem Sie die Sinnesübungen an Ihrem Sitzplatz durchgeführt haben, halten Sie Ihre Beobachtungen und Überlegungen in Ihrem Journal fest. Sie könnten z. B. notieren oder kurz beschreiben:

- Datum, Uhrzeit, Wetter
- Sinneswahrnehmungen, einschließlich Geruch, Geschmack, Berührung, Klang, Ansicht
- Pflanzen, Pilze, Tiere und wie sie miteinander interagieren
- Lebenszyklusphasen von Pflanzen (z. B. Blattknospen, Blätter, Blüten, Samen)
- Geologie, Bodenbeschaffenheit und Hanglage
- Umweltbeeinträchtigungen (z. B. Brände, Stürme, Kahlschlag)
- Muster oder Zusammenhäne, die Ihnen auffallen
- Fragen oder Dinge, die Sie neugierig gemacht haben
- Reflexionen über Ihre Erfahrungen und Gefühle

DEFINITION VON VORHABEN FÜR DIE JEWEILIGE JAHRESZEIT

Überlegen Sie zu Beginn jeder Jahreszeit, wie Sie die Ideale des Wildsammelns (und Ihre eigenen Ideale) in die Praxis umsetzen möchten. Vielleicht haben Sie Lust, sich nur ein Ziel oder gleich zehn vorzunehmen. Hier sind einige Ideen, die Ihnen den Einstieg erleichtern sollen.

In dieser Jahreszeit möchte ich …

- *meinen Sitzplatz aufsuchen:* Sonntagnachmittags
- *mein Wohnumfeld kennenlernen:* Vögel vor meinem Fenster beobachten
- *Dankbarkeit üben:* mich bedanken, wenn ich Vogelmiere pflücke
- *den Pflanzen etwas zurückgeben:* den Park in meiner Nachbarschaft säubern
- *mehr über eine spezielle Pflanze erfahren:* Vogelmiere
- *Nahrungsmittel oder Heilmittel herstellen:* Vogelmierensalbe

- *Für mich sorgen*: jeden Tag mit einer Tasse Kräutertee beginnen
- *Für die Erde sorgen:* ein Hotel für einheimische Bienen bauen
- *Gemeinschaft pflegen:* der Geschichte eines älteren Menschen mit Lebenserfahrung zuhören
- *meine Liebe zur Natur teilen*: Freunde zum Essen mit saisonalen Zutaten einladen

JAHRESZEITLICHE BEOBACHTUNGEN MACHEN

Konzentrieren Sie sich zu jeder Jahreszeit auf die Welt innerhalb und außerhalb Ihres Körpers. Dies wird Ihnen helfen, sich mit der Pflanzenwelt zu beschäftigen und sich auf die Nahrungsmittel, pflanzlichen Heilmittel und Aktivitäten einzustimmen, die Ihnen am meisten wohl tun und Sie unterstutzen.

Der Blick nach außen . . .

- Wie würden Sie die Temperatur und Feuchtigkeit beschreiben?
- Wann ist Sonnenaufgang, wann Sonnenuntergang? Wann ist Vollmond, wann Neumond?
- Welche Pflanzen, Pilze und Tiere bemerken Sie?
- Welche Lebensmittel haben vor Ort Saison?
- Erregen irgendwelche Farben Ihre Aufmerksamkeit? Vielleicht bemerken Sie die Farben des Himmels, der Insekten und Pflanzen.

Der Blick nach innen . . .

- Wie würden Sie Ihr Energielevel und Ihr Bewegungsmuster beschreiben?
- Haben Sie Verlangen nach bestimmten Nahrungsmitteln oder Getränken?
- Was sind Ihre körperlichen Freuden und gesundheitlichen Herausforderungen?
- Wodurch fühlen Sie sich am lebendigsten?
- Wie können Sie Ihre Gesundheit und Ihr Wohlbefinden in dieser Jahreszeit am besten fördern?

GEDANKEN ÜBER DIE JAHRESZEIT

Während die einzelne Jahreszeit ausklingt und in die nächste übergeht, nehmen Sie sich etwas Zeit zum Nachdenken. Die jährlichen Aufzeichnungen Ihrer Beobachtungen können eine wirkungsvolle Methode sein, sich der jahreszeitlichen Rhythmen bewusst zu werden.

- Welche Pflanzen und Tiere haben Sie beobachtet?

- Welche Pflanzen haben Sie identifiziert, geerntet und daraus Nahrung und Heilmittel hergestellt?
- Welche jahreszeitlichen Aktivitäten oder Traditionen haben Sie genossen?
- Welcher Anblick, welche Gerüche, Farben, Geschmäcker, Texturen und Geräusche haben Ihre Aufmerksamkeit erregt?
- Wie haben Sie Selbstfürsorge praktiziert?
- Wie haben Sie sich um die Welt um Sie herum gekümmert?
- Woran haben Sie sich erfreut? Was hat Ihnen Schwierigkeiten bereitet?
- Wofür waren Sie in dieser Jahreszeit dankbar?
- Worauf freuen Sie sich nächstes Jahr um diese Zeit?

PFLANZEN KENNENLERNEN

In jedem der folgenden Kapitel erhalten Sie Informationen über die Nutzungsmöglichkeiten einer Pflanze, wie man sie identifiziert und mit ihr arbeiten kann. Aber das ist nur eine Einführung. Wenn Sie die einzelne Pflanze persönlich kennenlernen, wird sich Ihre Beziehung zu ihr vertiefen. Sie werden mehr darüber erfahren, was die Pflanze Ihnen bietet und wie Sie helfen können, die Pflanze und ihr Ökosystem zu pflegen.

Zeichnen Sie in Ihr Journal eine einfache Skizze von jeder Pflanze, unter Berücksichtigung der folgenden Fragen:

- Wächst diese Pflanze in Ihrer Nähe? Was fällt Ihnen an dem bevorzugten Standort der Pflanze auf? Welche ökologischen Zusammenhänge beobachten Sie?
- Wo sonst könnten Sie diese Pflanze finden (z. B. im botanischen Garten, im Lebensmittelgeschäft)?
- Ist es angemessen, diese Pflanze in der Natur zu ernten, wo Sie leben? Warum oder warum nicht?
- Wie würden Sie ihre Formen, Farben, Texturen und ihren Duft beschreiben? Assoziieren Sie irgendwelche Geräusche mit der Pflanze?
- Wie schmeckt sie? Fühlt sie sich heiß, kalt, feucht oder trocken an?
- Welche Vorteile bietet Ihnen diese Pflanze?
- Auf welche Weise können Sie dieser Pflanze etwas zurückgeben?
- Welche Nahrungs- oder Heilmittel möchten Sie aus dieser Pflanze herstellen? Mit wem würden Sie sie gerne teilen?
- Wer könnte Ihnen mehr über diese Pflanze oder ihren Lebensraum beibringen?

Sie können ein leeres Notizbuch benutzen, um Ihre Antworten auf die Fragen in diesem Kapitel zu dokumentieren. Um es einfacher zu machen, haben wir auch ein Heilfpflanzenjournal (auf Englisch) erstellt, das Sie unter wildremediesbook.com/resources herunterladen können.

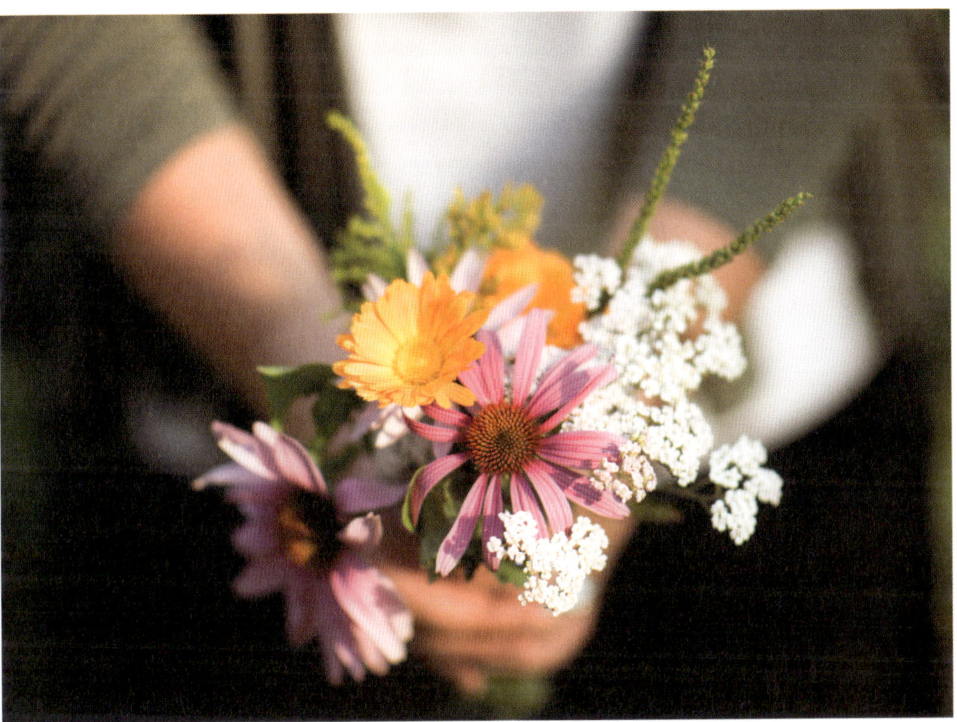

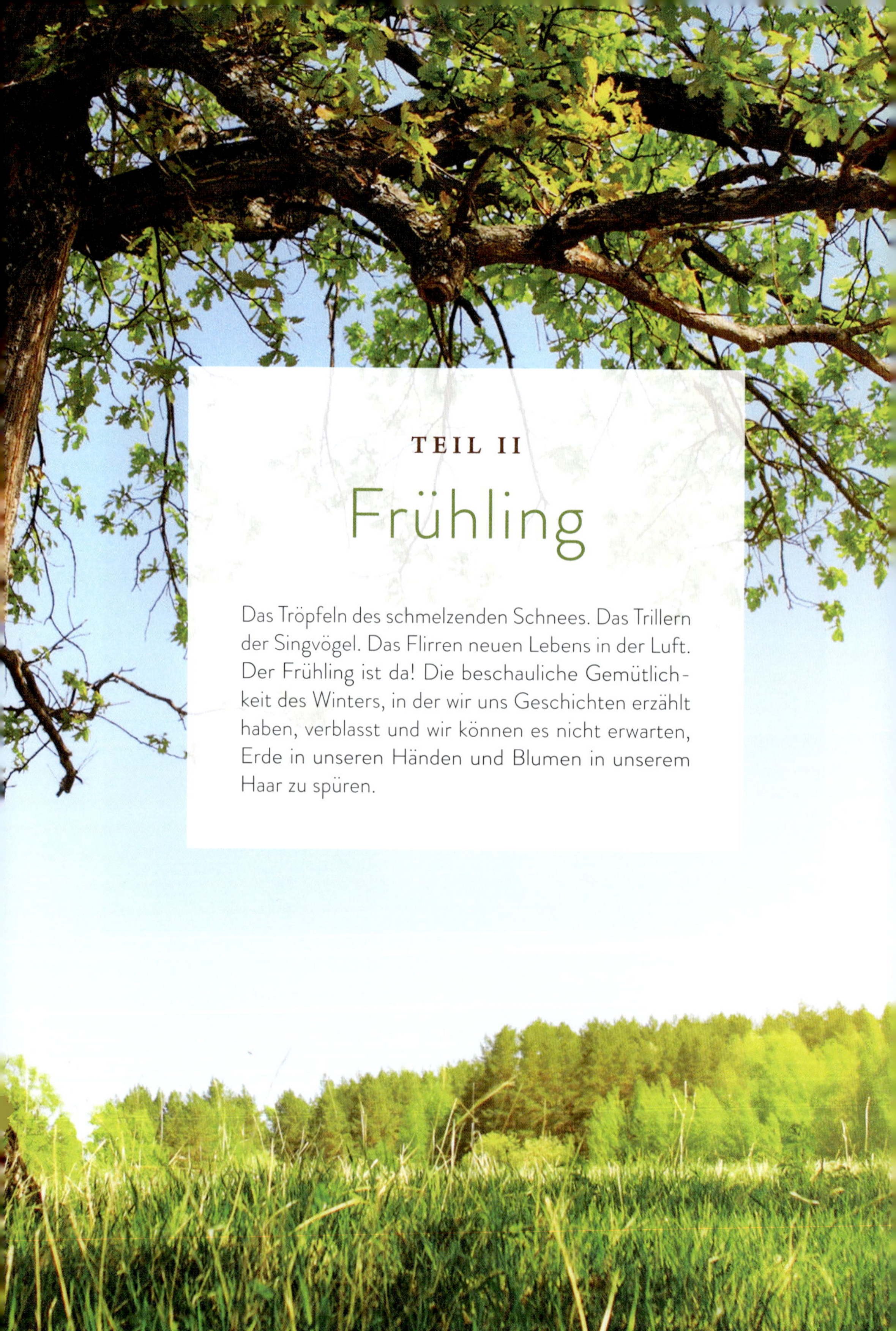

TEIL II

Frühling

Das Tröpfeln des schmelzenden Schnees. Das Trillern der Singvögel. Das Flirren neuen Lebens in der Luft. Der Frühling ist da! Die beschauliche Gemütlichkeit des Winters, in der wir uns Geschichten erzählt haben, verblasst und wir können es nicht erwarten, Erde in unseren Händen und Blumen in unserem Haar zu spüren.

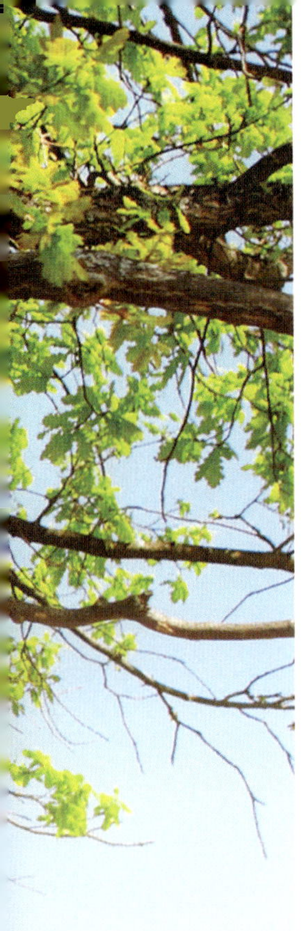

Nun werden Pläne gemacht: Welche Pflanzen werden Sie dieses Jahr anpflanzen? Was wird Ihre Körbe füllen? Auf welche Weise werden Sie der Natur etwas zurückgeben?

Der Beginn des Frühlings kann die Geduld des Pflanzenliebhabers auf die Probe stellen, denn er wartet sehnsüchtig auf die Rückkehr seiner grünen Freunde. Langsam entfalten sich die Blätter, die Knospen der Bäume öffnen sich, während Kätzchen dem grünen Laubwerk weichen. Das erneute Erwachen des Frühlings entwickelt sich allmählich, eins ums andere. Bald jedoch ist es schwierig, jede einzelne Veränderung zu verfolgen. Vogelmiere! Löwenzahn! Kirschblüten! Regenwürmer durchwühlen den Boden unter Ihren Füßen. Insektenflügel flattern im funkelnden Licht.

Der Frühling lehrt uns, wie man langsam aus einem langen Schlummer erwacht. Es ist ein sanftes Hin und Her. An einem Morgen ernten Sie bei Sonnenschein Veilchen, am nächsten Morgen ziehen Sie sich in die Wohnung zurück, um dem eisigen Regen zu entgehen. Doch während die Temperatur steigt und fällt, wenn der Regen kommt und geht, scheint die Sonne jeden Tag ein bisschen länger am Himmel. Frisches Frühlingsgemüse füllt Ihren Teller, und sein leicht bitterer Geschmack regt den Stoffwechsel an.

Während die Gärten aufs Neue erblühen, können auch wir unsere innere und äußere Welt beleben. Der Frühjahrsputz gibt uns die Gelegenheit, den Inhalt unseres Apothekenschrankes zu überprüfen. Welche Kräuter und Heilmittel haben Sie verwendet? Was hat nur Staub angesetzt? Wie können Sie die Erträge des letzten Jahres aufbrauchen, um Platz für die diesjährige Ernte zu schaffen? Nehmen Sie sich Zeit, um dem Froschkonzert zuzuhören und seien Sie dankbar für alles neue Leben.

Aktivitäten im Frühjahr

- Die feuchte Erde riechen
- Salat aus zartem Grün essen
- Eine Vereinbarung mit der Natur treffen
- Den Vögeln beim Singen zuhören
- Nach neuen Pflanzenknospen und Trieben suchen
- Im Regen spielen
- Die Werkzeuge für das Sammeln von Wildpflanzen reinigen
- Ein Blatt zeichnen, wie es sich entfaltet
- Freunde zum Brunch einladen
- Ein Journal führen (siehe Kapitel 7)

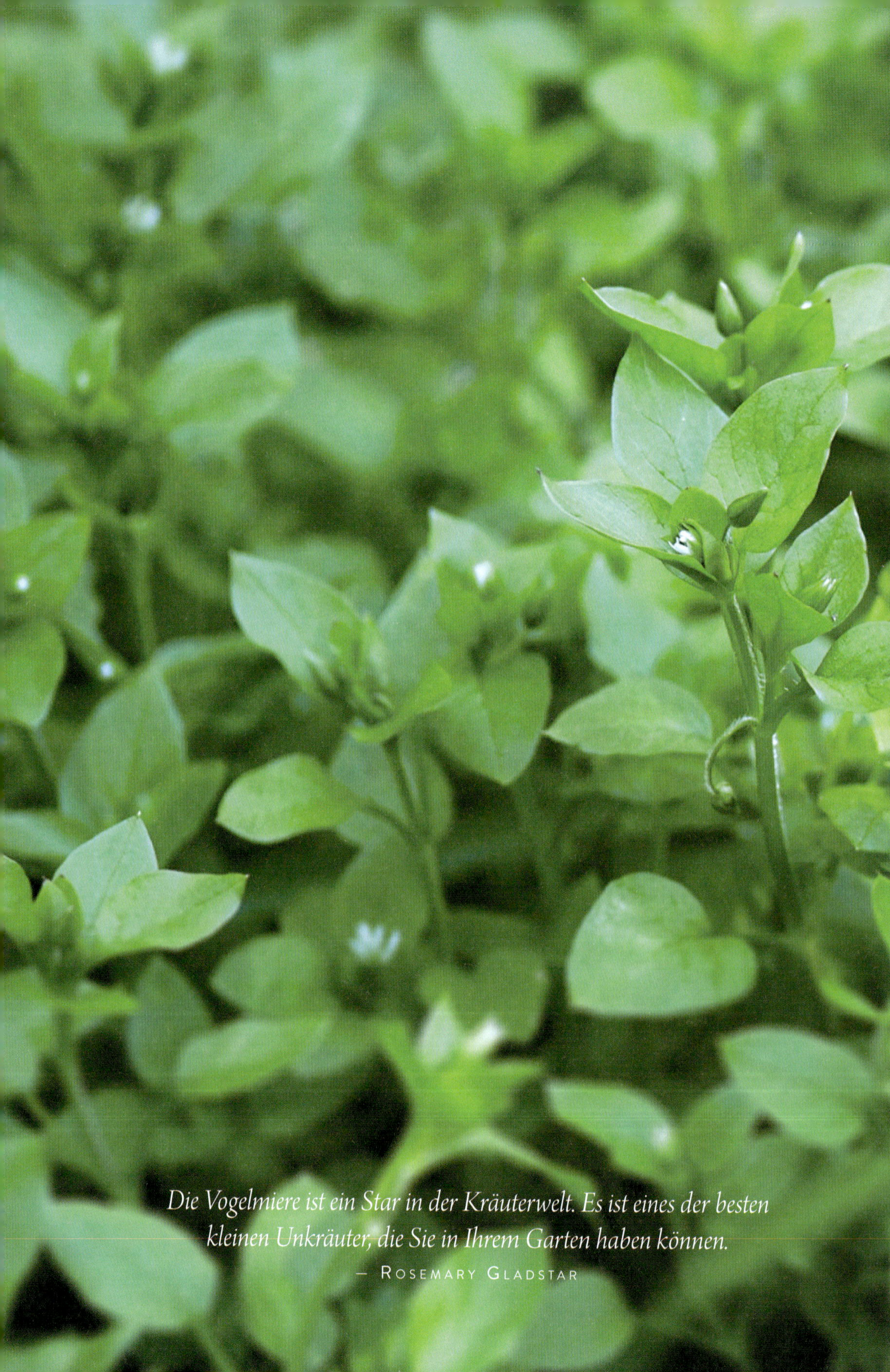
Die Vogelmiere ist ein Star in der Kräuterwelt. Es ist eines der besten kleinen Unkräuter, die Sie in Ihrem Garten haben können.
– Rosemary Gladstar

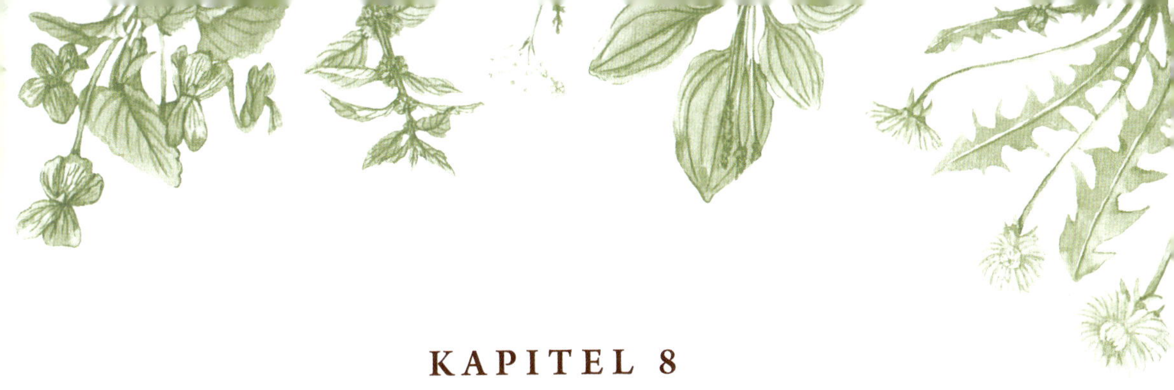

KAPITEL 8

VOGELMIERE

Ein Flecken voller Vogelmiere, ob im Garten, auf einem sonnigen Waldstück oder einem brachliegenden Feld, ist ein wunderbarer Schatz, denn die Pflanze ist ein leckeres Nahrungs- und ein hervorragendes Heilmittel. Die Vogelmiere schmeckt am besten frisch. Man kann täglich einen Strauß davon essen oder sie als Nahrungsmittel oder Medizin konservieren. Dieser sternförmige Genuss verwelkt bei wärmeren Temperaturen und hellen, sonnigen Tagen.

Botanischer Name: *Stellaria media*
Pflanzenfamilie: Caryophyllaceae (Nelkengewächs)
Verwendete Teile: oberirdisch (Blätter, Stängel, Blüten)
Energetik: kühlend, befeuchtend
Geschmack: salzig
Eigenschaften: blutreinigend, beruhigend, harntreibend, schleimlösend, fiebersenkend, entzündungsmodulierend, lymphagog, nährstoffreich, wundheilend
Verwendung: trockener Husten, Nahrungsmittel, Infekte, Entzündungen, Nährstoffmangel, Hautausschläge, geschwollene Lymphdrüsen oder stagnierende Lymphe
Zubereitungen: Creme, Speisen, Öl, Salbe, Pflanzensaft, Tinktur, Essig

Die aus Europa stammende Vogelmiere ist heute eines der am weitesten verbreiteten Unkräuter der Welt. Sie produziert Tausende von Samen, und eine einzige Pflanze kann sowohl Samenköpfe als auch blühende Blüten tragen. Sie wird manchmal als Deckfrucht verwendet und ist eine Lieblingsnahrung von Hühnern, daher die englische Bezeichnung »chickweed«.

MEDIZINISCHE EIGENSCHAFTEN UND ENERGETIK

Vogelmiere ist ein kühlendes und befeuchtendes Kraut für heiße Situationen. Es kann gereizte Augen, trockenen Husten und ein entzündetes Lymphsystem lindern sowie die Beschwerden von geröteter, gereizter und juckender Haut. Die Vogelmiere ist reich an Saponinen, seifenähnlichen Bestandteilen, die in der Pflanze antimikrobiell wirken. Beim Menschen erfüllen Saponine eine Reihe nützlicher Funktionen, darunter die Regulierung des Blutzuckers, die Unterstützung eines gesunden Mikrobioms und die Entzündungsmodulation.[1] Viele dieser Vorteile bietet die Vogelmiere.

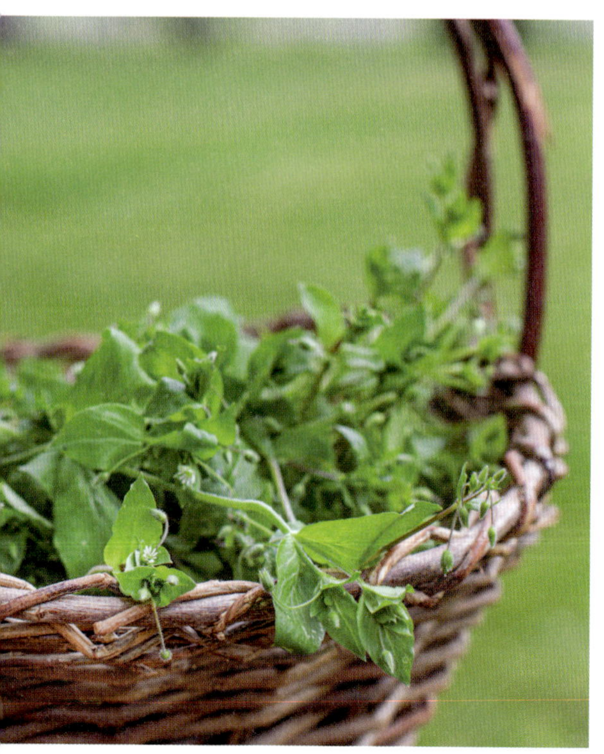

PFLANZENGABEN

Verwendung als nährstoffreiche Nahrung

Die Vogelmiere ist eine nährstoffreiche Pflanze, die uns als junge Pflanze im Frühjahr reiche Nahrung bietet. Dies ist besonders wertvoll nach den schweren Gerichten des Herbstes und Winters. Die Vogelmiere ist für jeden geeignet und wirkt unterstützend bei Personen, die chronisch krank sind oder sich von einer längeren Krankheit erholen. Zu den zahlreichen, in der Vogelmiere enthaltenen Nährstoffen gehören Beta-Carotin, Kalzium, Ballaststoffe, Eisen, Magnesium, Niacin, Phosphor, Kalium, Vitamin C und Zink.[2]

Linderung von Hustenanfällen

Nicht alle Hustenanfälle sind gleich, und daher sind auch nicht alle Kräuter, die »gut gegen Husten« sind, identisch. Manchmal sitzt der Husten fest, dann können die Lungen unterstützt werden, indem der Schleim verdünnt und dadurch leichter ausgeworfen werden kann (siehe Kapitel 10: Wilder Senf). Ein anderes Mal entsteht der Husten durch Reizung der Rachenschleimhaut und durch Trockenheit. In diesem Fall kann die Vogelmiere zur Befeuchtung und Verminderung von Reizungen der Schleimhäute beitragen.

Beim schleimigen Husten kann sie auch den Auswurf sanft unterstützen, um festsitzenden Schleim aus der Lunge zu entfernen. Dies ist zum Teil auf den Saponingehalt zurückzuführen.

Beruhigung der Augen

Die feuchtigkeitsspendenden und kühlenden Eigenschaften der Vogelmiere bieten eine wohltuende Linderung bei gereizten, geröteten oder trockenen Augen oder bei leichten Infektionen wie einem Gerstenkorn oder Bindehautentzündung. Die besten Ergebnisse erzielen Sie, wenn Sie die Vogelmiere direkt auf die Problemzone auflegen. Zerdrücken Sie dafür einfach die frische Pflanze und legen dann das saftige Fruchtfleisch 10 bis 20 Minuten auf das geschlossene Auge. Wenn beide Augen betroffen sind, verwenden Sie jeweils einen separaten Umschlag für jedes Auge. Dies kann mehrmals und über mehrere Tage hinweg wiederholt werden.

Heilung von Hauterkrankungen und Infektionen

Kräuterkundler greifen oft zu Vogelmiere, um heiße, entzündete oder juckende Hauterkrankungen wie Ekzeme, Blasen, Schürfwunden, Furunkel, Windelausschlag sowie Insektenstiche oder -bisse zu bekämpfen. Sie kann als frischer Wickel oder in einem Aufgussöl oder einer Salbe verwendet werden (siehe Rezeptur der Vogelmierensalbe auf Seite 98). Zusätzlich zur äußeren Anwendung kann die Vogelmiere die Hautgesundheit unterstützen, wenn sie innerlich als frisches Grün oder als Essig- oder Alkoholextrakt eingenommen wird.

Kräuterkundler haben die Vogelmiere lange Zeit verwendet, um Infektionen zu bekämpfen. In In-vitro-Studien konnten verschiedene Bestandteile der Vogelmiere isoliert werden, die eine antivirale Wirkung gegen Herpes simplex 2 (HSV-2) und Hepatitis B zeigen.[3]

Aktivierung des Lymphsystems

Wenn das Lymphsystem träge oder Lymphknoten geschwollen sind, können auch damit verbundene Anzeichen von Hitze und Schwellungen auftreten. Vogelmiere stützt und bewegt die Lymphe sanft. Denken Sie daran, wenn die Lymphdrüsen geschwollen sind oder wenn es Schwellungen und Ödeme gibt, die auf ein stagnierendes interstitielles Flüssigkeits- oder Lymphsystem hinweisen. Viele Kräuterkundler verwenden die Vogelmiere auch zur Behandlung von Zysten.

IDENTIFIZIERUNG

Die Vogelmiere mag in der Regel kühles Wetter und feuchte, etwas schattige Stellen, obwohl man sie auch an sonnigeren Standorten findet. Zwar wird sie oft mit dem frühen Frühjahr in Verbindung gebracht, sie kann an einigen Orten aber auch im Herbst und Winter gefunden werden. Sie hat einen ausladenden Wuchs; die dünnen Stängel sind oft ineinander verschlungen und bilden auf dem Boden dichte Matten.

Eines der charakteristischen Merkmale der Pflanze ist eine Reihe feiner Härchen, die seitlich am Stängel entlanglaufen und an jedem Knoten (dem Teil des Stängels, an dem die Blätter miteinander verbunden sind) die Seite wechseln. Die hellgrünen, eiförmigen Blätter haben glatte Ränder und laufen spitz zu, sie sind entlang des Stängels in gegenständigen Paaren angeordnet. Die sternförmigen weißen Blüten haben einen

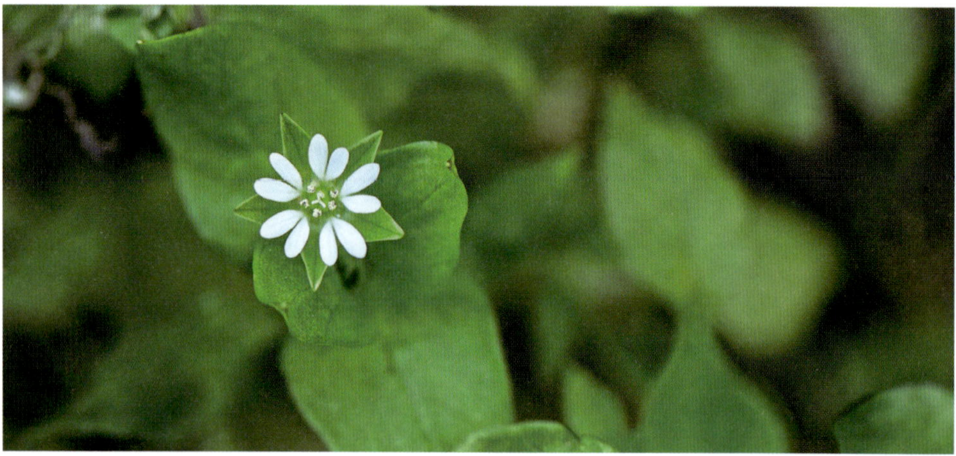

Durchmesser von 2 bis 5 Millimeter. Auf den ersten Blick scheint jede Blüte 10 Blütenblätter zu haben, doch bei genauerem Hinsehen entdeckt man fünf tief gespaltene Blütenblätter. Die Farbe der Staubbeutel reicht von Gelb über Grün, Braun, Rot bis hin zu violett. Die eiförmigen Früchte enthalten zahlreiche winzige rötlich-braune Samen.

ÖKOLOGISCHE ZUSAMMENHÄNGE

Die Vogelmiere ist ein Wirt für Motten- und Schmetterlingslarven. Die Blüten locken kleine Bienen und Fliegen an, gelegentlich auch Schmetterlinge und Wespen, die sich vom Nektar und den Pollen ernähren und zur Bestäubung der Pflanze beitragen. Kleine Vögel und auch Säugetiere wie Kaninchen, Murmeltiere und Wild suchen nach Blättern und Samen und helfen, die Samen über ihren Kot zu verbreiten. Die Samen werden auch von Ameisen weitergetragen.

ERNTE

Ernten Sie oberirdische Teile der Vogelmiere (Blätter, Stängel, Blüten), wenn die Pflanzen jung und zart sind. Sie können während der Blütezeit geerntet werden, vermeiden Sie jedoch die Ernte, wenn die Pflanze begonnen hat, Samen zu bilden, weil sie dann hart und faserig wird.

Schneiden Sie die oberen Pflanzenteile mit einer Schere ab und lassen Sie mehrere Blätter stehen. (Wenn Sie versuchen, Vogelmiere mit den Händen zu pflücken, kann es sein, dass sich die biegsamen Stängel schwer brechen lassen. Sie riskieren dabei, die Wurzeln mit herauszuziehen, was Sie vermeiden sollten, es sei denn, Sie möchten einen Bereich von der Pflanze befreien.) Regelmäßiges Ernten von Vogelmiere führt dazu, dass sie sich verzweigt und kräftig nachwächst. Die Vogelmiere vermehrt sich leicht durch Samen, lassen Sie also genügend Blüten stehen, damit sie diese produzieren kann.

fünf tief gespaltene weiße Blütenblätter
fünf grüne Kelchblätter
drei bis acht Staubblätter
drei Griffel
eiförmige Frucht
gegenständige Blätter
eiförmige, glatte Blätter, spitz zulaufend
Stängel mit feinen Haaren, die an jedem Knoten die Seiten wechseln

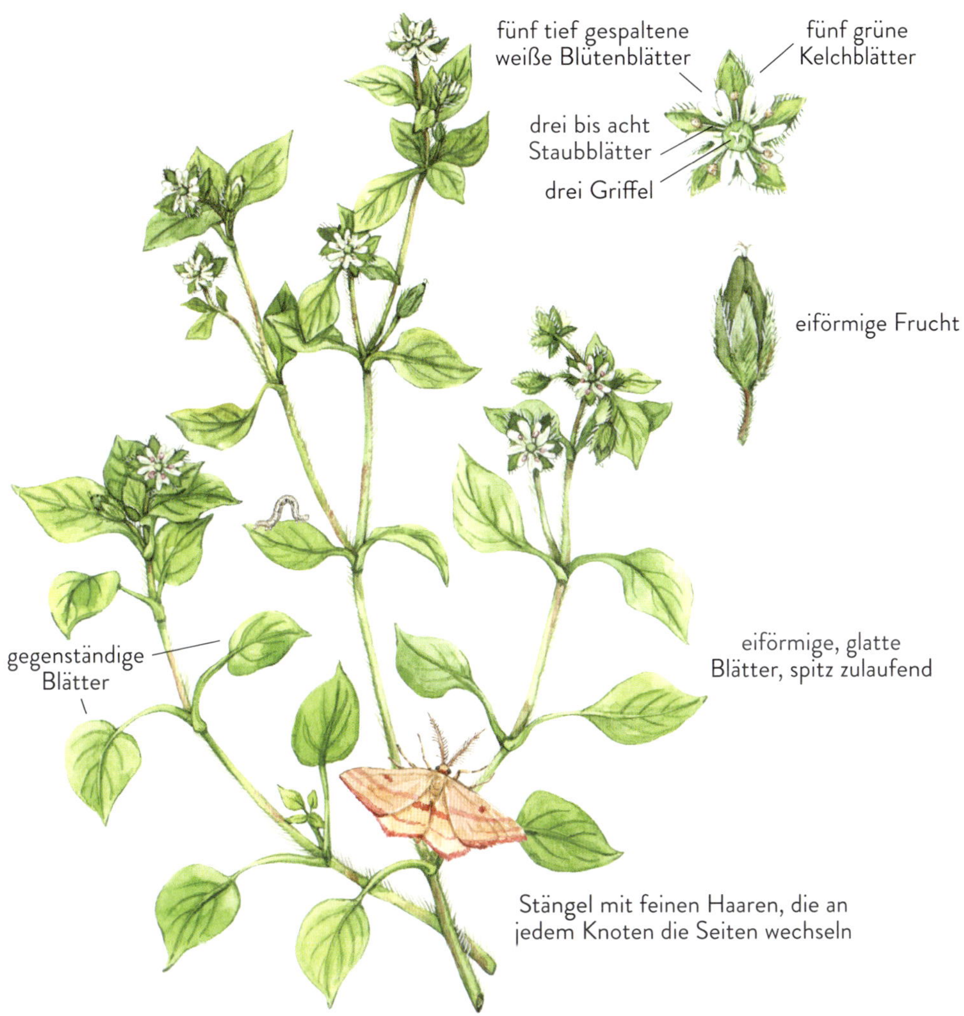

Vogelmiere (*Stellaria media*), mit Geometridae-Motte und -Raupe (*Haematopis grataria*)

Lebenszyklus: krautig, einjährig oder kurzlebig
Vermehrung: Samen
Wuchsform: breitwüchsig, 5 bis 30 cm hoch
Vorkommen: Schuttplätze, Äcker, Gärten, Rasenflächen, Wiesen, Obstgärten, Wegränder, Waldböden
Standort: volle Sonne bis Halbschatten
Boden: feucht, nährstoffreich
USDA-Klimazonen*[3]: 3–8

3 * Das Schema der USDA-Klimazonen ist eine vom US-Landwirtschaftsministerium herausgegebene Klimaklassifikation anhand der durchschnittlichen niedrigsten Jahrestemperatur. Das Flachland von Deutschland, Österreich und der Schweiz wird dabei in die Zonen 6 bis 7 und der Alpenraum in die Zonen 5 bis 6 eingeordnet (Anm. d. Verlags).

Vorsichtsmaßnahmen bei der Ernte

Die Vogelmiere hat zwei giftige Doppelgänger. Vor der Blüte sieht Acker-Gauchheil (*Anagallis arvensis*) fast genauso aus wie die Vogelmiere. Sie hat allerdings haarlose Stängel. Die Blüten sind orange, rot oder blau. Die zweite ähnlich aussehende Pflanze, die man meiden sollte, ist die Wolfsmilch (*Euphorbia spp.*). Sie hat keinen behaarten Stängel wie die Vogelmiere und andere Blätter, die gegenständig am Stängel wachsen. Wenn die Wolfsmilch gepflückt wird, scheidet sie einen milchigen Saft aus, der die Haut reizen kann.

Die Vogelmiere hat auch zwei essbare Verwandte: Sternmiere (*Stellaria pubera*) und Quellen-Hornkraut (Cerastium vulgatum).

TIPPS FÜR DIE GARTENARBEIT

Als vermehrungsfreudige Pflanze breitet sich die Vogelmiere weiträumig aus; sie versamt leicht, reift nach dem Jäten weiter und bildet Samen. Bevor Sie die Vogelmiere in Ihrem Garten anpflanzen, vergewissern Sie sich, dass Sie diese Pflanze wirklich wollen – manche Beziehungen sind lebenslang! Säen Sie im frühen Frühling (an manchen Orten auch im Herbst) die Samen direkt in nährstoffreiche Gartenerde, wässern Sie gut und halten Sie die Erde feucht bis Sie viele Keimlinge sehen. Lassen Sie jedes Jahr eine kleine Menge stehen, damit sie sich selbst neu aussäen kann, oder teilen Sie die Pflanze und bepflanzen Sie neue Bereiche.

SO NUTZEN SIE DIE VOGELMIERE

Alle zarten, oberirdischen Teile der Pflanze können verwendet werden. Die Vogelmiere kann als rohes Salatgrün gegessen oder als Pesto zubereitet werden. Sie ergibt einen wunderbaren Essigaufguss, da der Essig die Mineralien der Pflanze freisetzt.

Die Vogelmiere kann auch zu einem frischen Alkoholextrakt verarbeitet werden, mit Öl aufgegossen sowie zu einer Creme oder Salbe verarbeitet werden. Sie kann für Tees getrocknet werden, aber Sie werden feststellen, dass ihre Wirksamkeit innerhalb weniger Wochen schnell nachlässt. Daher sollten Sie die Vogelmiere in getrocknetem Zustand schnell aufbrauchen.

Empfohlene Mengen

Die Vogelmiere ist sowohl Medizin als auch Nahrungsmittel. Infolgedessen kann die Dosierung hoch sein, wenn sie als Gemüse verzehrt wird.

- *Tinktur (frisch):* 1:2, 50 % Alkohol; 3 bis 5 ml, 3- bis 5-mal täglich
- *Äußerlich:* Die Anwendung kann häufig wiederholt werden und muss unter Umständen mehrere Monate lang konsequent durchgeführt werden, um chronische Hautreizungen zu behandeln.

Besondere Hinweise

Die Vogelmiere ist ein sehr sicheres Kraut. Da es reich an Saponinen ist, können extrem große Mengen bei manchen Menschen Übelkeit oder Durchfall verursachen. Wie bei jedem Kraut sollten Sie langsam beginnen, bis Sie sehen, wie Ihr Körper reagiert.

VOGELMIERENESSIG

Apfelessig ist ein exzellentes Medium, um all die wunderbaren Mineralien aus der Vogelmiere zu extrahieren. Sie können diesen Essigaufguss zur Herstellung von Salatdressing verwenden oder ihn auf gekochtes Grünzeug träufeln.

Ergibt: ca. 480 ml

---

2 Bund gehackte Vogelmiere
Bis zu 480 ml Apfelessig (mindestens 5 % Säuregehalt)

1. Die Vogelmiere in ein 500-ml-Gefäß geben. Mit so viel Essig auffüllen, dass das Glas gefüllt und die Kräuter vollständig bedeckt sind. (Möglicherweise brauchen Sie nicht die gesamte Essigmenge.)
2. Das Glas verschließen, am besten mit einem Glas- oder Kunststoffdeckel. Wenn Sie einen Metalldeckel verwenden, legen Sie Pergamentpapier zwischen Deckel und Glas (Essig lässt Metall korrodieren.) Das Gefäß beschriften.
3. Das Glas etwa 4 Wochen bei Raumtemperatur, geschützt vor direktem Sonnenlicht, stehen lassen und alle paar Tage schütteln.
4. Den Essig in ein sauberes Glas abseihen. Anschließend im Kühlschrank aufbewahren und innerhalb 1 Jahres verbrauchen.

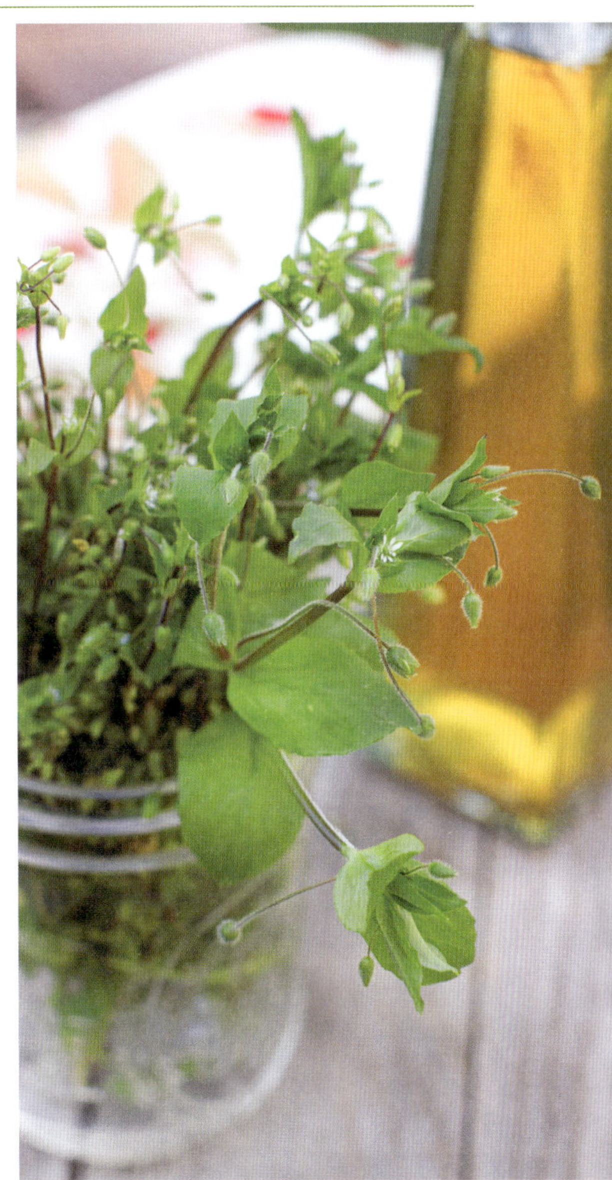

VOGELMIERENPESTO

Geben Sie das Vogelmierenpesto auf Nudeln, Sandwiches, Eier, Reis, Gemüse oder wo immer Sie den grünen Geschmack des Frühlings genießen möchten. Wenn Sie dieses Rezept aus junger, zarter Vogelmiere zubereiten, können Sie den ganzen Stängel, das Blatt und die Blüte verwenden. Ältere Pflanzen können unangenehm faserige Stängel haben, sodass Sie die Blätter von den Stängeln zupfen müssen.

Ergibt: ca. 225 g

35 g Pinienkerne

ca. 3 Bund frische Vogelmiere

2 Knoblauchzehen

Grobkörniges Salz

100 g natives Olivenöl extra

25 g geriebener Parmesankäse

1. Die Pinienkerne ohne Fett in einer Pfanne bei mittlerer bis niedriger Hitze unter häufigem Rühren etwa 2 Minuten rösten, bis sie leicht gebräunt sind. Die Pinienkerne aus der Pfanne nehmen und abkühlen lassen.

2. Pinienkerne, Vogelmiere, Knoblauch und 1/4 Teelöffel Salz in die Küchenmaschine geben und alles mit der Pulsfunktion zerkleinern, bis eine feine Konsistenz entsteht.

3. Bei laufender Küchenmaschine das Olivenöl langsam dazugießen und alles zu einer glatten Masse verarbeiten.

4. Den Käse hinzugeben und mit der Pulsfunktion verarbeiten, bis er gerade vermischt ist. Abschmecken und die Zutaten und Gewürze nach Bedarf ergänzen.

5. Entweder sofort servieren, bis zu 3 Tage im Kühlschrank aufbewahren oder bis zu 3 Monate einfrieren. Zur Aufbewahrung im Kühlschrank das Pesto in einen luftdichten Behälter umfüllen und mit einer dünnen Schicht Olivenöl bedecken, um eine Oxidation zu verhindern. Zur Aufbewahrung im Gefrierschrank das Pesto in einen gefriertauglichen Behälter umfüllen oder in Eiswürfelschalen einfrieren und dann die Würfel in einen gefriertauglichen Behälter umfüllen.

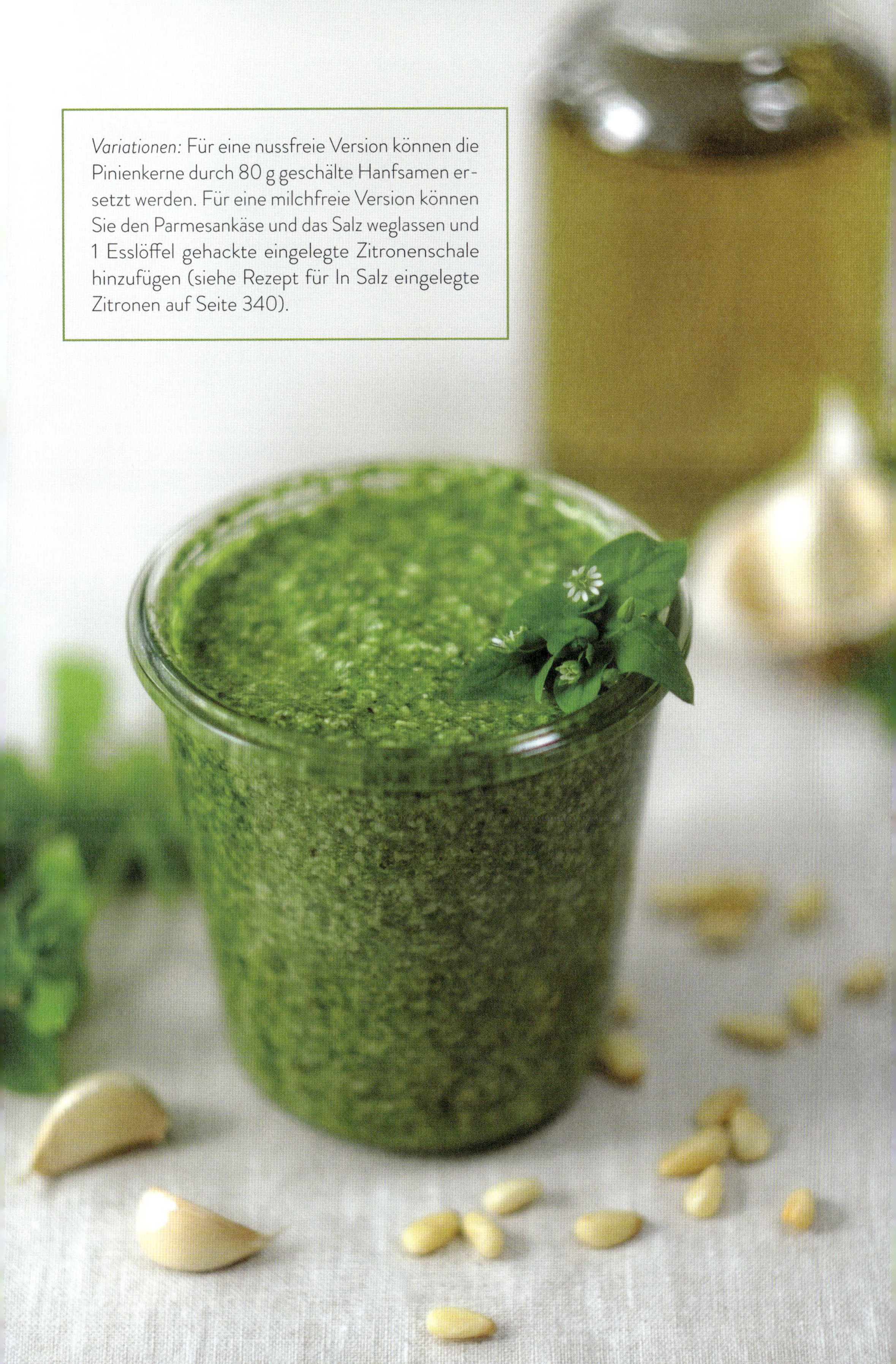

Variationen: Für eine nussfreie Version können die Pinienkerne durch 80 g geschälte Hanfsamen ersetzt werden. Für eine milchfreie Version können Sie den Parmesankäse und das Salz weglassen und 1 Esslöffel gehackte eingelegte Zitronenschale hinzufügen (siehe Rezept für In Salz eingelegte Zitronen auf Seite 340).

VOGELMIERENSALBE

Diese Salbe bringt wohltuende Erleichterung für heißes und trockenes Gewebe. Tragen Sie sie auf Insektenstiche, heiße Hautausschläge, saubere Wunden, Windelausschläge oder andere juckende Hauterkrankungen auf. Das optionale ätherische Lavendelöl ist ebenfalls gut für diese Erkrankungen geeignet, es duftet angenehm und hilft auf milde Weise, die Haltbarkeit der Salbe zu verlängern. Dieses Rezept ergibt eine weiche Salbe. Wenn Sie die Salbe an einem warmen Ort aufbewahren möchten, fügen Sie mehr Bienenwachs hinzu, damit sie sich besser verfestigt. Insgesamt können bis zu 55 g Bienenwachs verwendet werden.

Ergibt: 225 g

2 große Handvoll frische Vogelmiere

300 ml Olivenöl

30 g Bienenwachs

30 bis 50 Tropfen (1/4 bis 1/2 TL) ätherisches Lavendelöl (*Lavandula angustifolia*) (optional)

1. *Vorbereitung am Vortag:* Die frische Vogelmiere fein hacken und in einer dünnen Lage auf einem Schneidebrett oder Backblech auslegen. Lassen Sie sie 12 bis 24 Stunden welken.

2. *Am nächsten Tag:* Das Olivenöl abmessen und das welke Vogelmierenkraut dazugeben. Die besten Ergebnisse werden erzielt, wenn die Menge der Vogelmiere und des Olivenöls etwa gleich groß sind, d. h. wenn sich keine dicke Ölschicht absetzt oder die Blätter der Vogelmiere oben herausragen.

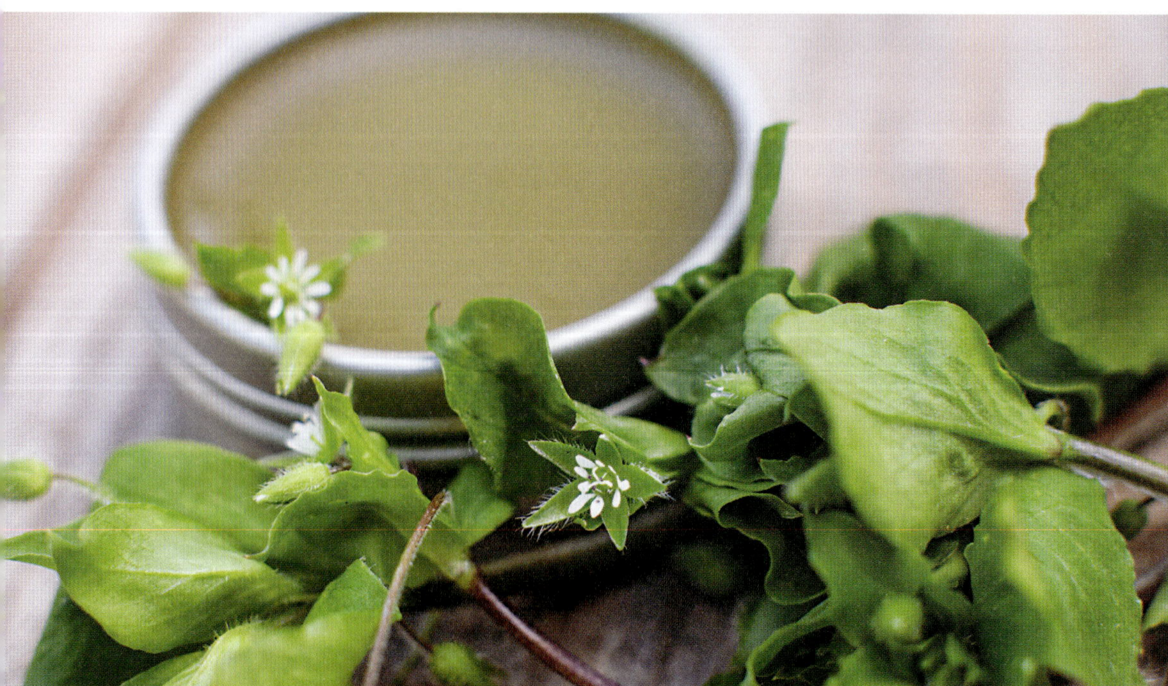

3. Vogelmiere und Olivenöl in einen Standmixer oder eine Küchenmaschine geben und 15 bis 20 Sekunden mixen bzw. so lange, bis sich alles gut vermischt hat. (Dadurch werden die Zellwände der Pflanze weiter aufgebrochen, was den Extraktionsprozess unterstützt. Dieser Schritt kann jedoch übersprungen werden).

4. Die Mischung aus Vogelmiere und Olivenöl in einen Simmertopf geben oder eine Schüssel über einen Topf mit Wasser (ca. 5 cm hoch, das Wasser sollte den Boden der Schüssel nicht berühren) hängen.

5. Das Wasser zum Kochen bringen, dann die Temperatur reduzieren, sodass das Wasser nur noch simmert. Die Mischung gelegentlich umrühren und handwarm erwärmen. Den Herd ausschalten und die Mischung mehrere Stunden ziehen lassen.

6. Diesen Vorgang (wiedererwärmen und abkühlen lassen) mehrmals innerhalb von 24 bis 48 Stunden wiederholen, um die Pflanzenbestandteile vollständig in das Öl zu extrahieren. Während dieses gesamten Prozesses darf das Öl nicht so heiß werden, dass es raucht oder das Pflanzenmaterial zu »schmoren« beginnt – es reicht, das Öl zu erwärmen, um das Gute des Pflanzenmaterials zu extrahieren.

7. Wenn die Vogelmiere nach 24 bis 48 Stunden das Öl gut durchdrungen hat, wird dieses sich grünlich verfärbt haben. Die Vogelmiere durch ein doppelt gelegtes Baumwolltuch abseihen.

8. 240 ml des aufgegossenen Öls abmessen (übriges Öl kann als Körperpflegecreme verwendet werden). Wenn die Menge nicht reicht, ergänzen Sie sie mit ein wenig einfachem Olivenöl).

9. Das Bienenwachs im Simmertopf oder im Wasserbad bei sehr geringer Hitze schmelzen. (Tipp: Je kleiner Ihre Bienenwachsstücke sind, desto leichter schmelzen sie).

10. Sobald das Bienenwachs geschmolzen ist, das Vogelmierenöl hinzufügen. Alles gut miteinander verrühren; dabei so wenig Wärme wie möglich einsetzen, um die Mischung flüssig zu halten. (Anmerkung: Es ist normal, dass das Bienenwachs sich leicht verfestigt, wenn das Öl hinzugefügt wird. Lassen Sie es wieder schmelzen).

11. Nach Belieben das Lavendelöl hinzufügen und gut unterrühren.

12. Die Mischung sofort in kleine Dosen oder Gläser füllen. Die Salbe ruhen lassen, bis sie fest wird. Die Gefäße beschriften und an einem kühlen Ort aufbewahren. Die Salbe hält ein Jahr, evtl. länger.

Reinigungstipp: Wischen Sie alle Behälter, in denen sich Öl oder Salbe befanden, mit einem Papiertuch aus. Entfernen Sie so viel wie möglich, bevor Sie die Gefäße mit heißem Seifenwasser auswaschen.

Schongarer-Methode: Für die Schritte 4 bis 6 können Sie anstelle eines Simmertopfers einen Schongarer, einen Joghurtbereiter oder ein anderes Niedertemperaturgerät verwenden, das die Öltemperatur unter 40 °C halten kann.

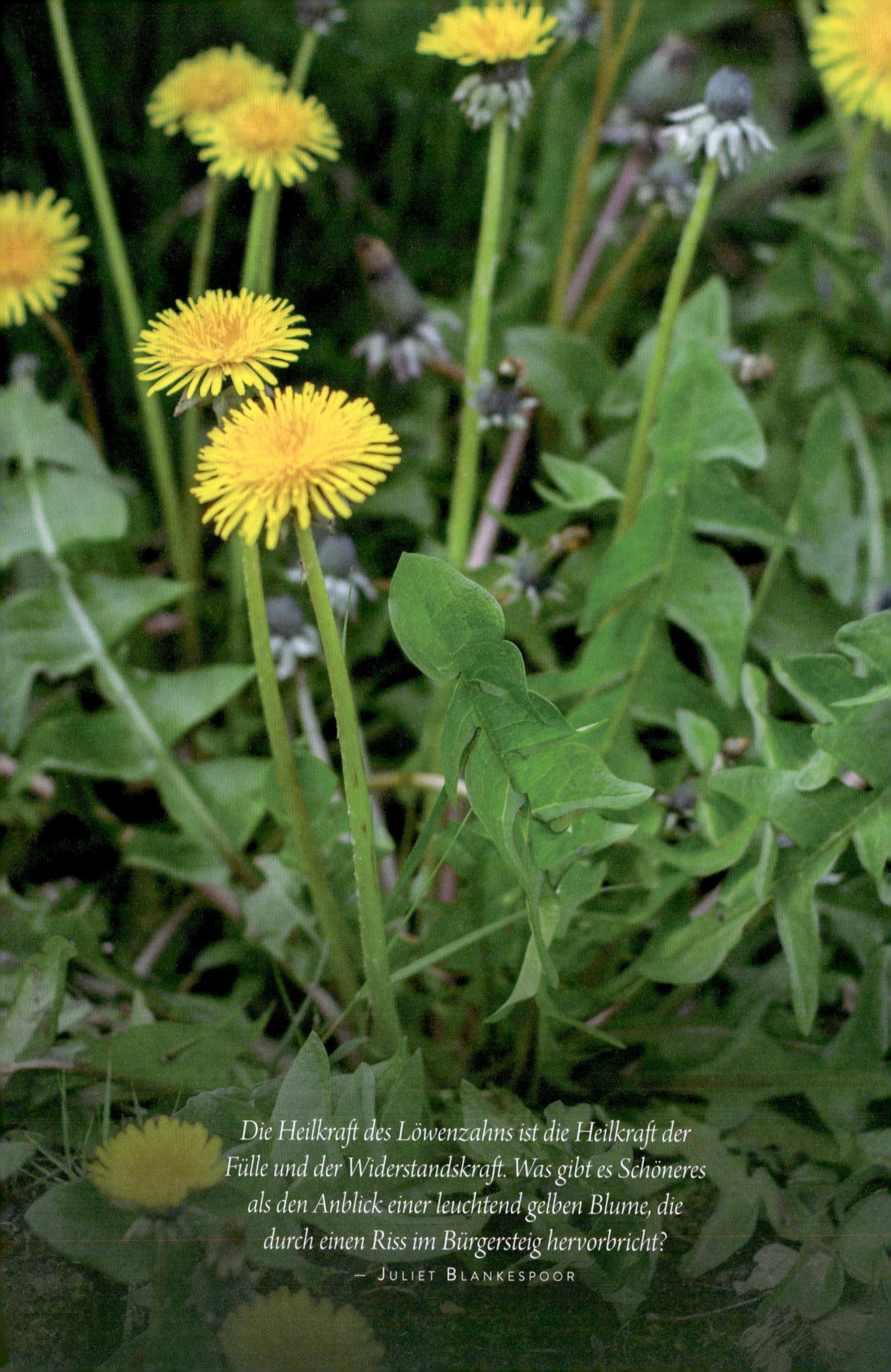

Die Heilkraft des Löwenzahns ist die Heilkraft der Fülle und der Widerstandskraft. Was gibt es Schöneres als den Anblick einer leuchtend gelben Blume, die durch einen Riss im Bürgersteig hervorbricht?

– Juliet Blankespoor

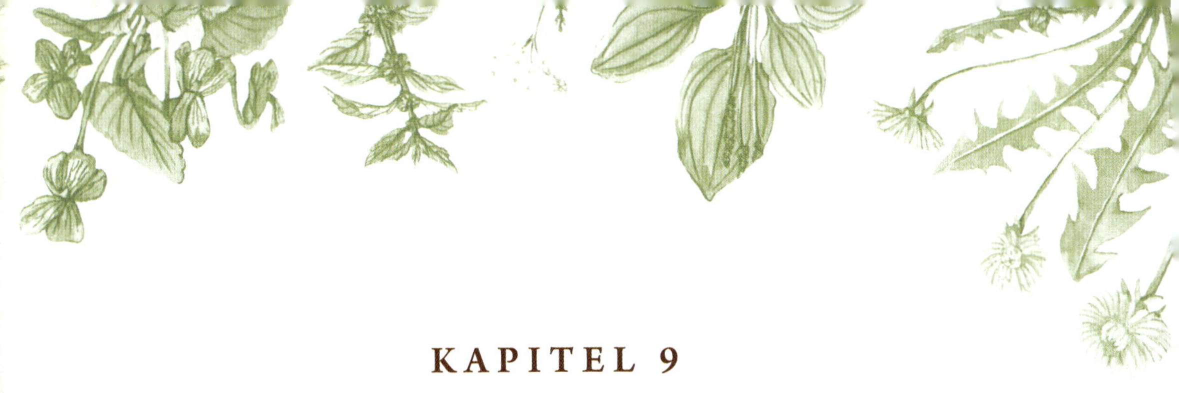

KAPITEL 9

LÖWENZAHN – BLATT UND BLÜTE

Wenn der Löwenzahn blüht, ist der Frühling da! Oft gehört der Löwenzahn zu den ersten Blüten, die sich zeigen, besonders in nördlichen Klimazonen. Er bringt den Honigbienen wichtigen frühen Nektar und lässt die Herzen all jener höher schlagen, die sich auf längere Tage und wärmere Temperaturen freuen. Die goldenen Kugeln bedecken Rasenflächen und Wiesen und sprießen sogar aus den Rissen des Asphalts hervor. Der Löwenzahn ist sowohl hartnäckig als auch großzügig und gehört zu unseren am meisten benötigten pflanzlichen Heilmitteln.

Botanischer Name: *Taraxacum officinale*
Pflanzenfamilie: Asteraceae (Korbblütler)
Verwendete Teile: Blätter, Blüten, Saft, Samen, Wurzeln (siehe Kapitel 26)
Wirkung: kühlend, trocknend
Geschmack: Blatt: bitter, salzig; Blüte: bitter, süß
Eigenschaften: Blatt: blutreinigend, verdauungsfördernd, harntreibend, nahrhaft; Blüte: schmerzstillend, antioxidativ, entzündungsmodulierend, nahrhaft
Verwendung: Nahrungsmittel, Leberbeschwerden, Verdauungsbeschwerden, Hautausschläge, Wassereinlagerungen
Zubereitungen: Nahrungsmittel, Öl, Tinktur, Essig

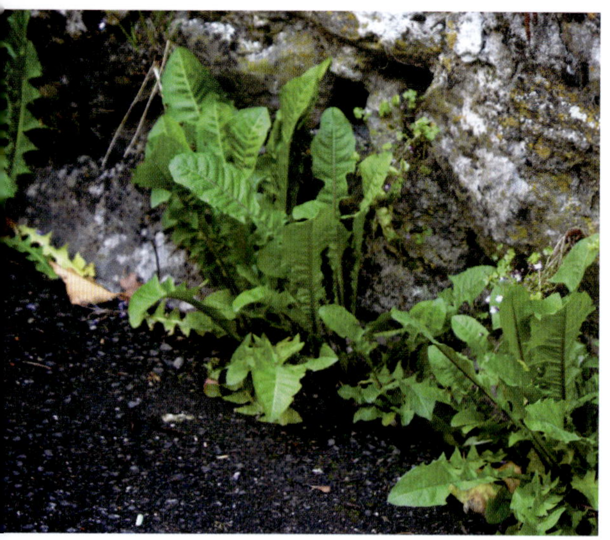

Löwenzahn ist eine anpassungsfähige Pflanze, die ihren Ursprung in Eurasien hat und sich in allen gemäßigten Klimazonen der Welt verbreitet hat. Die Europäer schätzen die Pflanze seit Langem sowohl als Nahrungsmittel als auch als Heilpflanze. Sie brachten die Samen höchstwahrscheinlich absichtlich (und unabsichtlich) mit nach Nordamerika, wo sich der Löwenzahn schnell ausbreitete. Anita Sanchez, Autorin von *The Teeth of the Lion*, berichtet, dass eine 1672 in Neuengland durchgeführte botanische Studie den Löwenzahn als gut etabliert beschrieb. Sanchez führt ebenfalls aus, dass die Pflanzen in Kanada von den Franzosen und an der Westküste der USA von den Spaniern eingeführt wurden.[1]

Erst Mitte des 19. Jahrhunderts führte der Wunsch nach dem perfekten Rasen zu einer allgemeinen Ablehnung dieser schönen Pflanze. Heute geben die Verbraucher Milliarden von Dollar für ökologisch schädliche Herbizide für ihren Rasen aus, meist mit dem Ziel, den Löwenzahn auszurotten.

MEDIZINISCHE EIGENSCHAFTEN UND ENERGETIK

Die Wirkstoffe der Blätter und Blüten des Löwenzahns sind wie der Frühling selbst: frisch, aktivierend und anregend. Die Blätter wirken trocknend aufgrund ihrer verdauungsfördernden und harntreibenden Wirkung. Sowohl die Blätter als auch die Blüten sind von Natur aus kühlend. Verwenden Sie Löwenzahnblätter und -blüten als Mittel gegen jede Art von Trägheit, sei es beim Winterblues oder bei Ansammlungen von Flüssigkeiten im Körper wie Ödeme oder Lymphe.

PFLANZENGABEN

Löwenzahnblätter unterstützen die Verdauung

Die jungen, zarten Löwenzahnblätter haben einen leicht bitteren Geschmack, der anregend auf die Verdauung und Sekretbildung wirkt. Aus diesem Grund gelten die Blätter als Frühjahrstonikum, das nach einem Winter mit schweren Fleischgerichten und konserviertem Gemüse zur Belebung der Verdauung eingenommen wird. Obwohl wir heutzutage im Winter nicht gänzlich auf frische Lebensmittel verzichten müssen, sind Löwenzahnblätter auch heute noch aktuell! Sie gehören zu unserem nährstoffreichsten Grünzeug und können als täglicher Kick für eine gesunde Verdauung angesehen werden. Löwenzahnblätter sind reich an Nährstoffen, darunter Ballaststoffe, Kalzium, Kalium, Vitamin C, Phosphor, Magnesium, Beta-Carotin, Zink und Mangan.[2]

Die Blätter haben auch einen hohen Gehalt an Inulin. Dieses stärkehaltige Kohlenhydrat wird im Darm abgebaut und liefert

Nährstoffe für eine gesunde Darmflora. Zwar sind derzeit Probiotika sehr beliebt, doch vermuten viele, dass eine erhöhte Zufuhr von Präbiotika, wie Inulin, ein gesundes Mikrobiom im Darm fördern kann. Wir fangen gerade erst an zu verstehen, wie der regelmäßige Verzehr von inulinreichen Nahrungsmitteln für ein breites Spektrum von Gesundheitsproblemen hilfreich sein könnte. Eine Studie ergab, dass Kinder mit Zöliakie, die Inulin verabreicht bekamen, einen 31-prozentigen Anstieg der kurzkettigen Fettsäuren und eine Verbesserung ihrer Darmflora aufwiesen. Forscher untersuchen, ob Inulin dazu beitragen kann, die Homöostase des Darms bei Kindern mit Zöliakie wiederherzustellen.[3] Viele Studien haben gezeigt, dass eine inulinreiche Ernährung den Blutzucker- und Insulinspiegel senken kann, was darauf hindeutet, dass dies ein wichtiger Weg zur Bekämpfung von Insulinresistenz und Diabetes Typ 2 sein kann.[4]

Löwenzahnblätter wirken harntreibend

Wenn Sie viele Löwenzahnblätter essen, werden Sie einen starken Harndrang verspüren. Und zwar sehr stark. Dies ist ein so offensichtlicher Effekt, dass der gebräuchliche Name für Löwenzahn in Frankreich »pissenlit« lautet, was übersetzt »ins Bett pinkeln« bedeutet. Kräuterkundler verwenden Löwenzahnblätter gewöhnlich bei Ödemen, Harnverhalt und Symptomen von Bluthochdruck. Vorläufige klinische Studien am Menschen haben die harntreibende Wirkung der Löwenzahn-Tinktur (Alkohol- und Wasserextraktion) bestätigt.[5]

Löwenzahnblüten bringen Freude und Nahrung

Wenn Sie einen sonnigen Morgen mit dem Pflücken der leuchtend gelben Löwenzahnblüten verbringen, werden Sie zweifellos eine ihrer »Nebenwirkungen« erleben: Sie schenken allen, die Zeit mit ihnen verbringen, Freude und Vergnügen. Dieses einfache Geschenk ist vielleicht das Tiefgreifendste, das der Löwenzahn zu bieten hat! Was ist wertvoller als Freude? Wenn Ihnen das nicht reicht, dann warten Sie eine Weile, denn wenn die gelben Blüten sich in Samenköpfe verwandeln, bietet der Löwenzahn ein weiteres Geschenk an: freie Wünsche beim Pusten!

Löwenzahnblüten sind Nahrung und Medizin zugleich. Als Nahrungsmittel haben sie einen süßen, milden Geschmack und sind reich an Nährstoffen wie Lutein und Beta-Carotin, die beide dafür bekannt sind, die Augengesundheit zu unterstützen. Zusätzlich zu Vitaminen und Mineralien sind Löwenzahnblüten reich an Flavonoiden. In einer Studie wurden Extrakte aus Blättern und Blüten des Löwenzahns untersucht und man stellte fest, dass die Blüten einen besonders hohen Flavonoidgehalt aufweisen. Die Studie kam zu dem Schluss, dass sie bei Krankheiten, die mit oxidativem Stress einhergehen (z. B. Atherosklerose, Krebs, Diabetes Typ 2, rheumatoide Arthritis und Herz-Kreislauf-Erkrankungen), von Nutzen sein können.[6]

Löwenzahnblüten lindern Schmerzen und schützen die Haut

Frisch verwelkte Löwenzahnblüten können in Öl eingelegt und zur Linderung von Muskelschmerzen eingesetzt werden. Sie können es auch mit Pappelöl (siehe Rezept auf Seite 350) oder Goldrutenöl kombinieren, die sich beide hervorragend zur Schmerzlinderung eignen. Kräuterkundler empfehlen die mit Öl aufgegossenen Löwenzahnblüten als Möglichkeit, gesundes Lymphgewebe von außen zu unterstützen (siehe das Rezept für ein Frühlingsblüten-Massageöl, Seite 160). Der Ölaufguss kann zu Cremes oder Seren zur Unterstützung der Hautgesundheit verarbeitet werden. Eine In-vitro-Studie ergab, dass Extrakte aus Löwenzahnblättern und -blüten als starkes Schutzmittel gegen UV-Schäden wirken.[7]

IDENTIFIZIERUNG

Diese Pflanze ist so bekannt, dass es überflüssig erscheinen mag, eine Beschreibung abzugeben. Es werden jedoch oft andere gelbblühende Pflanzen mit Löwenzahn verwechselt, sodass es sinnvoll ist, sie uns im Detail anzuschauen. Löwenzahn hat eine dichte grundständige Rosette aus lanzettlichen oder länglichen Blättern, die 5 bis 35 Zentimeter lang und 1,5 bis 7 Zentimeter breit sein können. Jedes Blatt hat tief gelappte, unregelmäßige Zähne und ist an der Spitze meist breiter. Wenn die Blumen gepflückt werden, sondern die Blätter und Stiele einen milchigen Saft ab.

Aus der Mitte der Rosette entspringen ein oder mehrere Blütenstandstiele. Die Stiele sind hohl und blattlos und tragen einen einzeln stehenden gelben Blütenkopf. Der Blütenkopf hat einen Durchmesser von 2,5 bis 5 Zentimeter, mit zahlreichen gelben Zungenblüten (er hat keine Röhrenblüten), umgeben von spitzen grünen Hüllblättern. Die Frucht ist ein trockener brauner oder grauer Samen mit einem Büschel silbrig-weißer Haare, die dem reifen Blütenkopf sein rundes, pelziges Aussehen verleihen und dazu dienen, die Samen mit dem Wind zu verteilen.

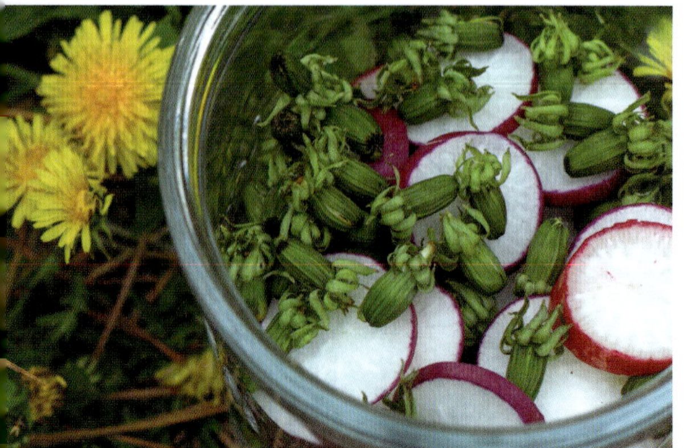

ÖKOLOGISCHE ZUSAMMENHÄNGE

Viele Arten von Mottenraupen fressen das Blattwerk des Löwenzahns, ebenso wie Säugetiere, darunter Kaninchen, Murmeltiere, Taschenratten, Wild, Elche und Bären. Die Blüten liefern Nektar und Pollen für Insekten wie Honigbienen, einheimische Bienen, Wollschweber und Schwebfliegen. Kleine Vögel, darunter Stieglitze und Haussperlinge, fressen die Samen.

ERNTE

Blätter und Blüten können während der gesamten Vegetationsperiode mit der Hand oder mit einer Schere geerntet werden. Die Blätter sind am besten, wenn sie jung sind, da sie mit zunehmendem Alter bitterer und zäher werden. Es gibt keine feste Regel, wann sie schmackhaft sind und wann nicht. Suchen Sie nach offensichtlich jungen Blättern und probieren Sie dann einige, um Ihren Gaumen entscheiden zu lassen.

Blüten und Knospen können jederzeit verwendet werden. Die Blüten bilden schnell

Samen, sodass man sie am besten sofort nach der Ernte verarbeiten sollte.

Denken Sie bei der Ernte der Blüten daran, dass diese im zeitigen Frühjahr Bienen und anderen Insekten Nahrung bieten. Löwenzahn gedeiht in der Regel von allein, aber Sie können dazu beitragen, den Bestand am Leben zu erhalten, indem Sie einen Teil der Wurzeln (siehe »Ernte«, Seite 303) oder die Blüten zur Aussaat stehen lassen.

Vorsichtsmaßnahmen bei der Ernte

Jedes Jahr werden Milliarden von Dollar für Herbizide ausgegeben, um den Löwenzahn auszurotten. Achten Sie bei der Ernte darauf, dass das Gebiet seit mindestens drei Jahren nicht mehr mit Herbiziden vergiftet wurde und frei von Schwermetallen ist.

Mögliche Doppelgänger sind z. B. Gewöhnliches Ferkelkraut (*Hypochaeris radicata*), Habichtskraut (*Hieracium pilosella*), Gänsedisteln (*Sonchus spp.*), Gemeine Wegwarte oder Zichorie (*Cichorium intybus*) und junge Lattiche (*Lactuca spp.*).

TIPPS FÜR DIE GARTENARBEIT

Löwenzahn wächst auf fast allen Bodentypen. Die Vorbereitung eines Gartenbeetes oder großer Gefäße mit lockerer, bröckeliger Erde erleichtert die Wurzelernte. Bringen Sie die Samen im frühen Frühjahr direkt aus und halten Sie sie bis zum Keimen feucht. Da die Samen durch den Wind verteilt werden, entfernen Sie die Blüten, bevor sie Samen bilden, um so ihre invasive starke Ausbreitung zu kontrollieren. Es gibt zahlreiche Kultursorten, die dickere Blätter produzieren und nicht so bitter sind.

SO NUTZEN SIE DEN LÖWENZAHN

Wie bereits erwähnt, sind Löwenzahnblätter und -blüten ein nährstoffreiches und köstliches Nahrungsmittel. Die Blätter können Salaten beigemischt, gebraten oder zu einem Pesto verarbeitet werden. Die Blüten können als Ganzes gegessen, zu Salaten hinzugefügt, als Marmelade oder Wein verarbeitet oder zu Backwaren hinzugefügt werden.

Löwenzahnblätter können frisch oder getrocknet als harntreibendes Mittel (Diuretikum) verwendet sowie zu einem Alkoholextrakt (Tinktur) verarbeitet werden. Die Blüten können in frisch gewelktem Zustand in Öl eingelegt werden. Wegen des hohen Wassergehalts der Pflanze eignet sich am besten ein Aufgussverfahren im heißen Wasserbad; siehe zum Beispiel das Rezept Frühlingsblumen-Massageöl (Seite 160).

Empfohlene Mengen

- *Tee oder Pulver (getrocknetes Blatt):* 1 bis 3 g
- *Tinktur (getrocknetes Blatt):* 1:5, 30 % Alkohol; 3 bis 5 ml, 3-mal täglich
- *Tinktur (frisches Blatt):* 1:2, 50 % Alkohol; 3 bis 5 ml, 3-mal täglich

Besondere Hinweise

Einige Menschen reagieren empfindlich auf Pflanzen aus der Familie der Asteraceae (Korblütler), was seltene und meist milde Reaktionen auf Löwenzahn bedeuten kann.

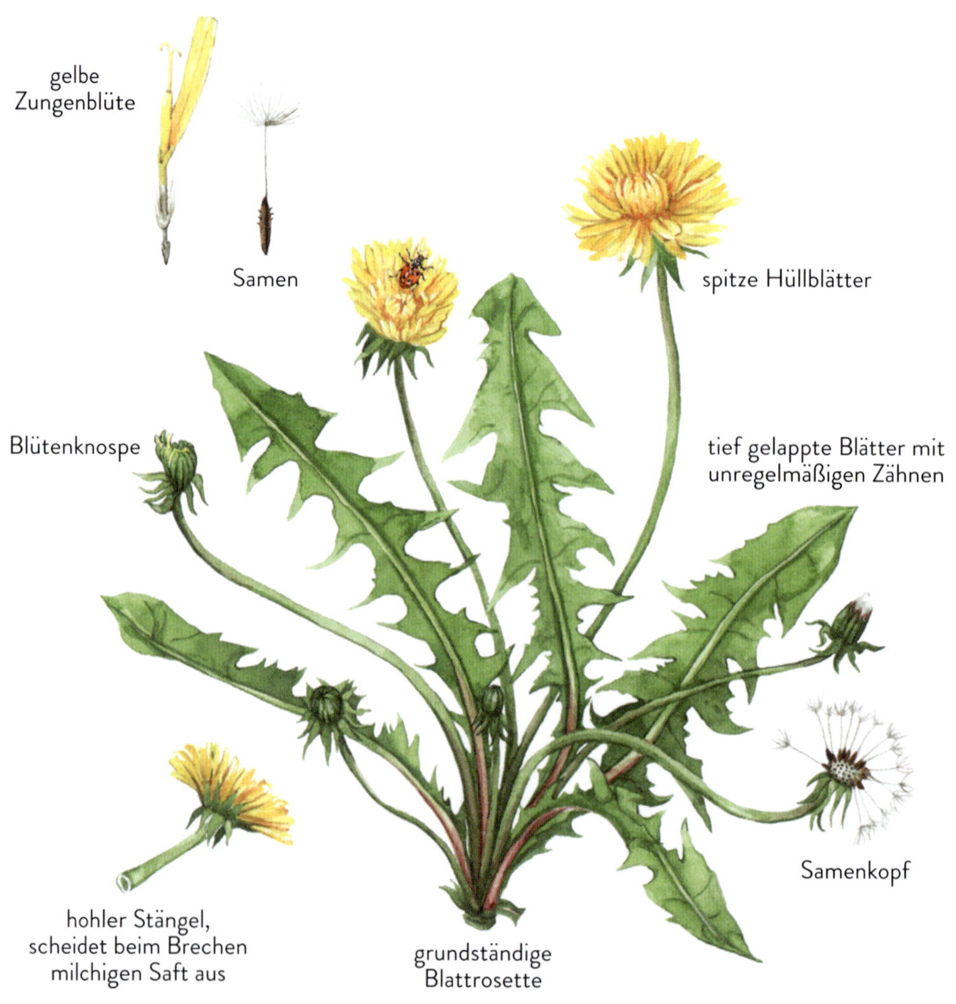

Löwenzahn (*Taraxacum officinale*), mit Marienkäfer (*Hippodamia convergens*)

Lebenszyklus: krautig, mehrjährig
Vermehrung: Samen, Wurzel
Wuchsform: grundständige Blattrosette mit aufrechtem Stängel, 5 bis 30 Zentimeter hoch
Vorkommen: Ruderalflächen, Felder, Rasenflächen, Wiesen, Weiden, Wegränder, Risse in Gehwegen
Standort: volle Sonne bis Halbschatten
Boden: bevorzugt lehmig, feucht
USDA-Klimazonen: 5–9

FERMENTIERTE LÖWENZAHN-KNOSPEN MIT RADIESCHEN

Dieses Rezept bewahrt den Geschmack (und die Nährstoffe) des Frühlings, indem scharfe Radieschen und helle Löwenzahnknospen milchsauer eingelegt werden. Sie sind voller nützlicher Bakterien, die die Verdauung fördern und eine gesunde Immunfunktion unterstützen. Genießen Sie sie auf Sandwiches, mit einem Käsesnack oder in Salaten.

Achten Sie bei der Ernte von Löwenzahnknospen darauf, dass es sich um ungeöffnete Knospen und nicht um verblühte Blütenstände handelt. Ungeöffnete Knospen sehen wie Knöpfe aus, während bei den verblühten Blütenkörbchen oben die gelben Zungenblüten herausschauen. Um die Löwenzahnknospen zu verarbeiten, entfernen Sie den Stängel vollständig und kosten Sie dann die Knospe. Wenn sie Ihnen schmeckt, verwenden Sie sie so, wie sie ist. Wenn sie zu bitter ist, entfernen Sie vor der Verwendung die Hüllblätter.

Für dieses Rezept wird ein etwa 1 Liter großes Fermentationsgefäß verwendet, Sie können es aber leicht Ihren Bedürfnissen anpassen. Ein 1-Liter-Einmachglas mit Bügelverschluss funktioniert auch, allerdings müssen Sie den Deckel täglich öffnen, damit der Druck entweichen kann. Außerdem benötigen Sie ein Gewicht, um die Radieschen unter der Salzlake zu halten. Sie können zu diesem Zweck spezielle Glasgewichte kaufen oder einen Stein verwenden, den Sie vorher desinfiziert haben.

Ergibt: ca. 720 ml

1 1/2 EL grobkörniges Salz oder grobes Meersalz

480 ml chlorfreies Wasser (siehe Anmerkung zu Wasser, Seite 73)

1 TL Senfkörner

1 TL ganze schwarze Pfefferkörner

6 große Radieschen, in 3 mm dicke Scheiben geschnitten

4 Knoblauchzehen

1 Handvoll Löwenzahnknospen

1. Das Salz ins Wasser ein- und gründlich verrühren, bis es sich aufgelöst hat; beiseitestellen.
2. Senfkörner und Pfefferkörner in ein 1-Liter-Gärungs- oder Einmachglas füllen.
3. Nacheinander eine Schicht Radieschen, einige Löwenzahnknospen und eine Knoblauchzehe auf die Gewürze schichten. Die Schichtung aus Radieschen, Löwenzahnknospen und Knoblauch wiederholen und mit einer dicken Schicht Radieschen abschließen.
4. Die Salzlake über die Radieschen-Löwenzahn-Mischung gießen, bis alles vollständig bedeckt ist. Zwischen der Oberfläche der Salzlake und dem Deckel mindestens 2,5 Zentimeter Abstand lassen. Die restliche Salzlake wegschütten. Die Radieschen mit einem Gewicht unter der Oberfläche der Salzlake halten.
5. Das Glas bei Raumtemperatur, geschützt vor direkter Sonneneinstrahlung, stehen lassen. Nach drei Tagen die Radieschen kosten. Wenn Sie Ihnen zusagen, entfernen Sie das Gewicht und bewahren Sie die Pickles im Kühlschrank auf. Sie können bis zu einer Woche oder länger fermentiert werden, je nach Ihrem Geschmack.

SOCCA MIT LÖWENZAHNGRÜN

Socca, oder Farinata, ist ein schmackhafter Pfannkuchen aus Kichererbsenmehl, der im Mittelmeerraum beliebt ist. Wir bestreichen ihn gerne mit Pesto (wie das Vogelmierenpesto auf Seite 96) oder belegen ihn mit einem Salat aus Löwenzahnblättern. In diesem Rezept ergänzen und mildern leicht karamellisierte Zwiebeln, süße Rosinen und geröstete Nüsse das Bittere des Löwenzahngrüns. Servieren Sie es als Vorspeise oder als leichte Mahlzeit.

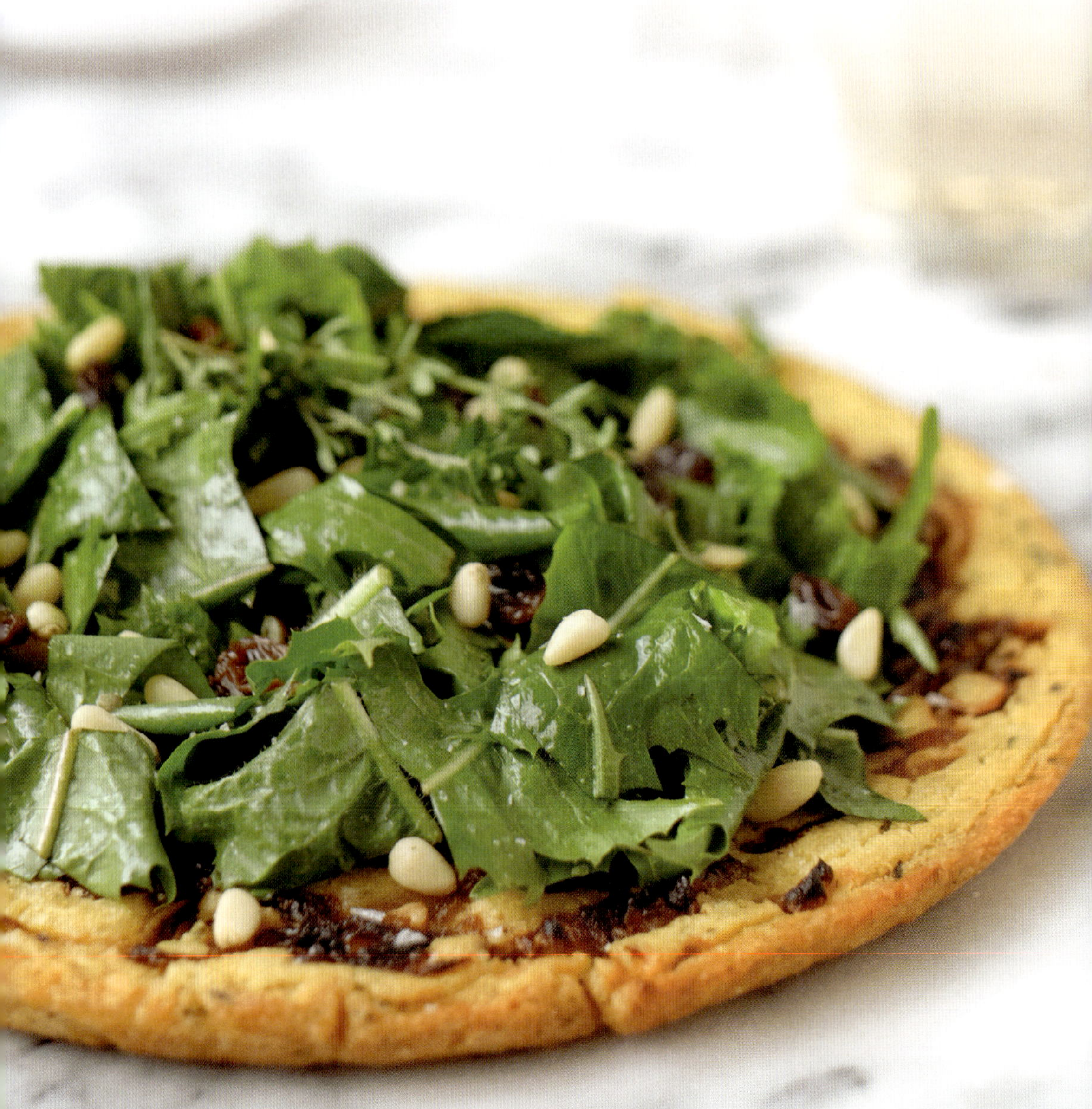

Ergibt: 1 Pfannkuchen (25 cm Durchmesser), 2 Hauptmahlzeiten oder 4 bis 6 Vorspeisen

Socca

115 g Kichererbsenmehl

60 ml natives Olivenöl extra, aufgeteilt

1 Knoblauchzehe, zerdrückt oder gerieben

2 TL frischer Thymian, gehackt, oder 3/4 TL getrockneter Thymian

1/2 TL Salz

1/8 TL frisch gemahlener schwarzer Pfeffer, aufgeteilt

240 ml Wasser

1 mittelgroße Zwiebel, in dünne Scheiben geschnitten

Für das Löwenzahngrün:

1. Das gehackte Löwenzahngrün in eine große Schüssel mit Wasser geben, sodass alles bedeckt ist. Die Schüssel beiseitestellen und währenddessen die Socca vorbereiten. (Das Wässern des Grüns mildert die Bitterkeit. Sie können diesen Schritt aber auch überspringen, wenn Sie möchten).

Für die Socca:

1. Das Kichererbsenmehl, 1 1/2 Esslöffel Olivenöl, Knoblauch, Thymian, Salz, Pfeffer und 240 ml Wasser in eine Schüssel geben und alles zu einem glatten Teig verrühren. Den Soccateig mindestens 30 Minuten ruhen lassen. (Sie können ihn auch über Nacht bei kühler Zimmertemperatur oder im Kühlschrank stehen lassen).

2. Den Ofen mit einem Rost auf der mittleren Schiene auf 230 °C vorheizen.

3. 1 Esslöffel Olivenöl in einem großen Topf bei mittlerer Hitze erhitzen. Die Zwiebel hinzufügen und unter gelegentlichem Rühren etwa 10 Minuten garen, bis sie Farbe annimmt. Die Hitze auf mittlere bis niedrige Stufe reduzieren und alle paar Minuten unter gelegentlichem Rühren goldbraun anbraten (weitere 10 Minuten). Während die Zwiebel gart, nach Bedarf 1 oder 2 Esslöffel Wasser hinzufügen, damit sie nicht an der Pfanne haftet. Vom Herd nehmen und beiseitestellen.

4. Eine gusseiserne Pfanne (25 Zentimeter Durchmesser) oder eine ähnlich große Backform in den Ofen schieben und 5 Minuten lang vorheizen. Die Pfanne vorsichtig aus dem Ofen nehmen, 1 Esslöffel Olivenöl hinzugeben und die Pfanne damit ausschwenken, sodass der Boden bedeckt ist. Den Kichererbsenteig umrühren und in die Pfanne geben. Die Zwiebeln darüber verteilen und die Pfanne wieder in den Ofen schieben.

Topping

85 g Löwenzahngrün, zähe Stängel entfernt, in 4-cm-Stücke geschnitten

Wasser zum Einweichen des Grüns

3 EL natives Olivenöl extra

2 EL Sherry-Essig

1 TL Dijon-Senf

1/2 TL Honig

1/8 TL frisch gemahlener schwarzer Pfeffer

50 g gelbe oder dunkelbraune Rosinen

1/8 TL Salz

2 EL Pinienkerne, geröstet

60 g Ziegenkäse, zerbröselt (optional)

5. Etwa 20 Minuten backen, bis die Socca in der Mitte gar ist (aber noch weich) und an den Rändern knusprig wird. Nach der Hälfte des Backvorgangs bestreichen Sie die Oberseite der Socca mit dem restlichen halben Esslöffel Olivenöl.

6. Die Pfanne aus dem Ofen nehmen. Die Socca mit einem Spatel aus der Pfanne heben, auf ein Schneidebrett legen und den Belag vorbereiten.

Für den Belag:

1. Das Löwenzahngrün abtropfen lassen, gründlich trocken tupfen und in eine große Schüssel legen.

2. Olivenöl, Essig, Senf, Honig und Pfeffer in einem kleinen Topf mischen und bei mittlerer Hitze 1 bis 2 Minuten erwärmen. Die Rosinen unterrühren. Das warme Dressing sofort über das Löwenzahngrün gießen und vorsichtig unterheben.

3. Das Löwenzahngrün auf der Socca verteilen. Etwas Salz über das Grün streuen und die Pinienkerne und den Ziegenkäse (falls verwendet) darüber streuen. In Stücke schneiden und servieren.

LÖWENZAHN-AHORNSIRUP-KUCHEN

Mit diesem Rezept lassen sich die sonnengelben Blüten des Löwenzahns auf köstliche Weise genießen. Servieren Sie diesen Kuchen als Teil eines Brunches oder als Dessert nach dem Abendessen. Er passt gut zum Gebräu aus gerösteten Wurzeln (Seite 306). Ernten Sie die Blütenköpfe erst kurz vor dem Backen, da sie sich sonst zu Pusteblumen verwandeln können. Verarbeiten Sie die Blütenköpfe, indem Sie alle Kelchblätter und Deckblätter entfernen und die gelben Blüten von allen grünen Teilen trennen.

Ergibt: 1 Kuchen (etwa 23 cm Durchmesser), 8 mittlere Portionen

---

Für den Kuchen

125 g Butter, zimmerwarm

120 ml Ahornsirup

2 große Eier

1 TL Vanille

1 große Handvoll Löwenzahnblüten, frisch gepflückt (Kelchblätter und Deckblätter entfernt)

140 g Weizen-Vollkornmehl (oder glutenfreies Mehl)

80 g Haferflocken

1 TL gemahlener Zimt

1/2 TL Backpulver

1/2 TL Salz

50 g Rosinen, gehackt (optional)

40 g Walnüsse, gehackt (optional)

Für den Kuchen:

1. Den Ofen auf 190 °C vorheizen. Eine Pie-Form aus Glas (23 cm Durchmesser) einfetten.

2. Butter, Ahornsirup, Eier und Vanille in einer mittelgroßen Schüssel verrühren. Die Löwenzahnblüten hinzufügen und gut vermischen. Beiseitestellen.

3. Mehl, Haferflocken, Zimt, Backpulver und Salz in einer anderen Schüssel mischen.

4. Die trockene Mischung zur feuchten Mischung geben und gut unterrühren. Nach Belieben Rosinen und/oder Walnüsse untermischen.

5. Den Teig in die gefettete Form drücken. Im vorgeheizten Ofen 30 bis 35 Minuten backen, bis man ein in die Mitte des Kuchens geschobenes Stäbchen wieder sauber herausziehen kann. Abkühlen lassen.

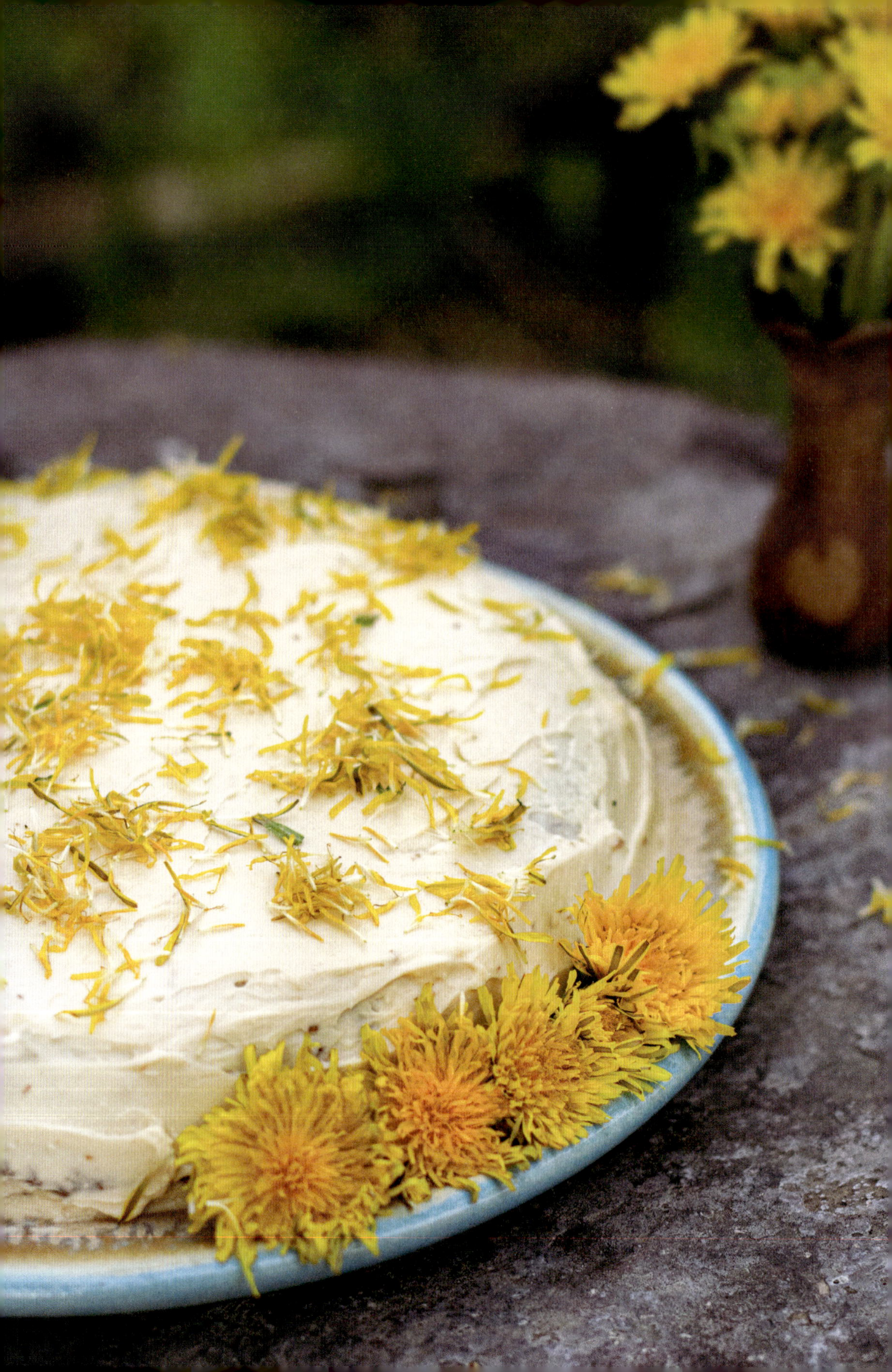

Für das Frosting

225 g Frischkäse, zimmerwarm

125 g Butter, zimmerwarm

60 ml Ahornsirup

1 kleine Handvoll frisch gepflückte Löwenzahnblüten (Kelchblätter und Deckblätter entfernt)

Für das Frosting:

1. Frischkäse, Butter und Ahornsirup mit einem Handrührgerät gründlich vermischen. Abschmecken und evtl. weiteren Ahornsirup dazugeben.

Fertigstellung: Wenn der Kuchen abgekühlt ist, legen Sie den Kuchen umgedreht auf eine Tortenunterlage oder eine große, flache Kuchenplatte. Bestreichen Sie die Oberseite sowie die Seiten des Kuchens mit dem Frosting und sprenkeln Sie die Blüten darüber.

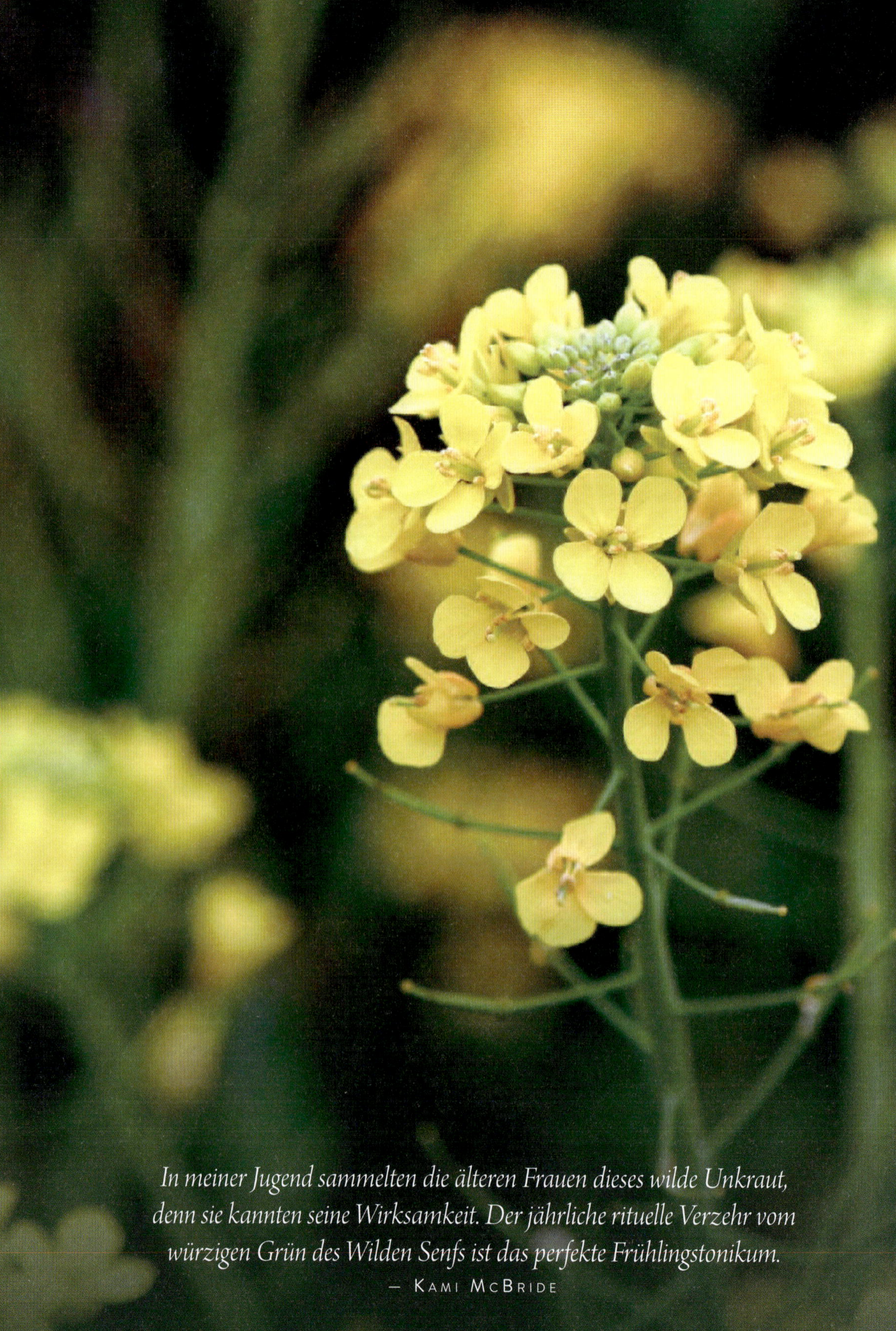

In meiner Jugend sammelten die älteren Frauen dieses wilde Unkraut, denn sie kannten seine Wirksamkeit. Der jährliche rituelle Verzehr vom würzigen Grün des Wilden Senfs ist das perfekte Frühlingstonikum.

— Kami McBride

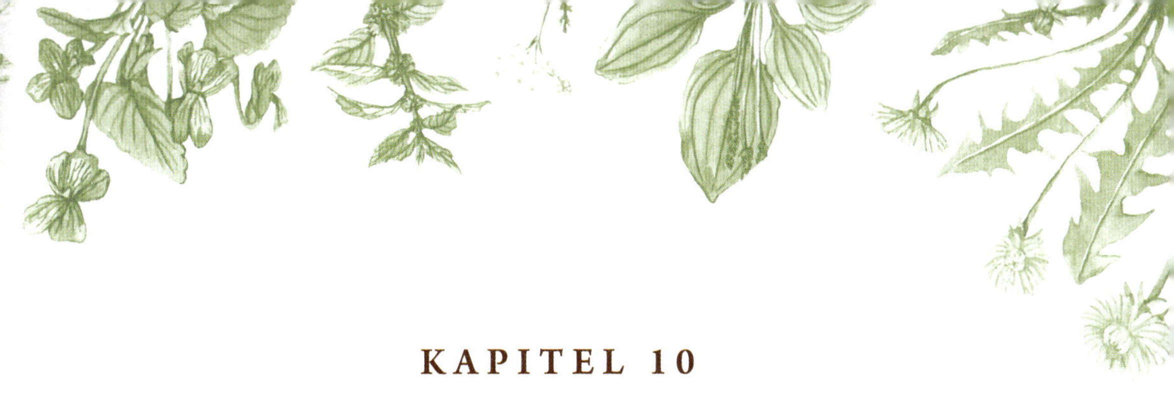

KAPITEL 10

WILDER SENF

Wenn Sie einmal gelernt haben, Pflanzen aus der Senffamilie zu erkennen, werden Sie überall Freunde finden, wohin Sie auch reisen mögen. Mit mehr als 4.000 anerkannten Arten, die in praktisch jeder Ecke der Welt wachsen, bieten Senfgewächse ihren Nutzen als Nahrungs- und Heilmittel reichlich an. Sie blühen oft im Frühling, wobei einige Arten ihre leuchtend gelben Blüten verschwenderisch an Straßenrändern, auf Feldern und Schuttplätzen verteilen. Viele unserer wichtigen Nahrungspflanzen, wie Kohl, Grünkohl und Brokkoli, gehören zur Familie der Senfpflanzen. Unzählige wildwachsende Arten können auf ähnliche Weise als Nahrungs- und Heilmittel verwendet werden.

Botanische Namen: *Alliaria petiolata, Brassica spp., Capsella bursa-pastoris, Lepidium spp., Sinapis spp., Sisymbrium spp., Thlaspi spp.* und viele andere
Pflanzenfamilie: Brassicaceae (Kreuzblütler)
Verwendete Teile: Blätter, Blüten, Samen
Energetik: wärmend, trocknend
Geschmack: scharf, beißend
Eigenschaften: karminativ, schweißtreibend, verdauungsfördernd, schleimlösend, nährend, stimulierend
Verwendung: Erkältung und Grippe, Nahrungsmittel, Verdauung, Schmerzen
Zubereitungen: Nahrungsmittel, Kompressen, Tee, Essig

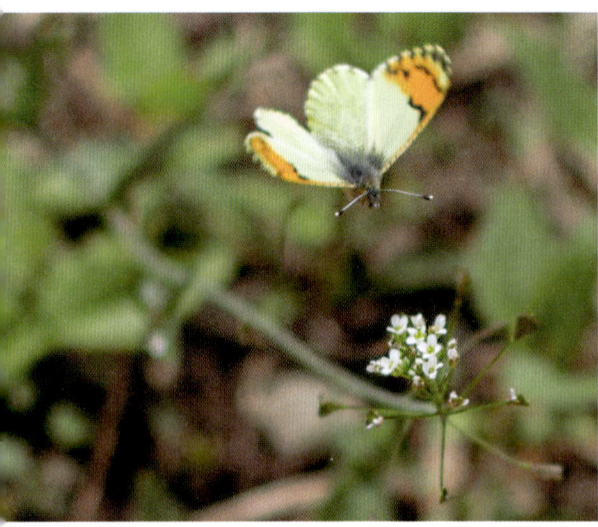

Die Familie der Senfpflanzen ist groß und weit verbreitet! Aber obwohl ihre Mitglieder oft die gleichen Eigenschaften haben, kann man sie nicht alle in einen Topf werfen. Einige Senfpflanzen sind in bestimmten Teilen der Welt endemisch, d. h. sie kommen nur in diesem einen Gebiet vor. Andere Senfpflanzenarten sind bekanntermaßen ausufernd und haben auf der ganzen Welt eine Heimat gefunden. Viele Arten werden kultiviert und als Nahrungsmittel oder als Zwischenfrucht auf dem Feld verwendet. Die Chinesen haben die Senfpflanze wahrscheinlich schon vor mehr als 5.000 Jahren kultiviert.[1] Es gibt archäologische Belege dafür, dass eine Senfart vor mehr als 6.000 Jahren in Nordeuropa als Gewürz verwendet wurde.[2]

MEDIZINISCHE EIGENSCHAFTEN UND ENERGETIK

Die meisten Pflanzen aus der Familie der Senfgewächse sind bis zu einem gewissen Grad würzig und scharf im Geschmack. Diese Eigenschaft, die in der Kräutermedizin Schärfe genannt wird, hat eine wärmende Wirkung und ist aktivierend. Wahrscheinlich haben Sie dies schon einmal erlebt, nachdem Sie einen Teller scharfe Suppe gegessen haben. Die Wärme strömt oft aus Ihrer Mitte heraus, um Ihren ganzen Körper zu erwärmen. Neben der Anregung der Durchblutung kann sie auch Schleimstauungen lindern.

PFLANZENGABEN

Lindert Erkältungs- und Grippesymptome

Die Schärfe des Senfs kann auf vielfältige Weise genutzt werden, um die Symptome einer Infektion der oberen Atemwege zu lindern, insbesondere wenn Ihnen kalt ist und die Atemwege verstopft sind. Er kann Sie wärmen, wenn Sie frösteln, und kann zur Unterstützung des Fieberprozesses eingesetzt werden (regt die Schweißbildung an). Ein bekanntes Volksheilmittel ist die typische Anwendung der Senfpflanze als Wickel oder Kompresse, um Stauungen in der Lunge zu lösen und das Abhusten zu erleichtern. Kräuterkundler bezeichnen eine Pflanze mit dieser Wirkung als stimulierendes Expektorans, was bedeutet, dass sie den Schleim verdünnt und seine Freisetzung anregt, um übermäßige Mengen aus dem Körper zu entfernen.

Lindert Schmerzen

Die scharfen Eigenschaften der Senfpflanze können die Haut beim Auftragen etwas reizen. Diese Reizung kann allerdings therapeutisch sein! Kräuterkundler bezeichnen Pflanzen mit dieser Wirkung als Rubefacient (hautrötendes Mittel) oder Gegenreizmittel. Ein Rubefacient, wie Senf, erhöht die Durchblutung eines bestimmten Gebietes, sodass die natürlichen Heilkräfte des Körpers schneller wirken können. Senfkompressen und -wickel können äußerlich angewendet werden, um arthritische Schmerzen zu lindern, besonders wenn die Schmerzen bei Kälte schlimmer sind. Senf wird auch wegen seiner Fähigkeit geschätzt, Schmerzen im Zusammenhang mit überbeanspruchten Muskeln zu lindern. Wir empfehlen, Senfpulver in ein Bittersalz-Bad zu geben, um schmerzende und müde Muskeln zu entspannen.

Stoppt Blutungen

Während viele Senfpflanzen ähnlich verwendet werden, hat das Hirtentäschel (*Capsella bursa-pastoris*) eine einzigartige Verwendung innerhalb der Kräutermedizin. Diese Pflanze ist ein starkes blutstillendes Kraut, das eingesetzt werden kann, um übermäßige Blutungen zu stoppen. Es ist besonders wirksam bei starken inneren Blutungen während der Menstruation (Menorrhagie) oder nach der Geburt. Hebammen verwendeten es häufig als frische Tinktur, um diesen Effekt zu erzielen.

Eine kürzlich durchgeführte Studie untersuchte die Fähigkeit des Hirtentäschelkrauts, postpartale Blutungen zu stoppen. In dieser Studie wurden hundert Frauen in zwei Gruppen aufgeteilt. Fünfzig Frauen erhielten Oxytocin und sublinguale Tropfen der Hirtentäschel-Tinktur, die anderen fünfzig Frauen erhielten Oxytocin und ein Placebo. Diejenigen, die die Hirtentäschel-Tinktur einnahmen, zeigten signifikant weniger Blutungen als diejenigen, die das Placebo einnahmen.[3] Eine andere klinische Studie zeigte, dass Hirtentäschel schwere Menstruationsblutungen wirksam stoppen kann.[4] Der Kräuterkundler Karta Purkh Singh Khalsa empfiehlt bei starken Menstruationsblutungen in den Wechseljahren einen Tee aus 30 g des getrockneten Krauts.

Bringt Würze in die Nahrung

Alle Pflanzen aus der Familie der Senfgewächse sind essbar, aber einige sind schmackhafter als andere. Neben den würzigen Samen können die jungen Frühlingsblätter und Blüten roh gegessen, zu einer Vielzahl von Würzmischungen verarbeitet sowie zusammen mit Lebensmitteln wie Gemüse, Fleisch und Suppen gekocht werden. Mit zunehmender Reife der Pflanze werden die würzigen Eigenschaften intensiver, wodurch die Blätter, je nach Art, ungenießbar werden. Testen Sie Ihre einheimischen Wildsenf-Pflanzen, um eine Sorte zu finden, die Ihnen am besten schmeckt, und beobachten Sie, wie sich der Geschmack im Laufe des Lebenszyklus der Pflanze verändert.

IDENTIFIZIERUNG

Jede Senfpflanzenart hat ihre eigenen Bestimmungsmerkmale, daher konsultieren Sie für spezifische Informationen am besten einen örtlichen Führer. Alle Senfarten sind essbar (wenn auch nicht unbedingt schmackhaft). Wenn Sie also lernen, wie man Pflanzen der Familie (Kreuzblütler) identifiziert, haben Sie eine gute Ausgangslage, um Nahrung in der Natur zu finden.

Im Allgemeinen lassen sich Senfpflanzen leicht an ihren Blüten erkennen, die vier Kelchblätter, vier Blütenblätter (kreuzförmig oder X-förmig angeordnet) und sechs Staubblätter (vier hohe, zwei kurze) haben. Die Blüten sind in der Regel weiß, gelb oder lila und wachsen in endständigen Trauben. Die Samen wachsen in radial gestreckten Schoten, deren Form von langen, schmalen, rechteckigen bis hin zu kurzen, abgeflachten Hülsen variieren können.

ÖKOLOGISCHE ZUSAMMENHÄNGE

Senfblüten liefern Nektar und Pollen für Bienen, Schwebfliegen und andere Insekten. Selbst wenn die Senfpflanze in einem Gebiet nicht heimisch ist, kann sie eine wichtige Quelle sein, wenn es keine einheimischen Wildblumen gibt – auch anstelle solcher, die sie selbst verdrängt hat. Die Samen können von Vögeln und Nagetieren gefressen werden.

Pflanzen der Familie der Kreuzblütler können sich aggressiv ausbreiten, und einige von ihnen sind allelopathisch, d. h. sie produzieren chemische Stoffe, die das Wachstum anderer Pflanzen hemmen. Im Fall von Knoblauchsenf (*Alliaria petiolata*) enthält die Pflanze chemische Stoffe, die für die einheimischen Schmetterlingslarven, die sie fressen wollen, giftig sind. Was ist die Lösung? In manchen Gegenden könnte es sinnvoll sein, den Senf auszurotten und einheimische Pflanzen anzubauen. An anderen Orten könnte man einen Teil des Senfs entfernen, jedoch genügend Pflanzen für die Bienen übriglassen, vor allem wenn die Lebensräume von einheimischen Pflanzen durch menschliche Eingriffe geschädigt wurden. Das Thema ist komplex und veranschaulicht, warum die »Regeln« für die Nahrungssuche nicht absolut sein können.

Senfpflanzen sind auch in der Lage, kontaminierten Boden und verunreinigtes Wasser zu reinigen. Beispielsweise haben Forscher den Indischen Senf (*Brassica juncea*) untersucht und festgestellt, dass er das Potenzial hat, im Grundwasser und im Boden befindliche Schwermetalle, einschließlich Kadmium, Blei und Zink, zu phytosanieren.[5]

ERNTE

Das Senfgrün erntet man am besten zu Beginn der Vegetationsperiode, wenn es zart und noch nicht so scharf ist. Lassen Sie sich jedoch von Ihren eigenen Geschmacksnerven leiten. Einzelne Blätter, ungeöffnete Blütenknospen und offene Blütenstände können mit den Fingern gepflückt oder mit einer Schere abgeschnitten werden.

Um die Samen zu ernten, sammeln Sie die reifen, getrockneten Schoten und legen Sie sie in eine Papiertüte oder einen Kopfkissenbezug. Sie können den Beutel dann schütteln und rubbeln, um die Samen von den Schoten zu trennen.

Normalerweise gibt es sehr viele Senfpflanzen, aber denken Sie daran, dass die Population schrumpfen kann, wenn Sie zu viele Blumen und Samen ernten.

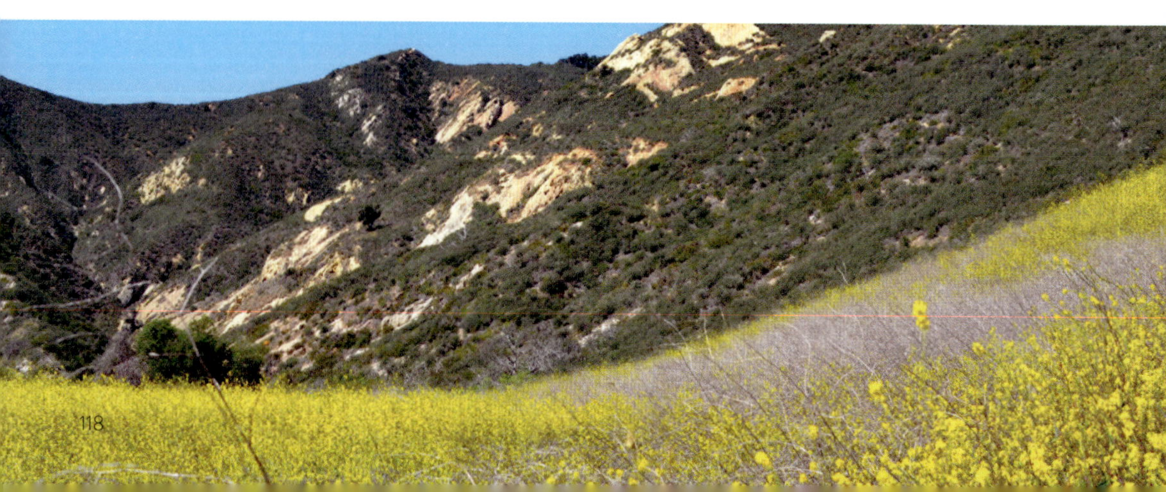

Samenkörner, in Hülsen oder Schoten
Blüten, in Trauben angeordnet
vier Blütenblätter, kreuzweise oder x-förmig angeordnet
sechs Staubgefäße (vier lange und zwei kurze)
vier Kelchblätter
die meisten Senfarten haben unregelmäßig gelappte Blätter

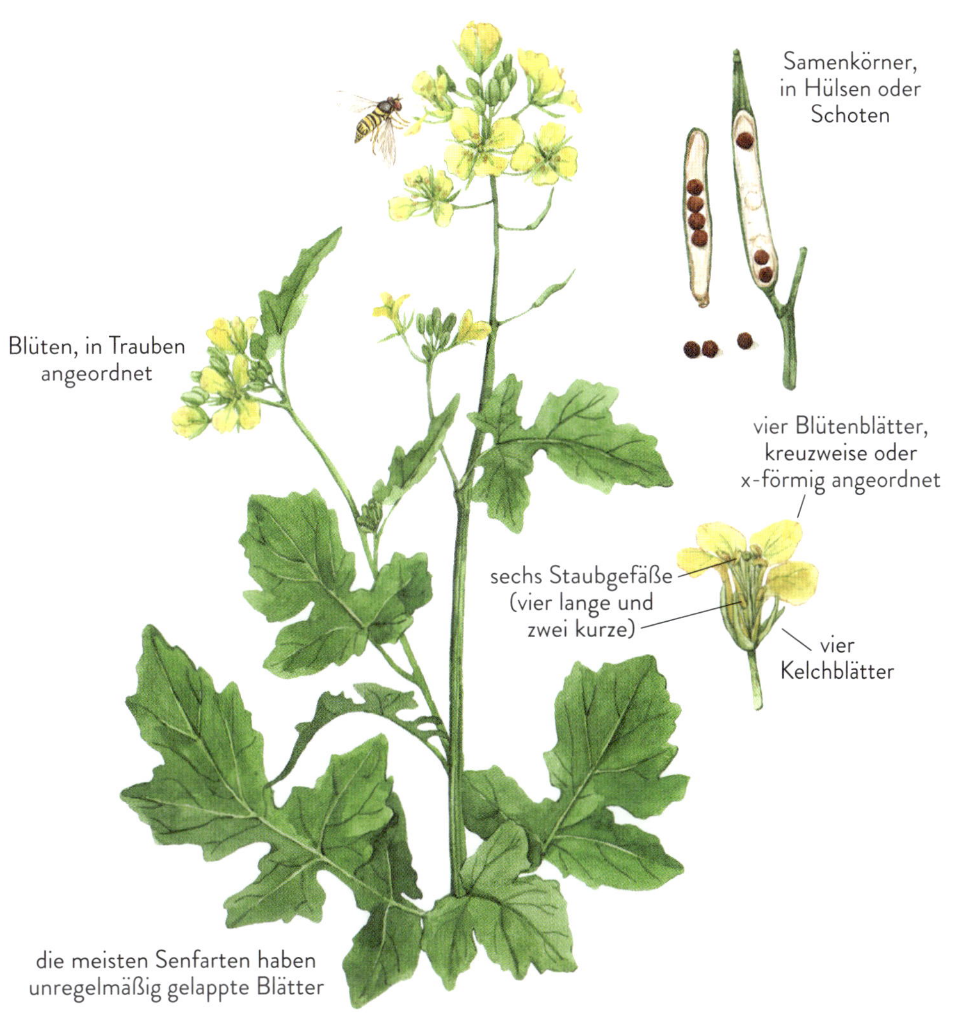

Schwarzer Senf (*Brassica nigra*) mit Schwebfliege (*Allograpta obliqua*)

Lebenszyklus: krautig, einjährig, zweijährig oder mehrjährig
Vermehrung: Samen
Wuchsform: 15 cm bis 300 cm hoch, je nach Art
Vorkommen: Ruderalflächen, an Zäunen, Feldränder, Gärten, Parks, Straßenränder, unbebaute Grundstücke, Waldränder
Standort: volle Sonne bis Halbschatten
Boden: unterschiedlich
USDA-Klimazonen: 3–11, je nach Art

Vorsichtsmaßnahmen bei der Ernte

Landwirte und Parkverwalter freuen sich vielleicht, wenn Sie invasive Senfgewächse entfernen. Fragen Sie um Erlaubnis und vergewissern Sie sich, dass das Gebiet nicht mit Herbiziden besprüht wurde. Da Senf Schwermetalle aus dem Boden ziehen kann, sollten Sie Ihren Erntegebieten besondere Aufmerksamkeit widmen.

TIPPS FÜR DIE GARTENARBEIT

Viele Senfarten lassen sich leicht aus Samen ziehen und gedeihen bei regelmäßiger Bewässerung gut im Gartenboden. Die Vermehrung erfolgt durch Aussaat auf unkrautfreiem Boden, Andrücken und Gießen. Säen Sie im zeitigen Frühjahr und im Spätsommer für winterharte Sorten. Einige Sorten werden bei Sommerhitze würziger. Wenn Sie die jungen Blätter bevorzugen, sollte die Aussaat gestaffelt alle paar Wochen erfolgen, um Nachschub zu sichern.

SO NUTZEN SIE SENFGEWÄCHSE

Senfe variieren in Geschmack und Würze. Meist schmeckt das junge, zarte Grün am besten. Bei einigen Arten kann durch Kochen der strenge, scharfe Geschmack gemildert werden. Das Grün kann frisch in Salaten verzehrt, mit Olivenöl angebraten, als Einlage von Suppen verwendet oder zu Kimchi fermentiert werden und vieles mehr. Die ungeöffneten Blütenknospen einiger Arten sind sehr lecker, wenn man sie dünstet, kocht oder unter Rühren anbrät; die geöffneten Blüten machen Sie gut als Garnierung auf Salaten und Sandwiches. Die Samenschoten kann man ebenfalls essen, wenn sie noch zart und grün sind. Sie sind ein guter Snack am Wegesrand und eignen sich für Pickles. Die getrockneten Samen vieler Sorten können zu schmackhaftem Senf verarbeitet werden.

Senfgrün kann zu Tee (frisch oder getrocknet) verarbeitet, in Essig extrahiert oder zu einem Alkoholextrakt (Tinktur) verarbeitet werden. Es kann auch zerdrückt und dann äußerlich als Umschlag verwendet werden, oder getrocknet als Zusatz im Badewasser.

Empfohlene Mengen

Wenn Senf als Nahrungsmittel konsumiert wird, können empfindliche Menschen eventuell feststellen, dass zu viel Senf leichte Bauchschmerzen verursachen kann.

Besondere Hinweise

- Die verschiedenen Arten des Wilden Senfs unterscheiden sich erheblich in Geschmack und Würze. Wenn Sie eine neue Art probieren, lassen Sie es langsam angehen und experimentieren Sie mit der Menge, um sie Ihren Bedürfnissen anzupassen, ohne es zu übertreiben.

- In seltenen Fällen kann Senf bei empfindlichen Personen eine mittelschwere bis schwere Kontaktdermatitis verursachen. Wenn Sie Senf äußerlich anwenden, probieren Sie ihn zunächst nur auf einer kleinen Fläche aus.

FÜNF-GEWÜRZE-SENFBLÜTENKNOSPEN

Da die verschiedenen Sorten des Wilden Senfs in ihrer Intensität variieren, müssen Sie sie vor der Ernte probieren. Verwenden Sie Blütenknospen, die angenehm bitter, aber nicht intensiv scharf sind; sie sollten ähnlich wie Rapini (Stängelkohl) schmecken. Ernten Sie die Blütenknospen, bevor sie sich öffnen. Pflücken Sie dazu die obersten 5 bis 15 Zentimeter der Pflanze, einschließlich der Knospen und vielleicht einige zarte Blätter und Stängel. Chinesisches Fünf-Gewürze-Pulver gibt es fertig zu kaufen. Alternativ können Sie auch Ihr eigenes Pulver herstellen, es besteht aus Echtem Sternanis, Szechuanpfeffer, Kassiazimt, Fenchel und Gewürznelke. Ein Rezept finden Sie beispielsweise in Rosalees Buch *Die Alchemie der Kräuter und Gewürze*. Dieses Gericht ist einem Rezept für chinesischen Brokkoli von Victoria Granof aus der Zeitschrift *Cookie* nachempfunden.

Ergibt: 4 Portionen

- 450 g Senfblütenknospen
- 3 EL ungesalzene Butter oder Erdnussöl
- 2 Knoblauchzehen, gehackt
- 1 EL Sojasoße
- 1/2 TL chinesisches Fünf-Gewürze-Pulver
- 40 g geröstete Erdnüsse oder Mandeln, grob gehackt

1. Einen großen Topf mit Salzwasser zum Kochen bringen. Die Senfblütenknospen etwa 2 Minuten darin garen, bis sie gerade weich sind. Gut abtropfen lassen.

2. Die Butter in einer großen Pfanne bei mittlerer Hitze schmelzen. Den Knoblauch hinzufügen und etwa 1 Minute sanft braten, bis er weich ist und duftet. Die Sojasoße, das Fünf-Gewürze-Pulver und 1 EL Wasser einrühren. Die Senfblütenknospen in die Pfanne geben, darin schwenken und köcheln, bis sie heiß sind.

3. Das Gemüse auf eine Serviertplatte geben und die Erdnüsse darüberstreuen.

CHERMOULA AUS SENFGRÜN

Chermoula ist eine erdige nordafrikanische Marinade aus Kräutern, die traditionell zu gegrilltem Fisch gereicht wird. In diesem Rezept erhält sie durch die Beigabe von Senfgrün eine scharfe Note; wir essen sie immer wieder gerne zu Meeresfrüchten. Diese vielseitige Soße verleiht Getreide-Bowls, gebratenem Blumenkohl, Eiern, gegrilltem Hühnchen oder Tempeh, Sandwiches und vielem mehr einen fantastischen Geschmack. Wie bei allen Rezepten mit Wildem Senf werden Sie wahrscheinlich jüngere und milder schmeckende Blätter bevorzugen, statt Blätter mit einem intensiv bitteren oder würzigen Geschmack.

Ergibt: etwa 240 ml

---

1 Bund Senfblätter

1/2 Bund Koriander

1/2 Bund glatte Petersilie

1 TL geriebene Zitronenschale (von etwa 1/2 Zitrone)

1 EL Zitronensaft, frisch gepresst (von etwa 1/2 Zitrone)

2 Knoblauchzehen

1 TL ganze Koriandersamen, geröstet

1 TL ganze Kreuzkümmelsamen, geröstet

1 TL Paprikapulver

1/2 TL grobkörniges Salz

1/4 TL gemahlener Cayennepfeffer

120 ml natives Olivenöl extra

1. Senfblätter, Koriander, Petersilie, Zitronenschale, Zitronensaft, Knoblauch, Koriandersamen, Kreuzkümmel, Paprika, Salz und Cayennepfeffer in eine Küchenmaschine geben und mit der Pulsfunktion fein zerkleinern.
2. Die Küchenmaschine weiterlaufen lassen, das Olivenöl langsam dazugießen und alles zu einer glatten Masse verarbeiten.
3. Die Menge der Zutaten nach Geschmack anpassen und abschmecken.
4. Sofort servieren oder bis zu 3 Tage im Kühlschrank aufbewahren (dazu in einen luftdichten Behälter umfüllen und mit einer dünnen Schicht Olivenöl bedecken, um die Oxidation zu verhindern).

Variante: Sie können die frisch geriebene Zitronenschale und den Saft durch kleingeschnittene, eingelegte Zitrone (siehe Rezept auf Seite 340) ersetzen. Beginnen Sie mit 1 Teelöffel eingelegter Zitrone und fügen Sie nach Belieben mehr hinzu. Möglicherweise möchten Sie auch die angegebene Salzmenge reduzieren.

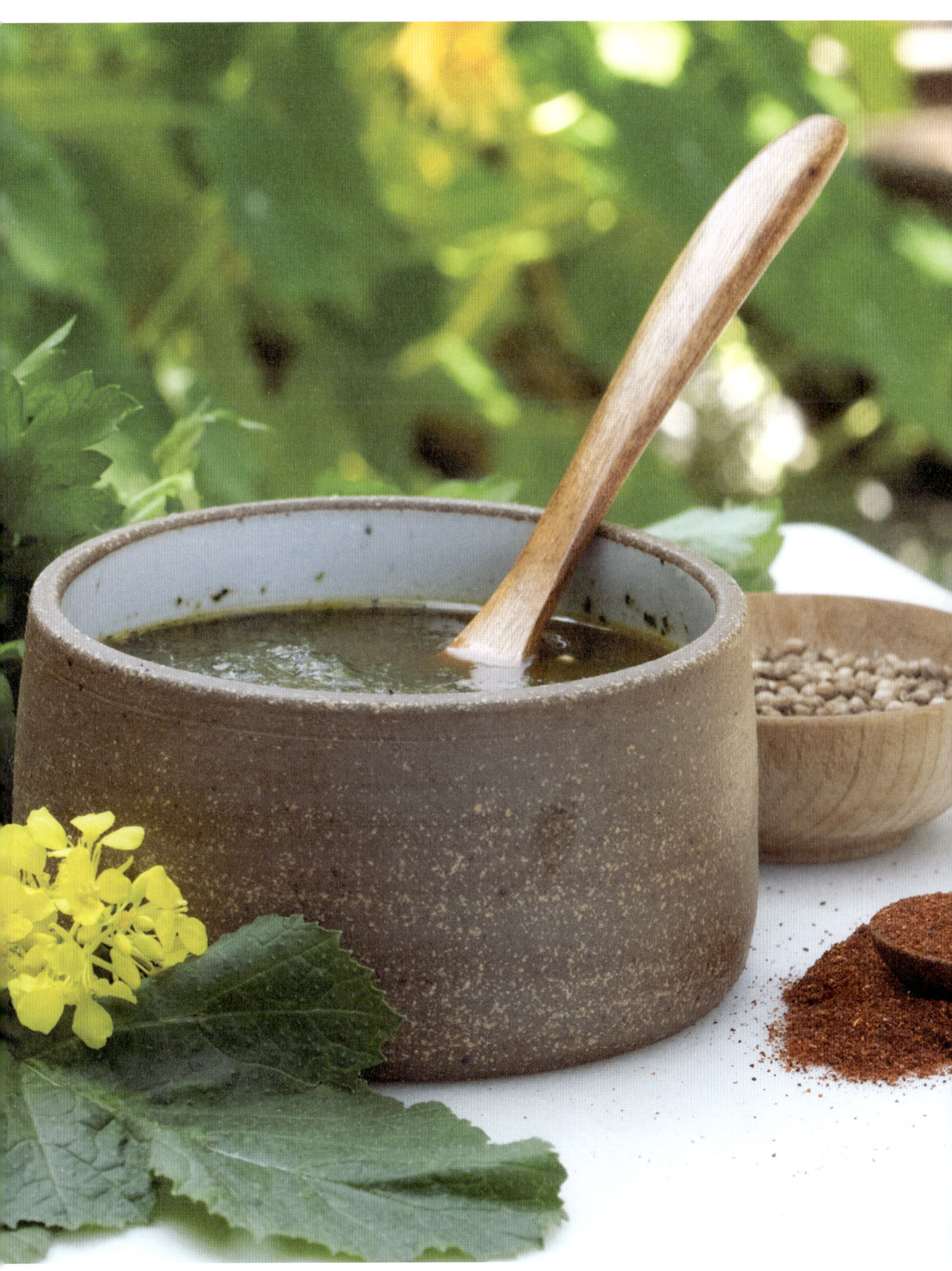

AVOCADO-TOAST MIT SENFBLÜTEN

Milder als die Blätter, aber immer noch ein würziger Kick, sind die Senfblüten, die eine fabelhafte Garnierung für Salate, Eier und Sandwiches abgeben. Ihre pfeffrige Note paart sich wunderbar mit der cremigen Avocado, und dazu gehört natürlich auch der Avocado-Toast! Betrachten Sie dieses Rezept als Orientierung und fügen Sie ruhig eine Prise von diesem oder jenem hinzu. Oft finden auch Vogelmiere, Fenchelpollen und wilde Radieschenblüten ihren Weg auf unsere Toasts. Für eine vegane Version können Sie anstelle von Eiern zerkleinerte gekochte Kichererbsen verwenden.

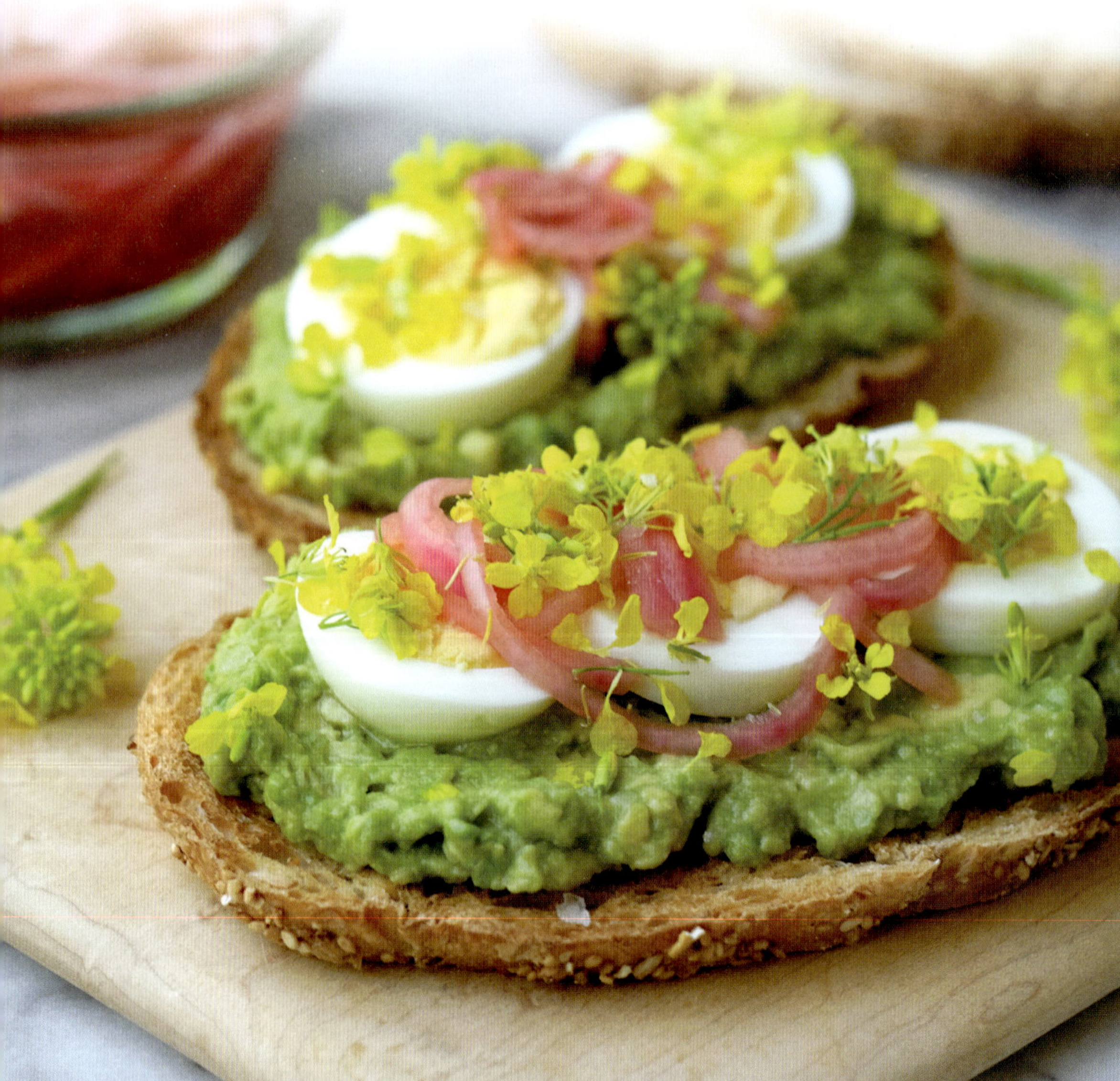

Ergibt: 2 Portionen

2 Scheiben Brot (nach Geschmack)

1 reife Avocado, entkernt und geschält

2 TL natives Olivenöl extra

2 bis 3 TL Zitronensaft, frisch gepresst, nach Geschmack

Salz und frisch gemahlener schwarzer Pfeffer

2 hart gekochte Eier (siehe unten)

2 EL eingelegte rote Zwiebeln (siehe unten)

1 Handvoll Senfblüten

Meersalzflocken, zum Servieren

1. Die Brotscheiben toasten
2. In der Zwischenzeit Avocado, Olivenöl, Zitronensaft sowie Salz und Pfeffer nach Geschmack in einer kleinen Schüssel vermengen und mit einer Gabel leicht zerdrücken.
3. Die hart gekochten Eier schälen und jeweils quer in 4 Scheiben schneiden.
4. Die Avocadomischung auf den Toastscheiben verteilen und die Eierscheiben darauf anrichten. Mit den eingelegten Zwiebeln, Senfblüten und etwas Meersalz garnieren. Sofort servieren.

Hart gekochte Eier: Die Eier einlagig in einen Topf geben und kaltes Wasser einfüllen, sodass die Eier 2,5 cm bedeckt sind. Bei starker Hitze zum Kochen bringen. Die Hitze ausschalten, den Topf abdecken und 10 Minuten stehen lassen. Die Eier in eine Schüssel mit Eiswasser geben und abkühlen lassen. Sie können die Eier im Voraus zubereiten und bis zu 1 Woche im Kühlschrank aufbewahren.

Eingelegte rote Zwiebeln: Die roten Zwiebeln in dünne Scheiben schneiden, in ein Glas schichten und mit Rotweinessig oder Apfelessig auffüllen. Mindestens 15 Minuten, bis zu 1 Stunde stehen lassen. Kurz vor Verwendung abtropfen lassen. Sie können diese im Voraus zubereiten und im Kühlschrank bis zu 2 Wochen aufbewahren.

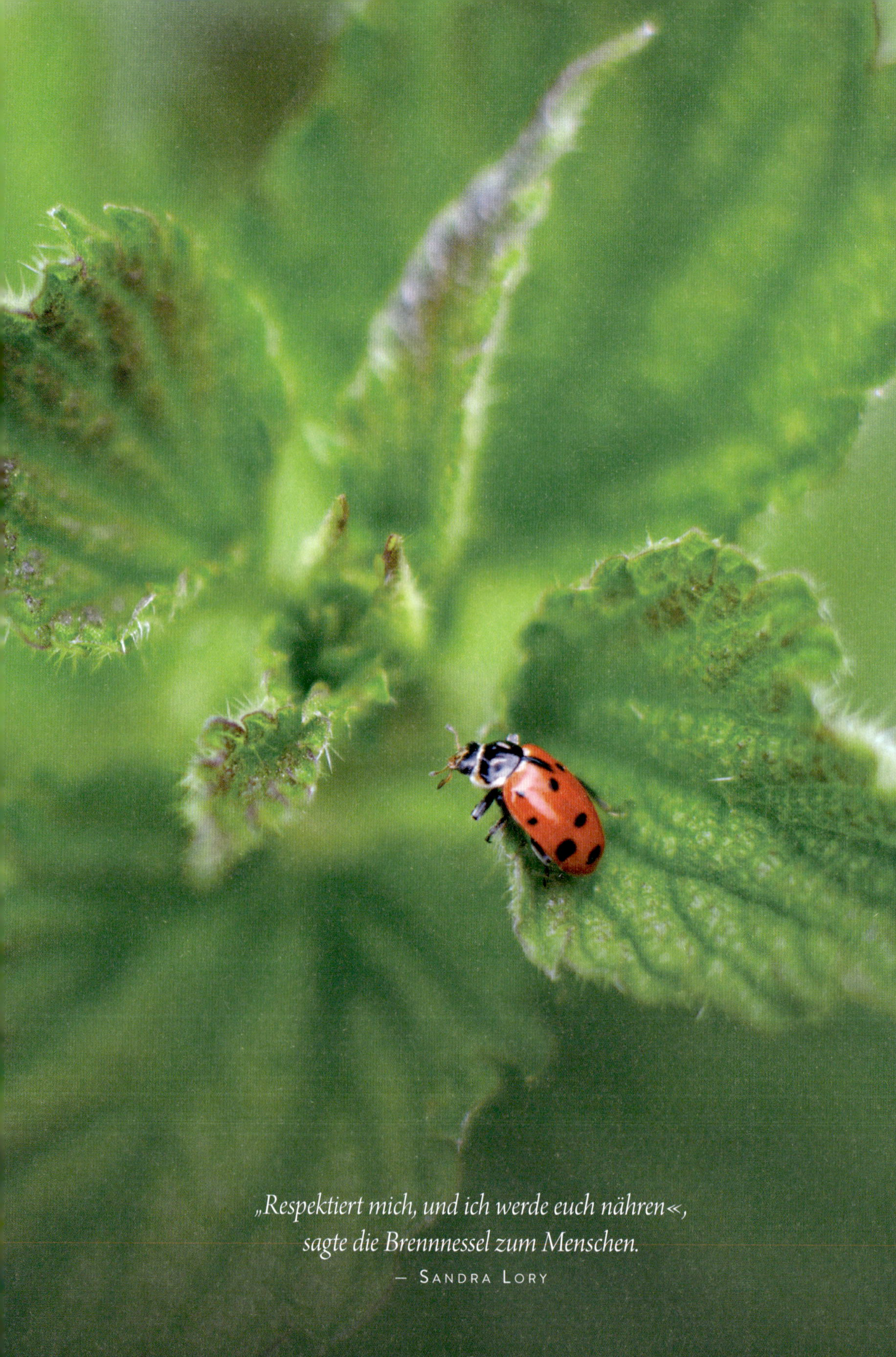

„Respektiert mich, und ich werde euch nähren«,
sagte die Brennnessel zum Menschen.

— Sandra Lory

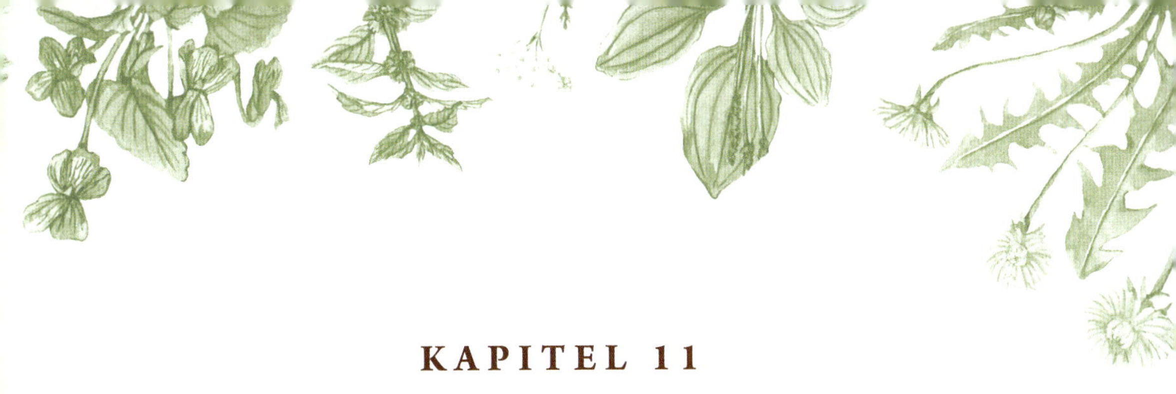

KAPITEL 11

BRENNNESSEL

Wussten Sie, dass vielen unserer heutigen Obst- und Gemüsesorten Nährstoffe fehlen? Vielleicht haben wir diese Nährstoffe herausgezüchtet, während wir unsere Früchte süßer und schmackhafter gemacht haben (wie zum Beispiel bei Äpfeln und Tomaten). Oder vielleicht gingen sie als unbeabsichtigte Folge von Monokulturen und nährstoffarmen Böden verloren. In jedem Fall enthalten unsere Nahrungsmittel nicht mehr die Vitamine, Mineralien und Phytonährstoffe, die sie einst enthielten.[1] Die gute Nachricht ist, dass der Verzehr von Brennnesseln eine wirkungsvolle Methode ist, diese Nährstoffe auf natürliche Weise zu ersetzen!

Andere gebräuchliche Bezeichnung: Große Brennnessel
Botanische Namen: *Urtica dioica, U. dioica ssp. dioica, U. dioica ssp. gracilis, U. dioica ssp., holosericea, U. chamaedryoides, U. urens*
Familie: Urticaceae (Nesselgewächse)
Verwendete Teile: junge Blätter, Wurzeln, Samen
Energetik: kühlend, trocknend
Geschmack: salzig
Eigenschaften: adstringierend, harntreibend, trophorestorativ (organnährend und -regenerierend) für Niere und Nebenniere, nahrhaft, blutstillend
Verwendung: Arthritis, Asthma, Blutbildung, Ekzeme, Müdigkeit, Nahrungsmittel, Hypothyreose, Insulinresistenz, geringe Laktation, langsamer Stoffwechsel, Menstruationskrämpfe, saisonale Allergien, Diabetes Typ 2, Harnwegsinfektionen, kraftloses Haare, schwache Zähne und Knochen
Zubereitungen: Nahrungsmittel, gefriergetrocknetes Produkt, nährender Kräutertee, Tee, Tinktur

Die in Afrika, Asien, Europa und Nordamerika beheimatete Brennnessel wächst auf der gesamten nördlichen Halbkugel, und wo immer sie vorkommt, nehmen die Menschen Notiz davon! Die Pflanze ist mit winzigen Härchen bedeckt, die wie hohle Nadeln aussehen. Wenn Sie die Blätter oder Stängel versehentlich streifen, dringt eine Reihe von reizenden chemischen Stoffen in die Hautoberfläche, was zu einem milden, aber unangenehmen Hautausschlag führt. Niemand weiß, wie vor Zehntausenden von Jahren unsere Vorfahren herausgefunden haben, dass man die Blätter kochen oder trocknen muss, um das Brennen zu vermeiden. Jedenfalls erfreuen wir uns seitdem an den vielen Gaben der Brennnesseln.

Neben Nahrung und Medizin haben die Menschen die Brennnessel lange Zeit auch für die Produktion von Textilien verwendet. Die Ureinwohner Amerikas haben traditionell Kleidung, Seile und Fischernetze aus Nesseln hergestellt. In Dänemark fanden Forscher ein Grabtuch aus der Bronzezeit, das aus Nesseln gefertigt wurde. Nesselstoffe wurden in Europa bis zum 19. Jahrhundert in großem Umfang hergestellt und werden auch heute noch produziert.

MEDIZINISCHE EIGENSCHAFTEN UND ENERGETIK

Diese Pflanze ist zugleich Nahrung und Heilmittel. Die vielen Gaben der Brennnessel werden oft ihren vielfältigen Nährstoffen zugeschrieben, von denen die meisten Menschen profitieren könnten – aber die Brennnessel ist nicht für jeden etwas. Vor allem wenn man sie zum ersten Mal als Tee getrunken oder in einer Mahlzeiten gegessen hat, kann sie ein starkes Diuretikum sein (die harntreibende Wirkung kann mit der Zeit nachlassen). Infolgedessen hat die Brennnessel eine austrocknende Wirkung, und diejenigen, die z. B. bereits zu trockenem Haar oder trockener Haut neigen, können bei der Anwendung der Brennnessel leicht eine unerwünschte Zunahme der Trockensymptome erleben. Manchmal kann die Zugabe von befeuchtenden Kräutern wie Malve oder Veilchen zu Brennnessel-Rezepturen helfen, dies auszugleichen, aber manchmal trocknet sie einfach zu sehr. Die Brennnessel hat auch eine kühlende Wirkung. Für Menschen, die dazu neigen, warm und feucht zu sein, ist die Brennnessel eine nährende und aufbauende Pflanze mit unzähligen Vorteilen.

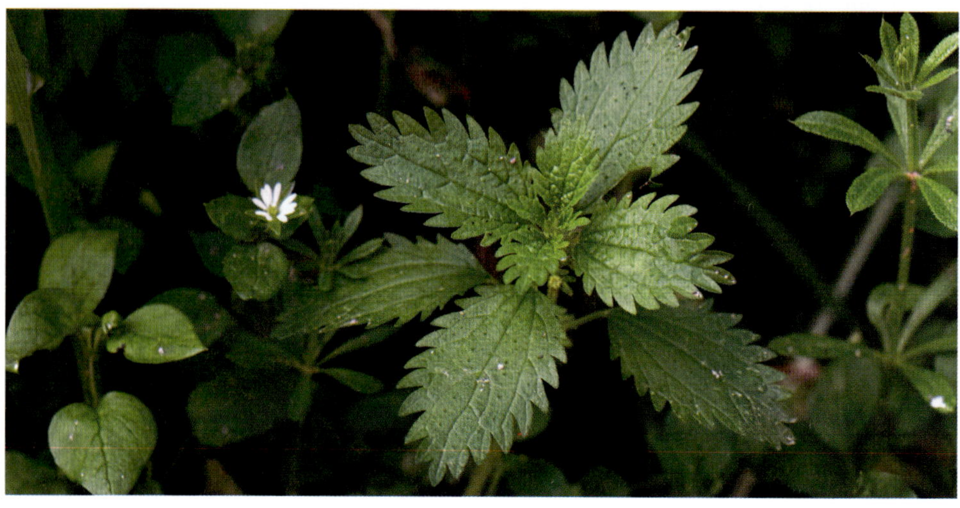

PFLANZENGABEN

Brennnesselblätter sorgen für eine intensive Nährstoffversorgung

Brennnesselblätter sind reich an Nährstoffen, darunter Kalzium, Ballaststoffe, Eiweiß, Kalium, Flavonoide wie Rutin, Ascorbinsäure, Glucosamin, Beta-Carotin, Vitamin K und viele andere.[2] Nur wenige Pflanzen können sich mit einem so hohen Nährstoffgehalt brüsten wie die Brennnessel, und nur wenige haben bei häufigem Genuss so enorme Vorteile. Wenn man Brennnesseln isst oder regelmäßig einen daraus zubereiteten starken Tee trinkt, führt dies oft zu gesünderen Knochen, stärkeren Zähnen und kräftigerem Haar. Die Brennnessel kann auch die Gesundheit der Haut verbessern und wird häufig zur Linderung von Ekzemen und Akne eingesetzt.

Immer wieder hören wir von Menschen, die täglich starke Brennnesseltees trinken, dass sie erstaunt sind, wie viel besser es ihnen geht: Ihr Geist ist schärfer und ihre Energie hat zugenommen und hält den ganzen Tag an. Ein guter Kandidat für Brennnesseltee ist jemand, der mehr tun will, aber nicht die Energie dazu hat.

Brennnesselblätter unterstützen die Blut- und Milchbildung

Brennnesselblätter enthalten Eisen und helfen dem Körper, dieses besser zu verwerten. Kräuterkundler empfehlen Brennnessel allgemein, um Schwangere bei der Erhaltung gesunder Eisenwerte zu unterstützen. Brennnessel wird auch bei übermäßiger Menstruationsblutung (Menorrhagie) eingesetzt, die zu Anämie führen kann.

Kräuterkundler empfehlen Brennnesseltee seit Langem stillenden Müttern, damit sich genügend Milch für ihr Neugeborenes bildet. Eine Studie aus dem Jahr 2017 zeigte, dass Brennnesseltee bei stillenden Müttern von Frühgeborenen die Milchbildung ohne nachteilige Wirkung erhöht.[3]

Brennnesselblätter reduzieren Entzündungen

Die Brennnessel kann auf unterschiedliche Weise entzündungsmodulierend wirken. Menschen, die unter saisonalen Allergien leiden, können ihre Symptome lindern, indem sie einige Monate vor Beginn der Allergie starken Brennnesseltee trinken. Gefriergetrocknete Brennnesseln können zur sofortigen Linderung der akuten saisonalen Allergiesymptome eingenommen werden.[4]

Mehrere Studien haben gezeigt, dass ein Alkoholextrakt aus frischen Brennnesselblättern Entzündungen und den Blutzuckerspiegel bei Diabetes Typ 2 und bei Insulinresistenz senken kann.[5] Eine kürzlich durchgeführte Studie konnte nachweisen, dass die Brennnessel »Risikofaktoren für kardiovaskuläre Erkrankungen und andere Komplikationen bei Patienten mit Diabetes mellitus verringern kann«.[6]

Die Brennnessel kann auch die mit Entzündungen einhergehenden Schmerzen verringern. Einige ihrer Nährstoffe, wie z. B. Magnesium, können zur Linderung von Schmerzen des Bewegungsapparats beitragen. Forscher haben gezeigt, dass eine Kombination aus Brennnessel, Hagebutte und Teufelskralle bei Knieschmerzen wirksam ist.[7] Selbst der unangenehme Stich der frischen Brennnessel kann dazu verwendet werden, die Durchblutung eines Gebietes zu fördern und die Schmerzen zu lindern. Auch, wenn Ihnen das letzte Beispiel seltsam vorkommt, wir behaupten das nicht einfach so. Forscher haben dazu zwei Studien durchgeführt, die zeigen, dass frische Brennnesseln, die gegen Daumen und Knie gestreift werden, Schmerzen und

Entzündungen lindern können.[8] Das müssen interessante Studien gewesen sein.

Brennnessel-Samen erhöhen die Energie und unterstützen die Nieren

Es ist nicht empfehlenswert, Brennnesselblätter zu essen, nachdem die Pflanze gereift ist, blüht und dabei ist, Samen zu bilden. Die Samen jedoch, die in kleinen Trauben an den Blattachseln hängen, sind ein weiteres wirksames pflanzliches Heilmittel. Brennnessel-Samen können gegessen oder in Alkohol extrahiert und zur Steigerung der Energie verwendet werden. Einige Kräuterkundler glauben, dass die Energiesteigerung auf die unterstützende Wirkung der Samen auf die Nebennieren zurückzuführen ist.

Der Kräuterkundler David Winston erkannte, dass Brennnessel-Samen Menschen mit schweren Nierenerkrankungen helfen können. Seitdem haben viele Kräuterkundler die Samen zur Behandlung von Menschen mit Nierenversagen eingesetzt.[9]

Brennnesselwurzeln unterstützen die Gesundheit der Prostata

Kräuterkundler greifen oft zur Brennnesselwurzel, um die Gesundheit der Prostata zu fördern und die Symptome der benignen Prostatahyperplasie (BPH) zu lindern, einer nicht krebsartigen Vergrößerung der Prostata.[10] Sie wird oft mit Sägepalme (Serenoa repens) kombiniert. In einer Studie mit Brennnesselwurzel und Sägepalme kamen Forscher zu dem Schluss, dass die Kräuter wirksamer und sicherer waren als die herkömmlichen Medikamente, die bei BPH verschrieben werden.[11]

IDENTIFIZIERUNG

Die Brennnessel liebt feuchte, nährstoffreiche Böden und kann sich zu dichten Kolonien ausbreiten. Sie hat aufrechte, wenig verzweigte Stängel, die borstig behaart und im Querschnitt fast quadratisch sind. Die gegenständig angeordneten Blätter sind herzförmig oder lanzettlich mit spitzem Ende und scharf gezähnten Rändern. Die Blätter können glatt oder behaart sein. Die Blattadern sind auf der Oberseite gut sichtbar vertieft. Bei den meisten Arten hängen lange Büschel rispenförmiger Blüten von den Blattachseln herab und haben kleine grünlich-weiße oder rosa-weiße Blüten. Diese reifen zu winzigen, abgeflachten, eiförmigen Samen heran.

Zur Unterscheidung zwischen den verschiedenen Arten und Unterarten sollten Sie ein lokales Bestimmungsbuch konsultieren. Die Kleine Brennnessel (*Urtica urens*) unterscheidet sich am meisten, da sie einjährig, nicht rhizomatisch und kürzer ist sowie schärfere Stacheln hat.

ÖKOLOGISCHE ZUSAMMENHÄNGE

Die Brennnessel ist eine Wirtspflanze für viele junge Insekten, darunter Schmetterlings- und Mottenraupen, Käfer- und Mückenlarven. Zwei Schmetterlingsarten, die mit der Brennnessel assoziiert werden, sind der Rote Admiral (*Vanessa atalanta*) und der Fragezeichen-Schmetterling (*Polygonia interrogationis*). Hohe und dichte Brennnesselbestände bieten auch Insekten, Vögeln, Reptilien, Amphibien und kleinen Säugetieren Unterschlupf.

gegenständige
Blätteranordnung
»weibliche«
Blüte
»männliche«
Blüte
Blüten und
Samenbüschel an
den Blattachseln
gezähnte Blattränder
herzförmige oder lanzettliche
Blätter mit spitzem Ende
Querschnitt
quadratischer,
haariger Stängel

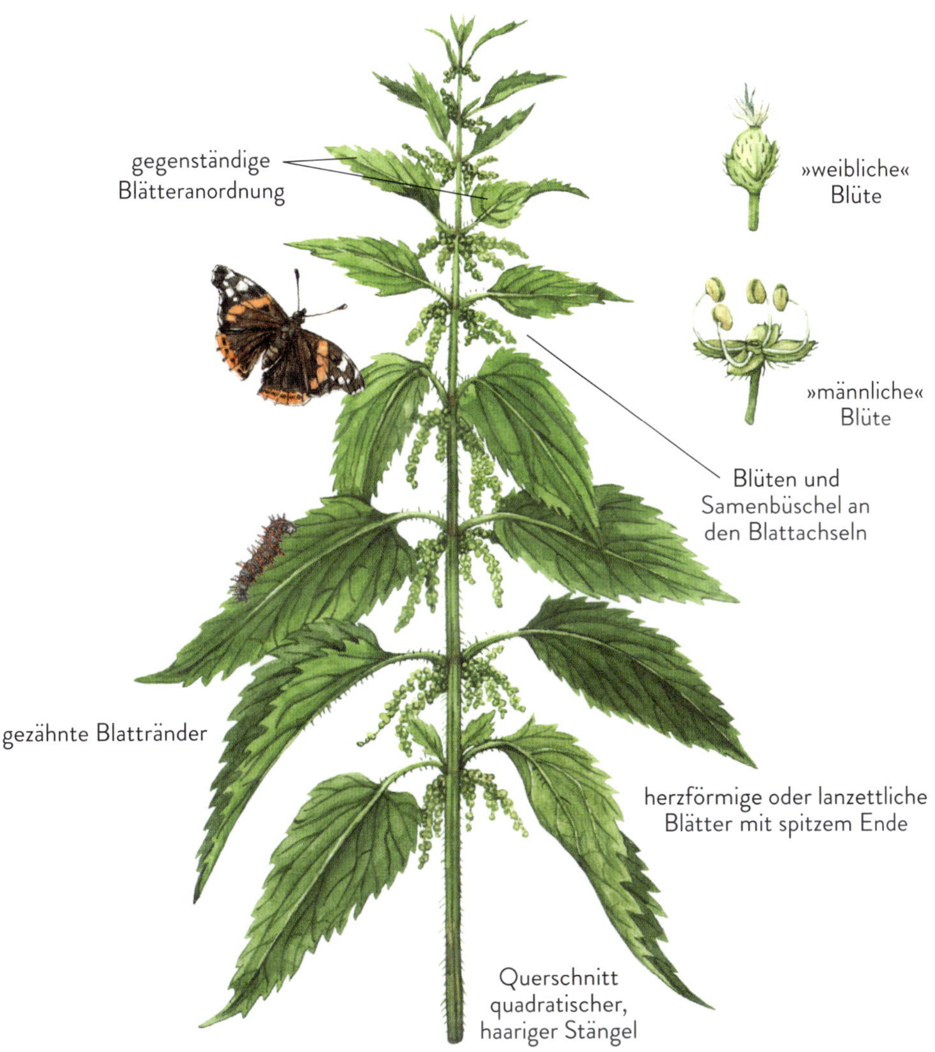

Große Brennnessel (*Urtica dioica*), mit Rotem Admiral (*Vanessa atalanta*), Schmetterling und Raupe

Lebenszyklus: krautig, mehrjährig
Vermehrung: Samen, Rhizom
Wuchsform: dichte rhizomatöse Büschel; aufrechte, blattreiche Stängel, 30 bis 275 cm hoch
Vorkommen: Ruderalflächen, Gräben, Felder, Überschwemmungsgebiete, Sümpfe, Wiesen, Ufergebiete, Flussufer, Versickerungen, Dickicht, Wälder
Standort: sonnig bis schattig
Boden: feucht, fruchtbar, durchlässig
USDA-Klimazonen: 3–10

ERNTE

Ernten Sie die Blätter, bevor die Pflanze blüht und Samen bildet. Pflücken Sie mit Ihren (behandschuhten) Fingern oder einer Schere die oberen paar Zentimeter des jungen Grüns ab. Wenn Sie die Spitzen etablierter Pflanzen pflücken, können Sie diese dazu anregen, mehr Blätter zu bilden, sodass Sie von diesen Pflanzen ein oder mehrere Male während einer Saison ernten können. Achten Sie jedoch darauf, dass Sie nicht zu viele Spitzen zu oft ernten, damit die Pflanzen im Bestand blühen und aussäen können.

Sammeln Sie die Samen, wenn sie reif und grün sind. (Einige *Urtica*-Arten haben getrennte »männliche« und »weibliche« Pflanzen, stellen Sie also sicher, dass Sie von den »weiblichen« Pflanzen ernten, die Samen bilden). Die blühenden Stängel abschneiden, bündeln, kopfüber in eine Papiertüte stecken und zum Trocknen aufhängen. Die Tüte fängt alle Samen auf, die beim Trocknen herunterfallen, den Rest können Sie mit behandschuhten Fingern abstreifen.

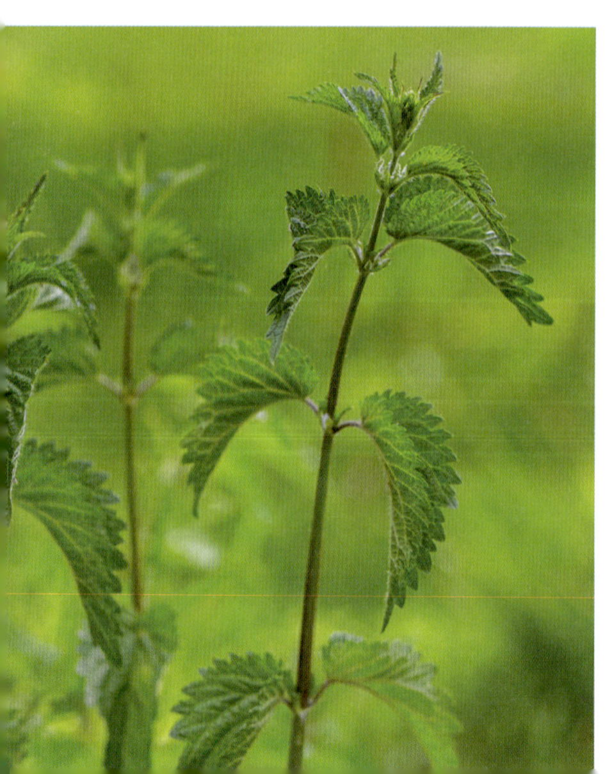

Graben Sie die Wurzeln an einer großen, etablierten Stelle aus, nachdem die Pflanzen abgestorben sind. Nutzen Sie dazu eine Gartengabel, um den Boden zu lockern.

Die Brennnessel kann durch Samen- oder Rhizomverpflanzung vermehrt werden.

Vorsichtsmaßnahmen bei der Ernte

Ernten Sie die Brennnesseln vorsichtig, um Stiche zu vermeiden. Wir empfehlen das Tragen von Handschuhen und langen Ärmeln. Da Brennnesseln Schwermetalle und anorganische Nitrate aufnehmen können, achten Sie besonders auf die Beschaffenheit Ihres Erntegebiets. Zu den ähnlich aussehenden Pflanzen gehören die Kanadische Strauchnessel (*Laportea canadensis*), die essbar ist, die Scheinbrennessel (*Boehmeria cylindrica*) und die Kanonierpflanze (*Pilea pumila*).

TIPPS FÜR DIE GARTENARBEIT

Die Brennnessel bevorzugt nährstoff- und humusreiche Böden. Gießen Sie regelmäßig, um den Boden feucht zu halten, oder pflanzen Sie in der Nähe eines Teichs oder Bachlaufs. Die Brennnessel verdankt ihren Ruf als invasives Unkraut ihren doppelten Vermehrungsstrategien – vom Wind verwehte Samen und kriechende unterirdische Rhizome – also halten Sie sie mit Barrieren zurück und ernten Sie die Samen, bevor sie reifen. Die Vermehrung durch Samen ist einfach, Sie können mit einer Keimungsrate von etwa 50 Prozent rechnen. Die Vermehrung durch Teilung von etablierten Pflanzen sollte zeitig im Frühjahr erfolgen.

SO NUTZEN SIE DIE BRENNNESSEL

Brennnesselblätter sind nahrhafte Grünpflanzen und können wie Spinat oder Grünkohl in größeren Mengen verzehrt werden. Sie müssen vor dem Verzehr gekocht oder getrocknet werden, um ihre Brennhaare zu entfernen. Verwenden Sie bei der Verarbeitung Handschuhe, um nicht gestochen zu werden. Wir blanchieren die jungen Blätter gerne kurz in kochendem Wasser, bevor wir sie in Pfannengerichten, Pestos und anderen Zubereitungen verwenden. Ziehen Sie die Verwendung von Brennnesseln überall dort in Betracht, wo Sie sonst Spinat nehmen würden – Suppen, Lasagne, Strudel, indischer Saag Paneer usw. Die Blätter können auch blanchiert und zur späteren Verwendung eingefroren werden. Getrocknete und pulverisierte Blätter können zu Smoothies und anderen Lebensmitteln hinzugefügt werden.

Brennnesselblätter haben eine breite Palette von medizinischen Anwendungen. Die Wirkung, die Sie erzielen möchten, entscheidet darüber, wie die Blätter am besten zu verwenden sind. Wegen des Nährstoffgehalts und der Unterstützung der allgemeinen Gesundheit und Vitalität können Sie sie frisch essen oder als starken Tee oder Abkochung verwenden. Forschungen, die positive Wirkungen bei Menschen mit Insulinresistenz aufzeigen, verwendeten eine alkoholische Tinktur aus frischen Blättern.

Brennnessel-Samen können frisch verzehrt, in Alkohol extrahiert oder getrocknet werden, um sie über das Essen zu streuen. Lesen Sie die Dosierungsempfehlung weiter unten und bedenken Sie, dass einige Kräuterkundler es vorziehen, noch kleinere Mengen zu verwenden.

Brennnesselwurzeln werden im Allgemeinen getrocknet und als Tee, Tinktur oder Kapseln eingenommen.

Empfohlene Mengen

Für Brennnesselblätter:

- *Tee (getrocknet):* 30 g täglich
- *Tinktur (frisch):* 1:2, 75 bis 95 % Alkohol; 3 bis 5 ml, 3- bis 5-mal täglich

Für Brennnessel-Samen:

- *Samen (frisch):* 1 bis 3 Teelöffel
- *Tinktur (getrocknet):* 1:5, 30 % Alkohol, 3 bis 5 ml, 3-mal täglich

Für Brennnesselwurzeln:

- *Abkochung (getrocknet):* 1 bis 5 g
- *Tinktur (getrocknet):* 1:5, 30 % Alkohol; 2 bis 3 ml, 3-mal täglich[12]

Besondere Hinweise

- Es wird nicht empfohlen, Brennnesselblätter zu essen, nachdem die Pflanze Blüten/Samen gebildet hat.
- Verwenden Sie Brennnessel bei Menschen mit trockener Konstitution mit Vorsicht.
- Für manche kann die Brennnessel stark harntreibend sein (Diuretikum).
- Sehr selten berichten Menschen, dass sie von der Brennnessel Kopfschmerzen bekommen.

BRENNNESSEL-FRITTATA

Dieses Rezept wurde von Kuku Sabzi inspiriert, einer persischen Frittata, die mit einer Fülle von Grünzeug zubereitet wird. Das Ergebnis ist eine leichte und köstliche Art, die Gaben des Frühlings zu genießen. Dies ist ein sehr unkompliziertes Rezept, das sich beliebig variieren lässt. Verwenden Sie das Grün, das in Ihrem Kühlschrank auf Sie wartet oder im Garten gerade üppig wächst. Es kann warm oder bei Zimmertemperatur serviert werden.

Ergibt: 4 bis 6 Portionen

6 EL Olivenöl, aufgeteilt

7 große Frühlingszwiebeln, in Scheiben geschnitten (einschließlich der grünen Teile)

3 Knoblauchzehen, gehackt

1 TL gemahlener schwarzer Pfeffer

1 TL getrockneter Rosmarin

1 TL getrockneter Thymian

1 TL getrocknetes Senfpulver

6 große Eier

1 1/2 TL Salz

1 TL Backpulver

450 g Brennnesselblätter, fein gehackt (beim Hacken Handschuhe verwenden)

10 g Dill, fein gehackt

40 g Petersilie, fein gehackt

1. Den Ofen mit Grillfunktion auf hoher Stufe vorheizen. 3 Esslöffel Olivenöl in einer ofenfesten Pfanne (20 cm Durchmesser) auf mittlerer bis hoher Stufe erhitzen. Die Frühlingszwiebeln dazugeben und 3 bis 5 Minuten anbraten bzw. so lange, bis sie weich sind und die weißen Teile durchsichtig scheinen. Knoblauch, Pfeffer, Rosmarin, Thymian und Senf hinzufügen und alles noch etwa 1 Minute braten. Vom Herd nehmen.

2. Eier, Salz und Backpulver in einer mittelgroßen Schüssel mischen. Gut verquirlen, bis die Masse gründlich vermischt und etwas schaumig ist. Die fein gehackte Brennnessel, den Dill und die Petersilienblätter sowie die Frühlingszwiebel-Mischung vorsichtig unter die Eier rühren.

3. Die restlichen 3 Esslöffel Olivenöl in der Pfanne erhitzen. Die Eiermasse in die Pfanne gießen und gleichmäßig verteilen. Zugedeckt bei mittlerer Hitze 8 bis 10 Minuten garen, bis der Boden fest wird.

4. Den Deckel von der Pfanne nehmen und diese für 1 bis 2 Minuten auf dem Ofenrost unter den Grill stellen, bis die Frittata durchgegart ist. Lassen Sie sie nicht unbeaufsichtigt und kontrollieren Sie sie, bis die Eiermasse fest geworden ist, denn sie kann schnell anbrennen.

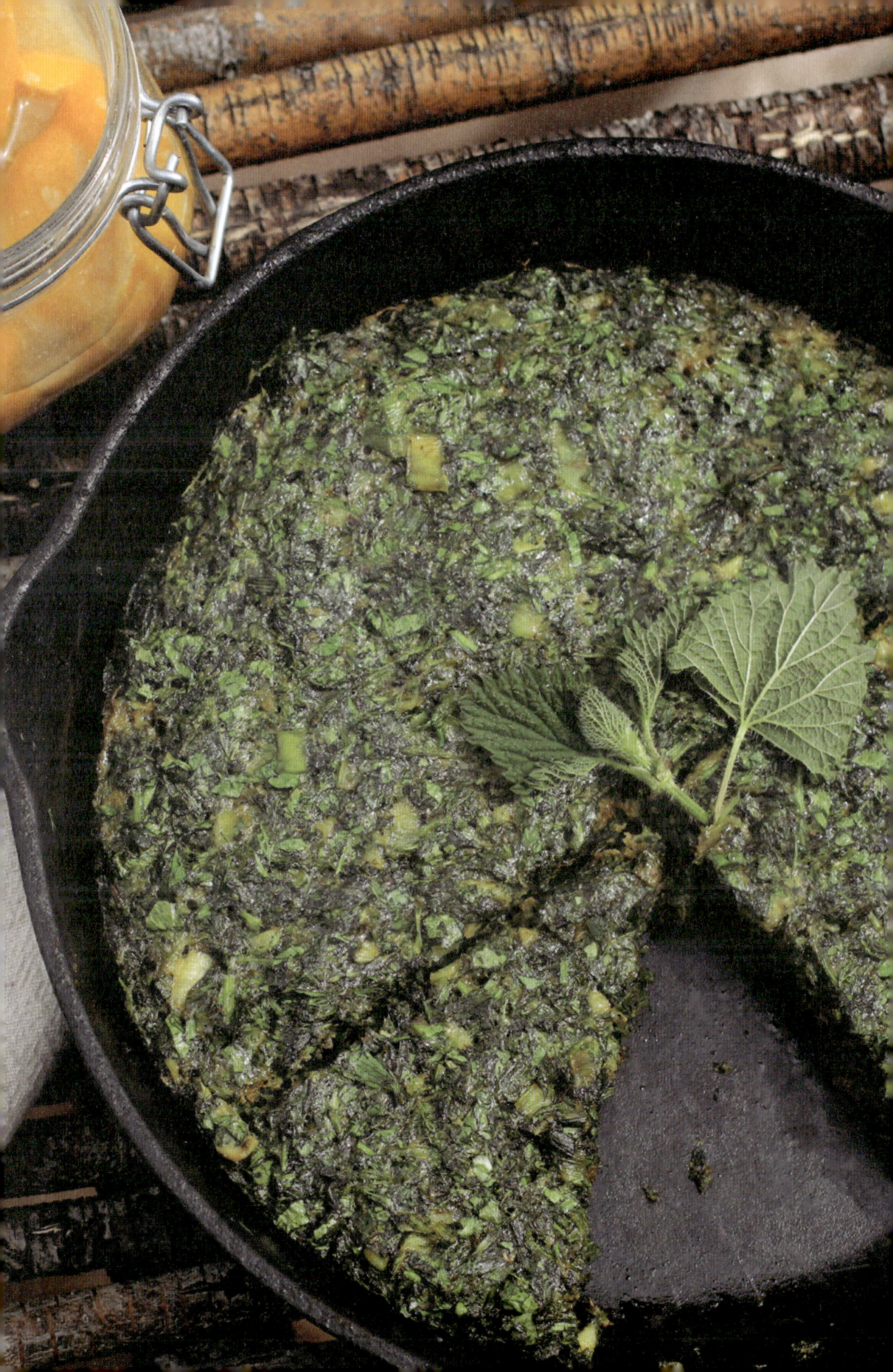

BRENNNESSEL-SPARGELSUPPE

Servieren Sie mit dieser schmackhaften und köstlichen Suppe einen Hauch Frühling! Als perfektes Gericht zum Sonntagsbrunch oder für ein gemütliches Abendessen ist dieses Rezept eine synergistische Kombination von zwei beliebten saisonalen Pflanzen.

Ergibt: 3 Liter

---

5 EL Olivenöl, aufgeteilt

1 mittelgroße Zwiebel, gewürfelt

7 Knoblauchzehen, gehackt (etwa 2 EL)

1 EL getrockneter Rosmarin

2 TL getrockneter Thymian

1 TL frisch gemahlener schwarzer Pfeffer

1 1/2 TL Salz

1200 ml Brühe (Knochen- oder Gemüsebrühe) oder Wasser

2 mittelgroße Kartoffeln, gewürfelt

1 Bund Spargel (etwa 300 g), in 2,5 cm Stücke geschnitten

800 g gehackte frische junge Brennnesselblätter (beim Hacken Handschuhe verwenden)

1 EL Zitronensaft

1 Schuss Sahne (optional)

1. 3 Esslöffel Olivenöl in einem großen Topf bei mittlerer Hitze erhitzen. Dann die Zwiebel hinzufügen und glasig dünsten.

2. Die restlichen 2 Esslöffel Olivenöl hinzugeben und heiß werden lassen. Knoblauch, Rosmarin, Thymian, schwarzen Pfeffer und Salz hinzufügen. 1 Minute dünsten, bis die Gewürze duften.

3. Mit der Brühe ablöschen, zudecken und zum Kochen bringen.

4. Die Kartoffeln hinzufügen und 5 Minuten köcheln lassen.

5. Spargel und Brennnesselblätter dazugeben und 5 bis 7 Minuten köcheln lassen, bis die Spargelstücke gut weich sind.

6. Sobald der Spargel gar ist, den Herd ausschalten und den Zitronensaft hinzugeben.

7. Die Suppe mit einem Pürierstab (oder im Standmixer) auf hoher Stufe pürieren, bis sie cremig ist. (Wenn Sie einen Standmixer verwenden, achten Sie darauf, dass der Dampf beim Mixen entweichen kann, damit keine heiße Masse herausspritzt).

8. Mit Salz und Pfeffer abschmecken. Servieren Sie die Suppe in Schüsseln mit einem Schuss Sahne (optional).

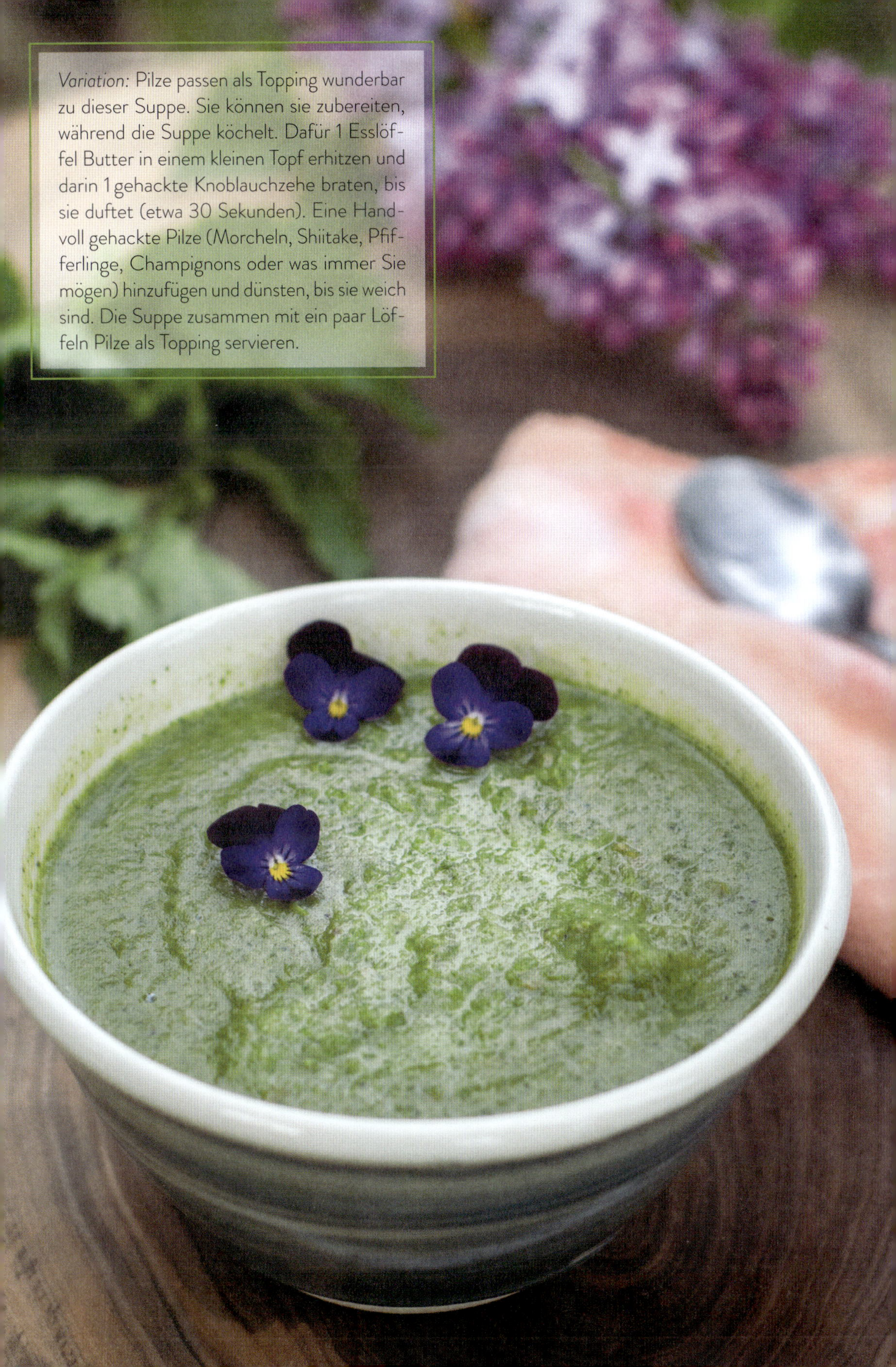

Variation: Pilze passen als Topping wunderbar zu dieser Suppe. Sie können sie zubereiten, während die Suppe köchelt. Dafür 1 Esslöffel Butter in einem kleinen Topf erhitzen und darin 1 gehackte Knoblauchzehe braten, bis sie duftet (etwa 30 Sekunden). Eine Handvoll gehackte Pilze (Morcheln, Shiitake, Pfifferlinge, Champignons oder was immer Sie mögen) hinzufügen und dünsten, bis sie weich sind. Die Suppe zusammen mit ein paar Löffeln Pilze als Topping servieren.

KARTOFFELPUFFER MIT BRENNNESSELN

Kartoffelpuffer erhalten in diesem Rezept durch Brennesseln einen starken Nährstoffschub und ergeben eine schmackhafte Vorspeise, Beilage oder einen Snack. Inspiriert vom koreanischen Gamjajeon sind diese Pfannkuchen außen knusprig und in der Mitte weich. Ein Sojasoßen-Essig-Dip sorgt für einen schönen Ausgleich zu den stärkehaltigen Kartoffeln und zum erdigen Geschmack der Brennnesseln. Sie können diese Pfannkuchen auch mit saurer Sahne oder Apfelmus servieren.

Ergibt: 16 bis 20 Pfannkuchen (7 bis 8 cm Durchmesser)

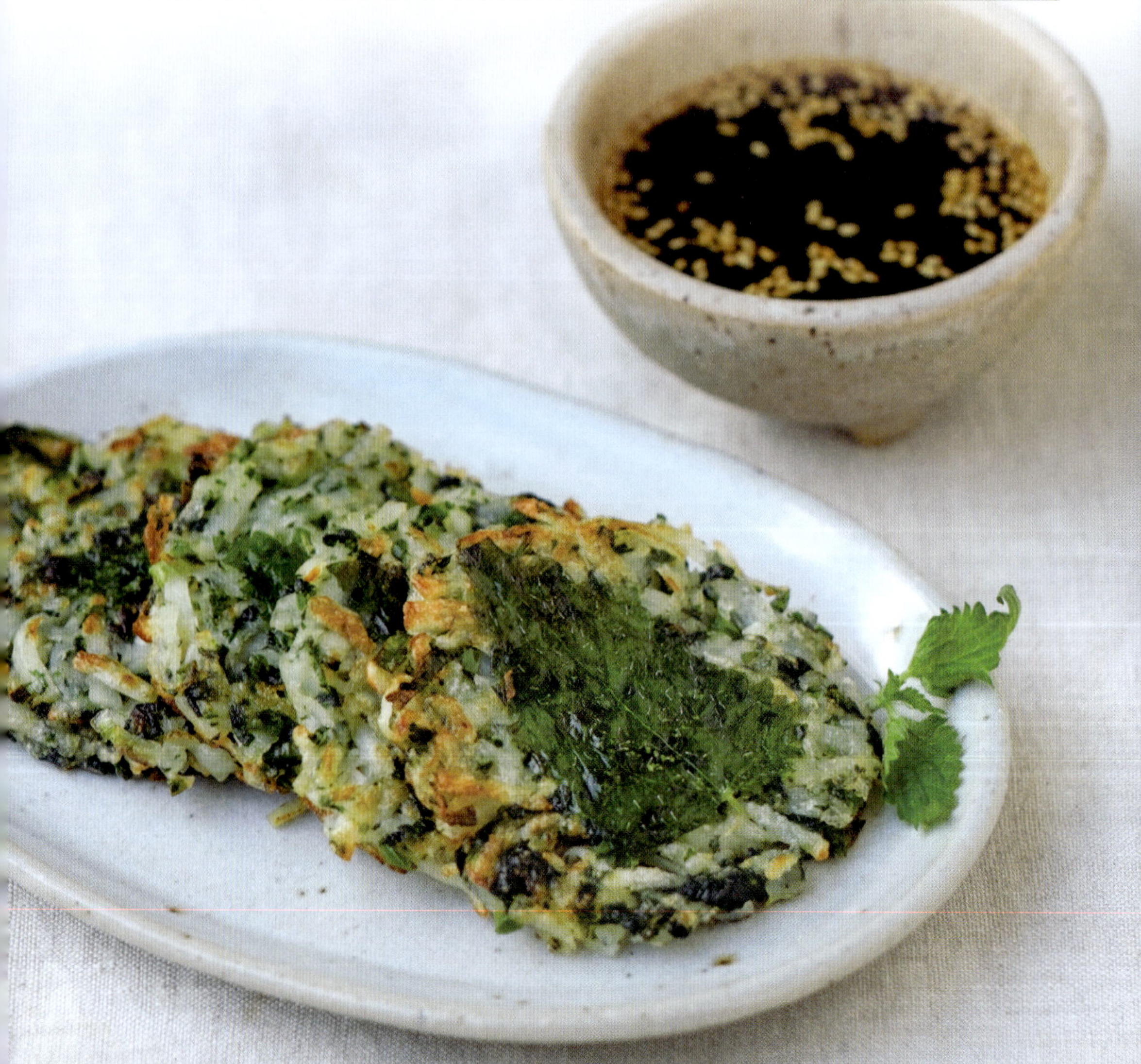

Für die Dip-Soße (optional)

3 EL Sojasoße

1 EL Reisessig

1/2 TL Zucker oder Honig

1/2 TL geröstete Sesamsamen

Pfannkuchen

300 g frische Brennnesselblätter (Handschuhe verwenden)

500 g mehligkochende Kartoffeln (etwa 2 mittelgroße), geschält

2 Stängel junger Knoblauch oder Frühlingszwiebeln, fein gehackt

1 Jalapeño, entkernt und fein gehackt (optional)

1/2 TL grobkörniges Salz

Pflanzenöl, zum Braten

Für die Pfannkuchen:

1. 16 bis 20 schöne Brennnesselblätter für die Dekoration der Pfannkuchen beiseitelegen.
2. Einen großen Topf mit Wasser zum Kochen bringen. Die restlichen Brennnesselblätter in den Topf geben und unter häufigem Rühren 2 Minuten kochen lassen. Abgießen und überschüssiges Wasser ausdrücken. (Sie können das Brennnessel-Kochwasser nach dem Abkühlen als Tee trinken oder Pflanzen damit düngen). Die gekochten Brennnesseln fein hacken.
3. Die Kartoffeln mit einer Kastenreibe oder dem Reibeinsatz in einer Küchenmaschine reiben. Die Kartoffelraspel in einem Sieb mithilfe eines Löffels kräftig ausdrücken und die ablaufende Flüssigkeit in einer Schüssel auffangen. Nach einigen Minuten setzt sich am Boden der Schüssel eine stärkehaltige Paste ab. Die Flüssigkeit vorsichtig abgießen. Die Stärke mit den geriebenen Kartoffeln, Brennnesseln, grünem Knoblauch oder Frühlingszwiebeln, Jalapeño (falls verwendet) und Salz gründlich vermengen.
4. 1 Esslöffel Öl in einer großen Pfanne bei mittlerer bis hoher Temperatur erhitzen. Einen gehäuften Esslöffel der Kartoffelmischung in die Pfanne geben, mit der Rückseite eines Löffels flach drücken und zu einem Pfannkuchen von 7 bis 8 cm Durchmesser formen. Eines der zurückbehaltenen Brennnesselblätter vorsichtig auf die Oberseite des Pfannkuchens drücken. (Wir nehmen dafür gerne Stäbchen, aber Sie können auch Handschuhe benutzen).
5. Die Pfanne auf diese Weise mit weiteren Pfannkuchen füllen. Die Pfannkuchen etwa 3 Minuten braten, bis sie knusprig und auf der unteren Seite goldbraun sind. Wenden und auf der anderen Seite ebenfalls 3 Minuten knusprig und goldbraun braten. Aus der Pfanne nehmen und auf Haushaltstüchern abtropfen lassen.
6. Die restliche Pfannkuchenmasse ebenso verarbeiten, nach Bedarf zusätzliches Öl in die Pfanne geben.
7. Zusammen mit der Dip-Soße warm servieren.

Für die Dip-Soße:

1. Alle Zutaten in einer kleinen Schüssel vermengen. Bis zum Servieren beiseitestellen.

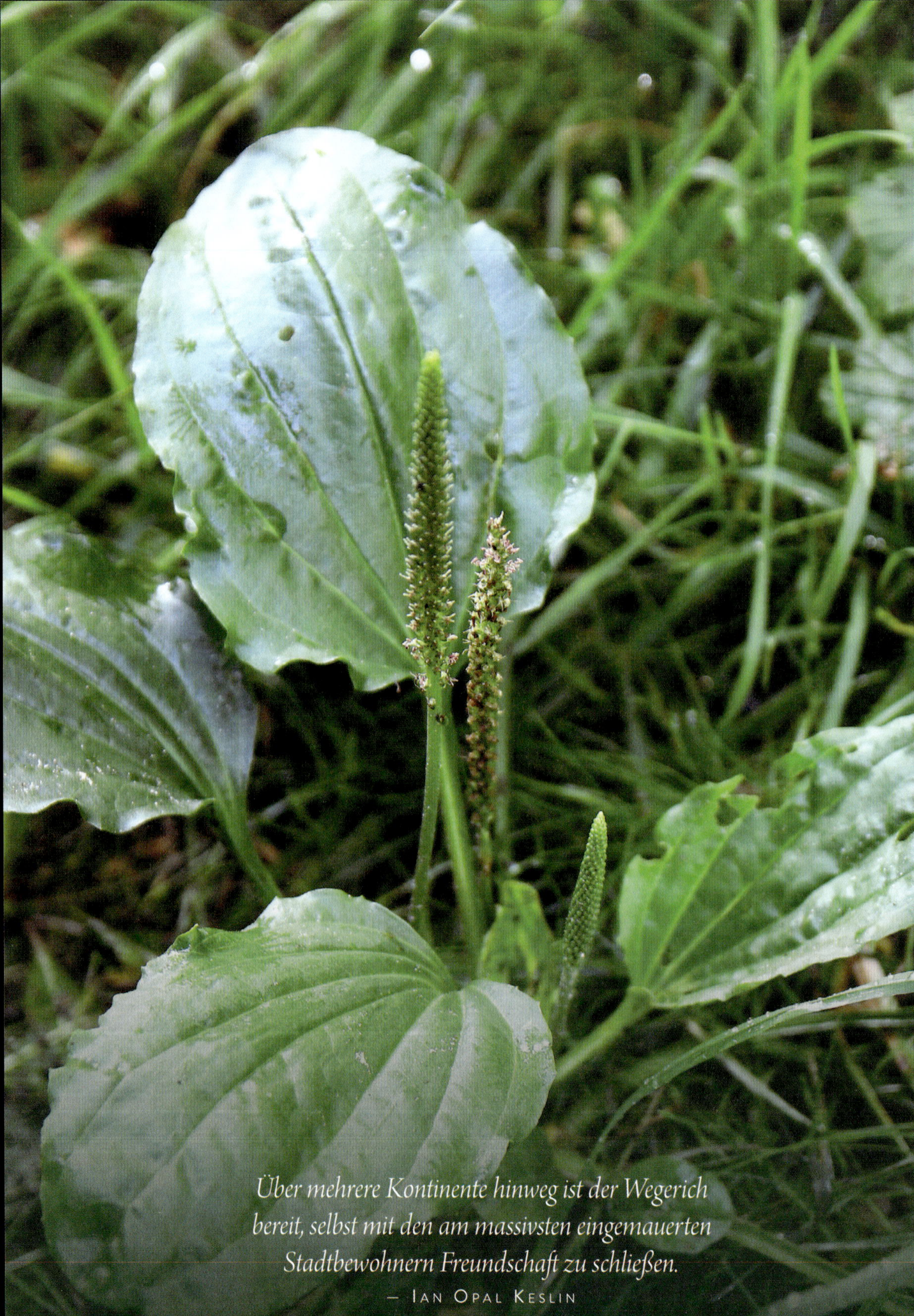

Über mehrere Kontinente hinweg ist der Wegerich bereit, selbst mit den am massivsten eingemauerten Stadtbewohnern Freundschaft zu schließen.

— Ian Opal Keslin

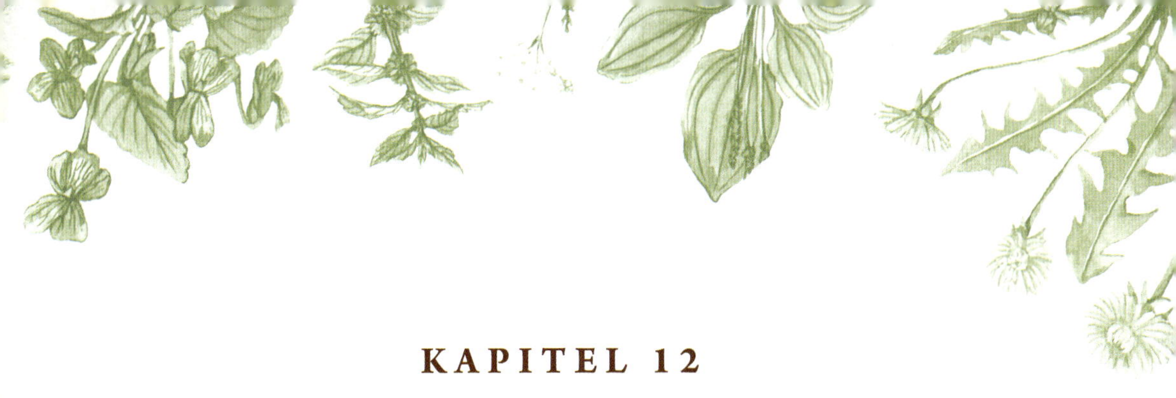

KAPITEL 12

WEGERICH

Die bescheidenen Wegeriche, die überall wachsen, in Rissen auf dem Bürgersteig bis hin zu Felsspalten am Meer, haben viele Vorzüge. Ihre Heilwirkung reicht von akuten Erste-Hilfe-Situationen bis hin zu chronischen Erkrankungen. Und das Beste daran: Wenn Sie wissen, wie man sie erkennt, können Sie diese Pflanze höchstwahrscheinlich immer finden, wenn Sie sie brauchen. (Übrigens ist *Plantago* (Wegerich) in keiner Weise verwandt mit *Plantain* (Kochbanane) aus der Familie der Bananengewächse, die zur Gattung Musa gehört!)

Andere gebräuchliche Namen: Breitwegerich, Spitzwegerich, Fußabdruck des weißen Mannes

Botanische Namen: *Plantago major, P. lanceolata, P. rugelii, P. rhodosperma, P. virginica* und andere Arten

Familie: Plantaginaceae (Wegerichgewächse)

Verwendete Teile: Blätter, Samen

Energetik: kühlend, befeuchtend

Geschmack: salzig, bitter

Eigenschaften: antimikrobiell, beruhigend, harntreibend, schleimlösend, entzündungsmodulierend, nahrhaft, leicht adstringierend, wundheilend

Verwendung: trockener Husten, Nahrungsmittel, Abheilung von Gewebe, Insekten- und Spinnenstiche, Herausziehen von Splittern, Geschwüre und andere gastrointestinale Entzündungen, Harnwegsinfektionen, Wunden

Zubereitungen: Nahrungsmittel, Öl, Wickel, Salbe, Tee, Tinktur, Essig

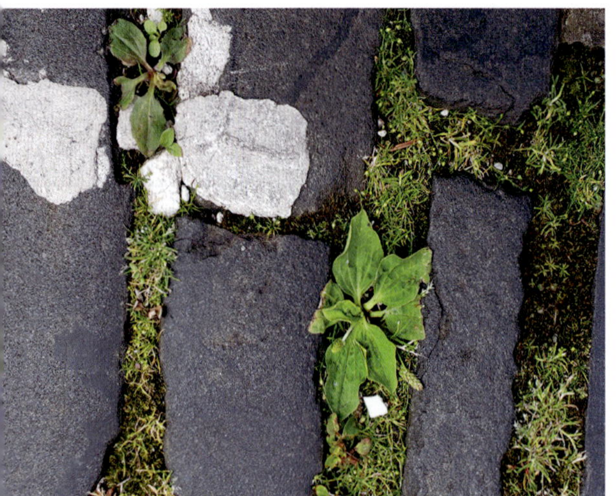

Verschiedene Wegericharten sind in Afrika, Asien, Europa und Amerika heimisch. Die in Nordamerika am häufigsten vorkommenden Arten stammen aus Europa. Wegeriche lieben Ruderalflächen wie Schutthalden und können sogar in festgestampfter Erde mit viel Fußgängerverkehr wachsen. Als europäische Siedler die Samen nach Nordamerika brachten, verbreiteten sie sich so schnell über Pferdehufe und Wagenräder in Richtung Westen, dass Wegeriche allgemein als »Fußabdruck des weißen Mannes« bezeichnet wurden.

MEDIZINISCHE EIGENSCHAFTEN UND ENERGETIK

Man könnte viel Zeit damit verbringen, sich die medizinischen Anwendungsmöglichkeiten des Wegerichs einzuprägen, aber Sie werden ein tieferes Verständnis von seinen Fähigkeiten erlangen, wenn Sie ihn aus der Perspektive seiner energetischen Eigenschaften betrachten. Wegerich kühlt energetisch ab und eignet sich hervorragend, um heißen Zuständen wie Rötungen (manchmal auch Gelbsucht), stechenden Schmerzen, Schwellungen, Entzündungen oder einfach dem Gefühl der Überhitzung entgegenzuwirken. Verbrennungen sind ein eindeutiges Beispiel für einen heißen Zustand, da sich der verbrannte Bereich bei Berührung warm anfühlt und rot wird. Ein roter, heißer, juckender Ausschlag ist ein weiteres Beispiel. Ein frischer Wegerich-Wickel kann Verbrennungen und Ausschläge lindern, indem er die Wärme entzieht und gleichzeitig das geschädigte Gewebe heilt.

PFLANZENGABEN

Heilt Bisse, Stiche und Wunden

Der Wegerich ist vielleicht am meisten für seine Fähigkeit bekannt, schmerzhafte Insektenbisse und -stiche zu lindern. Er wird zur Behandlung von Bienenstichen und sogar gegen das Gift von Spinnenbissen eingesetzt. Wir haben diese Wirkung immer wieder bei vielen Arten von Stichen und Bissen erlebt. Die besten Ergebnisse erzielen Sie, wenn Sie nach dem Stich so schnell wie möglich einen Wegerichwickel auflegen und die Packung alle 20 Minuten, bzw. wenn sich die Stelle warm anfühlt, wechseln. Eine Wegerichsalbe wirkt auch gut, insbesondere bei normalen juckenden Insektenstichen von Stechfliegen und Mücken.

Wegeriche können die Heilung von kleineren Wunden wie Schnitten, Schürfwunden, Verbrennungen und Blasen fördern. Da der Wegerich die Fähigkeit besitzt, Dinge herauszuziehen, eignet er sich perfekt zur Behandlung von Splittern oder Furunkeln. Wegerich wirkt außerdem antimikrobiell, sodass er bei der Wundheilung hilft, Infektionen zu verhindern. Wir kombinieren Wegeriche gerne mit Sonnenhut, wenn eine Infektion vermutet wird oder bereits vorhanden ist.

Lindert Entzündungen des Magen-Darm-Trakts

Wegerichblätter können die Schleimhäute des Verdauungstraktes heilen. Ein starker Wegerichblattaufguss (Tee) kann eines der wirksamsten Heilmittel bei entzündlichen Verdauungsproblemen sein, einschließlich des Leaky-Gut-Syndroms (Darmdurchlässigkeit), Geschwüren und entzündlichen Darmerkrankungen (siehe heilender Verdauungstee auf Seite 147). In diesen Fällen beruhigt der Wegerich das entzündete Gewebe, hilft bei der Heilung (Wundheilung), verhindert eine bakterielle Überwucherung (antimikrobiell) und bewirkt offenbar, dass sich das Gewebe wieder zusammenzieht (adstringierend).

Es kann auch den oberen Verdauungstrakt heilen. Beispielsweise kann es die Schmerzen bei Aphthen lindern und die Heilung des betroffenen Gewebes beschleunigen. Er ist ebenfalls ein geeigneter Tee für Menschen, die unter Sodbrennen leiden, da er das Gewebe der Speiseröhre beruhigen und heilen kann.

Die Samen sind schleimig und ballaststoffreich. Die Samen von *Plantago ovatum* und *P. psyllium* werden als „Flohsamen» und Flohsamenschalen verkauft, die zur Aufrechterhaltung einer regelmäßigen Darmtätigkeit verwendet werden. Psyllium ist der grundlegende Wirkstoff für das Markenprodukt Metamucil. Die Samen von *Plantago major, P. rugelii* und *P. lanceolata* können ähnlich verwendet werden, aber der Erntevorgang, bis man eine ausreichende Menge dieser winzigen Samen gesammelt hat, ist zeitaufwendig.

Lindert Husten

Sie kennen sicher diese Art von trockenem, krampfartigen Husten, der nicht wegzugehen scheint und so schmerzhaft ist? Diesen Husten bekommt man normalerweise gegen Ende einer Erkältung oder Grippe oder wenn man kleine Partikel wie Staub oder Rauch eingeatmet hat? Wegerich lindert heißen, trockenen und krampfartigen Husten. Er befeuchtet die Lungen und kühlt die Hitze, wodurch die Reizung, die den Husten verursacht, gelindert wird. (Siehe das Teerezept für gesunde Lungen auf Seite 270).

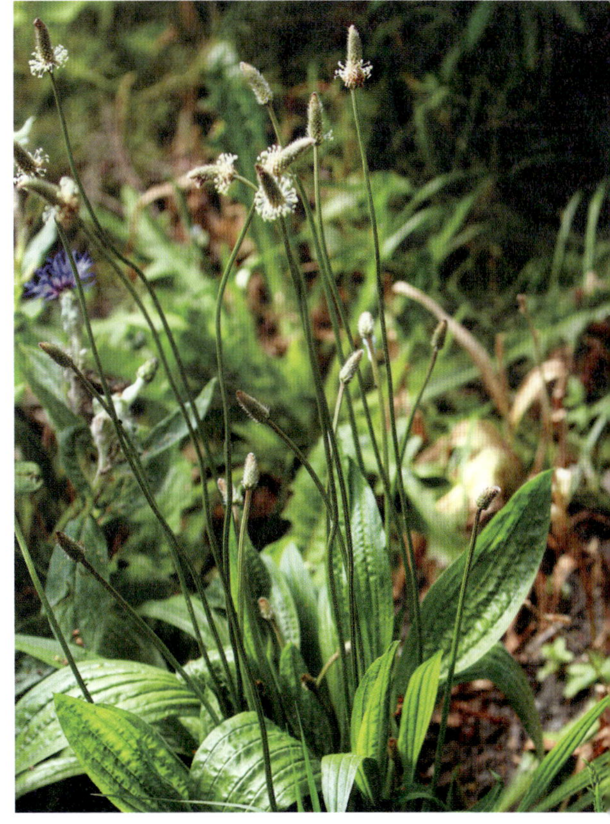

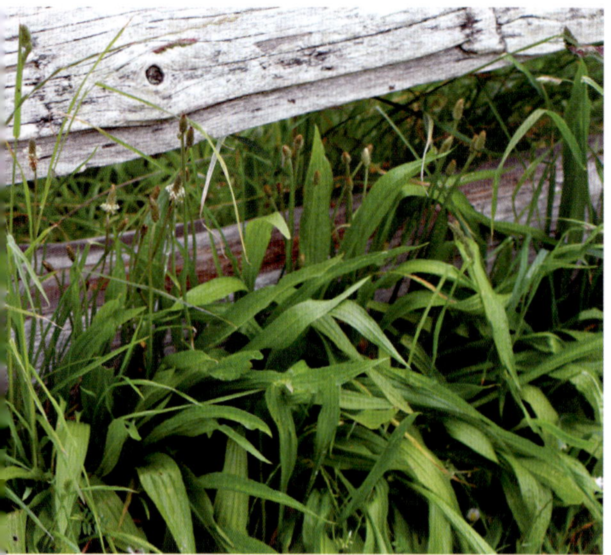

IDENTIFIZIERUNG

Wegerich gedeiht in Gebieten, in die der Mensch eingegriffen hat, von Wanderwegen bis hin zu Parkplätzen. Jede Wegerichart hat ihre eigenen Bestimmungsmerkmale, und Sie sollten für spezifische Informationen in einem Bestimmungsbuch nachschauen.

Allgemein haben die Grundblätter des Wegerichs auffällige parallel verlaufende Adern. Wenn Sie ein Blatt zerreißen, werden Sie sehen, dass die Adern wie weiße Schnüre aussehen, ähnlich wie bei Staudensellerie. Von der Blattbasis entspringen schlanke, blattlose Stängel mit einer zylindrischen Ähre mit unscheinbaren weißen, grünen oder gelben Blüten. Die Blüten reifen zu winzigen, eiförmigen Kapseln heran, die die Samen enthalten.

ÖKOLOGISCHE ZUSAMMENHÄNGE

Zu den Insekten, die sich von den Blättern, Knospen und Blüten ernähren, gehören Heuschrecken, Flohkäfer sowie Motten- und Schmetterlingsraupen. Säugetiere wie Eichhörnchen, Kaninchen, Murmeltiere und Rehe fressen die Blütenrispen. Die Samen werden von Vögeln und kleinen Säugetieren wie Mäusen und Eichhörnchen gefressen. Tiere (auch Menschen) helfen bei der Verbreitung der Samen, die an Füßen und Fell haften bleiben können.

Wegeriche dienen auch der Phytosanierung. Forscher haben zum Beispiel die Fähigkeit von *Plantago major* (Breitwegerich) untersucht, Blei sowie Pestizide aus kontaminiertem Boden und Wasser aufzunehmen, mit vielversprechenden Ergebnissen.[1]

ERNTE

Die Blätter können jederzeit während der Vegetationsperiode geerntet werden, zum Verzehr sind sie allerdings am schmackhaftesten, wenn sie jung sind. Für medizinische Zwecke sollte man die Blätter ernten, bevor die Pflanze geblüht und Samen gebildet hat, da sie dann wahrscheinlich wirkungsvoller sind. Sie können die Blätter an der Basis mit den Fingern abpflücken, jedoch sind die fadenförmigen Adern manchmal schwer zu trennen, sodass eine Schere empfehlenswert ist.

Ernten Sie die Samen, wenn sie braun oder schwarz geworden sind. Schneiden Sie den Stiel ab und schütteln Sie die Samen in einen Beutel.

Wegerich wird durch den Wind bestäubt und braucht unsere Hilfe nicht, um zu gedeihen. Solange Sie die Pflanze Blüten und Samen bilden lassen, sollte sie sich leicht vermehren.

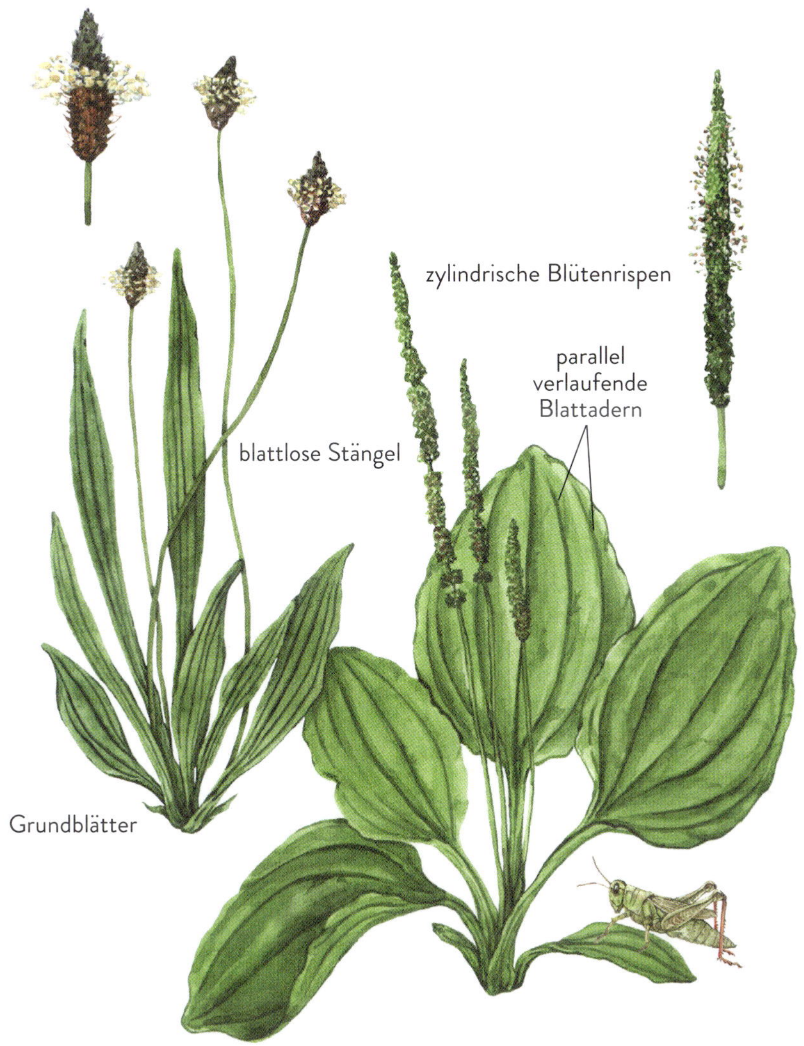

Links: Spitzwegerich (*Plantago lanceolata*) und rechts: Breitwegerich (*Plantago major*), mit Heuschrecke (Melanoplus bivittatus)

Lebenszyklus: krautig, mehrjährig, manchmal einjährig
Vermehrung: Samen
Wuchsform: grundständige Blätter mit bis zu 30 cm hohen Blütenstielen
Vorkommen: Ruderalflächen, Felder, Fußwege, Rasenflächen, Parks, Straßenränder, Bach- und Flussufer, Brachflächen, Wälder
Standort: volle Sonne bis Halbschatten
Boden: unterschiedlich, trocken oder feucht, oft verdichtet
USDA-Klimazonen: 3–9

Vorsichtsmaßnahmen bei der Ernte

Da Wegerich Schwermetalle aus dem Boden aufnimmt, sollten Sie das Gebiet, in dem Sie ernten möchten, entsprechend prüfen.

TIPPS FÜR DIE GARTENARBEIT

Es gibt mehr als 200 Wegerich-Arten, die sich an alle Bodentypen und Bedingungen anpassen. Die Vermehrung erfolgt durch Samen, die reichlich von den vorhandenen Pflanzen geliefert werden. Verteilen Sie die Samen auf der Bodenoberfläche und drücken Sie sie leicht an, damit sie an Ort und Stelle bleiben. Überlassen Sie die Keimung dann den kühlen Temperaturen und der Feuchtigkeit des Frühlings. Wegerich ist trockenheitverträglich, aber regelmäßiges Gießen führt zu üppigem Wachstum. Entfernen Sie die Blütenköpfe, um eine Verbreitung der Samen zu verhindern. Wegerich ist für Kübel geeignet.

SO NUTZEN SIE DEN WEGERICH

Junge Wegerichblätter sind nährstoffreich und gelten als essbar, aber sie sind zugegebenermaßen nicht immer schmackhaft. Je nach Pflanze können sie recht bitter sein. Wir haben sie fein gehackt und Salaten und Pfannengerichten beigemischt. Sie können die Blätter auch zuerst blanchieren, um etwas von der Bitterkeit zu entfernen. Am besten schmecken die jungen Blätter. Bei älteren Blättern werden die Blattadern zäher und schwieriger zu essen.

Auch die Samen sind essbar, sie haben jedoch nicht viel Geschmack. Sie können roh gegessen oder gekochten Speisen beigefügt werden. Es ist auch möglich, ganze Wegerich-Samenstängel vor dem Verzehr zu dünsten, wenn es Ihnen zu mühsam ist, die Samen zu sammeln.

Frischer Wegerich eignet sich am besten zur Behandlung von Wunden, Verbrennungen, Bissen und Stichen. Für einen Wickel zerdrückt man die frischen Blätter mit einem Stößel in einem Mörser oder zerkaut einfach ein Bündel Blätter, und legt den Brei auf die Wunde. Um einen Ölaufguss herzustellen, lassen Sie die Blätter über Nacht welken, bevor Sie sie aufgießen. Bei der Herstellung eines Alkoholextrakts bevorzugen wir frische Blätter. Getrockneter Wegerich eignet sich gut für Tees und Sitzbäder.

Empfohlene Mengen

- *Tinktur (frisches Blatt):* 1:2, 75 bis 95 % Alkohol; 3 bis 5 ml, 3- bis 5-mal täglich
- *Tee (getrocknetes Blatt):* Bis zu 30 g täglich

Besondere Hinweise

Wegerich gilt als sicher, und es gibt keine bekannten Allergien oder unerwünschten Wirkungen im Zusammenhang mit seiner Anwendung.

HEILENDER VERDAUUNGSTEE

Starke Kräutertees sind ein wirksames Mittel zur Unterstützung der Heilung des Verdauungssystems. Die Bestandteile sind für den Körper leicht aufzuschließen und zu absorbieren. Außerdem können die Tees äußerlich angewendet werden. Dieser Tee ist sorgfältig zusammengestellt, um die Funktionsfähigkeit des Darms wiederherzustellen und geschädigtes Gewebe zu heilen. Rosalee empfiehlt ihn für Menschen mit Geschwüren oder Symptomen der Darmdurchlässigkeit. Um mehr über Ringelblume und Rose zu erfahren, laden Sie das zusätzliche Bonusmaterial (auf Englisch) unter wildremediesbook.com/adventures herunter.

Eine Warnung: Dieser Tee ist leicht bitter – erwarten Sie nicht, dass er wie ein leckeres Nachmittagsgetränk schmeckt! Wenn er Ihnen zu bitter ist, versuchen Sie es mit einer Prise Salz oder etwas Honig. Anstelle der Fenchelsamen kann auch ein Teelöffel Minze verwendet werden.

Ergibt: 720 ml

8 g fein zerbröselte getrocknete Wegerichblätter

8 g getrocknete Ringelblumenblüten

3 g getrocknete Rosenblütenblätter

2 g (1 EL) fein zerbröselte getrocknete Malvenblätter oder Blätter vom Echten Eibisch

1 TL Fenchelsamen

720 ml Wasser

1. Alle Kräuter in ein 1-Liter-Einmachglas (oder Tee-Bereiter) geben.
2. Das Wasser zum Kochen bringen. Über die Kräuter gießen, gut umrühren und zudecken. 30 Minuten ziehen lassen.
3. Gründlich abseihen und innerhalb von 24 Stunden trinken.

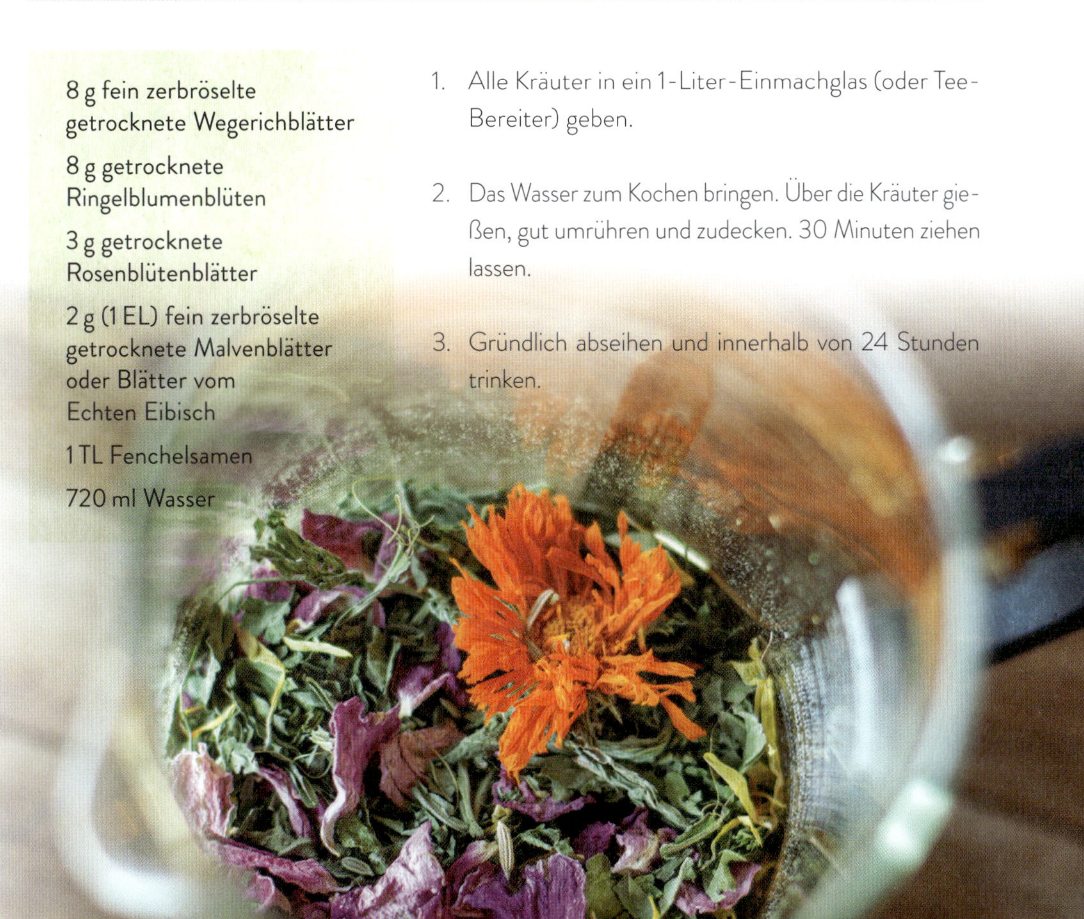

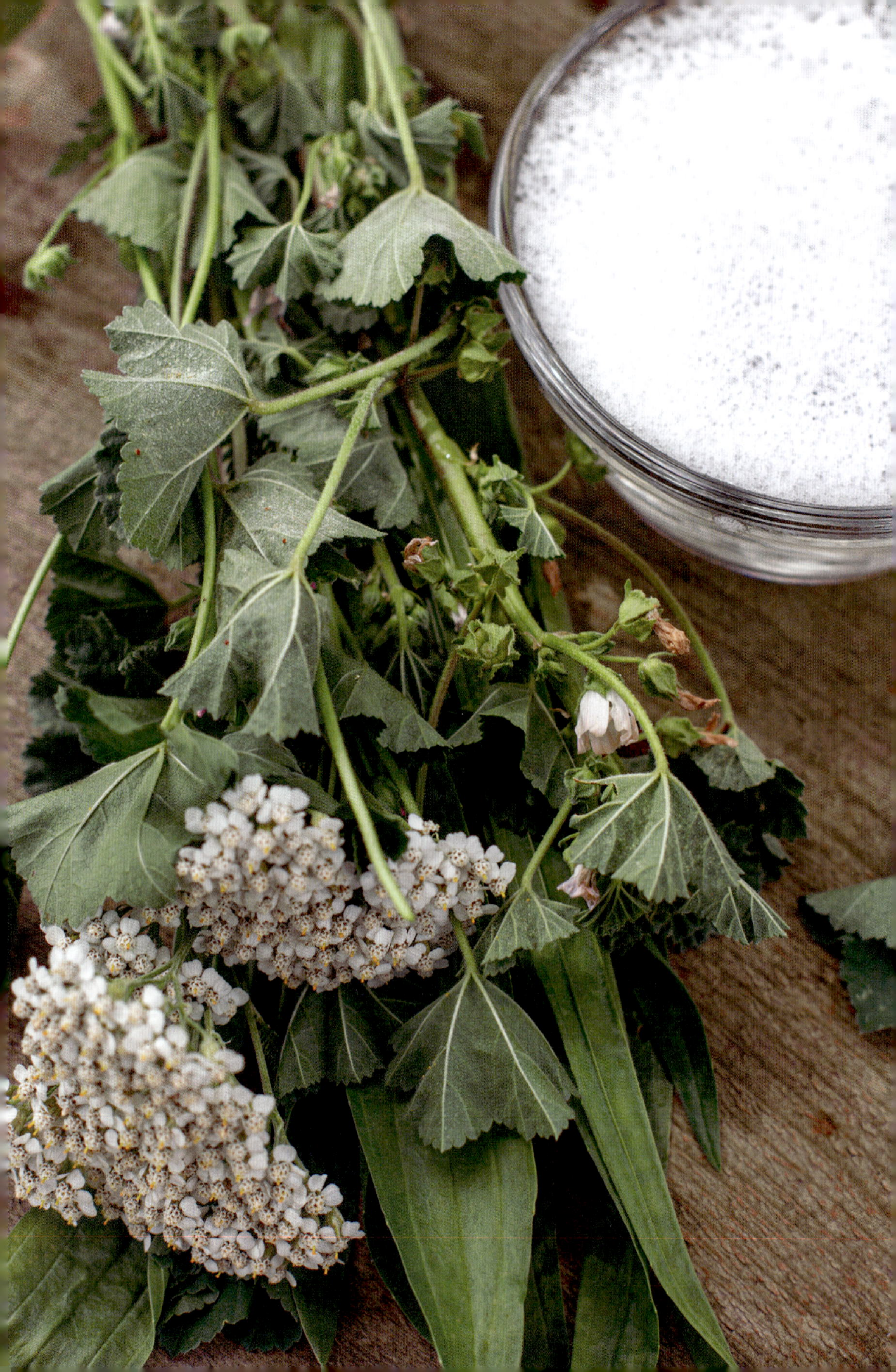

HAAR- UND KÖRPER-SHAMPOO AUS WILDKRÄUTERN

Die Herstellung eines eigenen Kräutershampoos ist einfach. Außerdem ist es billiger als gekauftes und man kann dadurch den Plastikmüll reduzieren. Suchen Sie in Naturkostläden nach Kastilienseife oder Olivenöl-Flüssigseife in Großgebinden. Sie werden feststellen, dass diese Flüssigseife eine viel dünnere Konsistenz hat als handelsübliche Shampoos; sie schäumt trotzdem gut auf! Wir füllen sie in eine Spritzflasche und tragen sie direkt auf die Kopfhaut auf. Es funktioniert auch gut für die Körperwäsche.

Dieses Rezept eignet sich nicht für gefärbtes Haar. Wenn Sie helles Haar haben, ersetzen Sie die Wegerichblätter durch Goldrute oder Kamillenblüten, um unbeabsichtigte Verfärbungen zu vermeiden.

Ergibt: 300 ml

---

240 ml destilliertes Wasser

1 EL getrocknete Wegerichblätter

1 EL getrocknete Malvenblätter

1 EL getrocknete Schafgarbenblüten

80 ml Kastilienseife (Olivenölflüssigseife)

3 EL Aloe-Vera-Gel

1 EL antioxidativer Rosmarin-Extrakt (oder ein anderes mit Kräutern versetztes Öl Ihrer Wahl)

30 Tropfen (1/4 TL) ätherisches Lavendelöl (Lavandula angustifolia), optional

1. Das destillierte Wasser in einen kleinen Kochtopf geben und zum Kochen bringen. Vom Herd nehmen. Wegerich, Malve und Schafgarbe hinzufügen. Gut umrühren, dann zugedeckt 10 Minuten ziehen lassen.

2. Abseihen und den Aufguss auf Raumtemperatur abkühlen lassen. Olivenölseife, Aloe-Vera-Gel, Rosmarin-Extrakt und Lavendelöl, falls verwendet, hinzufügen. Gut umrühren.

3. In einen Shampoo-Behälter gießen. Vor jedem Gebrauch gut schütteln. Innerhalb von 2 Wochen verwenden (wegwerfen, wenn Sie Anzeichen von Schimmelbildung sehen).

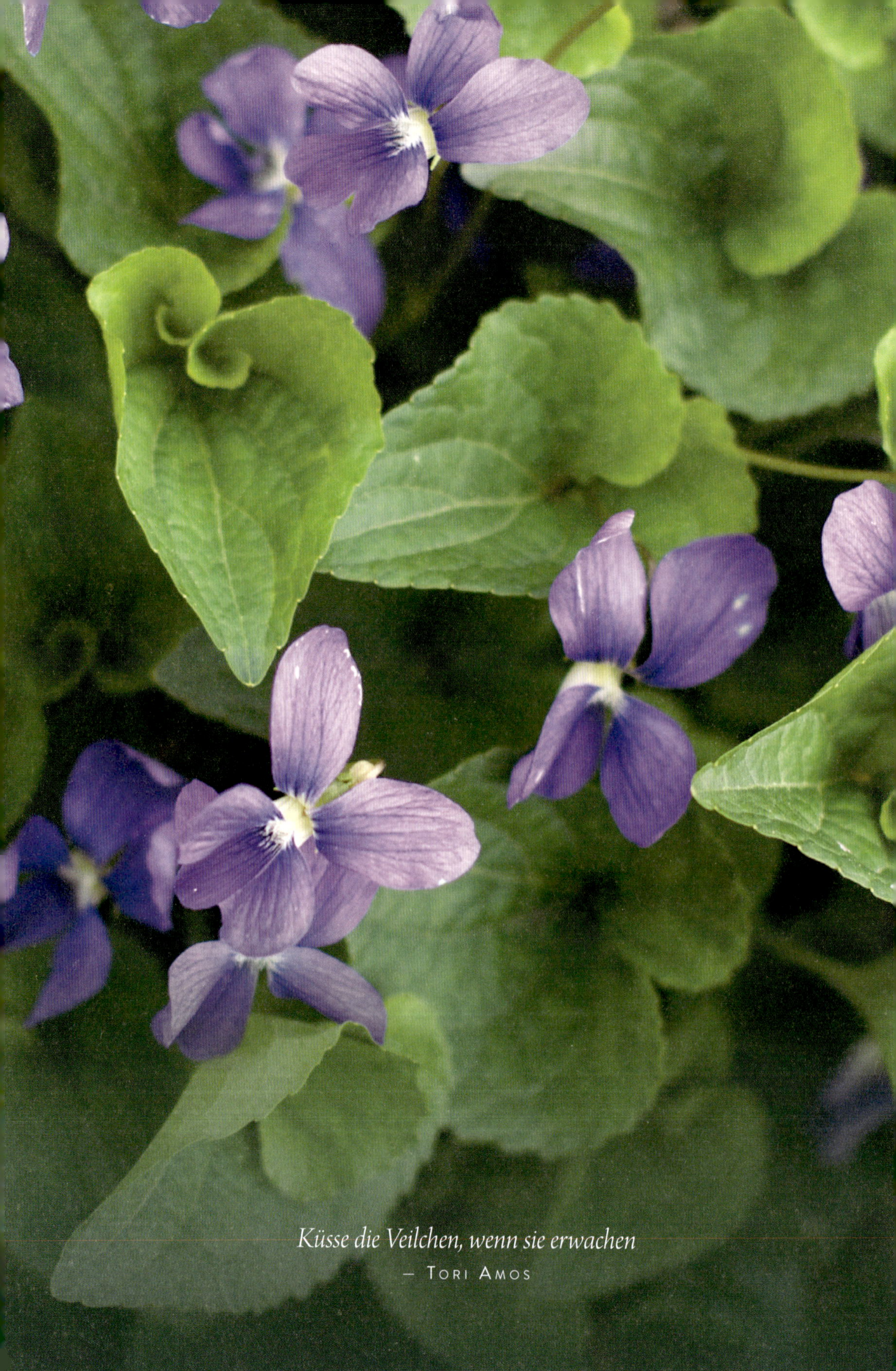

Küsse die Veilchen, wenn sie erwachen
– Tori Amos

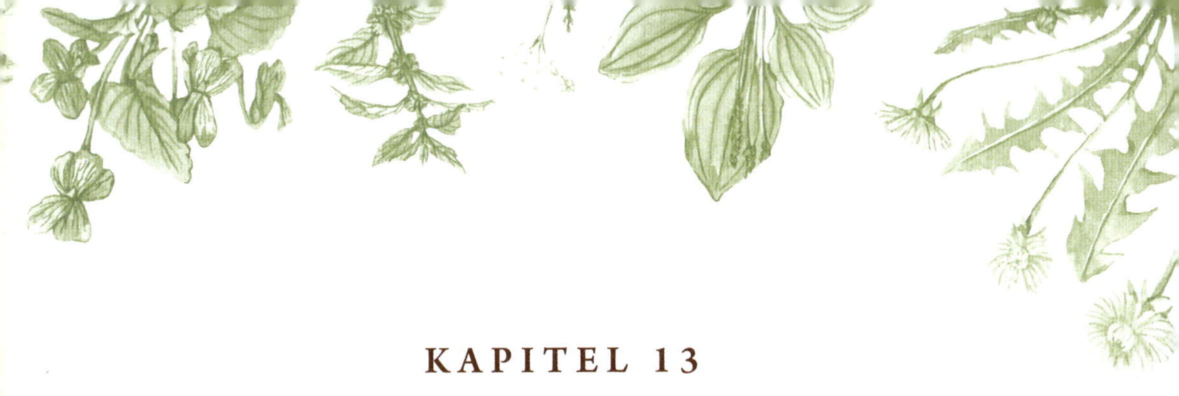

KAPITEL 13

VEILCHEN

Veilchen sind die Vorboten des Frühlings. Ihre lächelnden, farbintensiven Blüten erfreuen unsere Herzen und erhellen unsere Gemüter, wenn sie in Rasenflächen auftauchen, Bachbänke säumen und verwilderte Wiesen schmücken. Diese kleinen und zarten Pflanzen bieten uns so viel: Nahrung, Medizin und Balsam für unsere Herzen.

Andere gebräuchliche Bezeichnung: Wildes Stiefmütterchen, Ackerveilchen
Botanische Namen: *Viola odorata, V. sororia* und andere Arten
Familie: Violaceae (Veilchengewächse)
Verwendete Teile: Blüten, Blätter
Energetik: kühlend, befeuchtend
Geschmack: salzig, süß
Eigenschaften: ausgleichend, reizlindernd, entzündungsmodulierend, lymphagog
Verwendung: Brustgesundheit, Zysten, Nahrung, heißes entzündetes Gewebe, Halsschmerzen, geschwollene Lymphdrüsen
Zubereitungen: Creme, Nahrungsmittel, Öl, Umschlag, Salbe, Sirup, Tee, Tinktur

Schon seit über tausend Jahren empfehlen Kräuterkundler die Veilchen wegen ihrer kühlenden und befeuchtenden Eigenschaften, auch bei trockenem Husten, Kopfschmerzen, hohem Fieber und dermatologischen Erkrankungen.[1] Viele Veilchenarten wachsen in gemäßigten Klimazonen. Das Duftveilchen, *Viola odorata*, ist in Europa und Asien heimisch, hat sich aber auch in Nordamerika und Teilen Australiens ausgebreitet. Im antiken Griechenland waren die Duftveilchen das Emblem der Aphrodite und die Blume Athens.[2]

MEDIZINISCHE EIGENSCHAFTEN UND ENERGETIK

Die Energetik des Veilchens zeigt sich dort, wo es gedeiht. Es ist ein schönes Beispiel dafür, wie sich der Ort in der Wirksamkeit der Pflanzen widerspiegelt. Um ihre Qualitäten am besten zu verstehen, suchen Sie sich einen Flecken, wo Veilchen blühen, und begeben Sie sich dann auf die Ebene der Pflanze. Sie können sich hinknien, aber am besten erleben Sie es, wenn Sie sich ganz in ihrer Nähe hinlegen und sich zusammenrollen. Sie werden bemerken, dass die Luft hier kühler ist und spüren, wie die Feuchtigkeit der Erde Sie durchdringt. Hallo, Veilchen.

Wenn Sie diese weichen, zarten Blüten und die herzförmigen Blätter berühren, werden Sie wahrscheinlich etwas anderes wahrnehmen: Glück. Entspannung. Zufriedenheit. Indem Sie intensiv Zeit mit den Veilchen verbringen, haben Sie alles aufgesogen, was Sie wissen müssen, um die Heilwirkung der Pflanze zu verstehen. Veilchen wirken kühlend und befeuchtend. Sie wirken beruhigend und lindernd und sorgen für Entspannung, besonders bei trockenem und angespanntem Gewebe.

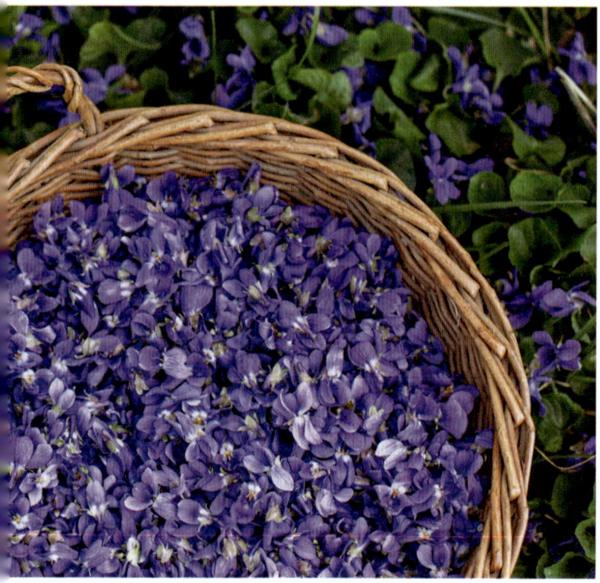

PFLANZENGABEN

Veilchen unterstützen das Lymphsystem und die Haut

Ihr Lymphsystem ist wie ein großer Wasserlauf, der durch Ihren Körper fließt. Und so wie Flüsse und Ströme reibungslos fließen oder stagnieren und anschwellen können, so ist es auch mit Ihren Lymphgefäßen. Veilchen wachsen gerne in der Nähe von klarem, fließendem Wasser und können dazu verwendet werden, um auch Ihre inneren Flüsse ungehindert fließen zu lassen. Veilchen werden dafür geschätzt, dass sie verhärtete Zysten, insbesondere chronische, abbauen können. Es wird häufig als topisches Hilfsmittel bei fibrozystischen Brusterkrankungen oder anderen Zysten unter der Hautoberfläche verwendet.

Veilchen sind eines unserer besten Heilmittel bei heißer und trockener Haut. Es ist außer Frage, dass sie in vielerlei Hinsicht wirkungsvoll sind. Ihre kühlenden und feuchtigkeitsspendenden Eigenschaften verbinden sich jedoch vor allem mit ihrer entzündungsmodulierenden Fähigkeit, heiße, trockene und entzündete Haut zu lindern.

Mehrere historische Texte erwähnen die Verwendung von Veilchen bei Krebs. Bis heute gibt es keine klinischen Studien, die dies bestätigen, es gab jedoch einige interessante In-vitro-Studien.[3] Es konnten bestimmte Bestandteile von *Viola odorata* identifiziert werden, »mit robuster Zytotoxizität, die möglicherweise chemosensibilisierende Eigenschaften gegen arzneimittelresistenten Brustkrebs versprechen«.[4] Wir freuen uns auf klinische Studien am Menschen, um den möglichen Nutzen von Veilchen gegen Krebs weiter zu erforschen.

Veilchen lindern trockenen Husten

Probieren Sie ein frisches Veilchenblatt und Sie werden herausfinden, warum es das perfekte Mittel gegen Trockenheit ist. Diese süßen, lindernden Blätter wirken beruhigend und befeuchtend. Bei einem oft durch Trockenheit verursachten krampfhaften Reizhusten kann ein Veilchentee Feuchtigkeit zurückgeben und Reizungen lindern. Eine doppelblinde, randomisierte klinische Studie mit Kindern im Alter von 2 bis 12 Jahren ergab, dass Veilchensirup den Husten von Kindern mit intermittierendem Asthma lindern kann.[5]

Veilchen wirken unterstützend bei Trockenheit und Entzündungen

Veilchenblätter sind eine wunderbare Bereicherung Ihres Lebens, wenn Sie allgemein zu viel Trockenheit und Entzündungen neigen. Regelmäßiges Trinken von Veilchentee kann Trockenheit und systemische Entzündungen lindern. Kräuterkundler setzen Veilchentee häufig bei trockenen, entzündeten Hautausschlägen sowie bei schmerzhaften Gelenkerkrankungen wie Arthritis ein.

Veilchen beruhigen das Nervensystem

Die Fähigkeit von Veilchengewächsen, heißes und entzündetes Gewebe zu entspannen und zu beruhigen, gilt auch für Stimmungen! Der Kräuterkundler Jim McDonald empfiehlt Veilchen für Menschen, die auf Stress mit Schreien reagieren, bis sie rot im Gesicht sind, oder für Menschen, die übermäßig starrsinnig sind. »Veilchen machen weicher«, erklärt er. »Sie regen die Flexibilität an.«[6] Hildegard von Bingen, die im Jahre 1098 geborene deutsche Benediktiner-Äbtissin, verwendete Veilchen häufig und empfahl sie in Wein für »jeden, der von Melancholie niedergedrückt wird und einen unzufriedenen Geist hat, der dann seine Lungen schädigt«.[7]

Veilchen wirken bei Schlaflosigkeit

Die Verwendung von Veilchen bei Schlaflosigkeit ist in der westlichen Kräuterkunde nicht üblich, aber es gab eine interessante Studie über den Einsatz in der traditionellen iranischen Heilkunde. Forscher gaben 50 Patienten mit chronischer Schlaflosigkeit abends vor dem Schlafengehen zwei Tropfen Viola-odorata-Öl in jedes Nasenloch. Nach einem Monat hatte sich der Schlaf der Patienten verbessert.[8]

Veilchen sind schmackhaft

Veilchenblüten und -blätter sind süß, mild und eine leckere Beigabe zu Salaten. Zusätzlich zu ihrem frischen Geschmack haben Veilchen einen hohen Gehalt an Rutin, einem Antioxidans, das bekanntermaßen die Herzgesundheit unterstützt, indem es die Blutgefäße stärkt und geschmeidiger macht, den Cholesterinspiegel senkt sowie Blutgerinnsel verhindert und auflöst. Veilchenblüten können außerdem vielen Präparaten eine schöne Farbe verleihen.

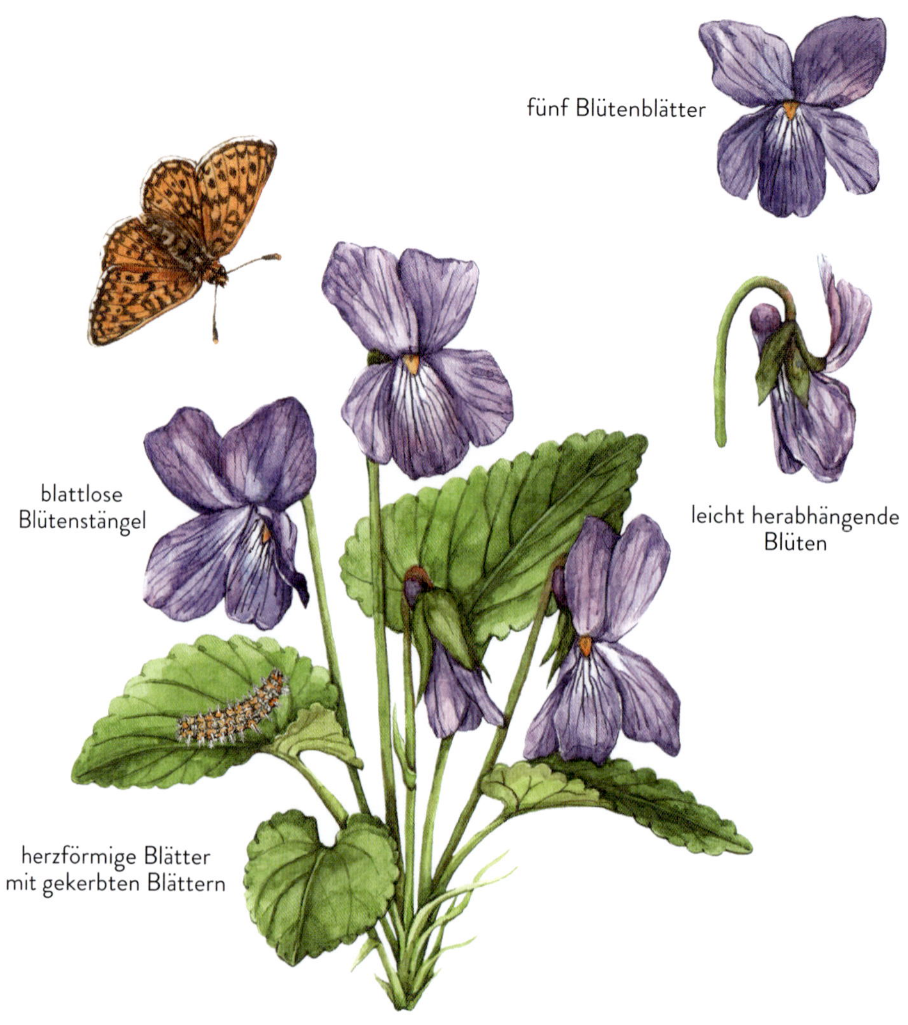

Veilchen (*Viola odorata*), mit Raupe und Schmetterling des Mittleren Perlmuttfalters (*Argynnis niobe*)

Lebenszyklus: krautig, mehrjährig
Vermehrung: Samen, Rhizom
Wuchsform: niedrigwüchsig, 2,5 bis 30 cm hoch
Vorkommen: Felder, Wälder, Hecken, Rasenflächen, Wiesen, Flussufer, Waldgebiete
Standort: Halbschatten, manchmal volle Sonne
Boden: feucht, nährstoffreich, gut durchlässig
USDA-Klimazonen: 2–11, je nach Art

IDENTIFIZIERUNG

Veilchen bevorzugen in der Regel kühle, feuchte Standorte; sie wachsen bodennah mit wechselständigen oder basalen Blättern. Die Blätter können herz- oder nierenförmig sein und haben gekerbte Ränder. Die leicht unregelmäßigen Blüten wachsen an aufrechten, blattlosen Stängeln. Sie sind leicht hängend und haben fünf Blütenblätter, die violett, blau, weiß oder gelb sind. Mit Ausnahme der *Viola odorata* haben die meisten Veilchenblüten keinen starken Duft. Bei einigen Arten ist die auffällige Blüte steril und die Pflanze produziert eine winzige, unscheinbare Blüte in Bodennähe; sie wird als kleistogame Blüte bezeichnet. In diesen sich nicht öffnenden, selbstbefruchtenden Blüten bilden sich die Samen.

ÖKOLOGISCHE ZUSAMMENHÄNGE

Bei den Veilchenarten, die zur Befruchtung auf Bestäuber angewiesen sind, ziehen die leuchtenden Blüten Insekten wie Holz-, Sand- und Schweißbienen, Schwebfliegen, Dickkopffalter und kleine Schmetterlinge an. Veilchen können auch als Wirtspflanzen für Schmetterlinge und Motten dienen. Ähnlich wie die Monarchfalter von den Seidenpflanzen (*Asclepias*) abhängig sind, legen mehrere Arten von Schmetterlingsfaltern (Stamm Argynnini) ihre Eier nur dort ab, wo es für die Larven Veilchen zu fressen gibt. Die Samen einiger Veilchen sind mit einem zuckerhaltigen Gel überzogen, das Ameisen anlockt. Diese Ameisen tragen dann die Samen weiter und sorgen so für ihre Verbreitung.

ERNTE

Es gibt auf dem Markt eine Menge getrockneter Veilchen von minderer Qualität zu kaufen, sodass Sie mit dem Anbau und der Ernte Ihrer eigenen Veilchen die beste Qualität erzielen können. Man kann die Blätter und Blüten zwar jederzeit während der Wachstumsperiode ernten, jedoch sind die Blätter am besten, wenn sie noch jung und zart sind; man findet sie früh in der Saison. Ältere Blätter können zum Verzehr zu zäh sein, eignen sich aber gut für Aufgüsse. Wenn Sie vorhaben, die Blüten zu trocknen, pflücken Sie sie an einem trockenen Tag ohne Tau oder Regen. Wildveilchen sollten, wenn überhaupt, mit Bedacht gepflückt werden. Benutzen Sie eine Schere oder Ihre Finger, um einzelne Blätter und Blüten zu pflücken – nur einige wenige von jeder Pflanze – und achten Sie darauf, die Wurzeln nicht zu schädigen.

An einigen Standorten sind Veilchen eine seltene einheimische Wildblume. Ernten Sie nur von gut etablierten Flecken, an denen die Veilchen reichlich vorhanden sind. Sie verbreiten sich über Rhizome, daher ist es wichtig, eine Pflanze nicht komplett zu entwurzeln.

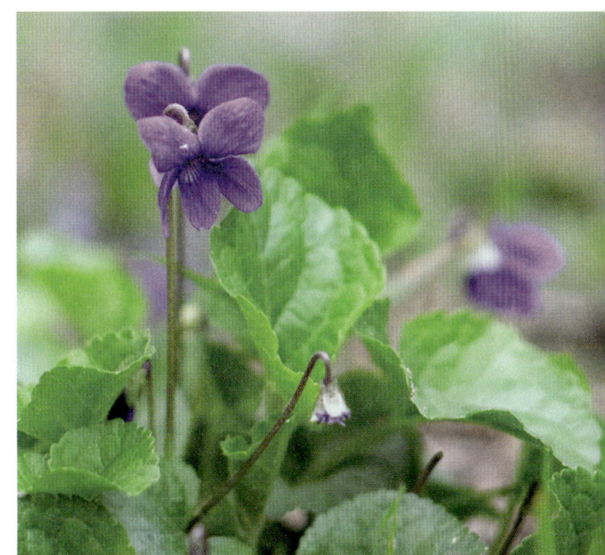

Vorsichtsmaßnahmen bei der Ernte

Veilchen haben, besonders vor der Blüte, viele ähnliche Doppelgänger, darunter essbare Pflanzen, aber auch giftige wie Eisenhut (Aconitum spp.) und Scharbockskraut (*Ficaria verna*). Stellen Sie sicher, dass Sie die Pflanze vor der Ernte identifizieren können.

TIPPS FÜR DIE GARTENARBEIT

Veilchen bevorzugen es kühl und brauchen in Zeiten übermäßiger Hitze zusätzliche Aufmerksamkeit. Die Samen profitieren von einer 90-tägigen Stratifikation, bevor sie im Innenbereich ausgesät werden. Sie keimen sporadisch und haben eine niedrige Keimrate. Im Frühjahr werden Sie nach draußen gepflanzt und sollten gut gewässert werden. Veilchen sind zuverlässige Selbstsäer, manchmal bis zur Invasivität, können aber auch geteilt und neu gepflanzt werden. Aufgrund ihrer geringen Größe eignen sie sich ideal für Kübel; sie benötigen Erde mit einem hohem Gehalt an organischer Substanz.

SO NUTZEN SIE DAS VEILCHEN

Veilchenblüten können in Tees, Essigansätzen, Sirups und Gelees verwendet werden. Frische oder kandierte Blüten eignen sich hervorragend als Garnierung für Salate und Desserts. Die Blätter können frisch in Salaten gegessen, gedämpft oder gedünstet werden. Die verschiedenen Veilchenarten haben in den Blättern einen unterschiedlichen Gehalt an Saponinen. Dieser Seifenbestandteil birgt medizinische Vorteile, kann aber bei starkem Konsum Übelkeit verursachen. Probieren Sie zuerst die Blätter, um sicherzustellen, dass sie schmackhaft sind.

Getrocknete Veilchenblätter oder -blüten können zu einem heißen oder kalten Tee verarbeitet werden. Der kalte Tee kann etwas schleimiger sein. Um die beste Wirkung zu erzielen, trinken Sie den Tee regelmäßig. Frische Veilchen können zu einem Alkoholextrakt oder einer Tinktur verarbeitet werden. Äußere Anwendungen von Veilchen reichen von einem einfachen frischen Wickel bis hin zu einem Ölaufguss, einer Salbe oder Creme.

Für die Nasennebenhöhlen und Augen empfiehlt der Kräuterkundler Jim McDonald eine Augen- bzw. Nasenspülung: »Ein milder Tee aus frischen oder getrockneten Veilchenblättern kann für eine Nasenspülung verwendet werden, indem etwa 250 ml gut abgeseihtem Tee 1/4 Teelöffel Salz zugegeben wird. Die Spülung ist wunderbar beruhigend, wenn die Entzündungen der Nasennebenhöhlen von Trockenheit begleitet werden. Dieselbe Zubereitung kann auch als Augenspülung verwendet werden und die Wirkung ist in der Tat sehr beeindruckend. Verwenden Sie die Spülung, wenn Ihre Augen trocken sind und sich der Lidschlag anfühlt, als ob jemand mit Sandpapier über Ihre Hornhaut reibt.«[9]

Empfohlene Mengen

Veilchenblätter und -blüten können therapeutisch in großen Mengen wie Nahrungsmittel verwendet werden.

- *Tee (getrocknete Blätter/ Blüten):* 5 bis 30 g täglich
- *Tinktur (frische Blätter/ Blüten):* 1:2, 40 % Alkohol; 3 bis 5 ml, 3-mal täglich

Besondere Hinweise

Veilchen gelten als sicheres Kraut und es sind keine Kontraindikationen bekannt.

VEILCHENESSIG

Für dieses Rezept können Sie alle essbaren Veilchenarten verwenden, jedoch ergeben diejenigen mit tiefvioletten Blüten den exquisitesten edelsteinfarbenen Essig. Tröpfeln Sie Veilchenessig über Obst und Salatblätter oder trinken Sie ihn in Form eines Oxymels oder Cocktails.

Ergibt: 500 ml

1 große Handvoll frische Veilchenblüten

Bis zu 480 ml Champagner- oder Weißweinessig (mindestens 5 % Säuregehalt)

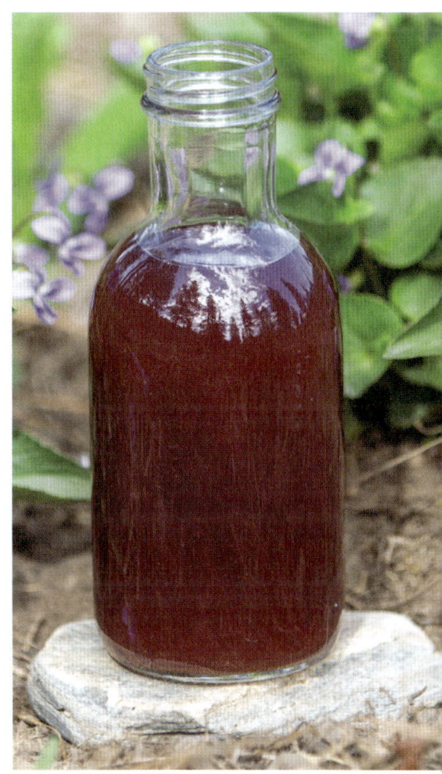

1. Die Veilchenblüten in ein Glasgefäß (etwa 500 ml Inhalt) geben und mit Essig auffüllen, dabei die Blüten vollständig untertauchen. (Möglicherweise benötigen Sie nicht die ganze Essigmenge.)
2. Das Glas am besten mit einem Glas- oder Plastikdeckel abdecken, da Metall durch Essig korrodiert. Wenn Sie einen Metalldeckel verwenden, legen Sie zwischen Deckel und Glas ein Stück Pergamentpapier. Das Gefäß beschriften.
3. Den Essig 1 bis 2 Wochen bei Raumtemperatur, geschützt vor direktem Sonnenlicht durchziehen lassen, dabei täglich einmal schütteln. Je länger Sie den Essig ziehen lassen, desto intensiver wird der Geschmack.
4. Anschließend den Essig in ein sauberes Glasgefäß mit einem nichtreaktiven Deckel abseihen. Hält sich im Kühlschrank bis zu 1 Jahr.

VEILCHEN-OXYMEL

Wenn Sie Veilchenessig mit Honig kombinieren, erhalten Sie ein Oxymel, das löffelweise genossen werden kann, um einen trockenen Husten zu lindern, sowie mit kohlensäurehaltigem Wasser gemischt oder in einem Cocktail verwendet werden kann (siehe Rezepte auf Seite 159). Nehmen Sie einen milden Honig, z. B. einen Klee- oder Wildblumenhonig, um den Geschmack der Veilchen nicht zu überdecken.

Ergibt: 240 ml

240 ml Veilchenessig (Rezept siehe oben)

180 g Honig

1. Essig und Honig in eine Schüssel geben und mit dem Schneebesen verrühren.

2. Das Oxymel in ein sauberes Schraubglas gießen und mit einem nichtreaktiven Deckel verschließen. Hält sich im Kühlschrank bis zu 1 Jahr.

VEILCHEN-GIN-FIZZ

Ergibt: 1 Cocktail

7 ml frischer Limettensaft

30 ml Veilchen-Oxymel (siehe Seite 158)

60 ml Gin

1 mittelgroßes Eiweiß oder 25 g Aquafaba (abgetropfte Kichererbsenflüssigkeit)

Gekühltes Sodawasser, nach Geschmack

Veilchenblüten zum Garnieren (optional)

1. Limettensaft, Veilchen-Oxymel, Gin und Eiweiß in einen Cocktail-Shaker geben und etwa 1 Minute kräftig schaumig schütteln.

2. Den Shaker mit Crushed Ice auffüllen und erneut schütteln, bis der Cocktail abgekühlt ist. Doppelt in ein Glas abseihen. Mit Sodawasser auffüllen. Falls gewünscht, mit Veilchenblüten garnieren.

EINFACHER VEILCHEN-COCKTAIL

Hier ist ein einfacher Cocktail mit Veilchen-Oxymel, gefolgt von einem etwas ausgefalleneren. Verwenden Sie London Dry Gin oder Old Tom Gin, oder eine internationale neue Sorte, wenn Sie glauben, dass er gut zu Veilchen passt.

Ergibt: 1 Cocktail

---

30 ml Gin

15 ml Veilchen-Oxymel (siehe Seite 158)

7 ml frischer Limettensaft

Gekühltes Sodawasser, nach Geschmack

1. Ein Glas mit Crushed Ice oder Eiswürfeln füllen. Gin, Veilchen-Oxymel und Limettensaft hinzugeben und verrühren. Mit Sodawasser auffüllen.

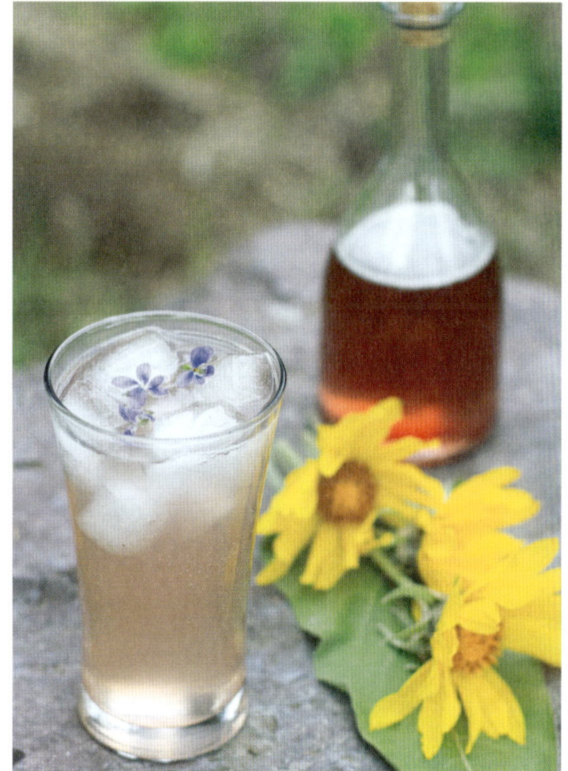

FRÜHLINGSBLÜTEN-MASSAGEÖL

Veilchen- und Löwenzahnblüten ergeben zusammen ein sanftes und nährendes Öl. Es kann auf Bauch, Brüste, Achselhöhlen oder überall dort, wo Lymphdrüsen vorhanden sind, eingerieben werden. Verwenden Sie dies als tägliches Ritual der präventiven Pflege, um einen gesunden Lymphfluss aufrechtzuerhalten.

Ergibt: etwa 480 ml

1 große Handvoll frische Veilchenblüten

1 große Handvoll frische Löwenzahnblüten

480 ml Trägeröl (z. B. Olivenöl, Aprikosenkernöl, süßes Mandelöl)

30 bis 50 Tropfen (1/4 bis 1/2 TL) ätherisches Lavendelöl (Lavandula angustifolia) (optional)

1. Blüten und Öl in den herausnehmbaren Teil eines Simmertopfes geben oder in eine Schüssel, die über einem 5 cm hoch mit Wasser gefüllten Topf hängt (das Wasser darf den Boden der Schüssel nicht berühren).
2. Das Wasser zum Kochen bringen, anschließend die Temperatur reduzieren, bis das Wasser nur noch simmert. Das Öl gelegentlich umrühren und weiter erhitzen, bis es sich gut warm anfühlt. Den Herd (bzw. den Simmertopf) ausschalten und die Mischung mehrere Stunden lang ruhen lassen.
3. Diesen Vorgang (Wiedererwärmen und Abkühlen lassen) mehrmals innerhalb von 48 bis 72 Stunden wiederholen, um das Pflanzenmaterial vollständig in das Öl zu extrahieren. Lassen Sie das Öl während dieses Prozesses nicht so heiß werden, dass es zu rauchen oder das Pflanzenmaterial zu »braten« beginnt – es reicht, wenn das Öl erwärmt ist, um das Gute im Pflanzenmaterial zu extrahieren.
4. Anschließend die Blüten durch ein doppelt gelegtes Seihtuch abseihen. Nach Belieben das ätherische Öl hinzufügen und gut umrühren. In ein verschließbares Glasgefäß füllen.
5. Das Gefäß beschriften und an einem kühlen, dunklen Ort aufbewahren. Innerhalb von 1 Jahr verwenden.

Verwendung eines Schongarers: Anstelle eines Simmertopfes (Schritte 2 und 3) können Sie auch einen Schongarer, einen Joghurt-Bereiter oder ein anderes Gerät mit niedriger Temperatur verwenden, das die Öltemperatur unter 40 °C halten kann.

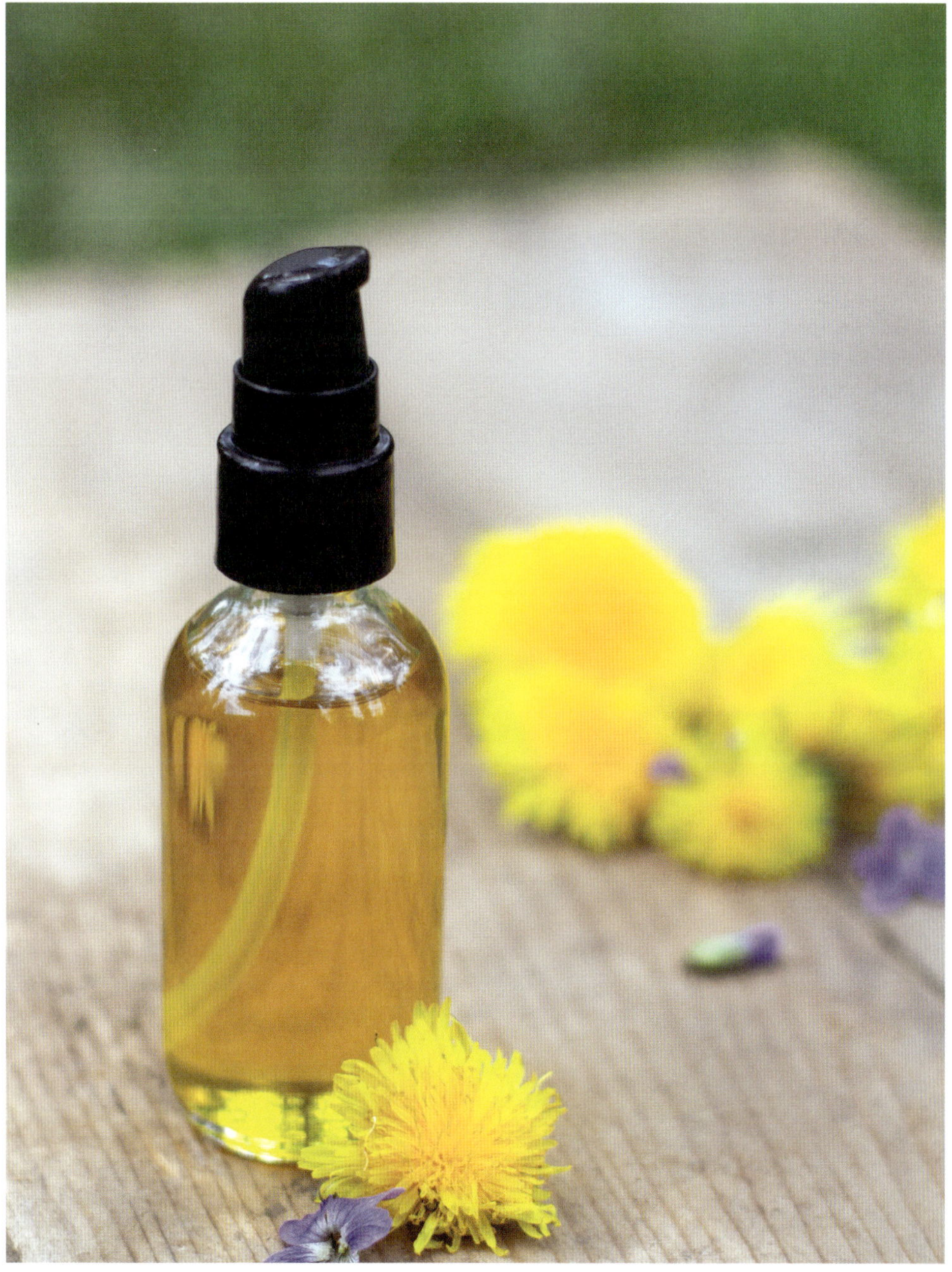

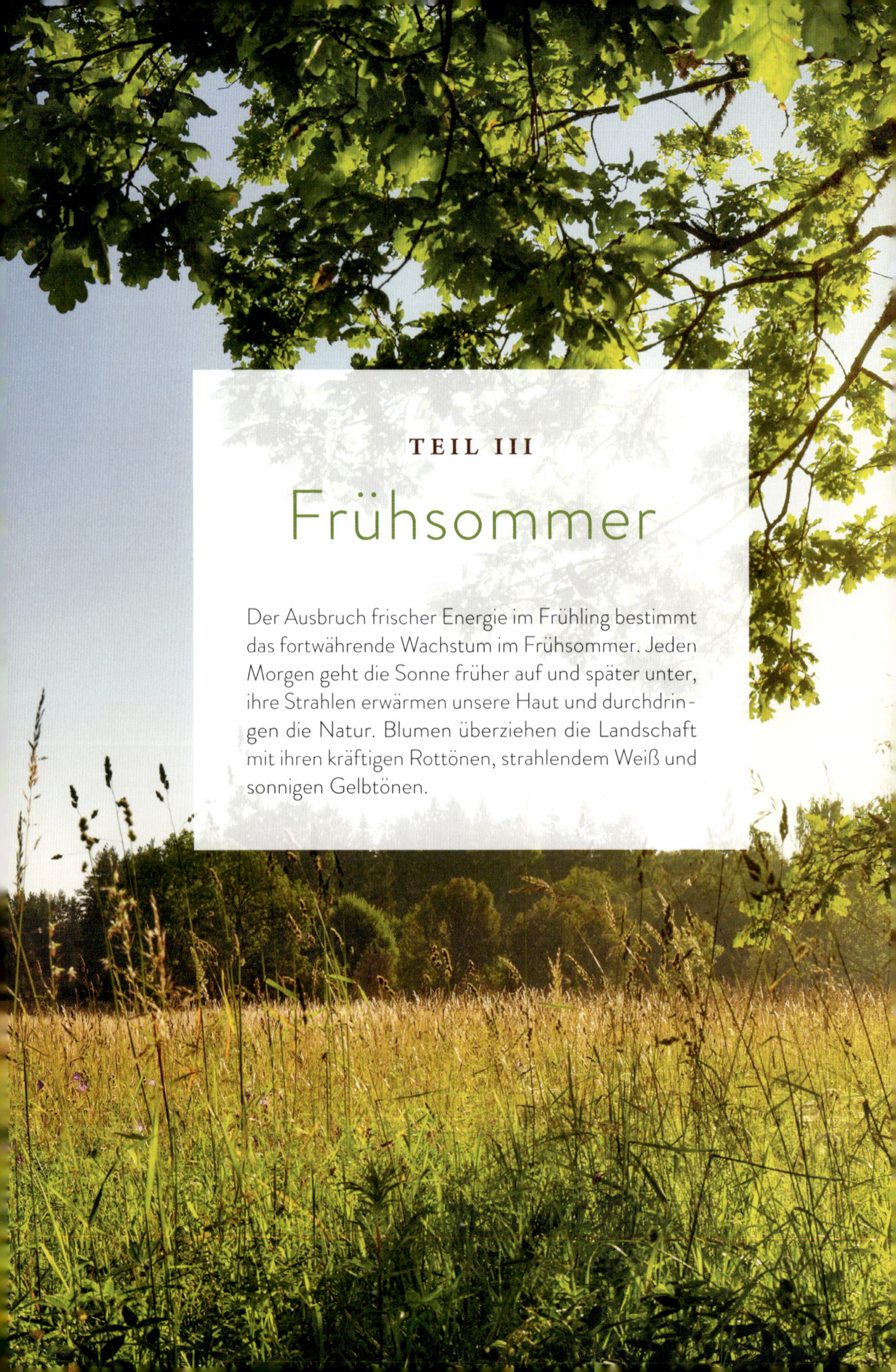

TEIL III

Frühsommer

Der Ausbruch frischer Energie im Frühling bestimmt das fortwährende Wachstum im Frühsommer. Jeden Morgen geht die Sonne früher auf und später unter, ihre Strahlen erwärmen unsere Haut und durchdringen die Natur. Blumen überziehen die Landschaft mit ihren kräftigen Rottönen, strahlendem Weiß und sonnigen Gelbtönen.

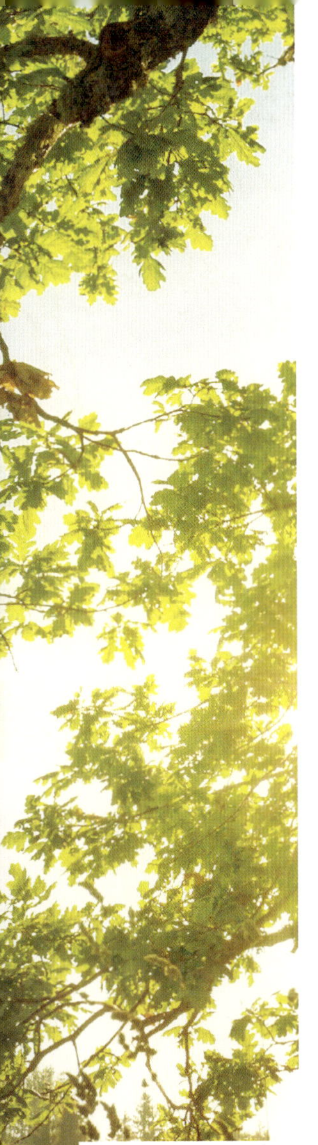

Mit den länger werdenden Tagen kommt auch neue Energie. Die Hände sind emsig beschäftigt, die Pflanzen zu pflegen, ihr Wachstum zu fördern und zu ernten. In der Küche gibt es eine Prozession von Kräutern, Blumen und Beeren, die zu Nahrungsmitteln und Heilmitteln verarbeitet werden. Gläser mit getrockneten Pflanzen und Kräutertränken füllen die Regale. Auch die Tiere haben jetzt viel zu tun: von Raupenlarven, die an den grünen Blättern knabbern, Kolibris, die Nektar schlürfen, bis hin zu den Säugetieren, die ihre Jungen aufziehen.

Auch wenn der Sommer voller Energie ist, ist er auch eine Zeit, um zu entspannen und das Leben zu genießen. Ruhe ermöglicht Bewegung, und wir können den äußeren Energieaufwand mit innerer Nahrung ausgleichen. Streicheln Sie den Boden mit Ihren nackten Füßen, dösen Sie in einer Hängematte, löschen Sie Ihren Durst mit einem Glas kühlen Minztee. Machen Sie ein Picknick oder laden Sie zum Buffet, zu dem jeder etwas mitbringt, und genießen Sie das Lachen mit Familie und Freunden.

Der Sommer kann sich endlos anfühlen, wenn Sie sich an der Wärme, dem Wachstum und den zufriedenen Tagen im Freien erfreuen. Vielleicht fühlt sich Ihr Körper von der Abfolge langer, arbeitsreicher Tage müde an. Doch vielerorts liegen die Ernten im Spätsommer und Herbst noch bevor. Lassen Sie sich vor dem nächsten großen Wachstumsschub ins Gras sinken und die Sonne auf Ihrem Gesicht genießen.

Aktivitäten im Frühsommer

- Einen neuen Wanderweg erkunden
- Eine Vereinbarung mit der Natur treffen
- Eine Blume zeichnen
- Die Sonnenstrahlen beim Tagträumen genießen
- Schwimmen gehen
- Eine Pflanzenpresse herstellen
- Einen Strauß pflücken
- Die Sommersonnenwende feiern
- Ein Picknick oder Barbecue veranstalten
- Ein Journal führen (siehe Kapitel 7)

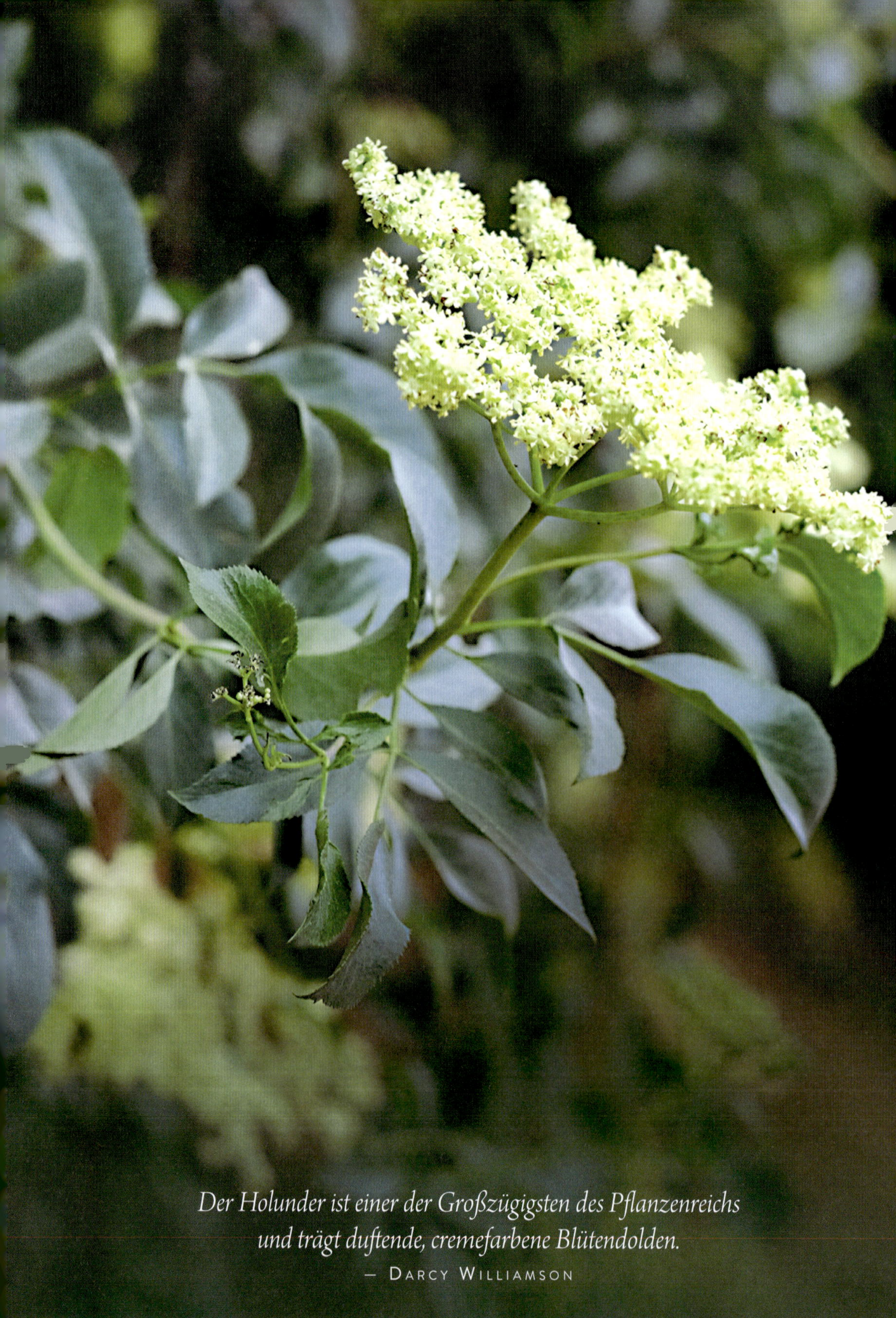

Der Holunder ist einer der Großzügigsten des Pflanzenreichs und trägt duftende, cremefarbene Blütendolden.

— Darcy Williamson

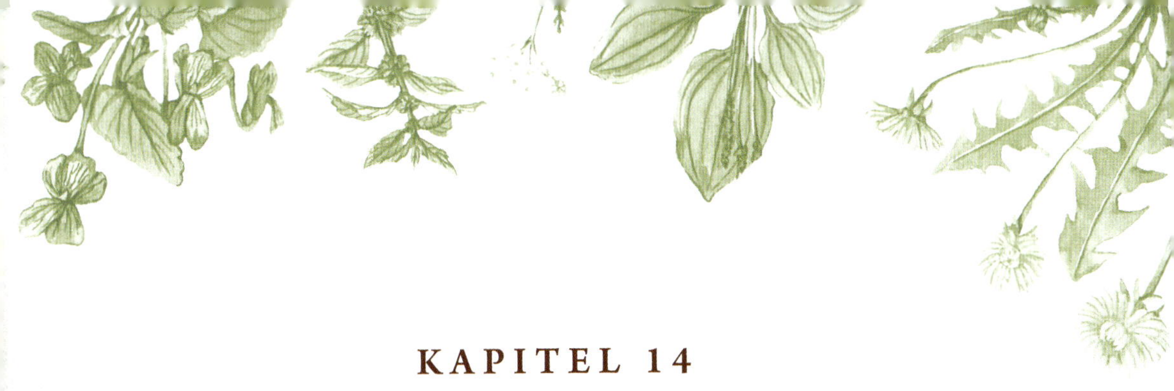

KAPITEL 14

HOLUNDERBLÜTEN

Die Holunderblüten brechen in weißen Wellen an Sträuchern hervor, die zuvor von unauffälligem Grün getarnt waren und nun in der Landschaft ins Auge springen. Diese süß duftenden Blüten sind ein sicheres Zeichen dafür, dass die warme Jahreszeit begonnen hat. Angezogen von ihrem betörenden Duft verbringen die Bestäuber ihre Tage damit, den Nektar aus dem Inneren der Blüten zu trinken. Währenddessen träumen zweibeinige Kreaturen von nachmittäglichen Stärkungsmitteln und einem gut gefüllten Medizinschrank und schnappen sich dann Körbe und Scheren, um sich auf den Weg zu den Holundersträuchern zu machen.

Botanische Namen: *Sambucus nigra, S. nigra ssp. canadensis, S. nigra ssp. caerulea, S. ebulus*

Familie: Adoxaceae (Moschuskrautgewächse)

Verwendete Teile: Blüten, Beeren (siehe Kapitel 22)

Energetik: kühlend, trocknend

Geschmack: bitter, süß

Eigenschaften: reich an Antioxidantien, antiviral, harntreibend, entspannend, diaphoretisch (schweißtreibend), nervenberuhigend

Verwendung: Erkältungen und Grippe, Ohreninfektionen, Fieber, Nahrungsmittel, Hautgesundheit

Zubereitungen: Kräuterlikör, Creme, Nahrungsmittel, Öl, Salbe, Sirup, Tee, Tinktur

Der Holunderstrauch ist in vielen gemäßigten und subtropischen Gebieten sowohl der nördlichen als auch der südlichen Hemisphäre heimisch. Die Menschen haben ihn lange Zeit als Nahrungsmittel und Medizin sowie zur Herstellung von Musikinstrumenten und Werkzeugen verwendet, und viele indigene Völker Nordamerikas tun dies auch weiterhin. Die Chumash-Heilerin Cecilia Garza beschreibt die Bedeutung des Holunders in der Tradition ihres Volkes und nennt ihn »den Musikbaum, unseren Herzschlag. Er hilft, den natürlichen Fluss wiederherzustellen«.[1] Holunder spielt auch in der europäischen Folklore eine wichtige Rolle, in der die Pflanze oft mit Tod, Wiedergeburt und Heilung in Verbindung gebracht wird.

MEDIZINISCHE EIGENSCHAFTEN UND ENERGETIK

Kennen Sie dieses Erlebnis, wenn man aus einem stickigen Raum heraus- und nach draußen an die kühle, frische Luft geht? Plötzlich ist alles heller und man kann tiefer durchatmen. Das ist, was Holunderblüten für Sie tun können. Sie lösen Stauungen, kühlen, klären und erfrischen.

PFLANZENGABEN

Holunderblüten unterstützen den Fieberprozess

Holunderblüten gehören zu unseren wirkungsvollsten Heilkräutern bei der Unterstützung des Fieberprozesses. Obwohl Fieber allgemein gefürchtet wird, gehört er zu den stärksten Reaktionen des körpereigenen Immunsystems. Wenn die Körpertemperatur steigt, wird es für eindringende Krankheitserreger zunehmend unangenehmer. Ein gesundes Fieber zu stoppen ist, als würden Sie Ihre Wachhunde an die Leine legen.

Das bedeutet jedoch nicht, dass Fieber eine angenehme Erfahrung ist. Zunächst können Sie Schüttelfrost bekommen, der teils von heftigem Muskelzittern begleitet wird, um durch den Energiestoffwechsel in den Muskeln die Körpertemperatur schneller zu erhöhen. Dann kann es Ihnen unangenehm heiß werden, Sie fühlen sich unruhig oder lethargisch und haben Schmerzen und andere Beschwerden. Holunderblüten können in jedem Stadium einer Erkältung oder Grippe verwendet werden, aber sie sind besonders dann wirksam, wenn Sie sich heiß und unruhig fühlen. Das Trinken einer warmen Tasse Holunderblütentees öffnet die Kapillaren, regt die Schweißbildung an und lässt etwas Wärme entweichen. Der Kräuterkundler Jim McDonald vergleicht dies mit dem Öffnen des Fensters in einem heißen Raum. Aah, Erleichterung! Kräuter, die verwendet werden, wenn sich jemand bei Fieber heiß und unruhig fühlt, nennt man entspannende Diaphoretika.

Die Kräuterkundlerin Maude Grieve schrieb in den 1930er Jahren, dass Holunderblüten ein »fast unfehlbares Heilmittel für einen Grippeanfall im ersten Stadium« seien.[2] Auch heute noch wird die traditionelle westliche Kräuterrezeptur aus Holunderblüten, Pfefferminze und Schafgarbe häufig sowohl zur Unterstützung von Fieber als auch zur Verkürzung der Dauer einer Erkältung oder Grippe verwendet (siehe Rezeptur von Schafgarbe- und Holunderblütentee auf Seite 222).

Holunderblüten nähren die Haut

Kräuterkundler verwenden oft entspannende, schweißtreibende Kräuter zur Unterstützung der Hautgesundheit. Dieselbe die Kapillare anregende Wirkung, die während eines Fiebers zum Schwitzen führt, kann auch zur sanften Pflege und Entgiftung der Haut genutzt werden. Schon zu früheren Zeiten haben Menschen Holunderblüten oft für Präparate zur äußeren Anwendung genutzt – als Teewaschung oder Ölaufguss für Cremes oder Salben. Waschungen, Umschläge oder Lotionen mit Holunderblüten können gerötete und entzündete Hauterkrankungen wie Hautausschläge und Sonnenbrand lindern. Holunderblütenwasser war früher ein sehr gebräuchliches Schönheitsmittel. Jüngste In-vitro-Untersuchungen haben gezeigt, dass äußerlich anwendbare Holunderblüten-Präparate das Potenzial haben, einen Breitband-UV-Schutz zu bieten.[3]

Holunderblüten wirken entzündungsmodulierend

Holunderblüten können als Tee, Sirup und Nahrungsmittel genossen werden. Sie sind reich an Antioxidantien und haben die Fähigkeit, überschüssige und chronische Entzündungen zu modulieren. In-vitro-Studien haben gezeigt, dass Holunderblütentee, der als Mundwasser verwendet wird, ein wirksamer Entzündungshemmer gegen periodontale Krankheitserreger wie Gingivitis ist.[4]

Holunderblüten werden auch gegen Ohrinfektionen eingesetzt. Ihre Wirkung besteht darin, die Entzündung zu lindern, die Infektion zu bekämpfen oder das Immunsystem zu stimulieren.

IDENTIFIZIERUNG

Jede *Sambucus*- oder Unterart hat ihre eigenen Bestimmungsmerkmale, und Sie sollten für spezifische Informationen einen lokalen Führer konsultieren. (Es ist auch nicht ungewöhnlich, dass diese Art hybridisiert.) Holunder wächst als Strauch oder kleiner Baum. Einige haben nur einen einzigen Stamm, während andere mehrstämmig sind und ausladend gebogene Zweige haben; andere entwickeln eine ausgefranste Erscheinungsform. Holunder hat eine graubraune Rinde, sprödes Holz und markante Äste sowie gegenständig angeordnete, unpaarig gefiederte (gewöhnlich drei bis neun), lanzettliche oder eiförmige Blätter mit gezackten Rändern.

Die flachen oder leicht abgerundeten Blütenstände (Cymose corymbs) messen 7,5 bis 25 cm im Durchmesser und haben zahlreiche weiße oder cremefarbene Blüten. Der intensive Geruch ist eine Kombination aus süß und modrig. Jede einzelne winzige Blüte hat einen Durchmesser von etwa 1 Zentimeter, fünf Blütenblätter sowie fünf Staubblätter, die sternförmig angeordnet sind. Für eine Beschreibung der Beeren siehe Seite 255.

Viele Kräuterkundler verwenden die Blüten des Roten Holunders (*Sambucus racemosa*) in einer Weise, die der Verwendung des Schwarzen Holunders (*S. nigra*) ähnlich ist. Roter Holunder unterscheidet sich von anderen Arten durch seine kegelförmigen (statt flachen) Blütenbüschel und seine roten Beeren.

flache oder leicht abgerundete Blütenstände
mit weißen oder cremefarbenen Blüten
fünf Staubblätter
fünf Blütenblätter
lanzettliche oder
eiförmige Blätter
mit gesägten
Rändern
unpaarig
zusammengesetzte
Fiederblätter

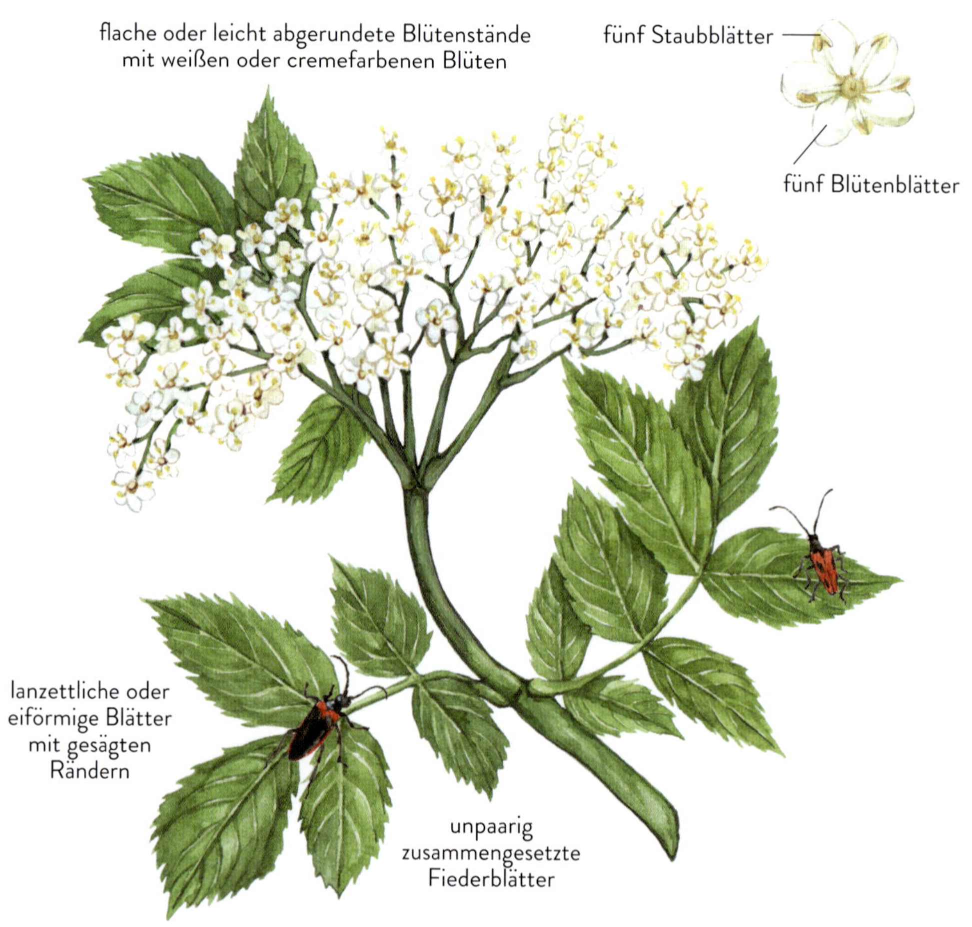

Schwarzer Holunder (*Sambucus nigra*), mit Holunderbeer-Bockkäfern (*Desmocerus californicus ssp. dimorphus*)

Lebenszyklus: Laubgehölz, mehrjährig
Vermehrung: Samen, Wurzel
Wuchsform: Strauch oder kleiner Baum, 1,5 bis 9 m hoch
Vorkommen: Gräben, Zäune, Felder, Waldränder, Hecken, Hanglagen, Niederungen, Wiesen, Ufergebiete, Wegränder, Bachufer, Dickichte, Ränder von Feuchtgebieten
Standort: volle Sonne bis Halbschatten
Boden: feucht und gut durchlässig; kann trockene oder feuchte Standorte vertragen
USDA-Klimazonen: 3–9

ÖKOLOGISCHE ZUSAMMENHÄNGE

Holundersträucher bieten Erosionsschutz, Nistplätze für Vögel und Schutz für kleine Säugetiere, Vögel und Reptilien. Die Blüten ziehen eine Vielzahl von Bienen, Schwebfliegen, Schmetterlingen und Käfern an. Holzbienen und Mauerbienen nisten sich in gebrochene Holunderstängel ein, um ihre Eier abzulegen. Tiere wie Hirsche und Elche durchstöbern das Laub, während Vögel, Eichhörnchen, Mäuse und andere Tiere die Beeren fressen.

Der Holunderbockkäfer (*Desmocerus spp.*) hat zu dieser Pflanze eine besonders enge Verbindung. Dieser farbenprächtige Käfer legt seine Eier auf der Rinde ab. Wenn die Larven schlüpfen, graben sie sich in die Stängel ein, leben dort ein bis zwei Jahre und ernähren sich in ihrem Larvenstadium vom Holz. Als erwachsene Käfer ernähren sie sich von den Blättern und Blüten und tragen dadurch zur Bestäubung bei. Leider ist die Zahl dieser Käfer zurückgegangen, wahrscheinlich aufgrund der Zerstörung ihres Lebensraums. Eine in Kalifornien endemische Subspezies, der Holunder-Langhornkäfer (*Desmocerus californicus dimorphus*), wird als vom Aussterben bedroht eingestuft.

ERNTE

Ernten Sie die geöffnenten Büten, indem Sie mit den Fingern oder einer Gartenschere die ganze Dolde an der Basis abknipsen oder abschneiden. Wir haben festgestellt, dass Blüten, die am Vormittag geschnitten werden, weniger modrig riechen als solche, die später am Tag geerntet werden. Sie werden feststellen, dass sich auf den Blüten viele kleine Lebewesen befinden, die es sich dort gut gehen lassen. Am besten schütteln Sie die Blütendolden an Ihrem Sammelplatz leicht aus, um so viele Insekten wie möglich zu entfernen. Wenn Sie zu Hause sind, lassen Sie die Blumen ein paar Stunden liegen, damit die restlichen Insekten entkommen können. Sie können auch nacheinander ein paar Büschel sanft in einen Kasten oder Korb fallen lassen, um sie herauszuschubsen.

Aus den geernteten Blüten werden sich keine Beeren mehr entwickeln, denken Sie also bei Ihrer zukünftigen Ernte an die Bedürfnisse der wildlebenden Tiere und an die Vermehrung der Pflanze. Holunderpflanzen verbreiten sich durch Samen und Bodentriebe. Sie können auch durch Stecklinge vermehrt werden.

Bevor Sie die Blüten für Lebensmittel oder Medikamente verwenden, trennen Sie sie vollständig von den Stängeln und Blättern, welche krank machende cyanogene Glycoside enthalten. Sie lassen sich leichter entfernen, wenn sie leicht oder vollständig trocken sind.

Vorsichtsmaßnahmen bei der Ernte

Es ist bekannt, dass manche die Blüten des tödlich giftigen Gefleckten Schierlings (*Conium maculatum*), des Wasserschierlings (*Cicuta spp.*) und des Teufelskrückstocks (*Aralia spinosa*) mit Holunderblüten verwechseln. Es ist jedoch nicht schwierig, sie durch sorgfältige Betrachtung der Blüten und anderer Merkmale zu unterscheiden.

TIPPS FÜR DIE GARTENARBEIT

Holunder ist leicht anzupflanzen, er benötigt aber Platz. Es gibt mehrere regionale Unterarten sowie Ziersorten, die in kleinerer Größe und mit schön gefärbtem Laub gezüchtet wurden. Sie können in einem großen Kübel gepflanzt werden, benötigen aber jedes Jahr einen starken Rückschnitt. Kaufen Sie Starterpflanzen und setzen Sie diese in nährstoffreiche Erde; gießen Sie außerdem regelmäßig. Kompostierter Mist ist ein hervorragender Dünger für Holunderpflanzen. Die Vermehrung durch Samen kann eine Herausforderung sein, die Vermehrung durch Stecklinge ist jedoch einfach und kostengünstig. In den ersten zwei Jahren sollten Sie von einem frisch gesetzten Holunderstrauch nicht ernten und ihn auch nicht beschneiden.

SO NUTZEN SIE HOLUNDERBLÜTEN

Frische Holunderblüten können zu einer Vielzahl von Nahrungsmitteln und Getränken verarbeitet werden, darunter Holunderblüten-Krapfen, Gelees, Essigaufgüsse, Kräuterschnaps, Sirups und Liköre. Letztere beide können dann in Getränken und Desserts von Kuchen bis Sorbet verwendet werden. Getrocknete Holunderblüten eignen sich oft ebenfalls für Rezepte.

Um einen Fieberprozess zu unterstützen, wird meistens ein warmer Tee aus den getrockneten Blüten zubereitet. Wenn Sie eine Tinktur verwenden, geben Sie ein paar Tropfen in heißes Wasser und trinken es. Ein kühler Tee wird eher eine harntreibende Wirkung haben. Die Blüten können auch für einen Ölaufguss verwendet sowie zu Cremes oder Salben verarbeitet werden.

Empfohlene Mengen

- *Tee (getrocknet):* 15 bis 30 g täglich
- *Tinktur (frisch):* 1:2, 40 % Alkohol; 30 bis 90 Tropfen (1⁄4 bis 1 Teelöffel) pro Stunde während der akuten Phase

Besondere Hinweise

Rinde, Stängel und Blätter von Holunder enthalten giftige Substanzen, die bei Einnahme Übelkeit und Erbrechen verursachen können. (Es sind jedoch keine Vorsichtsmaßnahmen erforderlich, wenn man die Holunderpflanze einfach nur berührt).

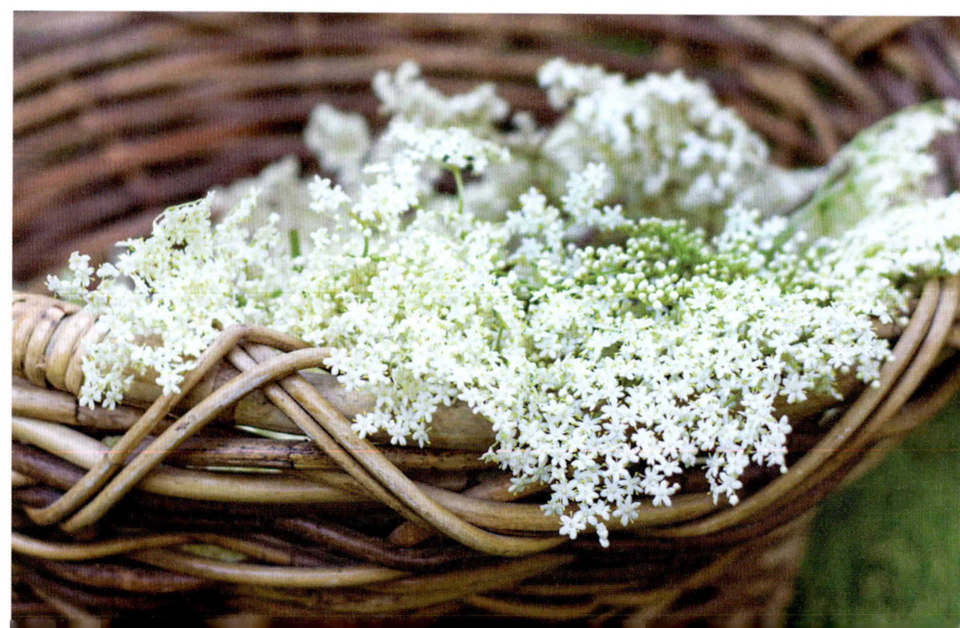

HOLUNDER-ROSENBLÜTEN-TONIKUM

Das Aufgießen von Holunderblüten und Rosenblättern mit Hamamelis-Destillat erhöht die hautstraffenden Eigenschaften und macht den Aufguss zu einer wunderbaren Gesichtsanwendung. Als Spray wirkt es auch sehr beruhigend bei Sonnenbränden. Für beide Anwendungen bietet sich die Aufbewahrung in einer kleinen Sprühflasche an.

Um mehr über Rosen zu erfahren, laden Sie das Bonusmaterial unter wildremediesbook.com/adventures herunter.

Ergibt: etwa 500 ml

1 kleine Handvoll getrocknete Holunderblüten

1 große Handvoll getrocknete Rosenblütenblätter

Bis zu 500 ml Hamamelis-Destillat

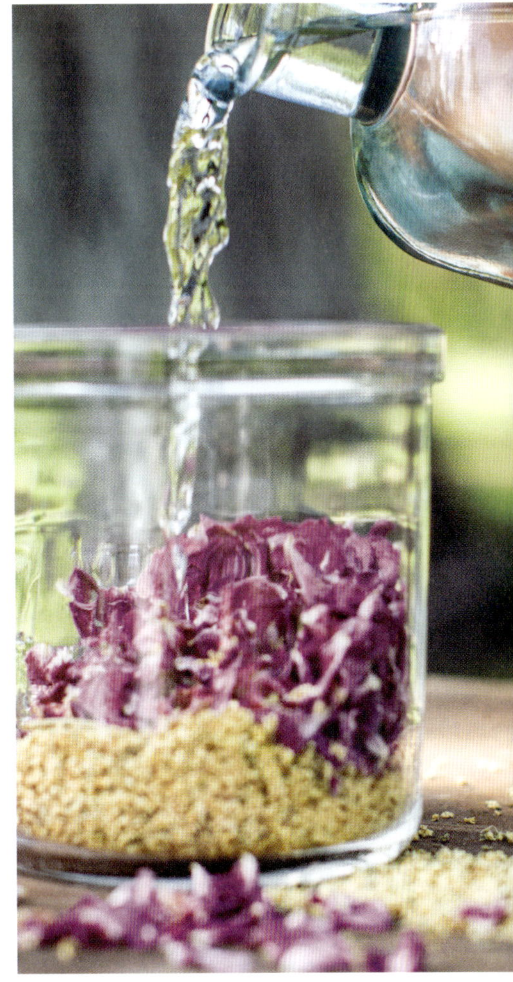

1. Holunderblüten und Rosenblütenblätter in ein Schraubglas (ca. 500 ml Inhalt) füllen. Mit so viel Hamamelis-Destillat aufgießen, dass das Glas gefüllt und die Blüten vollständig bedeckt sind (möglicherweise brauchen Sie nicht die gesamte Menge Hamamelis-Destillat).
2. Umrühren, um alle Luftblasen zu entfernen. Das Glas gut verschließen und beschriften.
3. Das Glas 4 Wochen an einem kühlen, dunklen Ort lagern. In der ersten Woche das Glas täglich einmal schütteln. Darauf achten, dass das Pflanzenmaterial für die restliche Einweichzeit vollständig vom Destillat bedeckt bleibt.
4. Die Mischung durch ein Abseihtuch gießen und das Pflanzenmaterial gut ausdrücken, um die gesamte Flüssigkeit zu extrahieren.
5. Mit einem Trichter das Tonikum in kleine, saubere Sprühflaschen füllen und diese an einem kühlen, dunklen Ort lagern. Innerhalb von 1 Jahr verwenden.

HOLUNDERBLÜTENSIRUP

Holunderblütensirup ist ein Klassiker, und das zu Recht. Ein Spritzer dieses blumigen Nektars bringt die Essenz sonniger Tage in ein Glas Mineralwasser, Tonic oder Wein. Auch über Beeren, Kuchen und Eis geträufelt schmeckt der Holunderblütensirup wunderbar. Wir verdoppeln oder verdreifachen die Rezeptmenge oft, damit wir auch sicher genug für das ganze Jahr haben. In traditionellen Rezepten wird Zucker verwendet, wir nehmen stattdessen Honig. Am besten eignet sich ein milder Honig, damit er den zarten Holundergeschmack nicht überlagert.

Ergibt: etwa 600 ml

Ca. 10 große Holunderblütendolden

Geriebene Schale von 1 Zitrone (etwa 1 EL)

Saft von 1 Zitrone (etwa 2 EL)

360 g milder Honig

360 ml Wasser

Variation: Der Honig kann durch Zucker ersetzt werden. Im zweiten Schritt 400 g Zucker und 500 ml Wasser verwenden. Unter Rühren zum Kochen bringen, um den Zucker aufzulösen. Vom *Herd nehmen, auf Raumtemperatur abkühlen lassen und dann mit Schritt 3 fortfahren.*

1. Alle Insekten vorsichtig aus den Holunderblütendolden schütteln und die Blüten von den Stängeln trennen (siehe »Ernte« auf Seite 169). Die Blüten mit der Zitronenschale und dem Zitronensaft in eine mittelgroße Schüssel legen.

2. Honig und Wasser in einem kleinen Topf verquirlen und bei schwacher bis mittlerer Hitze erwärmen, bis sich der Honig aufgelöst hat (auf keinen Fall kochen lassen). Vom Herd nehmen und auf Raumtemperatur abkühlen lassen.

3. Den Sirup über die Holunderblüten-Mischung gießen. Die Schüssel mit einem sauberen Geschirrtuch abdecken und 2 Tage an einem kühlen, dunklen Ort stehen lassen.

4. Den Sirup in ein sauberes Glas oder eine saubere Flasche abseihen. Im Kühlschrank hält er sich 1 Woche oder bis zu 1 Jahr im Gefrierfach (in diesem Fall im Gefäß 2,5 cm über dem Sirup Platz lassen, damit er sich ausdehnen kann.)

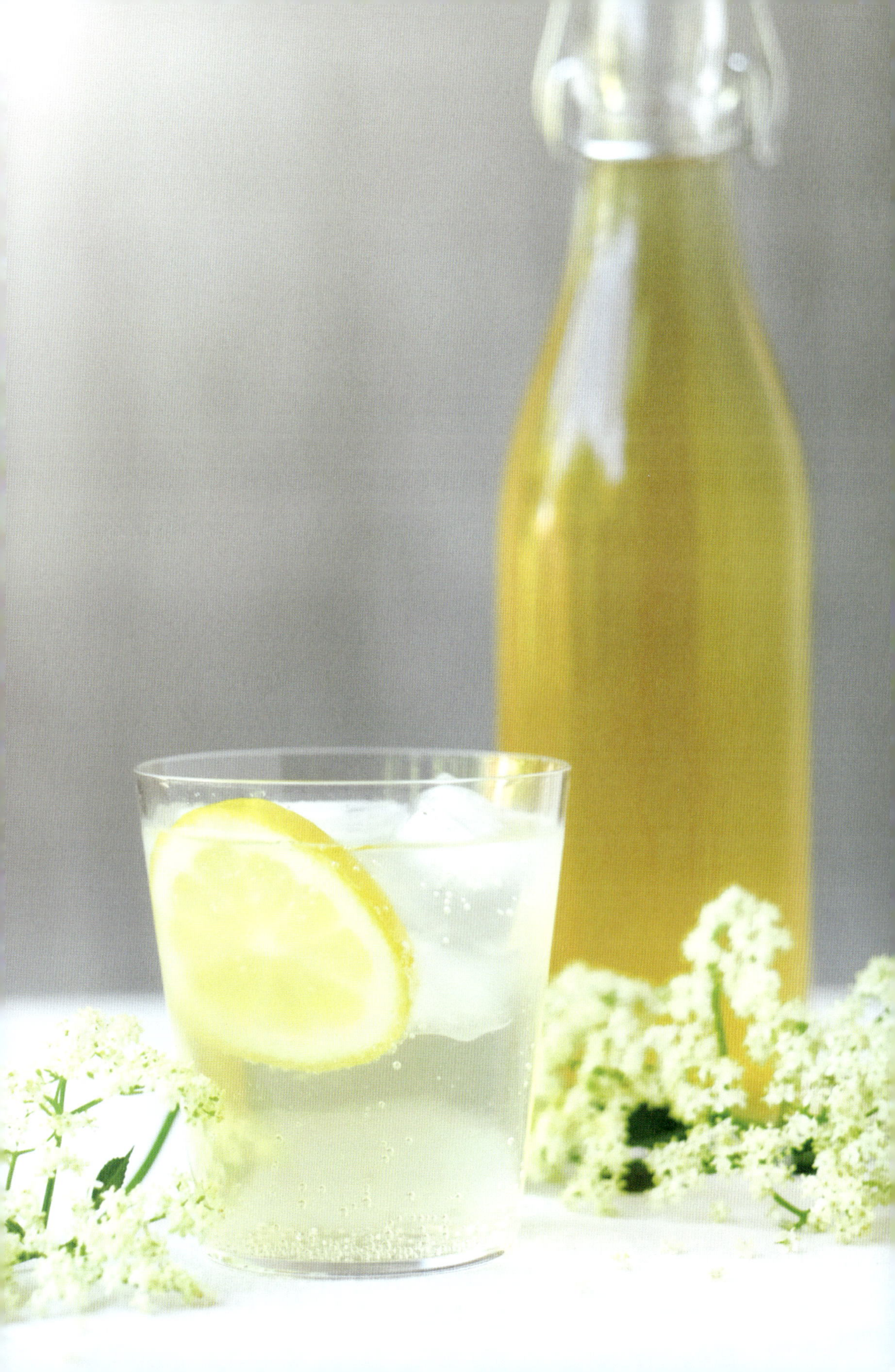

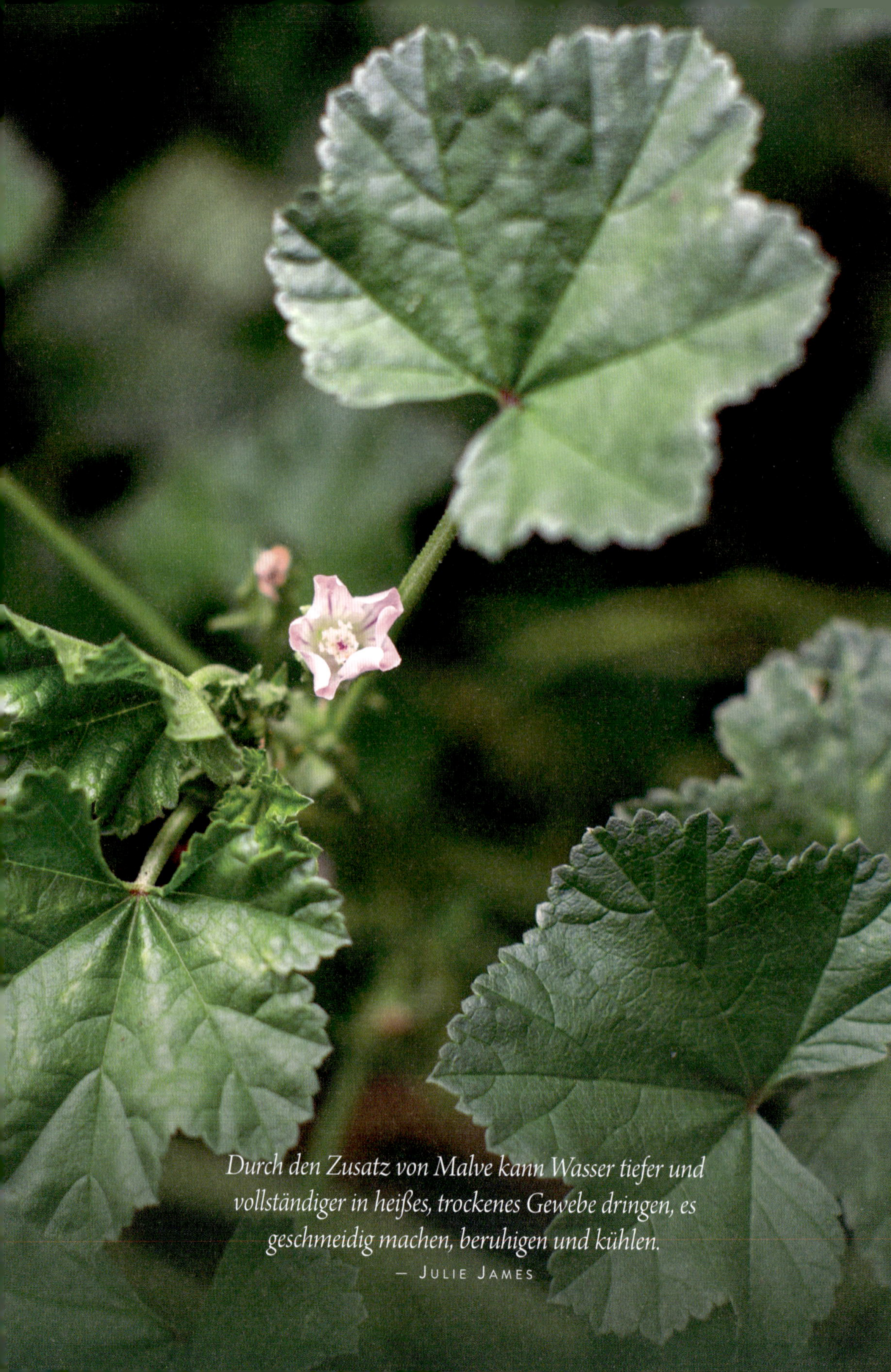

Durch den Zusatz von Malve kann Wasser tiefer und vollständiger in heißes, trockenes Gewebe dringen, es geschmeidig machen, beruhigen und kühlen.

— Julie James

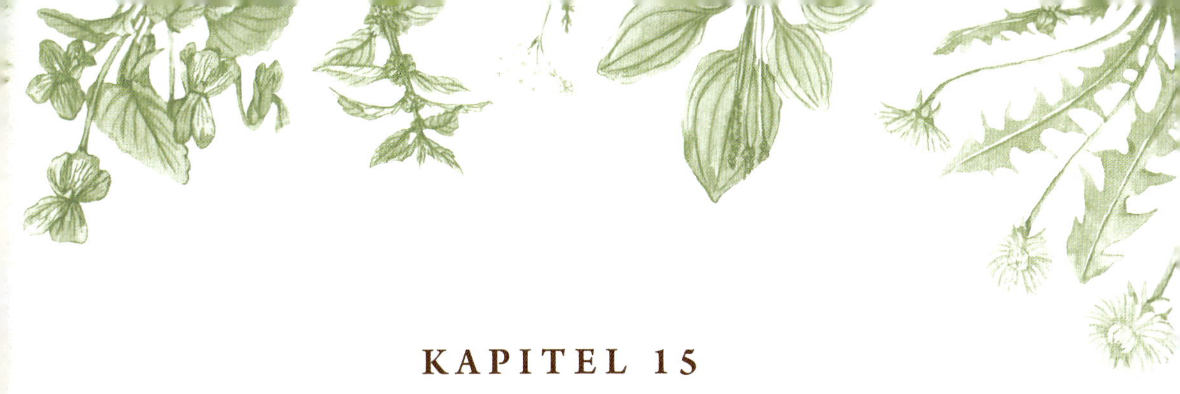

KAPITEL 15

MALVE

Während die Malve in früheren Zeiten hoch geschätzt war, wird sie heute häufig als invasives Unkraut abgelehnt – als ungebetener Gast in Gärten und auf Ruderalflächen. Selten begegnet man einem Ausdruck von Dankbarkeit, wenn jemand Malve im Überfluss hat; häufiger wird nach Möglichkeiten gesucht, die Pflanze auszurotten. Vielleicht sind Sie ja noch kein Freund der Malve. Sobald Sie sich aber auf ihre vielen Gaben verlassen, wird sie Ihnen eine großzügige Freundin sein, die bereitwillig ihre Heilkraft schenkt.

Andere gebräuchliche Bezeichnungen: Käsepappel, Käsemalve, Eibisch
Botanische Namen: *Malva neglecta, M. nicaeensis, M. parviflora, M. pusilla, M. sylvestris* und andere Arten
Familie: Malvaceae (Malvengewächse)
Verwendete Teile: Wurzeln, Blätter, Blüten, Früchte (Samenkapseln), Samen
Wirkung: kühlend, befeuchtend
Geschmack: süß, salzig
Eigenschaften: beruhigend, weichmachend, schleimlösend, immunmodulierend, nährstoffreich, wundheilend
Verwendung: Verbrennungen, Entzündung des Verdauungstrakts, trockene und juckende Haut, trockener krampfartiger Husten, Nahrungsmittel, schmerzender, wunder Mund und Rachen, Harnwegsentzündung, Wunden
Zubereitungen: kalter Aufguss (innerlich und äußerlich angewendet), Abkochung, Nahrungsmittel, alkoholreduzierte Tinktur, Pulver, Tee

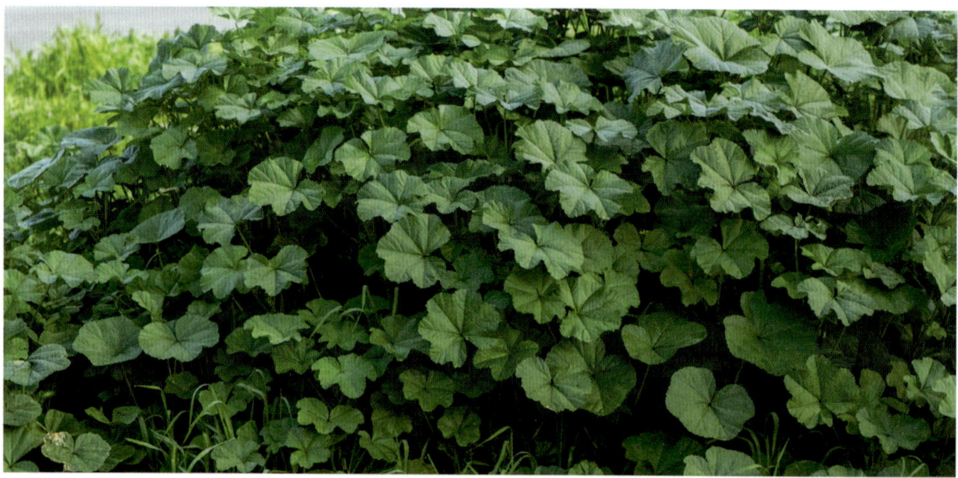

Zahlreiche Malvenarten werden seit Tausenden von Jahren sowohl als Nahrungsmittel als auch als Heilmittel verwendet. Experten glauben, dass die *Malva neglecta* ihren Ursprung in Nordafrika und Eurasien hat; *M. sylvestris* ist in Europa weit verbreitet. *Althaea officinalis*, eine nahe Verwandte der Malve, die als Echter Eibisch bekannt ist, kann leicht im Garten angebaut werden.

MEDIZINISCHE EIGENSCHAFTEN UND ENERGETIK

Die Hauptgaben der Malve liegen in ihren glitschigen, schleimigen und klebrigen Eigenschaften. Wir bezeichnen diese Pflanzen als schleimbildend und reizlindernd. Die gelartige Beschaffenheit der Malve wirkt beruhigend und kühlend und verschafft heißem und trockenem Gewebe Erleichterung. Sie macht uns deutlich, dass Pflanzen manchmal auf mysteriöse Weise wirken. Wenn wir pflanzliche Schleimstoffe aufnehmen, wirken sich diese nicht nur auf das Gewebe, mit dem sie in Kontakt kommen, sondern fördern auch systemisch die Feuchtigkeit und erreichen Organe wie Lunge und Nieren.

PFLANZENGABEN

Beruhigt gereizte, brennende und trockene Lungen

Ihre Lungen sind unermüdlich damit beschäftigt, Ihr Blut mit Sauerstoff zu versorgen und gleichzeitig Kohlendioxid auszustoßen, wodurch sie eine Brücke zwischen dem Äußeren und dem Inneren bilden. In alten chinesischen medizinischen Texten wird die Lunge als empfindliches Organ bezeichnet, weil es sehr sensibel auf ein gestörtes Gleichgewicht reagiert und dennoch ständig unter Druck steht, auf die Beschaffenheit der eingeatmeten Luft zu reagieren. Heiße, trockene, staubige oder rauchige Luft kann unmittelbar als Reiz wirken. Feuchte Luft kann sich in der Lunge schwer anfühlen. Eingeatmete Schadstoffe und kleine Partikel sind eine immer häufiger auftretende Gefahr in unserer modernen Welt. Atemwegsinfektionen dringen häufig in die Lungen und verursachen eine Vielzahl von Symptomen wie Verstopfung und Husten. Was kann eine Lunge leisten?

Die Schleimstoffe der Malve beruhigen auf wunderbare Weise trockene und gereizte Lungen. Sie bringen Feuchtigkeit und Erleichterung, lindern Schmerzen und das Engegefühl in der Brust und beruhigen gleichzeitig krampfartigen Husten. Malve kann leicht in Tees gemischt oder als nahrhaftes Lebensmittel verzehrt werden. Man kann sich auf die Malve verlassen, wenn die Luft erfüllt ist vom Rauch wilder Feuer, während der Trockenheit der Wintermonate oder in ausgedörrten, heißen Sommermonaten.

Verringert Erkältungs- und Grippesymptome

Die beruhigenden und potenziell immunmodulierenden Eigenschaften der Malve können eine Vielzahl von Erkältungs- und Grippesymptomen bekämpfen. Die dicke, zähflüssige Teeflüssigkeit kann die Beschwerden eines heißen, geschwollenen, wunden Halses lindern. Die Polysaccharide der Malve haben eine immunmodulierende Wirkung gezeigt und helfen dem Körper, Infektionen abzuwehren.[1] Wie bereits erwähnt, eignet sich die Malve auch hervorragend zur Linderung eines trockenen, krampfartigen Hustens, obwohl sie für eine optimale Wirkung oft mit krampflösenden Mitteln kombiniert wird.

Lindert Harnwegssymptome

Malve und ihr naher Verwandter, der Eibisch (*Althaea officinalis*), werden vor allem in Kräuterrezepturen gegen Harnwegsinfektionen und Nierensteine verwendet. Bei den damit verbundenen brennenden Schmerzen bringt die systemisch feuchtigkeitsspendende Wirkung der Malve eine wohltuende Linderung. Bei Harnwegsinfektionen wird die Malve oft mit anderen Kräutern wie Goldrute und Schafgarbe kombiniert.

Heilt Wunden und Entzündungen

Malve kann sowohl innerlich wie äußerlich angewendet werden, um Wunden zu heilen und Hautreizungen, wie z. B. kleinere Verbrennungen, zu lindern. Kräuterkundler empfehlen Malve oft bei Entzündungen des Verdauungstraktes, wie Geschwüren oder Darmpermealität (undichter Darm). (Siehe Rezept für Heilenden Verdauungstee auf Seite 147.) Sie wird auch bei Verstopfung durch trockenen Stuhl eingesetzt. Äußerlich kann Malve zur Wundheilung und Infektionsvorbeugung verabreicht werden. Vorversuche haben ergeben, dass Malve in der Lage sein kann, das Bakterienwachstum zu hemmen.[2] Ein weiterer interessanter In-vitro-Test zeigte, dass Malve in der Lage ist, Entzündungen im Zusammenhang mit Osteoarthritis zu bekämpfen.[3]

Bietet Nahrung

Von Archäologen entdeckte Zahnsteinfunde belegen, dass Malve vor mindestens 8.600 Jahren auf dem Balkan als Nahrungsmittel (oder Medizin) verwendet wurde.[4] In historischen Texten erwähnen Plinius (23 bis 79 v. Chr.), Cicero (106 bis 43 v. Chr.) und Diphilos von Siphnos (3. Jahrhundert v. Chr.) den Verzehr von Malve.[5] Sie ist auch heute noch ein beliebtes wildes Nahrungsmittel für Fans der Nahrungssuche in der Natur.

IDENTIFIZIERUNG

Malve gedeiht gern, auf trockenen Ruderalflächen. Einige Arten breiten sich in Bodennähe aus, während andere bis zu 1,8 m hoch

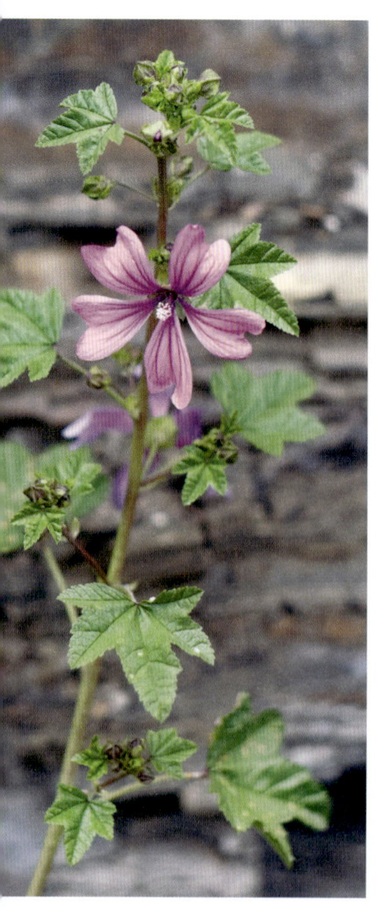

werden. Die Stängel sind etwas behaart und haben langstielige, gegenständig angeordnete Blätter. Die Blätter sind rund oder nierenförmig und schwach gelappt mit gezähnten oder gekerbten Rändern. Sie fühlen sich leicht behaart oder samtig an. Etwa in der Mitte des Blattes ist ein Spalt, an dem der Stängel befestigt ist. An dieser Verbindungsstelle kann sich ein kleiner violetter oder roter Fleck befinden.

Die Blüten wachsen zu mehreren an der Basis der Blattstiele. Sie haben jeweils fünf Blütenblätter und variieren in der Farbe von weiß über rosa bis violett, oft mit dunkleren Streifen. Malvenfrüchte oder Samenhülsen sind rund und flach und ähneln einem Knopf. Wenn sie trocken sind, sehen sie aus wie ein Käselaib mit winzigen keilförmigen Segmenten. Die Wurzel ist eine lange, holzige Pfahlwurzel.

ÖKOLOGISCHE ZUSAMMENHÄNGE

Malven sind selbstbestäubend oder werden von Insekten wie Bienen und Fliegen bestäubt. Bestimmte Malvearten sind Wirtspflanzen für Insekten, darunter der Distelfalter (*Vanessa cardui*) und der Gemeine Dickkopffalter (*Pyrgus communis*). Achten Sie bei der Ernte auf Raupenlarven, die sich von den Blättern ernähren.

ERNTE

Pflücken Sie die Blätter mit den Fingern oder schneiden Sie sie mit der Gartenschere nahe der Stelle ab, wo sie am Stängel sitzen. Ernten Sie die Früchte, wenn sie zart und grün sind, die Samen, wenn sie reif und trocken sind; letztere können vorsichtig mit der Hand gepflückt werden. Ernten Sie die Pfahlwurzel, bevor die Pflanze blüht. Wenn sie heranreift, wird die Wurzel holziger und schwerer zu ziehen. Nehmen Sie eine kleine Schaufel oder ein Grabwerkzeug, um die Wurzel auszugraben.

Die Malve vermehrt sich durch Samen und ist oft einjährig, lassen Sie daher genügend blühende Pflanzen und Samen für künftige Generationen übrig. Verteilen Sie evtl. auch Samen auf gestörter Bodenstruktur.

Vorsichtsmaßnahmen bei der Ernte

Da Malve Mineralien aus dem Boden aufnimmt, sollten Sie Ihre Erntegebiete genau unter die Lupe nehmen.

TIPPS FÜR DIE GARTENARBEIT

Stratifizieren Sie die Samen zwei bis drei Wochen und pflanzen Sie sie dann in lehmige, feuchte Erde. Die Keimungsrate der Malve ist hoch, und sie wächst schnell, sobald sie gekeimt hat. Malve lässt sich leicht in einem Kübel ziehen.

fünf Blütenblätter
scheibenförmige Frucht und Samenkapsel
runde oder nierenförmige Blätter, schwach gelappt mit gezähnten oder gekerbten Rändern
Blüten wachsen an der Basis der Blattstiele
gegenständige Blätter
Pfahlwurzel

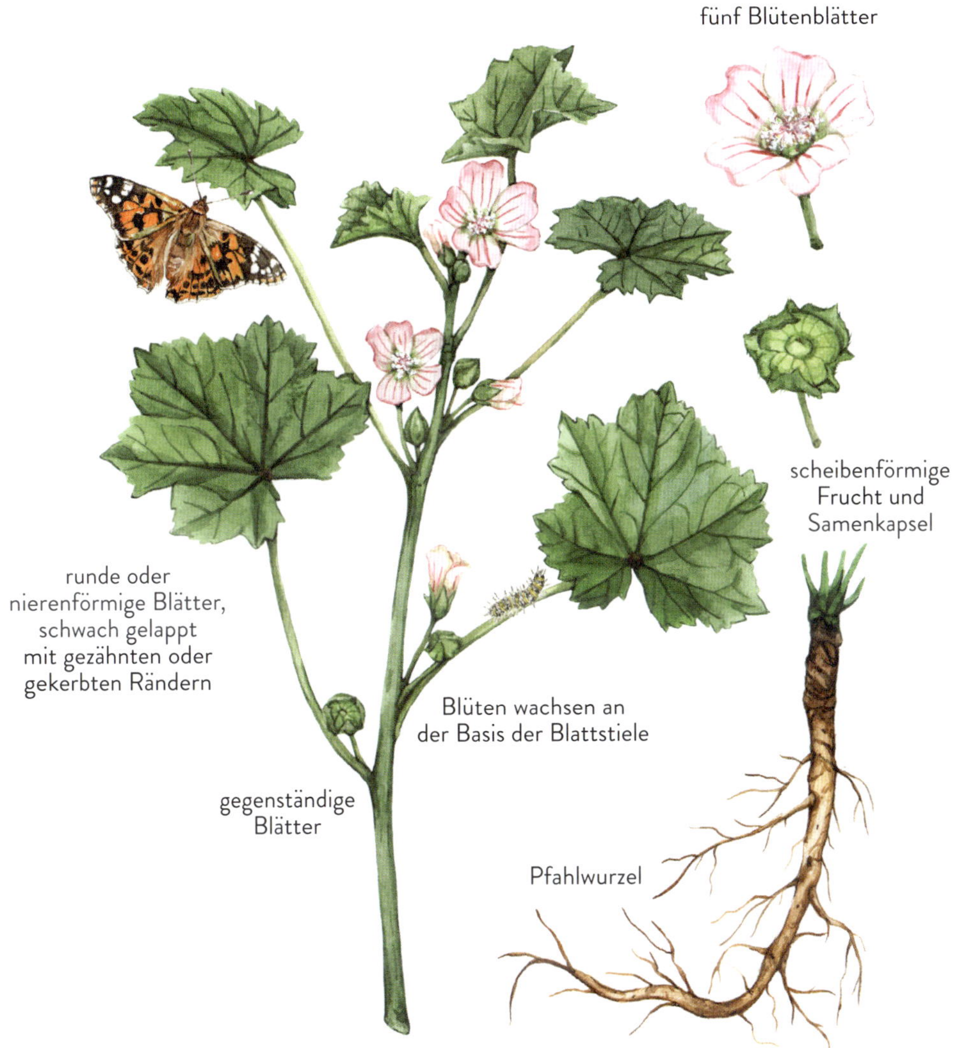

Malve (Malva spp.), dargestellt mit Distelfalter (*Vanessa cardui*) und Raupe

Lebenszyklus: krautig, einjährig, zweijährig oder kurzlebig mehrjährig
Vermehrung: Samen
Wuchsform: niedrig wachsend und sich ausbreitend bis aufrecht, mit verzweigten Stängeln 0,3 bis 1,8 m hoch
Lebensraum: landwirtschaftliche Nutzflächen, gestörte Bodenstrukturen, Gärten, Rasenflächen, Parkplätze, Straßenränder, Risse im Bürgersteig, Brachland
Standort: volle Sonne bis Halbschatten
Boden: unterschiedlich; bevorzugt es trocken oder feucht und gut durchlässig
USDA-Klimazonen: 5–8

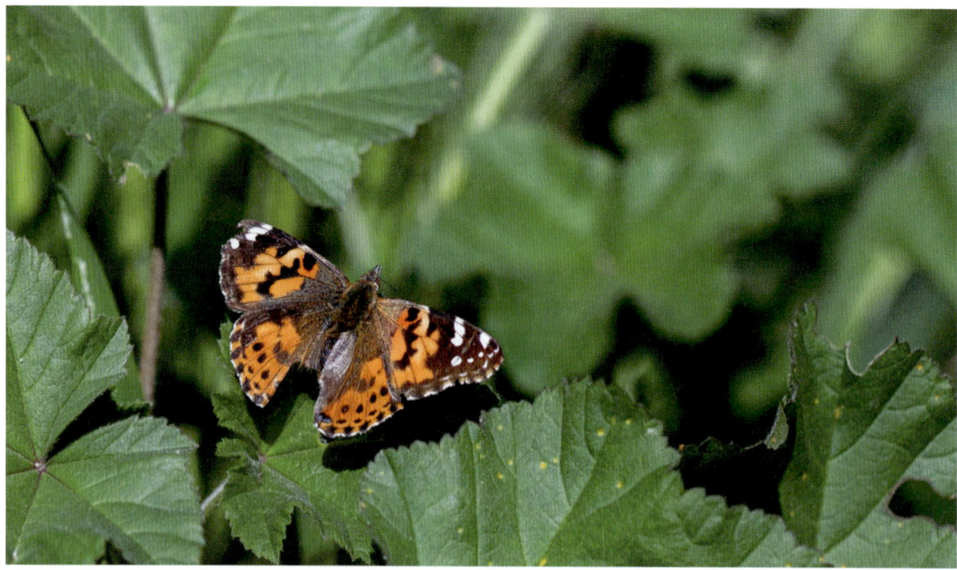

SO NUTZEN SIE DIE MALVE

Malvenblätter und unreife Früchte können roh oder gekocht auf unterschiedliche Arten verzehrt werden. Die Schleimstoffe der Blätter können zum Eindicken von Suppen und Smoothies genutzt werden. Die Blätter lassen sich auch wie Spinat oder anderes Blattgemüse verarbeiten, auch wenn sie eine schleimigere Textur haben. Rohe Blätter, Blüten und Früchte sind schmackhafte Salatzutaten. Die großen Blätter eignen sich für Wraps und können wie Weinblätter gefüllt werden. Malvenblätter welken sehr schnell; wenn Sie frische Blätter verwenden, ernten Sie sie kurz vor dem Verzehr.

Die rohen Früchte sind zwar etwas mühsam zu ernten, können aber eingelegt und wie Kapern gegessen werden. Sie sind besonders nahrhaft, denn sie bestehen zu 21 Prozent aus Eiweiß und zu 15 Prozent aus Fett.[6] Die getrockneten Samen können gemahlen und als Verdickungsmittel oder Bindemittel verwendet werden, ähnlich wie Lein- oder Chiasamen. Die Wurzeln sind ebenfalls essbar, aber nicht so schmackhaft wie die Blätter und Früchte.

Die gesamte Pflanze, einschließlich der Blätter, Wurzeln, Blüten und Früchte, kann entweder frisch oder getrocknet verarbeitet werden. Die Zubereitung eines kühlen Tees wird oft als bester Weg angesehen, die Schleimstoffe aus der Pflanze zu extrahieren. Malve kann allein verwendet oder zusammen mit anderen Kräutern kombiniert werden, um einer Rezeptur feuchtigkeitssteigernde Eigenschaften hinzuzufügen.

Empfohlene Mengen

- *Wurzel:* 5 g oder nach Bedarf
- *Blätter:* 2 g oder nach Bedarf

Besondere Hinweise

Malve gilt als sicheres Kraut, das in großen Mengen als Nahrungsmittel oder Heilmittel verzehrt werden kann.

MALVEN-KALTAUSZUG

Es gibt keinen besseren Weg, die lindernden Eigenschaften der Malve zu extrahieren, als durch einen Kaltauszug. Wenn Sie die Wurzeln verwenden, erhalten Sie ein dickflüssiges Getränk, das heiße, entzündete Zustände wie wunde Halsschmerzen, Aphthen, Harnwegsinfektionen sowie Infektionen der Atemwege lindert, die durch trockenen Wind oder den in der Luft befindlichen Ruß von Waldbränden beeinträchtigt sind. Wenn Sie die Blätter verwenden, wird das Ergebnis weniger klebrig als bei einem Tee auf Wurzelbasis – mehr wie ein einfaches, erfrischendes Kräuterwasser. (Wir fügen oft Minze und Zitrone hinzu.)

Ergibt: 500 ml

ca. 30 g fein gehackte getrocknete Malvenwurzel oder eine kleine Handvoll frische Malvenblätter, zerpflückt oder gehackt

Bis zu 500 ml kaltes Wasser

1. Die zerkleinerten Malvenblätter oder gehackten Wurzeln in ein Glasgefäß (ca. 500 ml Inhalt) füllen und mit so viel Wasser aufgießen, dass die Kräuter vollständig bedeckt sind. (Möglicherweise benötigen Sie nicht die gesamte Wassermenge).
2. Umrühren, damit die Kräuter von allen Seiten befeuchtet sind. Das Glasgefäß abdecken und einige Stunden oder über Nacht im Kühlschrank ruhen lassen. Je länger der Aufguss zieht, desto dickflüssiger wird er.
3. Durch ein feinmaschiges Sieb abseihen. Wenn Sie Wurzeln genommen haben, drücken Sie diese mit der Rückseite eines Löffels gegen das Sieb, um so viel wie möglich von den klebrigen Schleimstoffen zu extrahieren.
4. Innerhalb von 24 Stunden trinken, nach Bedarf über den Tag verteilt.

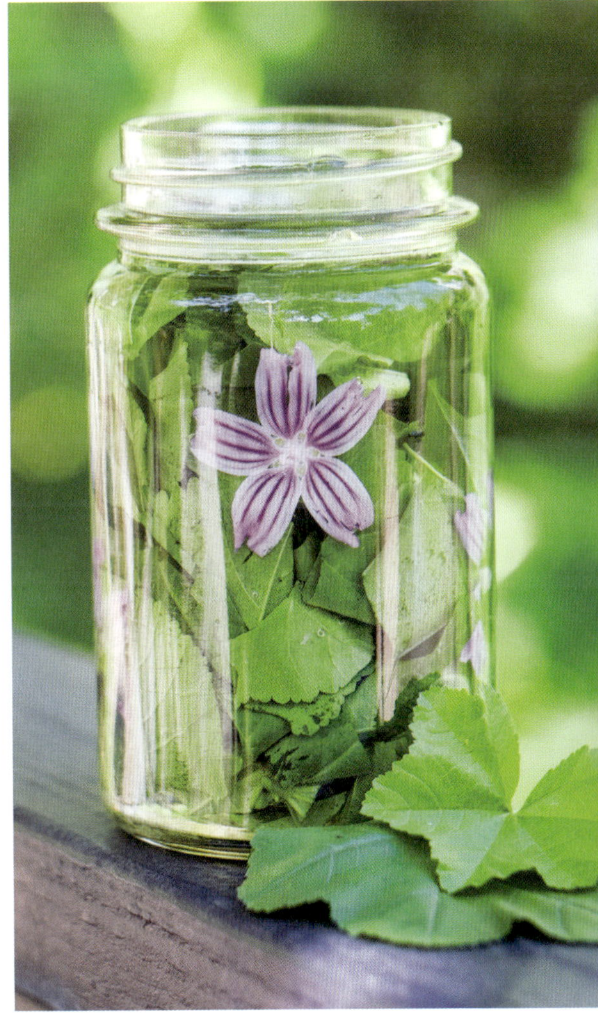

MALVE-QUINOA-PATTIES

Auch wenn die Malve im Überfluss vorhanden und nahrhaft ist, kann es schwierig sein, sie zuzubereiten. Wenn sie erhitzt wird, werden die Blätter schleimig, sodass wir sie normalerweise roh essen. In diesem spannenden Rezept verleiht die Malve den Quinoa-Patties jedoch eine frische, grüne Note, ohne dass es dabei zu Problemen mit der Konsistenz kommt. Servieren Sie die Patties als Vorspeise, als Teil einer Getreide-Bowl, eines Salates oder als Snack für unterwegs.

Ergibt: 14 Patties

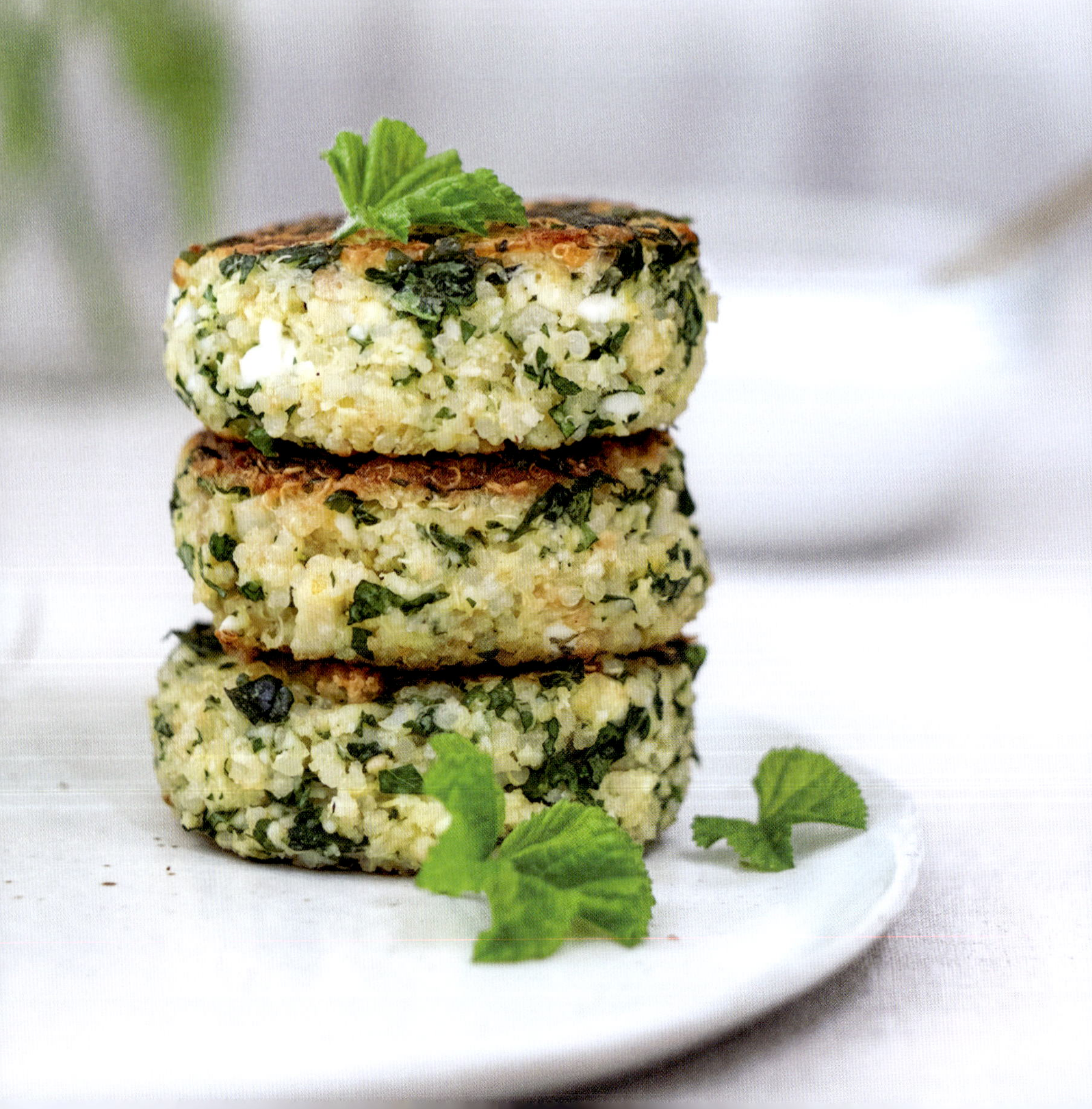

70 g ungekochte weiße Quinoa,

oder 630 g gekochte Quinoa

480 ml Wasser

4 große Eier

170 g Fetakäse, zerbröselt

3 Handvoll Malvenblätter, fein gehackt

75 g Zwiebel, fein gehackt (etwa 1 mittelgroße)

15 g glatte Petersilie, fein gehackt

1 Zitrone, Schalenabrieb (etwa 1 EL)

4 TL frischer Zitronensaft

160 g Panko (Paniermehl nach japanischer Art)

1/2 TL grobkörniges Salz

1/4 TL schwarzer Pfeffer, frisch gemahlen

Olivenöl, zum Braten

Crème fraîche oder Naturjoghurt nach griechischer Art, zum Servieren (optional)

1. Quinoa kochen: Die rohe Quinoa in ein feinmaschiges Sieb geben, mit kaltem Wasser abbrausen und abtropfen lassen. Quinoa mit 480 ml Wasser in einem mittelgroßen Topf zum Kochen bringen. Zugedeckt auf kleiner Flamme etwa 15 Minuten köcheln lassen, bis die Quinoa weich ist und die Flüssigkeit aufgenommen hat. Den Herd ausschalten und die Quinoa 10 Minuten ziehen lassen. In eine große Schüssel geben, mit einer Gabel auflockern und abkühlen lassen.

2. Die Eier in einer großen Schüssel leicht aufschlagen. Die gekochte Quinoa, Fetakäse, Malvenblätter, Zwiebel, Petersilie, Zitronenschale, Zitronensaft, Panko, Salz und Pfeffer unterrühren. Die Mischung 5 Minuten stehen lassen. Eine Handvoll der Mischung nehmen und testweise einen Patty formen. Wenn die Mischung zu krümelig ist, ein wenig Wasser (oder mehr Ei) unterrühren, bis alles zusammenhält.

3. Ein Backblech mit Backpapier auslegen. Aus der Teigmasse nacheinander 14 Patties formen und jeweils auf das Backblech ablegen.

4. 1 Esslöffel Öl in einer Pfanne bei mittlerer Hitze erhitzen. Jeweils 4 Patties vorsichtig in die Pfanne legen (oder so viele, wie hineinpassen) und etwa 4 Minuten braten, bis die untere Seite goldbraun wird. Die Patties vorsichtig umdrehen und auf der anderen Seite ebenfalls in etwa 4 Minuten goldbraun braten. Aus der Pfanne nehmen und auf Papiertüchern abtropfen lassen. Die restlichen Patties auf gleiche Weise zubereiten, nach Bedarf zusätzlich Öl in die Pfanne geben.

5. Dazu passt Crème fraîche, Joghurt oder ein anderes Topping Ihrer Wahl.

Variationen: Für eine glutenfreie Variante verwenden Sie glutenfreies Panko bzw. Paniermehl. Wenn Sie auf Milchprodukte verzichten möchten, können Sie den Käse durch hausgemachten Tofu-Feta ersetzen.

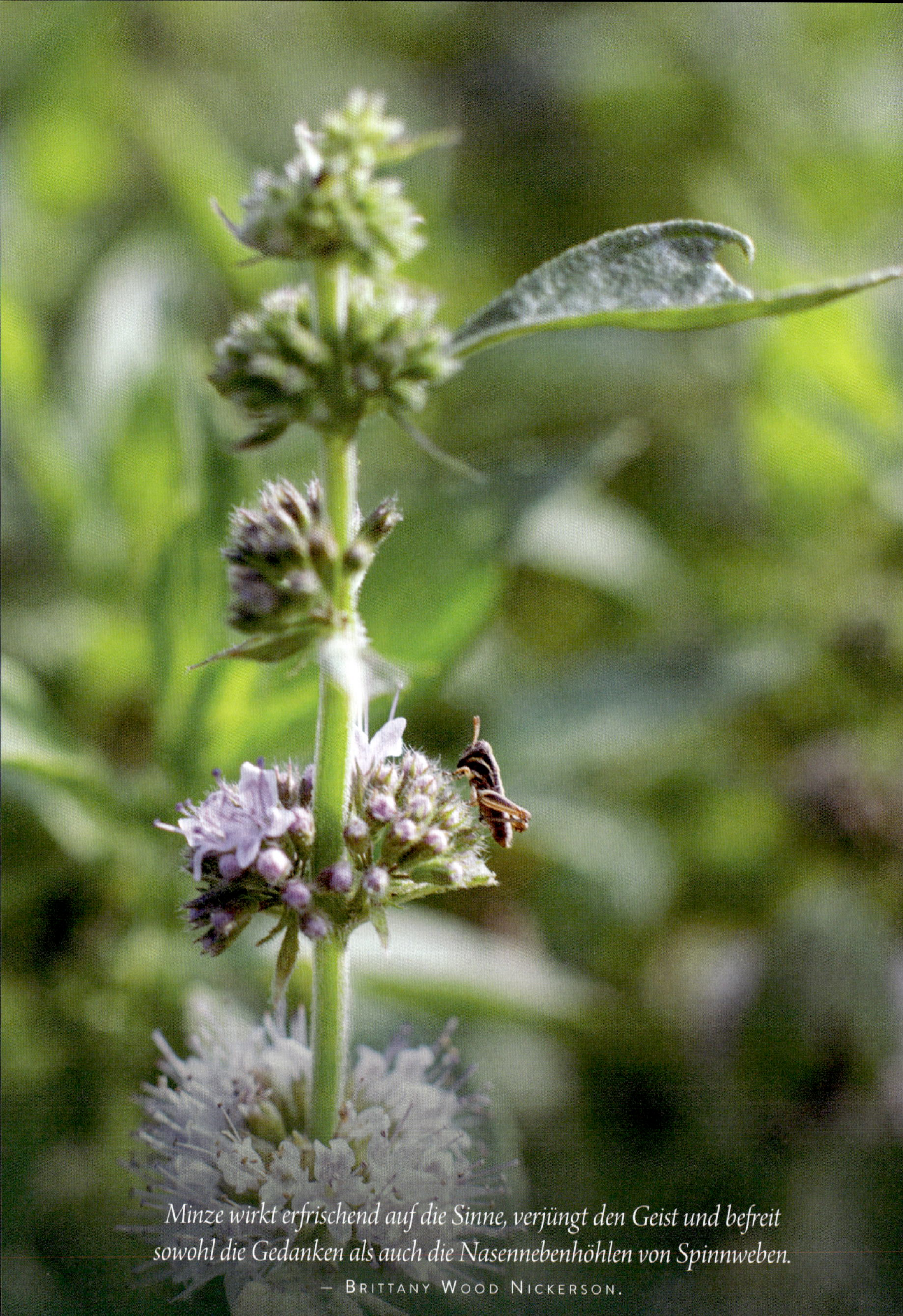

Minze wirkt erfrischend auf die Sinne, verjüngt den Geist und befreit sowohl die Gedanken als auch die Nasennebenhöhlen von Spinnweben.

– Brittany Wood Nickerson.

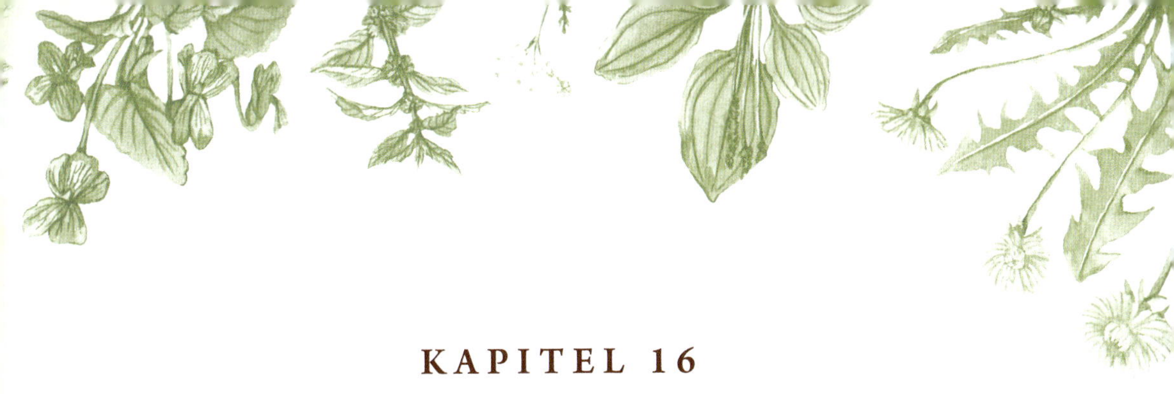

KAPITEL 16

MINZE

Ganz gleich, ob die Minze wild auf einer feuchten Wiese wächst, einen Teil Ihres Gartens einnimmt oder in Bündeln auf dem örtlichen Bauernmarkt verkauft wird – diese aromatische Pflanze hat einen belebenden, frischen Geschmack, der Tees aromatisiert, Mahlzeiten aufpeppt und heute Standard für Minzbonbons, Mundwasser und Zahnpasta ist. Wie bei vielen Pflanzen unterscheidet sich die genaue chemische Zusammensetzung von Minzen je nach der genauen Art (sie lassen sich leicht kreuzen) und ihren Wachstumsbedingungen. Der Duft und Geschmack der einzelnen Minzsorten offenbart ihren unterschiedlichen Charakter. Können Sie die pfeffrige Note erkennen, die man in der Pfefferminze findet? Oder die Süße der Grünen Minze? Wie intensiv ist eine wildwachsende Minze im Vergleich zur Gartenminze? Dies ist erst der Anfang der vielen Geheimnisse der Minze.

Botanische Namen: *Mentha aquatica, M. arvensis (syn. M. canadensis), M. x piperita, M. spicata, M. suaveolens* und andere Arten
Familie: Lamiaceae (Lippenblütler)
Verwendete Teile: oberirdische Teile (hauptsächlich Blätter, Blüten)
Wirkung: unterschiedlich: wärmend bis kühlend, trocknend
Geschmack: scharf
Eigenschaften: schmerzstillend, krampflösend, aromatisch, karminativ, schweißtreibend, nervenstimulierend
Anwendungsgebiete: Mundgeruch, Erkältungen, Fieber, Grippe, Nahrungsmittel, Blähungen, Kopfschmerzen, Schluckauf, Juckreiz und Entzündungen der Haut, Übelkeit, Verstopfung der Nebenhöhlen, Krämpfe, Magenverstimmung
Zubereitungen: ätherisches Öl, Nahrungsmittel, Tee, Tinktur, Waschung

Die frischen Aromen der Minze sprechen den Menschen seit Jahrtausenden an. Die Minze ist in Afrika, Australien, Eurasien und Nordamerika beheimatet und wird seit jeher auf der ganzen Welt verwendet. Zwar gibt es auch heute noch einheimische Arten, aber ihre Fähigkeit, sich leicht zu kreuzen, hat eine Vielzahl verschiedener Minzearten hervorgebracht. Wilde Minze (*Mentha arvensis, syn. M. canadensis*) wächst wild in Nordamerika und Europa, wo sie feuchte Wiesen oder Bachufer bevorzugt. Pfefferminze (*M. x piperita*) ist eine weit verbreitete Hybrid-Minze, die erstmals im 17. Jahrhundert nachgewiesen wurde, eine Kreuzung zwischen der Europäischen Grünen Minze (*M. spicata*) und einer Wasserminze (*M. aquatica*). Pfefferminze und Grüne Minze werden heute weithin angebaut und destilliert, um sie in Kaugummis, Bonbons und Pastillen für frischen Atem sowie in Mundwasser, Zahnpasta und anderen Gesundheitsprodukten für Mund und Zähne zu verwenden. Gärtnereien führen oft viele verschiedene Minzsorten.

MEDIZINISCHE EIGENSCHAFTEN UND ENERGETIK

Wilde Minze und Pfefferminze haben einen hohen Gehalt an Menthol, ein aromatischer chemischer Stoff, der sowohl ein wärmendes als auch ein kühlendes Gefühl vermittelt. Wenn man einen heißen Pfefferminztee trinkt, kann man diese interessanten unterschiedlichen Effekte erleben. Die Grüne Minze enthält kein Menthol, obwohl sie sehr ähnlich schmeckt. Ein Vergleich des Geschmacks von Wilder Minze und Grüner Minze zeigt Ihnen, wie ähnlich und zugleich verschieden diese Pflanzenart sein kann. Obwohl alle Minzen jeweils spezielle Gaben bieten, können sie für die meisten Zwecke ohne weiteres ausgetauscht werden.

PFLANZENGABEN

Verringert Übelkeit, regt den Appetit an und fördert die Verdauung

Pflanzen zeigen uns immer wieder, dass sie sowohl sanft als auch intensiv wirken können. Minze ist das perfekte Kraut zur Behandlung vieler Verdauungsbeschwerden oder einfach zur Förderung und Erhaltung einer gesunden Verdauung. Wegen ihres angenehmen Geschmacks eignet sich Minze wunderbar für eine entspannte Tasse Tee nach dem Essen, die für alle Altersgruppen geeignet ist. Doch so angenehm und sanft der Tee auch sein mag, so kann Minze auch als starkes Heilmittel eingesetzt werden. Forscher haben nachgewiesen, dass Minze die durch Chemotherapie verursachte Übelkeit verringern kann.[1] Sie eignet sich auch hervorragend bei Appetitlosigkeit in Angst- und Stresszuständen. Als aromatisches, karminatives Kraut wirkt Minze gegen Blähungen. Es hat sich wiederholt gezeigt, dass magensaftresistente Kapseln mit Pfefferminzöl die Symptome des Reizdarmsyndroms (RDS) lindern.[2] Eine der nützlichsten Anwendungen von Minze ist die Unterdrückung von hartnäckigem Schluckauf.

Wirkt antimikrobiell

Es hat sich erwiesen, dass Minze antimikrobielle Eigenschaften hat und sowohl für die Gesundheit des Mundbereichs als auch des Verdauungstraktes von Nutzen sein kann.

In-vitro-Studien konnten nachweisen, dass verschiedene Minzen gegen folgende Bakterien- und Pilzpathogene wirksam sind: *Escherichia coli, Staphylococcus aureus, Streptococcus mutans, Aggregatibacter actinomycetem-comitans, Candida albicans, Fusarium graminearum, F. moniliforme und Penicillium expansum*.[3]

Lindert Schmerzen

Minze kann viele Arten von Schmerzen lindern, von Kopfschmerzen über Osteoarthritis bis hin zu Menstruationskrämpfen. Kopfschmerzen, die auf Stress und Spannungen zurückzuführen sind, können mit Minztee und einer Minzkompresse auf der Stirn und im Nacken verringert werden. Forscher fanden heraus, dass Minztee bei Erwachsenen mit Kniearthrose »die Steifheit und das Maß der körperlichen Beeinträchtigung verbessert«.[4] In zwei klinischen Studien konnte nachgewiesen werden, dass Minztee Menstruationskrämpfe lindert.[5] Minztee als Wasch- oder Badezusatz mildert kleinere Hautreizungen wie Insektenstiche, Hautausschläge, Sonnenbrand und Nesselsucht.

Verringert Erkältungs- und Grippesymptome

Minztee bringt willkommene Linderung bei Erkältungs- und Grippesymptomen. Heißer Tee kann den gesunden Fieberprozess unterstützen und reduziert gleichzeitig Verspannungen und leichte Schmerzen. Mit Minze versetzter Honig kann einen kratzigen Hals beruhigen und den Auswurf fördern, um die Lungen zu entlasten. Eine traditionelle westliche Kräuterrezeptur zur Linderung vieler Erkältungs- und Grippesymptome ist eine Mischung aus Holunderblüten, Schafgarbe und Minze (siehe das Teerezept auf Seite 222).

IDENTIFIZIERUNG

Obwohl in der Natur und in den Gärten viele unterschiedliche Minzarten wachsen, haben sie einige grundlegende gemeinsame Merkmale. Alle Minzen haben vierkantige Stängel, was man fühlen kann, wenn man einen Stängel zwischen den Fingern hin und her rollt. Die ungestielten Blätter sind am Stängel gegenständig angeordnet und aromatisch. Wenn Sie ein Blatt zerdrücken, sollte es nach Minze riechen! Je nach Art wachsen die kleinen röhrenförmigen Blüten der Pflanze in endständigen sogenannten Scheinähren oder -wirteln an den Blattachseln. Jede Blüte hat fünf verwachsene Kronblätter (typischerweise eine Oberlippe mit zwei Lappen und eine Unterlippe mit drei Lappen) und vier Staubblätter.

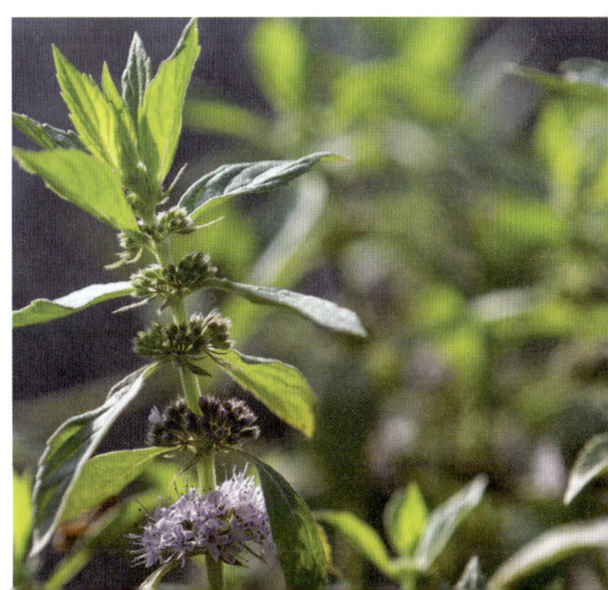

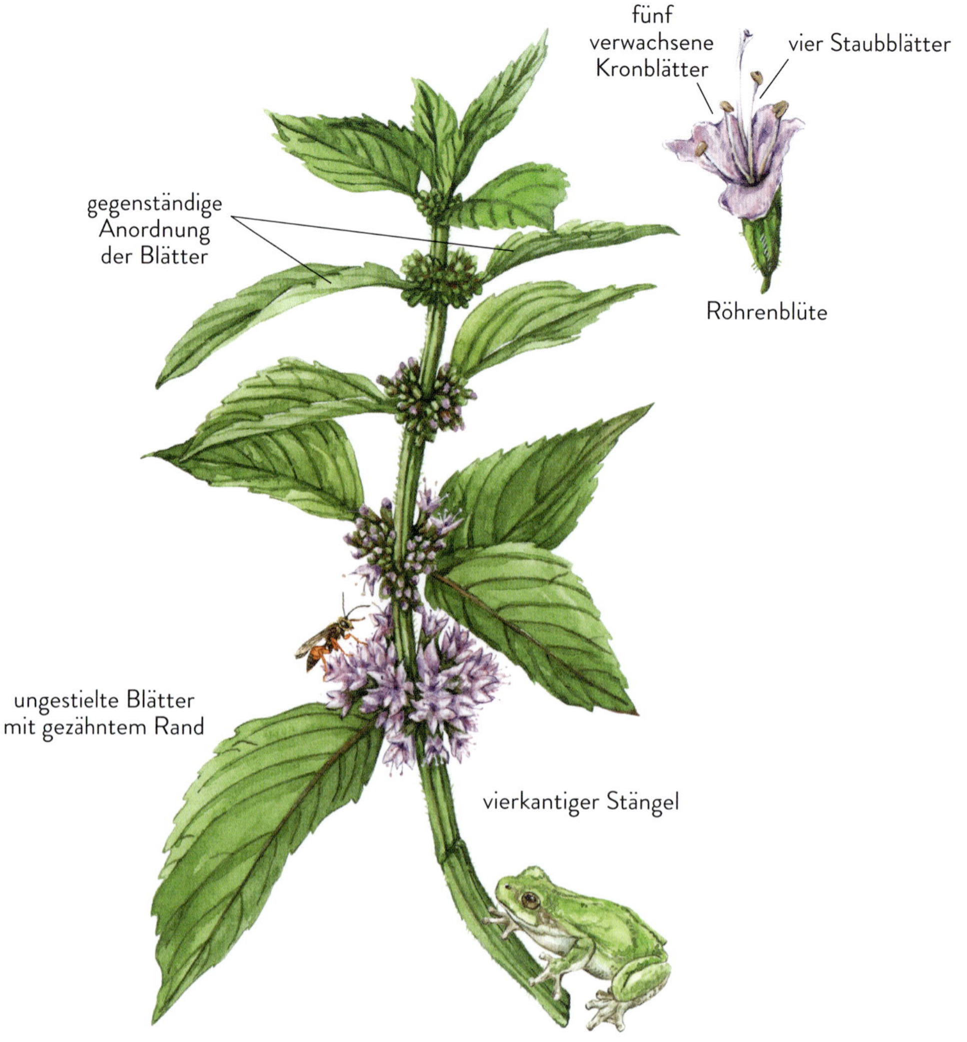

Acker-Minze (*Mentha arvensis*) mit Großer Goldgräberwespe (*Sphex ichneumoneus*) und Copes Grauer Laubfrosch (*Hyla chrysoscelis*)

Lebenszyklus: krautig, mehrjährig
Vermehrung: Rhizom
Wuchsform: rhizomatös mit Stängeln von 30 bis 120 cm Höhe
Vorkommen: Gräben, Seeufer, Sümpfe, feuchte Felder, ufernahe Bereiche, Flussufer, Bäche
Standort: volle Sonne bis Halbschatten
Boden: feucht, nährstoffreich
USDA-Klimazonen: 4–9, je nach Art

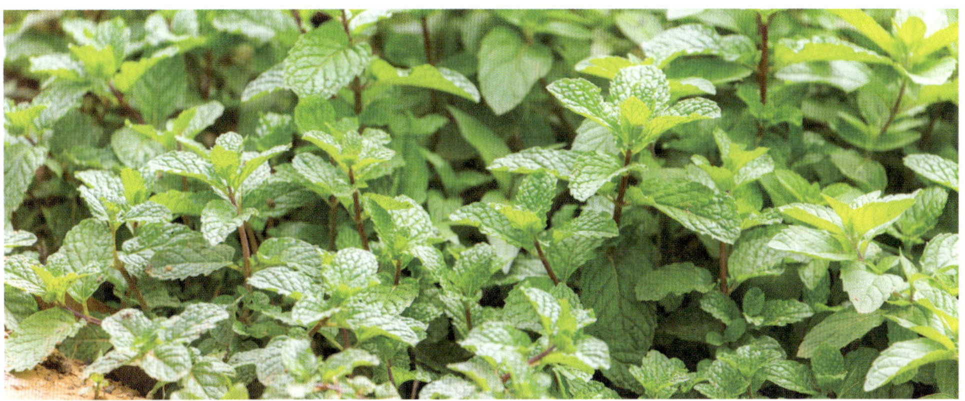

ÖKOLOGISCHE ZUSAMMENHÄNGE

Minzen ziehen Insekten wie Honigbienen, Hummeln, kleine einheimische Bienen, Fliegen, Wespen und Schmetterlinge an. Die Pflanzen können auch dazu beitragen, die Böschungen entlang von Bächen und Flüssen zu stabilisieren und Erosion zu verhindern.

ERNTE

Minze kann während der gesamten Vegetationsperiode geerntet werden, vorzugsweise vor der Blüte. Zwicken Sie mit den Fingern oder der Schere die obersten paar Zentimeter der Pflanze ab, und achten Sie darauf, die Wurzeln nicht herauszuziehen. Häufiges Abschneiden der Minze fördert ein buschiges Wachstum, doch sollte man genügend Stiele und Blätter stehen lassen, damit die Pflanze gesund bleibt.

Minze breitet sich durch unterirdische Rhizome aus. Sie kann durch Stängel- oder Wurzelstecklinge von reifen Pflanzen vermehrt werden.

Vorsichtsmaßnahmen bei der Ernte

Seien Sie vorsichtig bei Polei-Minze (*Mentha pulegium*), die heilende Wirkung hat, aber auch giftig sein kann. Konsultieren Sie vorher einen erfahrenen Arzt. Mögliche Verwechslungen kann es mit Brennnesseln (*Urtica dioica*), die man an ihren Stacheln erkennen kann, und Anis-Duftnessel (*Agastache foeniculum*) geben, die nach Lakritze riecht.

TIPPS FÜR DIE GARTENARBEIT

Durch ihr ungebremstes Wachstum hat die Minze in der Gartenwelt oft einen schlechten Ruf. Schnellwachsende Minzen sind starke Produzenten, sie verbreiten ihre Wachstumsfreude gerne über Ausläufer und können in einem kleinen Kräutergarten aggressive Bewohner sein. Geben Sie ihnen ihr eigenes Beet, aber vermeiden Sie es, verschiedene Arten dicht beieinander zu pflanzen. Denn sie werden sich auf natürliche Weise kreuzen, was sowohl den Geschmack als auch die medizinischen Eigenschaften schwächt. Die Vermehrung erfolgt am besten durch Teilung und Stecklinge. Das Saatgut der meisten Minzen ist unzuverlässig. Viele Minzen lieben einen gut durchlässigen, feuchten Boden und

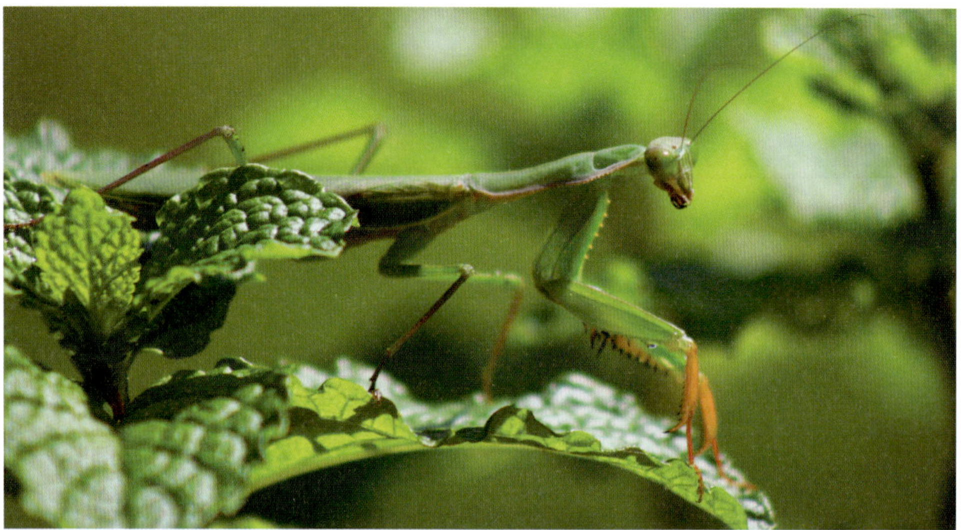

Halbschatten. Gärtner, die das Wachstum der Minze kontrollieren wollen, indem sie sie in Kübel pflanzen, lernen schnell, dass Minze sich nicht viel aus Barrieren macht!

SO NUTZEN SIE DIE MINZE

Der frische Geschmack der Minze hat sie zu einer wichtigen Zutat der internationalen Küche gemacht, unter anderem in Afrika, Asien, im Mittelmeerraum und auf dem amerikanischen Kontinent. Je nach Rezept werden sowohl getrocknete als auch frische Minzblätter für kulinarische Zwecke verwendet.

Minze kann frisch oder getrocknet in Tees sowie heißen oder kalten Aufgüssen verwendet werden. Für die frischen Blätter bevorzugen wir oft einen kalten Aufguss, er ist bei heißem Wetter ein erfrischendes Getränk. Ein heißer Aufguss eignet sich besonders für die getrockneten Blätter und kann eine wohltuende Tasse Tee und ein Genuss nach dem Essen sein. Minze wird ebenso äußerlich als Wickel oder Kompresse eingesetzt und lässt sich gut in Alkohol und Glyzerin extrahieren. Pfefferminze und Grüne Minze (Spearmint) finden sich oft als ätherische Öle.

Empfohlene Mengen

- *Tee (getrocknet):* 1 bis 3 Teelöffel, 3- bis 5-mal täglich
- *Tee (frisch):* 2 bis 6 Teelöffel, 3- bis 5-mal täglich
- *Tinktur (getrocknet):* 1:5, 30 % Alkohol; 3 bis 6 ml, 3- bis 5-mal täglich

Besondere Hinweise

- Vermeiden Sie Minze, wenn Sie zu Sodbrennen neigen.
- Wenn Minze im Übermaß konsumiert wird, kann sie den Milchfluss beeinträchtigen.
- Vermeiden Sie übermäßige Mengen während der Schwangerschaft.

MINZ-CHIMICHURRI

Inspiriert von der pikanten grünen Soße aus Argentinien und Uruguay, ist diese Minz-Chimichurri unendlich wandlungsfähig. Probieren Sie sie zu gegrilltem Fleisch und geröstetem Gemüse, als Zutat einer Getreide Bowl oder servieren Sie sie als Dip zu Rohkost. Uns schmeckt Minz-Chimichurri besonders gut auf Blumenkohlsteaks zusammen mit Bratkartoffeln. Außerdem ist es ist eine schnelle und schmackhafte Art, langweilige Reste aufzupeppen. Wir nehmen dazu normalerweise Grüne Minze (Spearmint). Wenn Sie eine Minze mit intensiverem Minzgeschmack verwenden, sollten Sie das Rezept anpassen, indem Sie weniger Minze oder mehr Petersilie verwenden. Lassen Sie sich von Ihren Geschmacksnerven leiten.

Ergibt: etwa 150 g

1 große Handvoll frische Minzeblätter

1 große Handvoll frische glatte Petersilienblätter

2 Knoblauchzehen

1/2 TL Salz

1/2 TL rote Paprikaflocken

1 1/2 EL Rotweinessig oder Apfelessig

120 ml natives Olivenöl extra

1. Minze, Petersilie und Knoblauch fein hacken und in eine kleine Schüssel geben. Salz, Paprikaflocken, Essig und Olivenöl mit einer Gabel unterrühren (alternativ können Sie die Zutaten in einer Küchenmaschine mit der Pulsfunktion zerkleinern und vermengen, wobei Sie darauf achten müssen, dass es kein Püree wird, es sollte noch eine gewisse Konsistenz haben).

2. Obwohl die Soße sofort verwendet werden kann, schmeckt sie am besten, wenn man sie vor dem Servieren etwa 1 Stunde bei Raumtemperatur durchziehen lässt. In einem luftdichten Behälter hält sie sich im Kühlschrank bis zu 1 Woche.

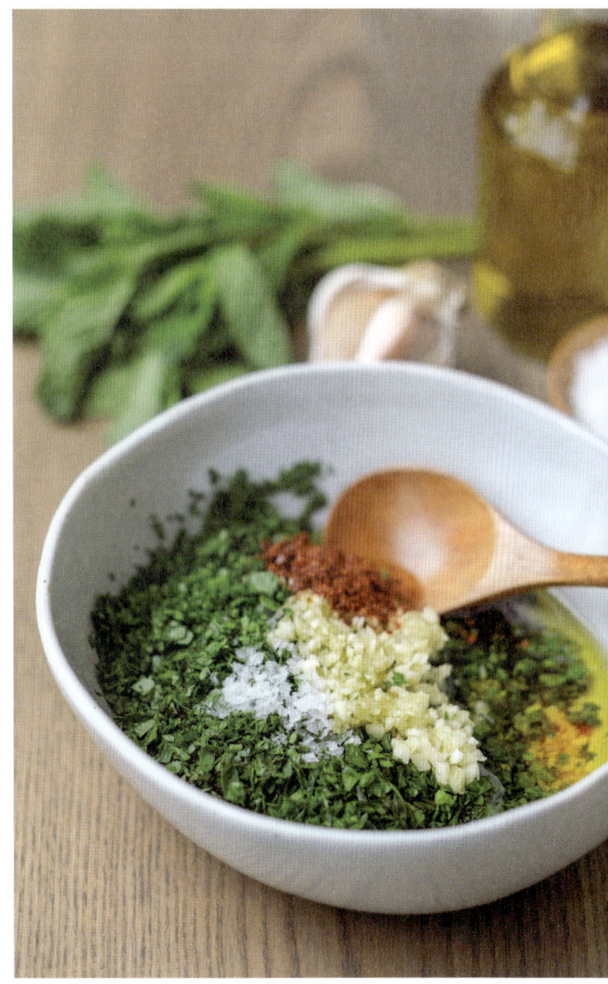

FRISCHE SOMMERROLLEN

Wir lieben es, Minzblätter und essbare Blüten in erfrischende vietnamesische Sommer- bzw. Glücksrollen (Goi cuon) zu verpacken. Zugegeben, das Rollen braucht etwas Übung. Aber wenn Sie erst einmal den Dreh raus haben, werden Sie es genießen, wie wunderbar einfach – und variabel – sie sind. Die hier aufgeführten Zutaten sind nur Vorschläge. Experimentieren Sie ruhig mit anderen saisonalen Füllungen wie Gurken, Spargel, Frühlingszwiebeln usw. Sie können auch Proteine wie Edamame, Tofu oder Shrimps hinzufügen. Die Reispapierhüllen und Nudeln finden Sie in asiatischen Supermärkten oder in den entsprechenden Regalen in gut sortierten Lebensmittelgeschäften.

Ergibt: 8 Rollen

Im Vorfeld: Die Rollen können bis zu 2 Stunden im Voraus zubereitet, abgedeckt und bei kühler Raumtemperatur gelagert werden. (Im Kühlschrank können die Rollen hart werden und Risse bekommen).

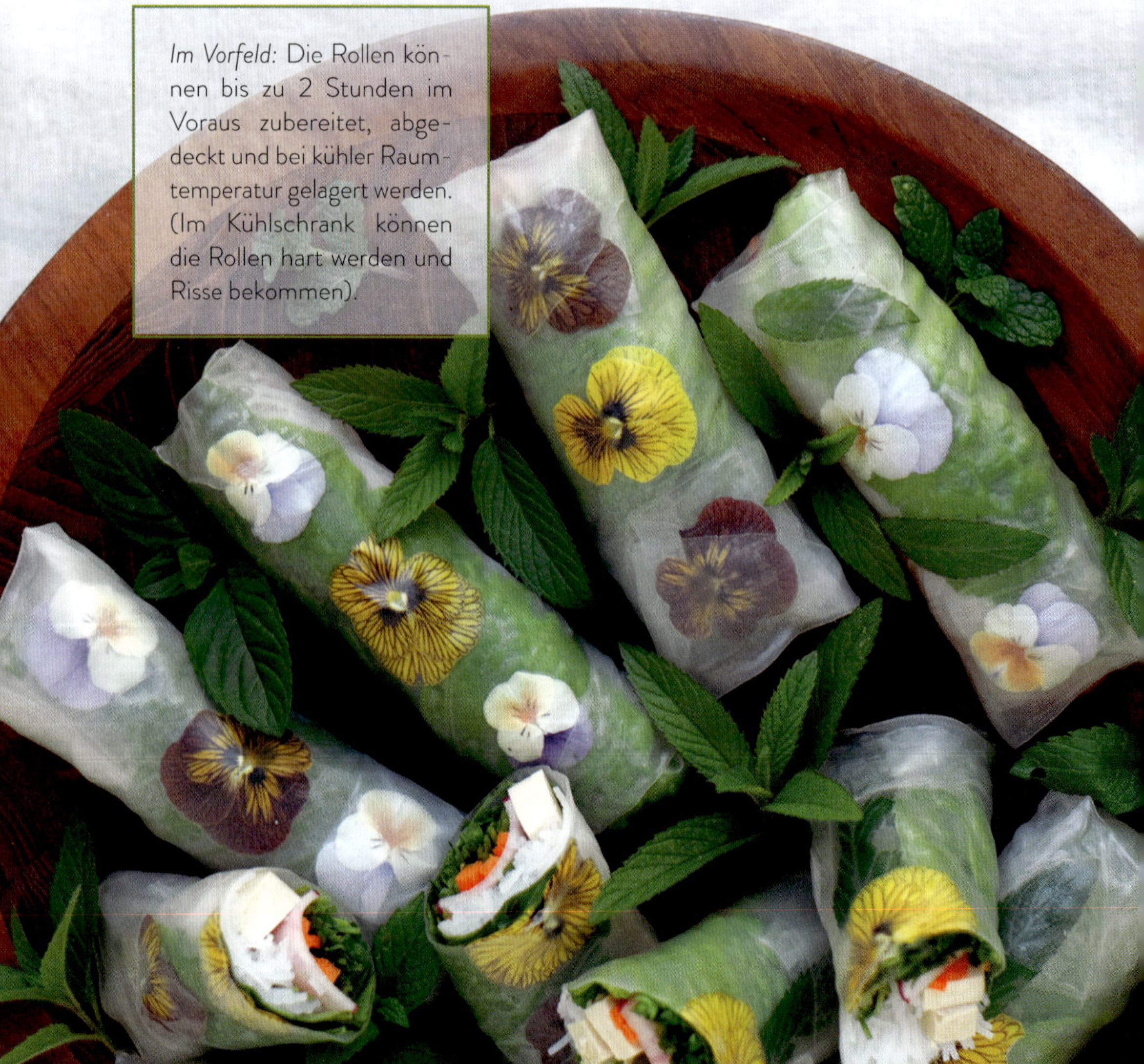

Für die Dip-Soße:

1. Limettensaft, Sojasoße, braunen Zucker und Wasser verrühren, bis der Zucker sich aufgelöst hat. Abschmecken und das Verhältnis von sauer, salzig und süß nach Belieben anpassen. Chili und Knoblauch dazugeben (falls verwendet). Bis zum Servieren beiseitestellen.

Für die Sommerrollen:

1. Die Nudeln in eine hitzebeständige Schüssel geben und mit kochendem Wasser bedecken. 10 bis 15 Minuten ziehen lassen, bis sie weich sind. Abtropfen lassen und trocken tupfen.
2. Für die Fertigstellung der Rollen auf der Arbeitsplatte eine flache Unterlage, z. B. ein Schneidebrett, bereithalten sowie eine Servierplatte griffbereit stellen. Nudeln, Reispapier sowie Gemüse und Kräuter in Reichweite legen.
3. Eine flache Auflaufform oder einen flachen Teller mit lauwarmem Wasser füllen. Für jede Rolle jeweils ein Reispapierblatt etwa 10 bis 30 Sekunden in das Wasser tauchen, bis es geschmeidig, aber nicht klebrig ist. Auf der Arbeitsfläche auslegen.
4. Ein Stück Salatblatt auf das untere, Ihnen zugewandte Drittel des Reisblatts legen und mit Grünzeug, Minzblättern, Radieschen, Karotten, Zuckererbsen und Nudeln belegen. Achten Sie darauf, dass Sie die Rolle nicht überfüllen. Das Reisblatt vorsichtig am unteren Rand anheben, über die Füllung legen und einmal von sich wegrollen, dabei die Füllung mit den Fingern fest einklemmen. Die Seiten nach innen klappen und weiterrollen.
5. Auf dem offenen verbleibendem Stück drei Blüten oder Minzblätter mit der Oberseite nach unten nebeneinander anordnen. Weiterrollen, um die Rolle zu schließen. Die Rolle auf eine Servierplatte legen.
6. Die anderen Rollen auf gleiche Weise herstellen. Achten Sie darauf, dass sich die Rollen auf der Servierplatte nicht berühren, da sie sonst aneinander kleben bleiben.
7. Servieren Sie die Rollen ganz oder halbiert, zusammen mit der Dip-Soße.

Für die Dip-Soße

3 EL frischer Limettensaft (von etwa 2 Limetten)

3 EL Sojasoße

2 EL brauner Zucker oder Honig

80 ml lauwarmes Wasser

1 Thai oder Serrano-Chili, in dünne Scheiben geschnitten (optional)

1 Knoblauchzehe, gehackt (optional)

Für die Sommerrollen

60 g ungekochte Reisnudeln (Maifun)

4 Blätter grüner oder roter Kopfsalat, Rippen entfernt und Blätter halbiert

1 Bund zartes Grün wie z. B. Vogelmiere, Veilchenblätter, junge Erbsentriebe oder Sprossen

30 bis 40 frische Minzblätter

3 fein geschnittene Radieschen

2 Möhren, in Stifte geschnitten

16 Zuckererbsen

24 frische essbare Blüten wie Veilchen oder Stiefmütterchen (oder ersatzweise Minzblätter)

8 Blätter Reispapier (20 cm Durchmesser), plus ein paar zusätzliche, falls sie reißen

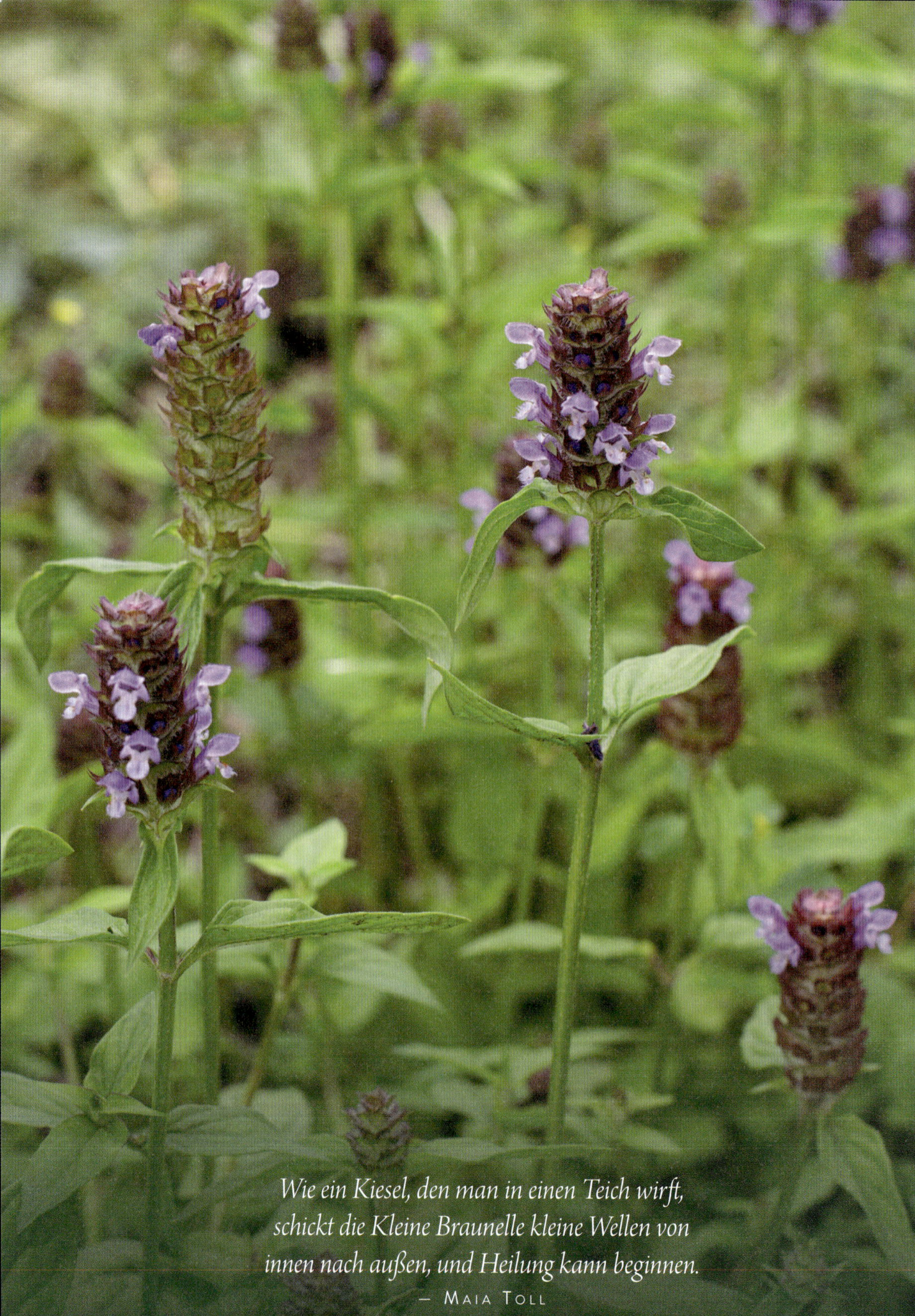
Wie ein Kiesel, den man in einen Teich wirft,
schickt die Kleine Braunelle kleine Wellen von
innen nach außen, und Heilung kann beginnen.
– Maia Toll

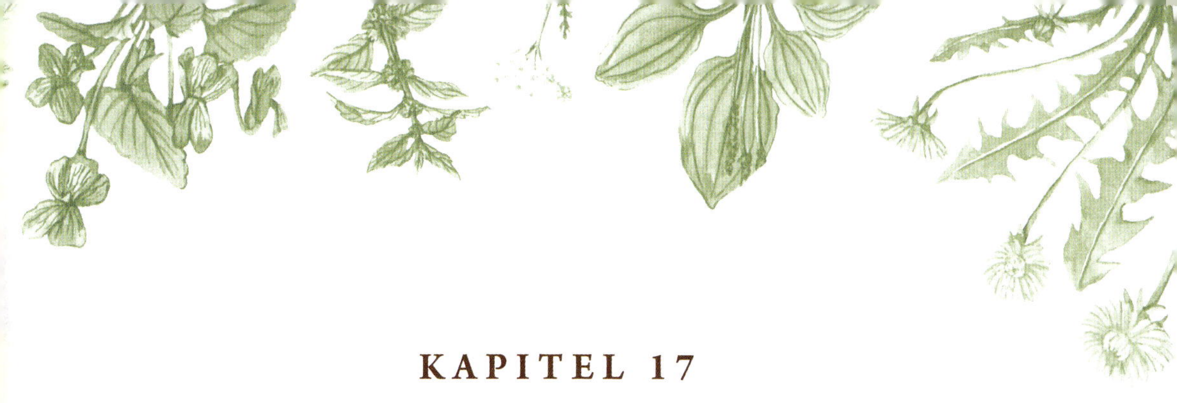

KAPITEL 17

KLEINE BRAUNELLE

Die Kleine Braunelle sprießt gerne in feuchten Feldern, egal ob es sich um Wildblumenwiesen oder gepflegte Rasenflächen handelt. Die Pflanzen ragen in die Höhe oder kuscheln sich an den Boden und verbrauchen nur die Energie, die nötig ist, um ihre lila Köpfchen in Richtung Sonne zu strecken. Diese fröhliche, wie ein Unkraut wirkende Pflanze liebt es auch, in der Nähe von Menschen zu wachsen. Was für ein Geschenk, solch großzügige Medizin in der Nähe zu haben.

Andere gebräuchliche Namen: Gemeine Braunelle, Gewöhnliche Braunelle
Botanische Namen: *Prunella vulgaris, P. lanceolata*
Familie: Lamiaceae (Minzfamilie)
Energetik: kalt
Geschmack: salzig, leicht scharf
Verwendete Teile: Oberirdische Teile
Eigenschaften: antiviral, astringierend, lindernd, diuretisch, Immunmodulator, Entzündungsmodulator, lymphatisch, blutstillend, Wundheilmittel
Verwendung: Allergien, Verbrennungen, Krebs, Hämorrhoiden, Herpes, Bluthochdruck, Insektenstiche, Halsschmerzen, geschwollene Lymphdrüsen, Geschwüre, Wunden
Zubereitungen: Hydrolat, Öl, Succus (Saft), Tee, Tinktur

Die Kleine Braunelle wächst praktisch überall auf der Nordhalbkugel, einschließlich in Asien, Europa, Nordafrika und Nordamerika. Es gibt zahlreiche Arten, wobei *Prunella vulgaris* in der westlichen Kräuterkunde am häufigsten verwendet wird. *P. vulgaris* hat sich in Nordamerika eingebürgert, wo eine einheimische Art, *P. lanceolata,* austauschbar verwendet wird. Die Braunelle hat eine starke Tradition sowohl in der westlichen Kräuterkunde wie auch der chinesischen Medizin.

MEDIZINISCHE EIGENSCHAFTEN UND ENERGETIK

Manche mögen sie als gewöhnliches Unkraut abtun, aber diese Blume mit ihrem purpurfarbenem Köpfchen birgt ein großes Potenzial, Menschen zu helfen. Die Braunelle ist stark kühlend und wird häufig bei Anzeichen von Hitze wie Furunkeln, heißen Hautausschlägen, Halsschmerzen und Sonnenstich eingesetzt. Zahlreiche Studien, meist in vitro, haben gezeigt, dass die Kleine Braunelle Krebszellen zerstört, ein gesundes Immunsystem unterstützt, die Haut vor Sonnenschäden schützt und Entzündungen im Zusammenhang mit Diabetes und Herzerkrankungen moduliert.

PFLANZENGABEN

Heilt Wunden- und schützt die Haut

Als Wundheilmittel oder wundheilendes Kraut kann die Kleine Braunelle bei einer Vielzahl kleinerer Hautverletzungen eingesetzt werden, darunter Kratzer, Schnitte und Verbrennungen. Sie kommt bei Infektionen wie Furunkel und Abszesse zum Einsatz und es ist besonders angezeigt, wenn Anzeichen von Rötung oder Wärme vorliegen. Verwenden Sie sie für beste Ergebnisse topisch.

Einige Studien haben gezeigt, dass die Kleine Braunelle Hautzellen vor UVA- und UVB-Strahlung schützen kann. In einer In-vitro-Studie untersuchten die Forscher die Kleine Braunelle als pflanzlichen Lichtschutz und kamen zu dem Schluss, dass sie bei der Verwendung in dermatologischen Produkten möglicherweise einen Schutz gegen die Sonne bietet. Während wir auf klinische Studien am Menschen warten, um diese Ergebnisse zu untermauern, können Öle aus der Kleinen Braunelle eine nährende Ergänzung Ihrer Hautpflege sein.

Kühlt Sommerhitze und beruhigt die Augen

Die Kleine Braunelle kann als Tee eingenommen werden und den Körper kühlen, indem sie die innere Wärme verteilt. In der chinesischen Medizin wird sie zur Vorbeugung und Bekämpfung von Sommerhitze sowie Sommerausschlägen durch Hitzschlag verwendet. Einen kühlenden Tee mit der Kleinen Braunelle finden Sie in unserem Rezept auf Seite 201. Die chinesische Medizin empfiehlt Braunelle auch bei Anzeichen von Hitze in den Augen, einschließlich Rötung, Bindehautentzündung und Tränenfluss.

Tötet Viren ab und moduliert das Immunsystem

Zahlreiche Studien haben gezeigt, dass die Kleine Braunelle antivirale Eigenschaften besitzt, insbesondere gegen das Herpes-simplex-Virus (HSV). Forscher haben gezeigt, dass es die Bindungsfähigkeit eines Virus hemmt. So verhindert und stoppt die Pflanze effektiv neue Ausbrüche.

Hilft bei Halsschmerzen und Infektionen der oberen Atemwege

Die Kleine Braunelle stoppt nicht nur Virusausbrüche, sondern enthält auch Polysaccharide, die bekannterweise das Immunsystem modulieren und dem Körper helfen, Infektionen abzuwehren. Die kleine Braunelle wird seit langem gegen Halsschmerzen eingesetzt und wurde in der Vergangenheit gegen Halsbräune (Anm. d. Verlags, alter Name für Diphterie), eine Komplikation bei Halsentzündungen, die durch Mandelabszesse verursacht wird. Der Gattungsname Prunella kommt vom deutschen Wort für Halsbräune. Die Kleine Braunelle wirkt auch sanfte und wirksam lymphatisch, was bei der Behandlung der geschwollenen Lymphdrüsen helfen kann, die häufig mit Halsschmerzen einhergehen.

Wirkt gegen Krebs

Viele In-vitro-Studien mit Extrakten der Kleinen Braunelle an Lungen-, Leber- und Lymphomkrebszellen haben vielversprechende Ergebnisse gezeigt. Es wurde auch nachgewiesen, dass die Kleine Braunelle überschüssiges Östrogen reduziert, und Forscher nehmen an, dass sie möglicherweise gegen östrogenabhängige Krebserkrankungen wirkt.

In einer klinischen Studie am Menschen mit Brustkrebspatientinnen wurden 424 Personen in zwei Gruppen aufgeteilt. Eine Gruppe erhielt eine konventionelle Behandlung zusammen mit einem Extrakt aus der Kleinen Braunelle, und die andere Gruppe erhielt eine konventionelle Behandlung und ein Placebo. Diese Menschen, die die Kleine Braunelle einnahmen, hatten über einen Zeitraum von drei Jahren weniger Nebenwirkungen durch die Medikamente und wiesen weniger Todesfälle auf. Die Forscher kamen zu dem Schluss, dass die Kleine Braunelle »ein potenzielles Adjuvans für die Behandlung von Brustkrebs sein kann.«[1]

Bisher gibt es nur sehr wenige klinische Studien am Menschen, in denen es um die Braunelle und Krebs geht. Obwohl wir nicht definitiv sagen können, dass die Kleine Braunelle Krebs beim Menschen behandeln kann, freuen wir uns auf weitere Forschungsarbeiten.

IDENTIFIZIERUNG

Suchen Sie nach der Kleinen Braunelle in feuchten Bereichen mit gestörtem Boden. Wie alle Pflanzen der Minzfamilie hat die Kleine Braunelle Stängel und Blätter, die gegenständig und paarweise entlang des Stängels angeordnet sind. Die eiförmigen oder lanzettlichen Blätter können glatte, gewellte oder leicht gezahnte Ränder aufweisen. Die Stängel und Blätter können leicht behaart sein. Die lila (und gelegentlich rosa oder weißen) Blüten und wachsen auf aufrechten, röhrenförmigen Rispen, die etwa drei bis sechs Zentimeter hoch sind. Jede röhrenförmige Blume hat zwei Lippen: eine helmförmige Oberlippe und eine Unterlippe, die in drei Zähnen mit einem gesäumten Mittelzahn unterteilt ist. Scharf-spitze Hochblätter unter den Blüten können violette oder rote Ränder haben.

ÖKOLOGISCHE ZUSAMMENHÄNGE

Die Kleine Braunelle versorgt zahlreiche Schmetterlinge, Grashüpfer, Hummeln, einheimische Wildbienen und Honigbienen mit Nektar und Pollen. Sie ist ein Larvenwirt für

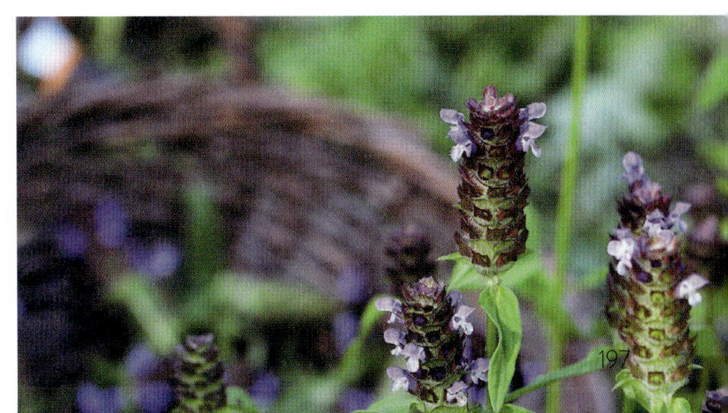

endständige Blütenrispe
spitz zulaufende, behaarte Tragblätter
röhrenförmige Blüten mit helmförmiger Oberlippe und eine Unterlippe, unterteilt in drei Zähne mit einem gesäumten Mittelzahn
gegenständige Blätter
eiförmige oder lanzettliche Blätter
quadratischer Stängel

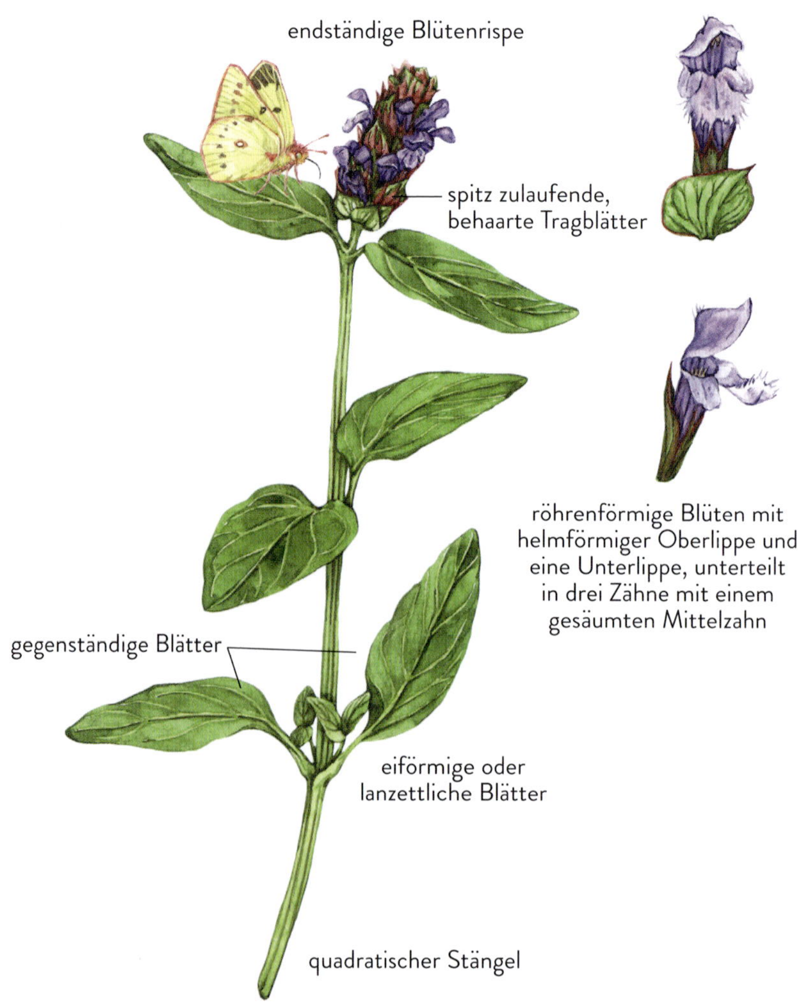

Braunelle *(Prunella vulgaris)* mit Weißling *(Colias philodice)*

Lebenszyklus: Staude
Vermehrung: Samen, Ausläufer
Wuchsform: niedrigwüchsig, breit, 10 bis 60 cm groß, 30 bis 60 cm breit
Vorkommen: gestörte Gebiete, Gärten, Hecken, Rasenflächen, Wiesen, Weiden, Straßenränder, Abflussgebiete, Flussufer, Waldränder
Standort: volle Sonne bis Halbschatten
Boden: feucht, reichhaltig, gut durchlässig; verträgt schlechte Böden
USDA-Klimazonen: 4–9

Insekten, einschließlich des Weißlings *(Colias philodice)* und *Agriopodes teratophora.*

ERNTE

Sammeln Sie die Blätter und Blüten, wenn sie blühen. Verwenden Sie Ihre Finger oder eine Schere, um die oberirdischen Teile zu pflücken, und achten Sie darauf, dass Sie nicht zu viel von einer Pflanze nehmen. Das Abzwicken von Blütenköpfen fördert zusätzliches Blühen.

Die Kleine Braunelle vermehrt sich durch Samen und Ausläufern, die an den Gelenken wurzeln. Um für zukünftige Generationen zu sorgen, lassen Sie genügend Blumen übrig, damit sie sich selbst aussäen oder durch Wurzelstecklinge vermehren können.

Vorsichtsmaßnahmen bei der Ernte

Die Kleine Braunelle ist eigentlich kaum zu verwechseln, obwohl einige Leute den Kriechenden Günsel *(Ajuga reptans)*, Gundermann *(Glechoma hederacea)* oder die Purpurrote Taubnessel *(Lamium purpureum)* für sie halten können. Diese Pflanzen sind aber alle essbar.

TIPPS FÜR DIE GARTENARBEIT

Die Kleine Braunelle ist leicht zu züchten, wenn sie unter den bevorzugten Bedingungen gepflanzt wird: Halbschatten, kühle Temperaturen und feuchter Boden. Die Vermehrung durch Teilung oder durch Wurzelstecklinge ist der einfachste Weg, um mit der Kultivierung zu beginnen. Samen müssen vor der Aussaat mehrere Wochen stratifiziert werden. Säen Sie drinnen und warten Sie dann geduldig etwa drei Wochen auf die Keimung. Regelmäßige Ausputzen verblühter Blüten wird die Produktion aufrechterhalten. Als Mitglied der Minzfamilie kann sich die Kleine Braunelle leicht und schnell ausbreiten und kann daher gut in einem Pflanzbehälter gezogen werden.

SO NUTZEN SIE DIE BRAUNELLE

Die Kleine Braunelle kann als Tee, Tinktur, Hydrolat oder als Ölinfusion verwendet werden. Studien haben gezeigt, dass die getrocknete Pflanze am besten innerhalb eines Jahres nach der Ernte verbraucht werden sollte.

Empfohlene Mengen

Die chinesische Medizin empfiehlt die Kleine Braunelle in sehr großen Mengen, etwa 180 Gramm täglich. Westliche Kräuterheilkundler verwenden eher kleinere Mengen, etwa 15 bis 30 Gramm täglich.

- ***Tinktur (frische Blätter und Blüten):*** 1:2, 40 Alkohol; 5 ml, 3 bis 5 Mal täglich

Besondere Hinweise

Die chinesische Materia Medica der Kräutermedizin sagt aus, dass die Kleine Braunelle aufgrund ihrer kühlenden Natur jemandem schaden könnte, der bereits eine schwache Verdauung hat, wenn sie über einen längeren Zeitraum in großen Mengen eingenommen wird.[2]

BRAUNELLEN-HAUTSERUM

Dies ist ein luxuriöses Rezept, das die Haut möglicherweise vor Sonnenschäden schützen kann. Verwenden Sie es für beste Ergebnisse täglich morgens und abends. Es kann auch verwendet werden, um Ihre Haut einfach mit Feuchtigkeit zu versorgen und zu verjüngen.

Ergibt: 2 Tassen

2 Tassen Trägeröl (Jojoba-, Aprikosenkern- oder Traubenkernöl sind eine gute Wahl)

1 1/2 Tassen frisch getrocknete Kleine Braunelle (Blätter und Blüten)

1 Esslöffel Rosmarin-Antioxidans-Extrakt (optional)

15 bis 30 Tropfen ätherisches Lavendelöl *(Lavandula angustifolia)* (optional)

1. Das Trägeröl und die Kleine Braunelle in einen Mixer oder eine Küchenmaschine geben. Hochtourig mischen, bis ein satter grüner Brei entsteht. Wenn der Ölanteil im Vergleich zum Kraut sehr hoch ist, fügen Sie mehr Kleine Braunelle hinzu.

2. Die Mischung mit einem Spatel in ein kleines Glas mit dicht schließendem Deckel geben. mit Deckel verschließen und Etikett versehen.

3. 3 bis 4 Wochen ruhen lassen und regelmäßig überprüfen, dabei umrühren.

4. Die Mischung durch mehrere Schichten Seihtuch filtern. Das Öl 24 Stunden in einem dicht verschlossenen Gefäß ruhen lassen, danach in ein frisches Gefäß abgießen. Dabei aufpassen, dass kleine Kräuterreste nicht mit in den Behälter gegossen werden. Falls gewünscht, Rosmarin-Antioxidans-Extrakt hinzufügen und gut umrühren.

5. Das Öl mit einem Trichter in eine saubere Tropfflasche umfüllen (Pumpenapplikatoren sind praktisch). Falls gewünscht, ätherisches Lavendelöl hinzufügen. Tragen Sie zur Anwendung eine kleine Menge auf Gesicht und Hals auf. Wir nehmen nachts mehr davon und morgens etwas weniger.

KÜHLENDER BRAUNELLEN-TEE

Fühlen Sie sich wie ausgetrocknet? Wird Ihnen heißes Wetter schnell zu viel? Dieses erfrischende Getränk ist der perfekte Weg, um sich abzukühlen, und es kann den ganzen Tag über genossen werden. Die Kleine Braunelle ist dafür bekannt, Hitze aus dem Körper zu vertreiben, Minze leitet die Wärme durch die Haut ab und Malve bringt trockenem Gewebe beruhigende Erleichterung. Wir trinken es am liebsten frisch aus dem Kühlschrank, aber es kann auch bei Raumtemperatur genossen werden.

Ergibt: 1 Liter

1 große Handvoll frische, Braunellenblätter und -blüten, gehackt

2 Esslöffel frische Minzblätter, gehackt

1 Esslöffel frische Malvenblätter, gehackt (optional)

4 Tassen Wasser

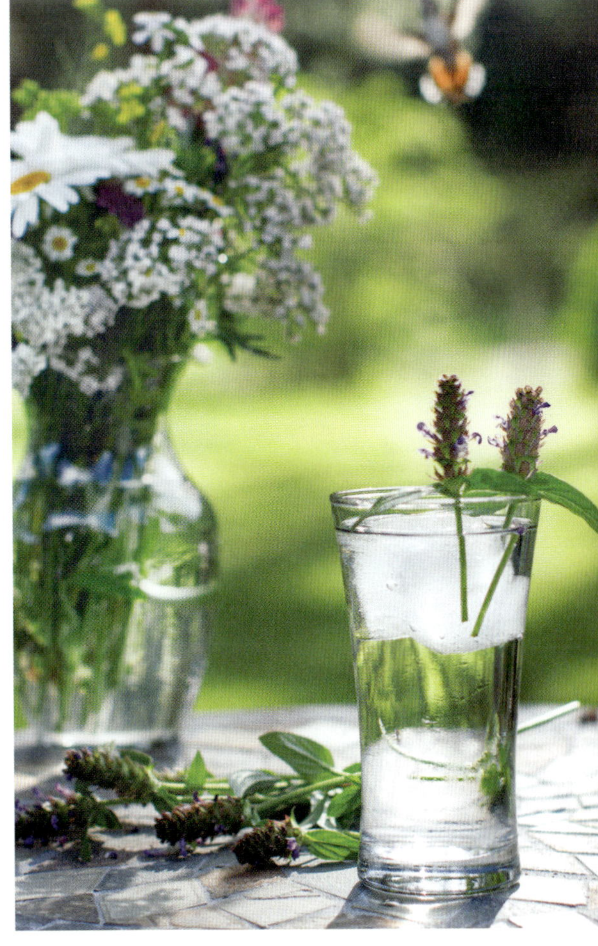

1. Alle Kräuter in ein ausreichend großes Weckglas geben.
2. Das Glas mit Wasser füllen. Das Glas abdecken und einige Stunden oder über Nacht im Kühlschrank stehen lassen.
3. Durch ein feinmaschiges Sieb gießen und die Kräuter auspressen, um so viel Flüssigkeit wie möglich zu extrahieren.
4. Den ganzen Tag über nach Bedarf trinken. Innerhalb von 24 Stunden aufbrauchen.

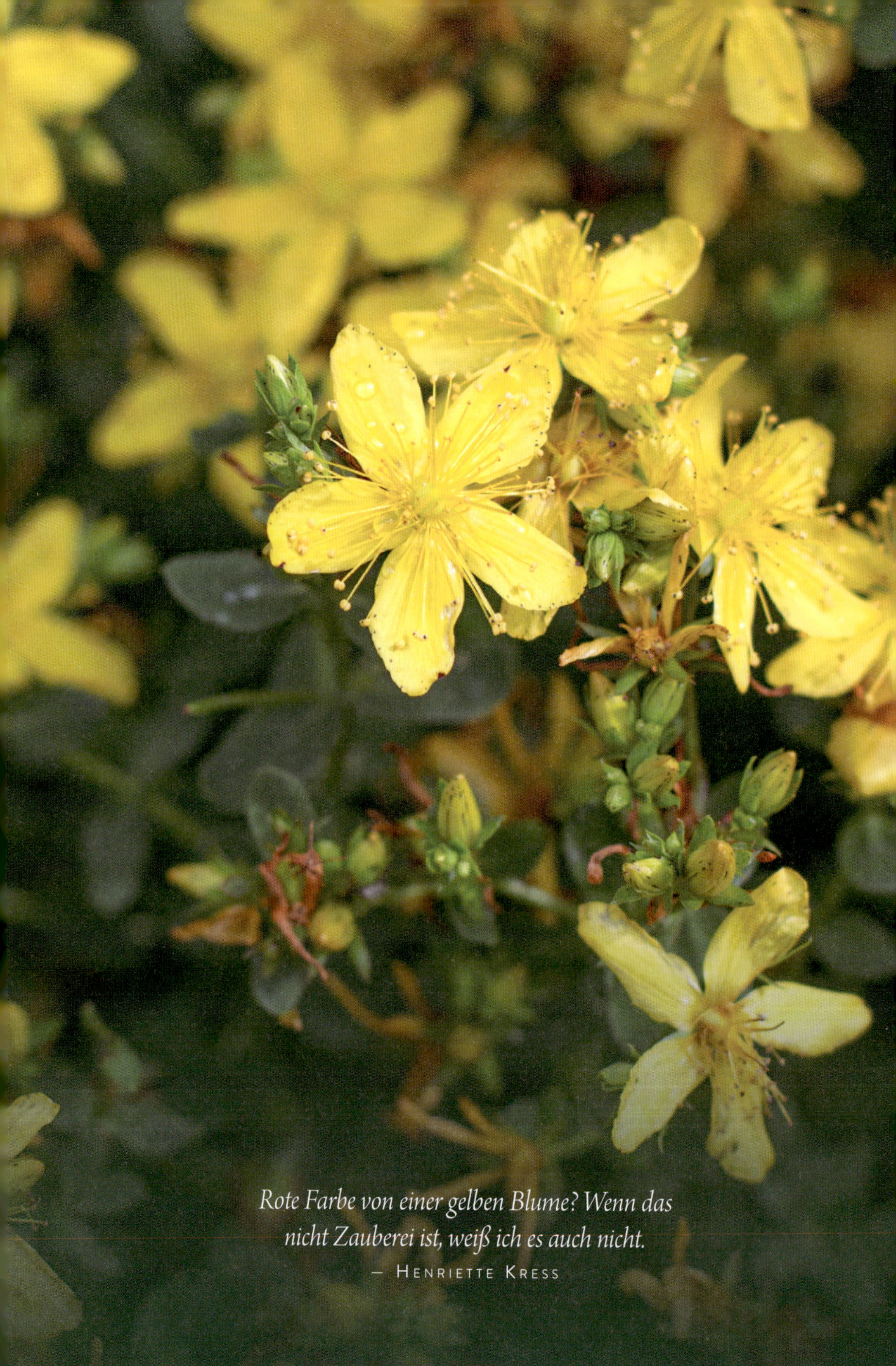

Rote Farbe von einer gelben Blume? Wenn das nicht Zauberei ist, weiß ich es auch nicht.

– Henriette Kress

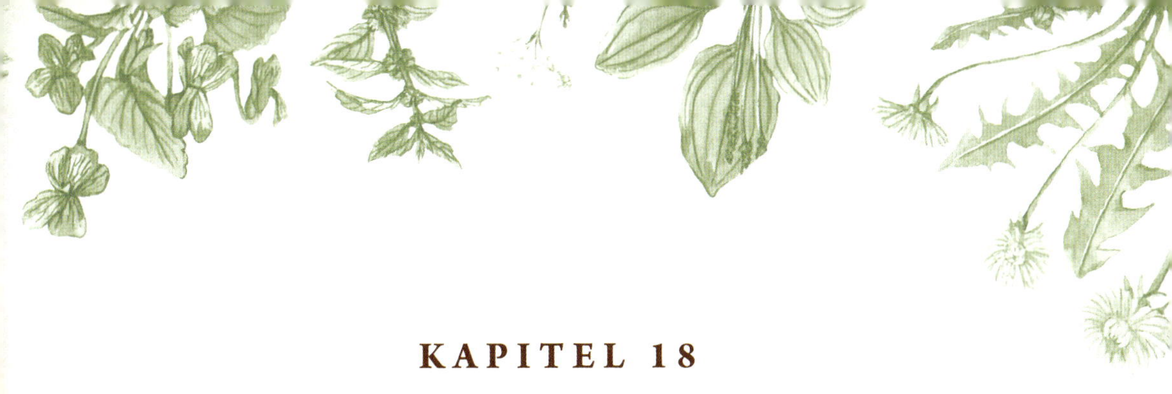

KAPITEL 18

ECHTES JOHANNISKRAUT

Wenn der Hochsommer naht, beginnen die Blüten des Johanniskrauts der Sonne ihre Aufwartung zu machen. Oft blühen diese leuchtend gelben Blüten um die Sonnenwende herum und strahlen mit ihrer Leuchtkraft dem Himmel entgegen. Nehmen Sie Ihren Korb und machen Sie sich auf den Weg zu den Wiesen, Feldern und Bachufern, um nach dieser sonnenerfüllten Pflanze zu suchen. Sobald Sie die Blüten des Johanniskrauts gefunden haben, beginnt die Magie erst richtig. Dieses (Un-)Kraut vom Wegesrand kennt einen besonderen Zaubertrick: Pflücken Sie eine Blütenknospe und zerdrücken Sie sie zwischen Ihren Fingern. Der entstehende überraschend rötlich-violette Fleck verrät Ihnen, dass es sich um ein starkes pflanzliches Arzneimittel handelt.

Botanischer Name: *Hypericum perforatum*
Familie: Hypericaceae (Johanniskrautgewächse)
Verwendete Teile: blühende Spitzen, einschließlich der Knospen (bevorzugt), Blüten und Blätter
Energetik: kühlend, trocknend
Geschmack: leicht bitter, scharf, süß
Eigenschaften: alterativ, antiviral, adstringierend, leberunterstützend (hepatisch), entzündungsmodulierend, trophorestorative (regenerierende) Wirkung auf das Nervensystem, nervenentspannend, wundheilend
Verwendung: Fieberbläschen, Störung der Leberfunktion, Nervenschmerzen, Depression, Viren
Zubereitungen: Öl, Tee, Tinktur

Hypericum perforatum ist in Europa, Nordafrika und Westasien beheimatet. Die Pflanze wird in Europa seit uralten Zeiten verwendet und taucht in der Folklore häufig im Zusammenhang mit Feen, Hexen und Heiligen auf. Die First Nations in Kanada verwenden mehrere einheimische Arten von Hypericum bei Wunden, Durchfall, schmerzenden Füßen, wunden Augen und schwachen Lungen.[1]

Auch moderne Wissenschaftler haben sich dafür interessiert. In den 1990er-Jahren gaben Forscher bekannt, den bioaktiven chemischen Bestandteil im Johanniskraut gefunden zu haben: Hypericin. Kräuterfirmen beeilten sich, Produkte mit diesem isolierten Extrakt herzustellen. Ein paar Jahre später erklärten Forscher, sie hätten einen weiteren bioaktiven Bestandteil des Johanniskrauts gefunden: Hyperforin. Wieder wurden isolierte chemische Bestandteile zu nutrazeutischen Produkten verarbeitet. Doch Kräuterkundler wissen, dass sich Pflanzenmedizin selten auf einen einzelnen Inhaltsstoff (oder zwei) reduzieren lassen. Stattdessen ist es die Komplexität der Kräuter, die sie so wirksam macht.

MEDIZINISCHE EIGENSCHAFTEN UND ENERGETIK

Johanniskraut ist leicht kühlend und mäßig trocknend. Es hat ein besonderes Verhältnis zur Sonne: Es blüht zur Sonnenwende, schützt die Haut vor übermäßiger Sonneneinstrahlung und wird häufig zur Stimmungsaufhellung bei Menschen verwendet, die die Sonne vermissen. Es lindert auch brennende Nervenschmerzen, heilt Wunden, stimuliert die Leber und wirkt gegen einen Virus, der durch die Sonne ausgelöst werden kann.

PFLANZENGABEN

Lindert Nervenschmerzen

Hatten Sie jemals Nervenschmerzen? Es ist ein brennender, stechender Schmerz, der absolut lähmend sein kann. Zu den häufigen Beschwerden des Nervensystems gehören Ischias, Fußneuropathie und das Schultergürtel-Kompressionssyndrom. Johanniskraut kann eine Nervenreizung beruhigen und den intensiven Schmerz lindern. Es wurde von den eklektischen Ärzten im späten 19. Jahrhundert bei Wirbelsäulenverletzungen empfohlen und wird auch heute noch auf diese Weise verwendet. Ölbasierte äußerlich anwendbare Präparate wirken besonders lindernd bei Nervenschmerzen.

Behandelt Depressionen, die durch Lichtmangel verursacht werden

Johanniskraut ist ein bekanntes pflanzliches Heilmittel bei Depressionen. Eine Meta-Analyse von Johanniskraut und seiner Wirkung bei Depressionen untersuchte 27 klinische Studien mit insgesamt 3.308 Teilnehmern. Die Forscher kamen zu dem Schluss, dass Johanniskraut bei Personen mit leichten bis mittelschweren Symptomen ebenso wirksam ist wie verschreibungspflichtige Medikamente gegen Depressionen.[2] So vielversprechend diese Ergebnisse auch sind, so spiegeln die Studien doch nicht wider, wie Kräuterkundler in der Regel mit Menschen, die unter Depressionen leiden, arbeiten. Kräuterkundler sind sich darüber im Klaren, dass Depression eine komplizierte Krankheit ist, und verfolgen daher einen ganzheitlichen Ansatz, mit

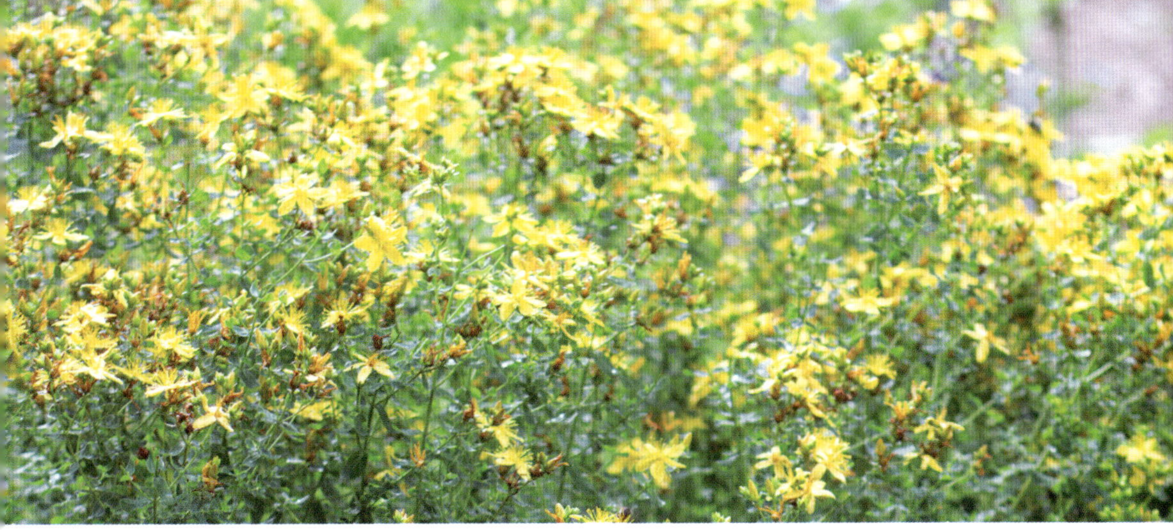

Therapieformen, die über den Einsatz von Kräutern hinausgehen.

Kräuterkundler raten oft zur Verwendung von Johanniskraut bei bestimmten Arten von Depressionen, die ihre eigenen spezifischen Indikationen haben. Zum Beispiel empfiehlt der Kräuterkundler David Winston Johanniskraut bei Depressionen, die mit Magen-Darm- oder Leberbeschwerden eingehen, bei Personen mit einem sauren Magen oder einer negativen Einstellung.[3] Der französische Kräuterkundler Christophe Bernard verwendet Johanniskraut speziell bei älteren Menschen, die das Interesse am Leben verloren haben und eine trübe Sicht auf die Welt haben. Viele andere Kräuterkundler verwenden das Kraut für jahreszeitlich bedingte Erkrankungen und all jene, die in den dunklen Wintermonaten allgemein Schwierigkeiten haben, an etwas Freude zu finden.

Wirkt als Anti-Virusmittel

Sobald Sie das erste Kribbeln eines Fieberbläschens spüren, kann Johanniskraut äußerlich aufgetragen und innerlich großzügig eingenommen werden, um entweder das Auftreten der Fieberbläschen zu verhindern oder seine Dauer zu verkürzen. Johanniskraut kann sogar präventiv eingenommen werden, um künftige Ausbrüche zu vermeiden. Es ist wirksam gegen viele Herpesviren, darunter Herpes-simplex-Viren (Typ 1 und 2) und Gürtelrose. In einer klinischen Studie erhielten Freiwillige mit aktiven Herpes-Hautsymptomen eine Rezeptur zur äußerlichen Anwendung, die Johanniskraut und Kupfersulfat enthielt, während andere Acyclovir (das pharmazeutische antivirale Medikament, das häufig bei Herpes eingesetzt wird) erhielten. Die Kräuter-Kupfer-Rezeptur erwies sich als wirksamer und nebenwirkungsärmer als das topische Acyclovir.[4]

Fördert die Lebergesundheit

Johanniskraut ist ein kraftvolles Kraut zur Unterstützung der Leber – so kraftvoll, dass es Medikamente aus dem Weg räumt, bevor sie überhaupt eine Chance hatten, zu wirken. Dies geschieht durch die Beschleunigung eines der wichtigsten CYP450-Enzyme, CYP3A4, das für die Verstoffwechselung einer Reihe von Medikamenten verantwortlich ist. Es ist so wirksam, dass die Verwendung von Johanniskraut zusammen mit vielen anderen Arzneimitteln kontraindiziert ist. Weitere Informationen finden Sie im Abschnitt »Besondere Hinweise«.

Kräuterkundler halten eine träge Leber oft für die Hauptursache vieler Krankheiten, die von Depressionen bis hin zu einem unausgeglichenen Hormonhaushalt, Verdauungsproblemen und sogar einem Ungleichgewicht des Cholesterinspiegels reichen. Johanniskraut kann zur Unterstützung der natürlichen Funktion der Leber eingesetzt werden, was sich auf vielfältige Weise positiv auswirken kann.

Stellt das hormonelle Gleichgewicht wieder her

Ein unausgeglichener Hormonhaushalt gilt häufig als Symptom einer trägen Leber; daher werden leberrelevante Kräuter als Teil einer umfangreicheren Behandlung zur Wiederherstellung eines gesunden Hormonspiegels verwendet. Es hat sich gezeigt, dass Johanniskraut für Frauen mit polyzystischem Ovarialsyndrom und für Frauen mit einem leichten prämenstruellen Syndrom (PMS) vorteilhaft ist.[5]

In einer randomisierten, doppelblinden, placebokontrollierten klinischen Studie wurden Freiwillige, bei denen ein leichtes PMS diagnostiziert worden war, in zwei Gruppen aufgeteilt. Eine Gruppe erhielt Johanniskraut, die andere ein Placebo. Die Ergebnisse zeigten, dass die tägliche Einnahme von Johanniskraut bei den häufigsten körperlichen und verhaltensbezogenen Symptomen im Zusammenhang mit PMS wirksamer war als ein Placebo.[6] Dies könnte an seiner Fähigkeit, die Leberfunktion wiederherzustellen, seiner bekannten Wirkung auf das Nervensystem und seiner krampflindernden Wirkung liegen, oder – was wahrscheinlicher ist – an einer Kombination aller drei Wirkungen sowie weiterer, die uns nicht einmal bewusst sind. Diese Wirkungssynergie veranschaulicht die Schönheit unserer komplexen Kräuter und ist ein großartiges Beispiel dafür, warum eine Pflanze nicht auf isolierte Bestandteile wie Hyperizin oder Hyperforin reduziert werden kann.

Heilt Wunden, Beulen und Prellungen

Johanniskraut kann die Heilung von Beulen und Prellungen beschleunigen. Es wird sowohl in der Anwendung als auch in der Wirksamkeit oft mit Arnika (einem beliebten Kraut, das bei Verletzungen verwendet wird) verglichen. Im *King's American Dispensatory* von 1898 heißt es: »Johanniskraut wird von vielen Ärzten als Wundheilmittel geschätzt und ähnlich wie Arnika verwendet. Daher wird es ausgiebig als lokale Anwendung bei Prellungen, Quetschungen, Verstauchungen, Platzwunden, Schwellungen, Ekchymosen (Blutungen der Haut) und bei akuter Mammitis (Brustentzündung) verwendet.«[7] Aus Johanniskraut-Ölauszug kann man zur einfacheren Anwendung eine Salbe herstellen.

Johanniskraut kann sowohl Wunden heilen als auch die Narbenbildung verringern. Eine Studie ergab, dass eine Kombination von Johanniskraut und Schafgarbe den Schmerz, die Rötung, das Ödem und die Ekchymose (Verfärbung) eines Dammschnitts reduziert.[8] Eine andere Studie kam zu dem Schluss, dass Johanniskraut eine sichere Behandlung ist, um den Heilungsprozess eines Kaiserschnittes zu erleichtern, die Narbenbildung zu minimieren und die Schmerzen zu verringern.[9]

Bietet Schutz vor der Sonne

Für viele Menschen können Präparate aus dem ganzen Johanniskraut helfen, sie vor den schädlichen Auswirkungen der Sonne zu schützen. Ein Ölauszug von Johanniskraut kann als leichter Sonnenschutz verwendet werden. Dies scheint am besten zu funktionieren, wenn es bei milder Sonneneinstrahlung täglich angewendet wird (mit anderen Worten: Gehen Sie nicht davon aus, dass es als Ganztagesschutz an einem tropischen Strand funktioniert). Es kann auch zur Heilung der Haut dienen, wenn sie übermäßig der Sonne ausgesetzt war.

Aktuelle klinische Studien haben bestätigt, dass eine aus Johanniskraut hergestellte Creme die Haut vor Sonnenbrand schützen kann. Bei dieser Studie wurde die UV-Schutzwirkung der Johanniskrautcreme an 20 Probanden in einer randomisierten, doppelblinden, placebokontrollierten Studie getestet. Es zeigte sich, dass die pflanzliche Creme im Gegensatz zu einem Placebo das UVB-induzierte Erythem (Rötung) deutlich reduziert.[10]

Allerdings haben Johanniskraut-Produkte – insbesondere solche, die isolierte chemische Bestandteile enthalten (im Gegensatz zur ganzen Pflanze) – das Potenzial, die Lichtempfindlichkeit zu erhöhen. Das Risiko erhöht sich, wenn diese Produkte in großen Mengen eingenommen werden. Wenn Sie täglich viel Johanniskraut zu sich nehmen, seien Sie vorsichtig, wenn Sie Ihre Haut dem Sonnenlicht aussetzen.

IDENTIFIZIERUNG

Johanniskraut ist eine reich verzweigte Pflanze mit oft Dutzenden von holzigen Stängeln, die von der Basis ausgehen. Seine 1,5 bis 3 cm großen Blätter können lanzettlich, eiförmig, elliptisch oder länglich sein. Sie sind an den Knoten entlang des Stängels gegenständig angeordnet. Wenn die Blätter gegen das Licht gehalten werden, sehen sie aus, als wären sie mit durchscheinenden Punkten perforiert, daher der Artname *perforatum*.

Zahlreiche sternförmige gelbe Blüten sind zu Scheindolden, sogenannten Zymen, zusammengeschlossen. Jede Blüte ist 2 bis 3 cm groß und hat fünf Blütenblätter, fünf Kelchblätter und viele Staubblätter. Die Ränder der Blütenblätter sind mit winzigen schwarzen Punkten getüpfelt. Die Samenkapsel besteht aus drei Abschnitten mit runden, harzigen Samen, die am Tierfell und an der Kleidung haften bleiben können und so die Ausbreitung fördern.

ÖKOLOGISCHE ZUSAMMENHÄNGE

Insekten wie Honigbienen, Hummeln, Schweißbienen, Schwebfliegen und Käfer sammeln die Pollen. Motten- und Schmetterlingsraupen, wie z. B. der Graue Zipfelfalter (*Strymon melinus*), fressen das Laub und die Samenkapseln.

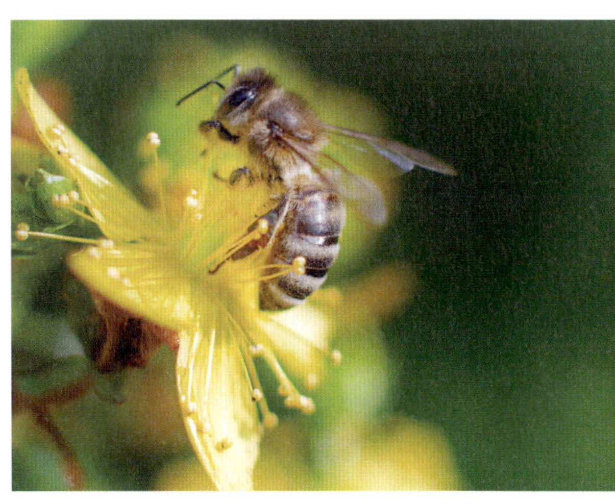

endständige Scheindolden (Zymen) mit gelben sternförmigen Blüten
viele Staubblätter
fünf Blütenblätter
winzige schwarze Punkte am Blütenblattrand
fünf Kelchblätter
gegenständig angeordnete Blätter
Blätter wirken wie mit durchscheinenden Punkten perforiert

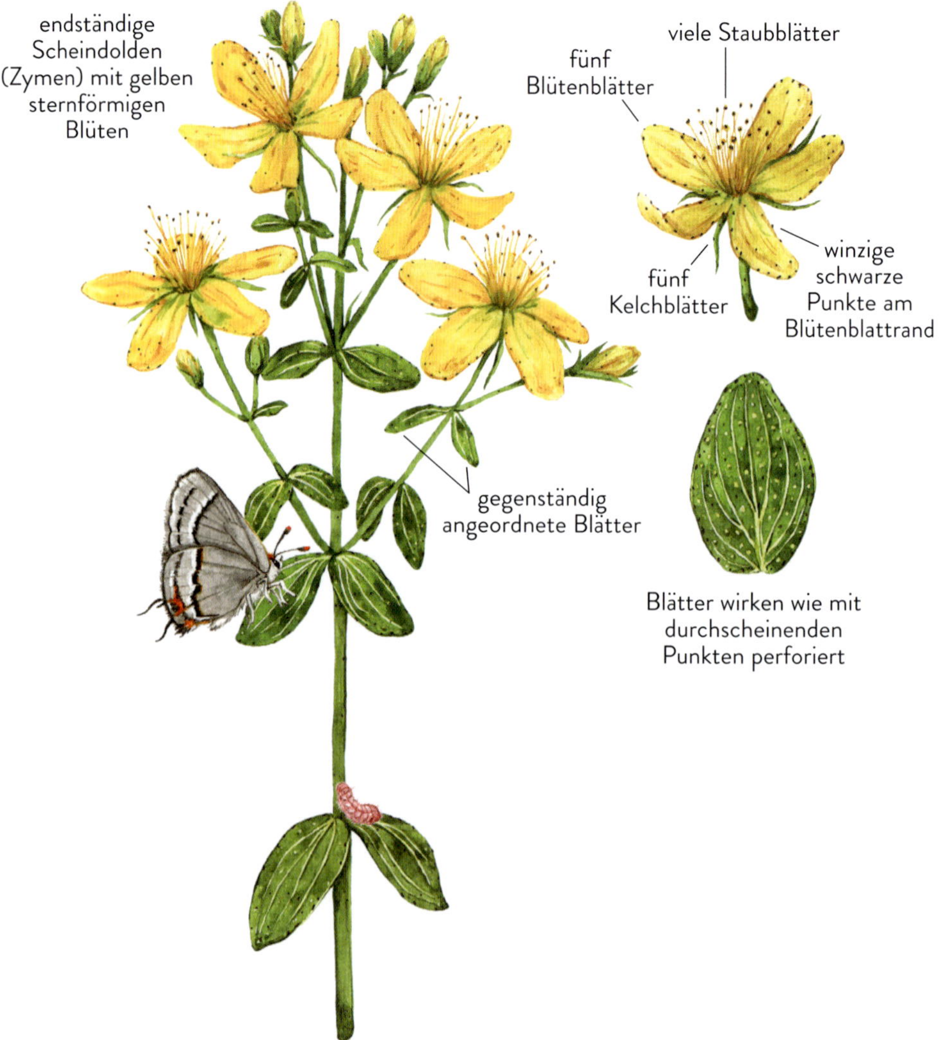

Johanniskraut (*Hypericum perforatum*), mit Raupe und Schmetterling des Grauen Zipfelfalters (Strymon melinus)

Lebenszyklus: teilweise verholzt, mehrjährig
Vermehrung: Samen, Rhizom, Ausläufer
Wuchsform: aufrecht, verzweigt, 30 bis 90 cm hoch
Vorkommen: Brachland, Ruderalflächen, Waldlichtungen, Grasland, Seeufer, Wiesen, Weiden, Schienen, Flussufer
Standort: volle Sonne bis Halbschatten
Boden: sandig oder kiesig, gut durchlässig, feucht; verträgt eine gewisse Trockenheit
USDA-Klimazonen: 3–8

ERNTE

Sammeln Sie einzelne Blüten von Hand oder schneiden Sie die oberen blühenden Pflanzenteile mit einer Gartenschere ab. Alle oberirdischen Teile des Johanniskrauts sind medizinisch wirksam; wir nehmen jedoch gerne vor allem die ungeöffneten Blütenknospen. Wenn Sie Zugang zu großen Mengen von frischem Johanniskraut haben, empfehlen wir, viele Blütenknospen zu ernten. Wenn das Vorkommen geringer ist, dann verwenden Sie sowohl die Knospen als auch die Blüten. Wenn es wirklich nur wenig zu ernten gibt, nehmen Sie Knospen, Blüten und die oberen Blätter.

Johanniskraut vermehrt sich durch Samen, breitet sich aber auch aggressiv über oberirdische Ausläufer und unterirdische Rhizome aus. Lassen Sie genügend Blüten übrig, damit die Pflanze Samen bilden und sich aussäen kann, oder vermehren Sie sie durch Stecklinge. Beachten Sie jedoch, dass Johanniskraut an einigen Standorten als »invasiv« gilt und davon abgeraten wird, es anzupflanzen.

Vorsichtsmaßnahmen bei der Ernte

Eine ähnlich aussehende Pflanze ist *Hypericum maculatum* oder Geflecktes Johanniskraut. Diese Pflanze kann an den schwarzen Punkten unterschieden werden, welche die gesamten Blütenblätter bedecken, nicht nur die Ränder.

TIPPS FÜR DIE GARTENARBEIT

Beginnen Sie mit Saatgut, das vier Wochen lang stratifiziert wurde. Säen Sie entweder im Haus aus und pflanzen Sie die Setzlinge dann später um, oder säen Sie im zeitigen Frühjahr direkt ins Freiland. Es kann durch Wurzelteilung bestehender Pflanzen im Frühjahr oder Herbst vermehrt werden. Lassen Sie für zukünftige Ernten einige Blüten zur Samenbildung stehen.

SO NUTZEN SIE DAS JOHANNISKRAUT

Aufgrund der Befürchtung, dass isolierte Johanniskraut-Extrakte negative Auswirkungen haben könnten (eine Studie ergab ein Verfälschungsrisiko von 36 Prozent bei kommerziellen Johanniskrautprodukten), empfehlen wir dringend, Johanniskraut selbst zu sammeln und daraus eigene Heilmittel herzustellen.[11]

Ob Sie frisches oder getrocknetes Johanniskraut nehmen, hängt von der beabsichtigten Verwendung der Pflanze ab. Getrocknetes Johanniskraut eignet sich gut für Tees oder Pulver (z. B. in Kapseln). Es ist allerdings nicht ideal für die Herstellung eines Ölauszuges, einer Alkoholextraktion oder Tinktur (obwohl es als Tinktur funktionieren *könnte*, wenn Sie Johanniskraut nur getrocknet bekommen können). Frisches Johanniskraut ist die einzige Wahl für eine Ölinfusion, die für eine Vielzahl von äußeren medizinischen Anwendungen, von Lippenbalsam über Gesichtscremes bis hin zu Salben, verwendet werden kann.

Empfohlene Mengen

- *Tee oder Pulver (kürzlich getrocknetes Kraut)*: 3 bis 6 g täglich

- *Tinktur (frische Blüten und Blätter):* 1:2, 75 %+ Alkohol; 3 bis 5 ml täglich
- *Öl:* so oft anwenden, wie gewünscht oder für notwendig erachtet

Besondere Hinweise

Johanniskraut ist in Zusammenhang mit vielen Arzneimitteln kontraindiziert. Nach dem *Botanical Safety Handbook* gehören dazu folgende Arzneimittel, wenn sie in Kombination mit innerlich verabreichtem Johanniskraut eingenommen werden:

- Immunsuppressiva
  Antikoagulantien
  Antiarrhythmika
- Kalzium-Antagonisten
- Antianginosa
- Hormonelle Verhütungsmittel*
- Anxiolytika
- Antidepressiva
- Antivirale Mittel
- Statine
- Krebsmedikamente, wie zum Beispiel Chemotherapien
- Betablocker
  Hypoglykämika
- Ulkustherapeutika
- Antimykotika
- Antikonvulsiva
- Muskelrelaxantien
- Antihistaminika[12]

*Während es einige Bedenken gab, dass Johanniskraut die Wirksamkeit der hormonellen Geburtenkontrolle bei Frauen verringern könnte, haben neuere Studien gezeigt, dass dies unwahrscheinlich ist.[13]

Es hat sich auch gezeigt, dass Johanniskraut die Plasmakonzentrationen von oral verabreichtem Oxycodon in großem Maße reduziert.[14]

Aufgrund der komplexen Art und Weise, wie Johanniskraut mit der Leberfunktion interagiert, erfahren wir ständig mehr über mögliche Kontraindikationen. Wenn Sie Medikamente einnehmen, empfehlen wir Ihnen, sich mit einem erfahrenen Arzt zu beraten und eigene Nachforschungen zur Sicherheit des Krauts und Ihrer speziellen Situation durchzuführen.

Manche Menschen sind der Meinung, dass die Einnahme von Johanniskraut (insbesondere von standardisierten Extrakten) zu Lichtempfindlichkeit führt. Nutzen Sie kein künstliches Licht, wie z. B. eine Sonnenbank, während Sie Johanniskraut innerlich oder äußerlich anwenden. Verwenden Sie Johanniskraut nicht gleichzeitig mit anderen lichtempfindlich machenden Medikamenten.

JOHANNISKRAUTÖL

Wenn Sie frische Johanniskrautknospen und -blüten in Öl mazerieren, erhalten Sie ein leuchtend rotes Öl mit intensiv heilender Wirkung. Bei großem Vorkommen von Johanniskraut nehmen Sie nur die Blütenknospen, das ergibt ein besonders wirksames Öl. Doch auch wenn Sie Knospen, Blüten und die oberen Blätter zusammen verwenden, erhalten Sie ein schönes, heilendes Öl. Wenn es in Salben verwendet wird, ist Olivenöl ein ideales Trägeröl, weil es haltbar und erschwinglich ist. Für eine Anwendung bei einer Gesichtsbehandlung ist ein leichteres Trägeröl wie Aprikosenkern- oder Jojobaöl die bessere Wahl.

Ergibt: etwa 500 ml

2 Bund frisches Johanniskraut
Bis zu 500 ml Trägeröl

1. Das Johanniskraut gut hacken und in ein verschließbares Glasgefäß (ca. 500 ml Inhalt) geben. Mit Öl auffüllen, sodass die Kräuter vollständig bedeckt und das Gefäß gefüllt ist. (Möglicherweise benötigen Sie nicht das ganze Öl).
2. Mit einem sauberen Instrument gut umrühren, wobei Sie darauf achten müssen, das Kraut unter das Öl zu drücken. Das Gefäß fest verschließen, beschriften und an ein sonniges Fenster stellen.
3. Das Gefäß jeden Tag öffnen und kontrollieren, ob das Pflanzenmaterial immer noch vollständig von Öl bedeckt ist. Umrühren und nach Bedarf weiteres Öl hinzufügen. Aus dem Öl herausragende Kräuter können leicht Schimmel bilden.
4. Das Mazerat etwa 1 Monat lang ziehen lassen, bis sich das Öl dunkelrot verfärbt hat.
5. Das Öl durch ein Seihtuch abseihen und 24 Stunden lang ruhen lassen. Den Großteil des Öls in einen sauberen Behälter gießen, dabei den Bodenrückstand zurücklassen.
6. An einem kühlen, dunklen Ort aufbewahren.

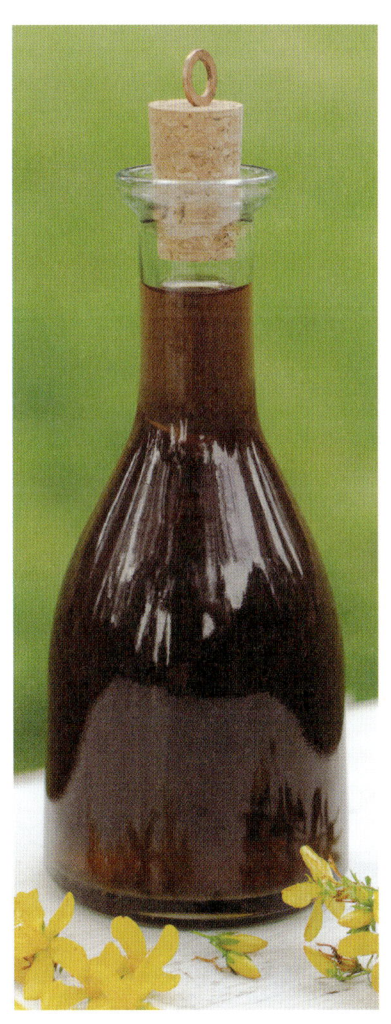

ALLZWECK-HEILSALBE

Dies ist eine wunderbare Salbe, die man für viele Zwecke vorrätig haben sollte, z. B. für Beulen, Prellungen, glatte Schnitte, Ausschläge, Insektenstiche und vieles mehr. Sie ist wirklich für jeden Zweck geeignet, da sie Schmerzen lindern, Entzündungen hemmen und Infektionen verhindern kann. Bei der Herstellung des Schafgarben- und des Wegerichöls befolgen Sie die Anleitung für die Vogelmierensalbe (Schritte 1 bis 7) auf Seite 98.

Ergibt: etwa 250 ml

---

30 g Bienenwachs

80 ml Johanniskrautöl (Seite 211)

80 ml Schafgarbenöl

80 ml Wegerichöl

30 bis 50 Tropfen (1/4 bis 1/2 TL) ätherisches Lavendelöl *(Lavandula angustifolia)* (optional)

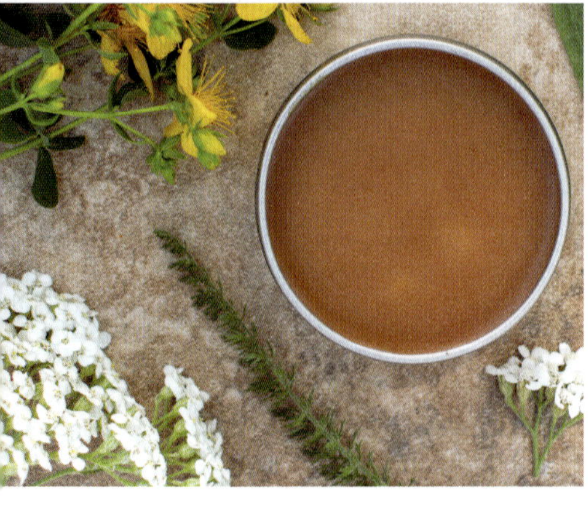

1. Das Bienenwachs im herausnehmbaren Teil eines Simmertopfes oder im Wasserbad bei sehr geringer Hitze schmelzen. (Tipp: Je kleiner die Bienenwachsstücke sind, desto leichter schmelzen sie).

2. Wenn das Bienenwachs geschmolzen ist, die Öle hinzufügen. Gut umrühren, bis sich alles gut verbunden hat; dabei so wenig Wärme wie möglich verwenden, um die Mischung flüssig zu halten. (Anmerkung: Es ist normal, dass das Bienenwachs leicht aushärtet, wenn das Öl hinzugefügt wird. Lassen Sie es wieder schmelzen).

3. Nach Belieben Lavendelöl dazugeben. Umrühren und sofort in Dosen oder Gläser füllen.

4. Die Salbe ruhen lassen, bis sie ausgehärtet ist. Die Gefäße beschriften und an einem kühlen Ort aufbewahren. Diese Salbe hält ein Jahr, eventuell länger.

Reinigungstipp: Wischen Sie alle Behälter, in denen sich Öl oder Salbe befand, mit einem Papiertuch aus. Entfernen Sie so viel wie möglich und waschen Sie sie dann mit heißem Seifenwasser aus.

JOHANNISKRAUT-ZITRONENMELISSE-TEE

Die sonnige und aromatische Kombination von Johanniskraut und Zitronenmelisse ist eine einfache Möglichkeit, die Nerven zu beruhigen und die Stimmung aufzuhellen. (Denken Sie jedoch daran, dass Johanniskraut für Menschen, die Antidepressiva einnehmen, nicht geeignet ist). Diese Kombination kann auch, täglich eingenommen, zur Vorbeugung von Herpesausbrüchen oder zur Bekämpfung von Erkältungs- und Grippesymptomen, wie Halsschmerzen, eingesetzt werden.

Ergibt: 350 ml

350 ml Wasser

1 TL getrocknete Johanniskrautblätter und -blüten

2 TL getrocknete Zitronenmelisseblätter

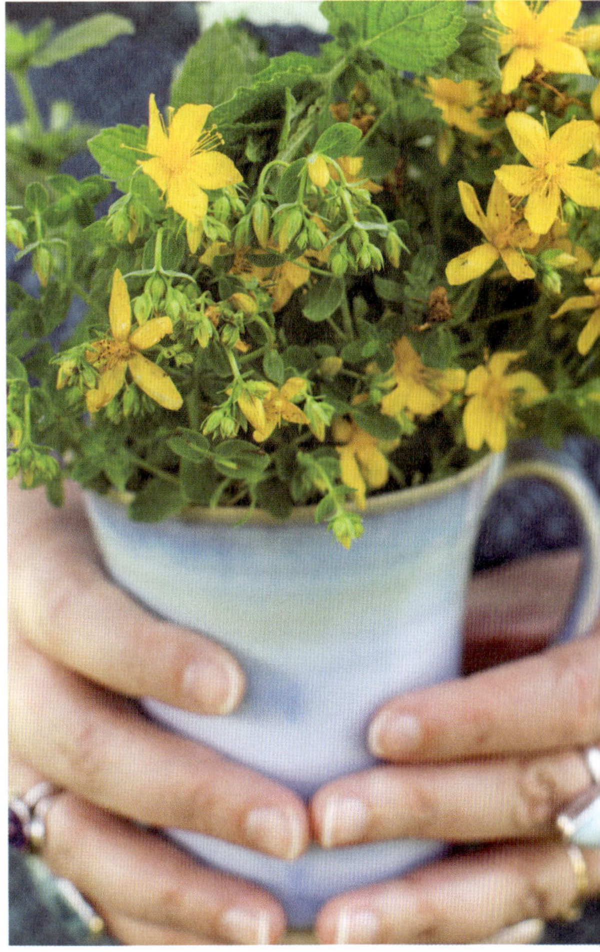

1. In einem kleinen Kochtopf 350 ml Wasser zum Kochen bringen, dann den Herd ausschalten. Die Kräuter hinzufügen und gut umrühren. Zugedeckt 5 bis 7 Minuten ziehen lassen.
2. Abseihen. Innerhalb von 24 Stunden warm oder lauwarm trinken.

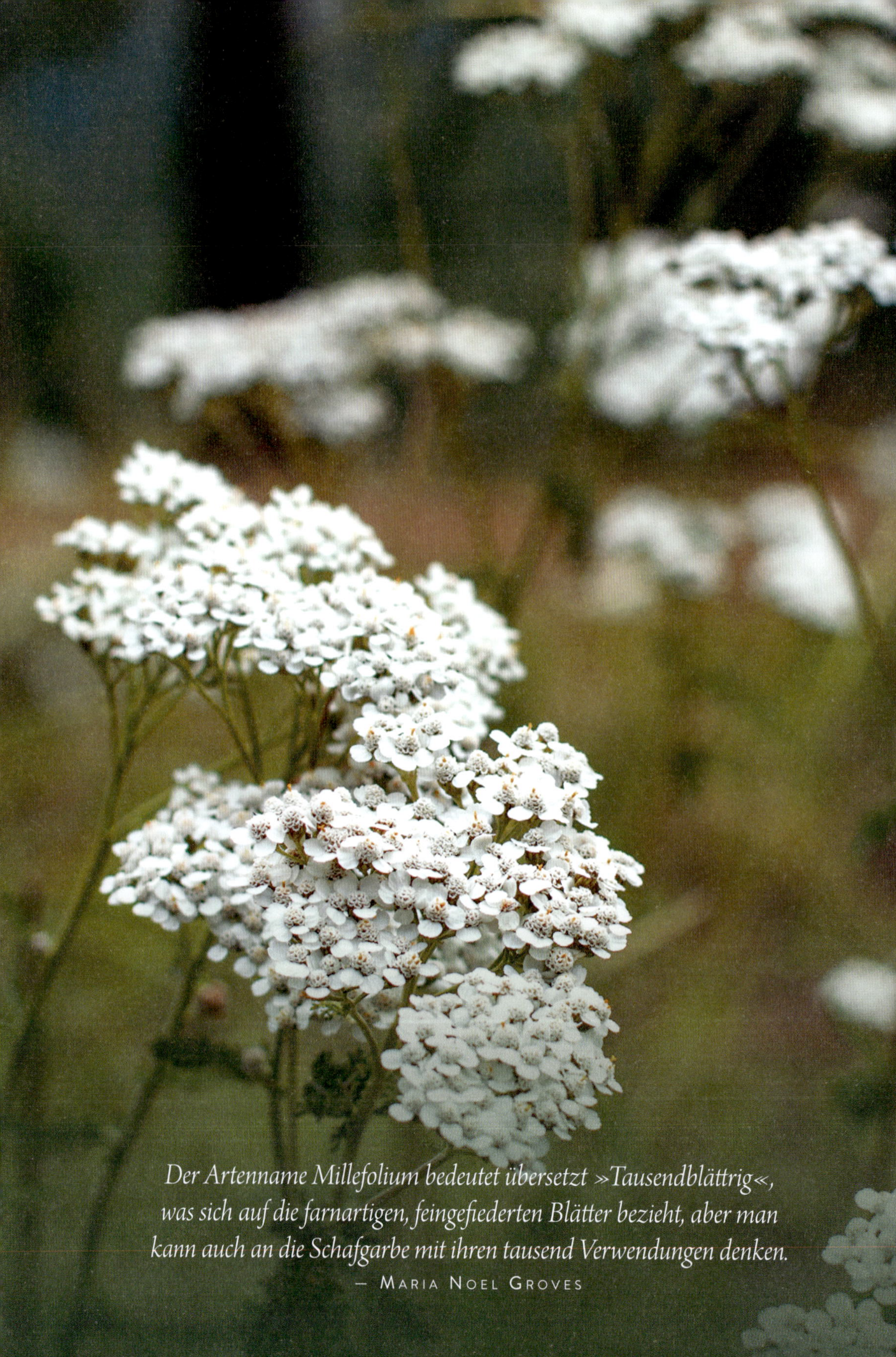

Der Artenname Millefolium bedeutet übersetzt »Tausendblättrig«, was sich auf die farnartigen, feingefiederten Blätter bezieht, aber man kann auch an die Schafgarbe mit ihren tausend Verwendungen denken.

– Maria Noel Groves

KAPITEL 19

SCHAFGARBE

Schafgarbe ist in der gesamten nördlichen Hemisphäre verbreitet und bietet eine Unzahl von Heilmitteln sowohl für akute als auch für chronische Erkrankungen. Man sollte sie besonders dann kennen, wenn man sich viel im Freien aufhält. Denn sie kann als frische Pflanze in verschiedenen Erste-Hilfe-Situationen eingesetzt werden, um Blutungen zu stillen und die Infektion von Wunden zu verhindern.

Botanischer Name: Achillea millefolium
Familie: Asteraceae (Korbblütler)
Verwendete Teile: Blätter, Blüten, Wurzeln
Wirkung: trocknend, kühlend
Geschmack: bitter, scharf
Eigenschaften: antiseptisch, schmerzstillend, antimikrobiell, aromatisch, adstringierend, karminativ (blähungstreibend), harntreibend, entzündungsmodulierend, entspannend diaphoretisch (schweißtreibend), blutstillend, wundheilend
Anwendungsgebiete: Dysmenorrhoe, Fieber, Harnwegs- und andere Infektionen, Krampfadern, Wunden
Zubereitungen: Öl, Umschlag, Salbe, Räucherwerk, Dampf, Zäpfchen, Tee, Tinktur

Wie der Kräuterkundler Guido Masé betont, hat uns Schafgarbe schon geholfen, lange bevor es uns als modernen Mensch überhaupt gab.[1] Archäologen in Spanien analysierten den Zahnstein eines Neandertalers, der vor 50.000 Jahren lebte, und stellten fest, dass er Schafgarbe gegessen hatte.[2] Aufgrund des bitteren Geschmacks der Schafgarbe ist es unwahrscheinlich, dass diese als Nahrung zu sich genommen wurde. Man nimmt an, dass ihr Vorhandensein ein frühes Anzeichen dafür ist, dass Hominiden sie als Medizin verwendeten.

Schafgarbe begegnet einem in der gesamten Menschheitsgeschichte immer wieder, sowohl als spirituelles als auch als Heilkraut. Historischen Berichten zufolge wurden 50 Schafgarbenstängel verwendet, um Hexagramme im *I Ging*, dem chinesischen *Buch der Wandlungen* zu gestalten. In der westlichen Welt wurde Schafgarbe als Soldatenkraut verehrt und mit vielen beschreibenden Namen wie Wundkraut, Achilleskraut, Frauenkraut, Neunkraft oder Herba militaris bezeichnet.

MEDIZINISCHE EIGENSCHAFTEN UND ENERGETIK

Energetisch gesehen ist Schafgarbe ein Harmonisierer, der uns zeigt, wie nuancenreich und komplex Kräutermedizin sein kann. Sie ist nicht nur in einer Richtung aktiv oder wirkt nur auf eine Weise. Sie kann zum Beispiel den Fluss fördern, aber auch Flüssigkeiten zum Stillstand bringen. Obwohl sie meist kühlend wirkt, hat sie auch einige wärmende Eigenschaften. Während sie aufgrund ihrer harn- und schweißtreibenden Eigenschaften eine trocknende Wirkung hat, kann sie auch befeuchtend wirken. Die Schafgarbe wehrt sich gegen alle Versuche, ihre vielen Gaben einfach zu kategorisieren.

PFLANZENGABEN

Harmonisiert den Blutfluss und heilt Wunden

Schafgarbe ist vielleicht am bekanntesten für ihre Fähigkeit, äußere Blutungen zu stoppen und Wunden zu heilen. In der griechischen Mythologie lehrte der Zentaur Chiron, dem die Schöpfung der Botanik und Kräutermedizin zugeschrieben wird, Achilles, Schafgarbe auf Wunden von Kriegern zu legen. Dies ist der Ursprung des Gattungsnamens der Pflanze, Achillea. Schafgarbe hat viele Vorzüge, die sie zum perfekten Wundkraut machen. Das frische oder getrocknete Kraut als Umschlag fördert die Blutgerinnung und kann Blutungen stoppen. Sie ist leicht adstringierend und hilft, Gewebe zusammenzuziehen. Sie wirkt außerdem umfassend antimikrobiell und hilft, Wunden von Infektionen freizuhalten oder Anzeichen einer Infektion wie Rötung, Hitze und Eiter zu bekämpfen. Der Kräuterkundler 7Song hat Schafgarbe ausgiebig als Erste-Hilfe-Mittel eingesetzt, u. a. als heißer Tee-Umschlag für Wunden sowie bei Tierbissen und -kratzern, die zu Infektionen neigen.[3]

Jüngste Studien haben die Wirksamkeit der Schafgarbe bei der Wundheilung bestätigt. Eine Studie zeigte, dass ein Ölauszug mit Schafgarbe bei der Reduzierung von Hautentzündungen wirksam ist [4], eine andere Studie ergab, dass Schafgarbe in Kombination mit Johanniskraut die Heilung von Dammschnitten verbessert.[5]

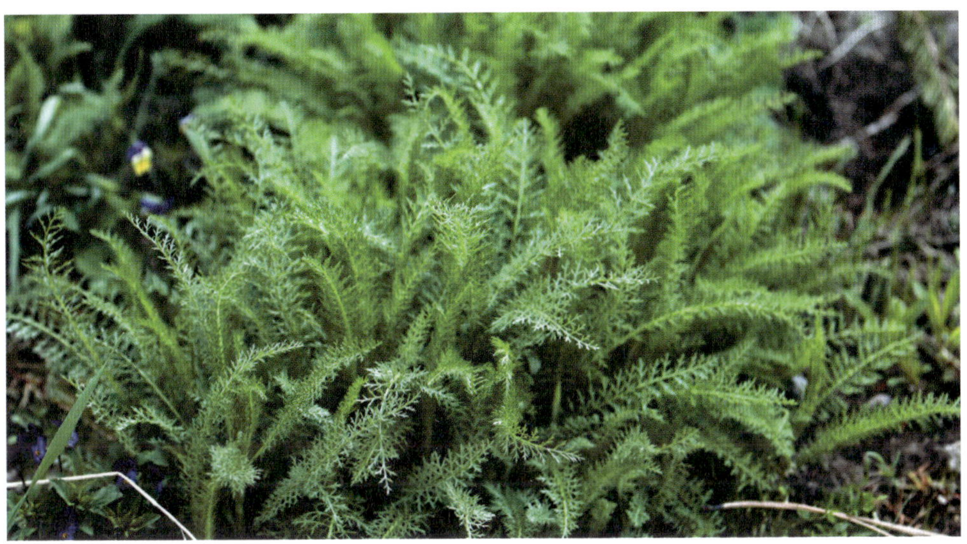

Schafgarbe wird auch zur Heilung von Wunden und Infektionen im Mund verwendet. Michael Moore berichtet in *Medicinal Plants of the Mountain West*, wie er die Wurzel der Schafgarbe zur Linderung von Zahnschmerzen einsetzt.[6] Es hat sich gezeigt, dass ein Destillat aus Schafgarbe die Symptome der oralen Mukositis (Entzündung der Schleimhaut) bei Chemotherapie-Patienten schneller heilt als die üblichen Verfahren.[7]

Obwohl Schafgarbe vor allem dafür bekannt ist, den Blutfluss zu stoppen, verwenden Kräuterkundler sie auch, um stagnierendes Blut zu aktivieren und den Blutfluss zu fördern. Sie wird häufig bei Krampfadern und Hämorrhoiden eingesetzt, beides Zeichen für stagnierendes Blut. Die Ärztin Aviva Romm empfiehlt Schafgarbe zur äußeren Behandlung von Krampfadern im Zusammenhang mit einer Schwangerschaft.[8] Sie wird auch als abschwellendes Mittel im Beckenbereich bei Uterusmyomen und bei verzögert einsetzender Menstruation angewendet. In einer klinischen Doppelblindstudie konnte nachgewiesen werden, dass Schafgarbe bei schmerzhaften Menstruationskrämpfen lindernd wirkt.[9]

Lindert Erkältungs- und Grippesymptome

Als heißer Tee eingenommen, kann Schafgarbe Sie ins Schwitzen bringen. Sie fördert die Durchblutung der Peripherie, erweitert die Kapillaren und lässt die Wärme durch die Haut entweichen. Auf diese Weise kann ein Fieberverlauf wirksam unterstützt werden, wenn der Betroffene sich heiß und unruhig fühlt, aber nicht schwitzen kann. Diese Wirkung ist ähnlich wie bei der Verwendung von Holunderblüten (siehe *Unterstützt den Fieberprozess* auf Seite 166).

Schafgarbentee, Schafgarben-Rachenspray oder mit Schafgarben versetzter Honig können Halsentzündungen lindern. Das Kraut kann ebenfalls eingesetzt werden, um Husten zu vertreiben. Eklektische Kräuterkundler verwendeten es speziell bei Husten, der von blutigem Auswurf begleitet wird (obwohl wir empfehlen, in diesem Fall einen Arzt aufsuchen).

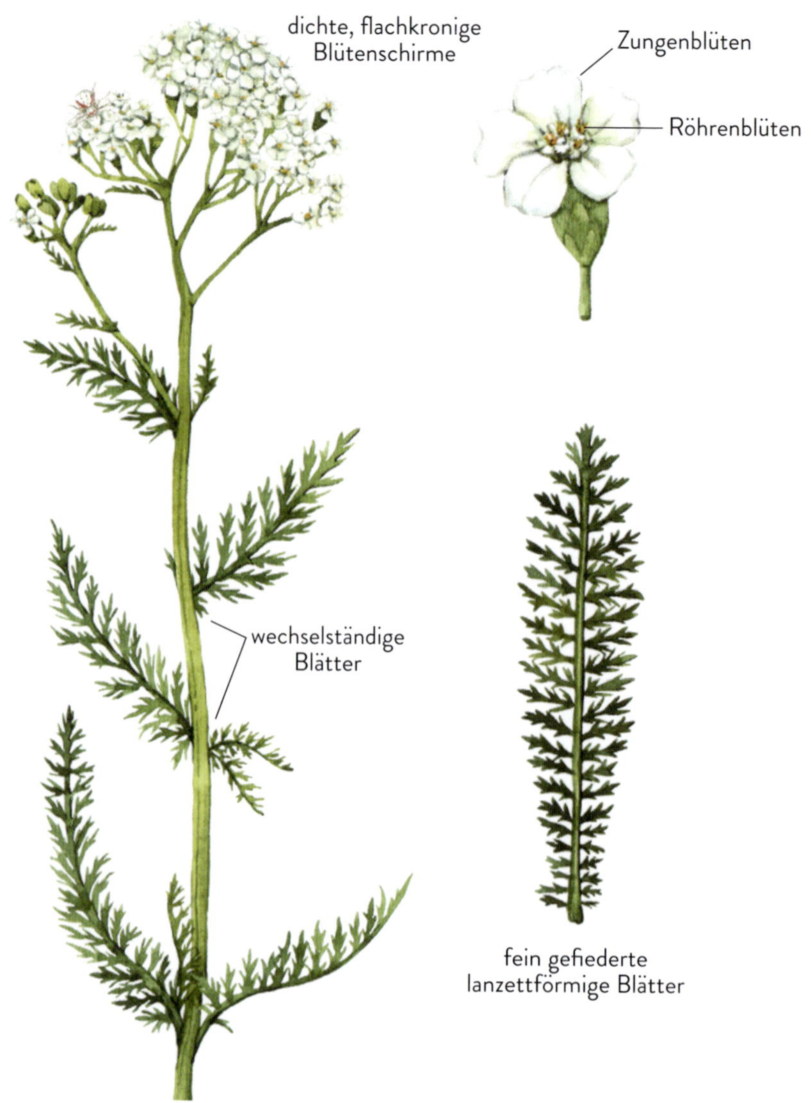

Schafgarbe (*Achillea millefolium*) mit Veränderlicher Krabbenspinne (*Misumena vatia*)

Lebenszyklus: krautig, mehrjährig
Vermehrung: Samen, Rhizom
Wuchsform: in Gruppen, mit aufrechten Stängeln 30 bis 90 cm hoch
Vorkommen: Küstengebiete, Ruderalgebiete, Felder, Wälder, Wiesen, Wegränder, Felshänge
Standort: volle Sonne bis Halbschatten
Boden: unterschiedlich, trocken oder feucht, aber gut durchlässig
USDA-Klimazonen: 3–9

Unterstützt das Harnsystem

Als kühler oder lauwarmer Tee eingenommen wirkt Schafgarbe als Diuretikum und fördert den Urinfluss. Durch ihre antimikrobielle Wirkung wird sie häufig zur Behandlung von Harnwegsinfektionen eingesetzt, oft in Kombination mit anderen Kräutern, um das beste Resultat zu erzielen. Dazu zählen Bärentraube (*Arctostaphylos uva-ursi*), Wacholder (*Juniperus communis*) und Sonnenhut (*Echinacea spp.*). Eklektische Kräuterkundler setzten Schafgarbe bei einer Vielzahl von Harnbeschwerden ein, darunter Nieren- und Harnröhrenreizungen, Unterdrückung des Urins und »chronische Erkrankungen des Harnapparats«.[10]

Unterstützt die Verdauung

Schafgarbe ist aromatisch und bitter, was sie zu einem wunderbaren Verbündeten bei der Unterstützung der Verdauung macht. Sie kann in Kräutermischungen für Magenbitter oder für Tees verwendet werden. Eklektische Kräuterheilkundler setzten Schafgarbe bei Menschen mit Dysenterie (Durchfallerkrankungen) ein.

Wehrt Insekten ab

Die würzigen Aromen der Schafgarbe können zur Abschreckung von Insekten, wie z. B. Steckmücken, eingesetzt werden. Wir haben diese Wirkung unmittelbar erlebt, als wir einfach frische Schafgarbenblätter und -blüten genommen und auf unsere Haut und Kleidung gerieben haben. Man kann mit Schafgarbe auch sein eigenes Mückenspray zubereiten (siehe Rezept auf Seite 223).

IDENTIFIZIERUNG

Schafgarbe wächst an verschiedenen Orten und in verschiedenen Höhenlagen, von offenen Feldern über Berggipfel bis hin zu Meeresküsten. Sie breitet sich über kriechende Rhizome aus und hat aromatische, dunkelgrüne oder graugrüne Blätter. Die Blätter gehen von einer Grundrosette aus und wachsen wechselständig an einem aufrechten Stängel empor; sie werden nach oben hin kleiner. Die lanzettlichen Blätter sind fein gegliedert, was ihnen ein feder- oder farnartiges Aussehen verleiht.

Der flache Blütenstand besteht aus vielen kleinen „Blüten", die selbst wieder ein Verbund aus kleinen Röhrenblüten sind, die von blütenblattähnlichen Zungenblüten umgeben sind. Obwohl die Blüten der wildwachsenden Schafgarbe meist weiß sind, können sie auch eine rosa Färbung haben. Kultivierte Sorten gibt es in vielen Farben, auch sie können einige medizinische Vorteile bieten. Da Geschmack und Duft jedoch sehr unterschiedlich sind, sollte man sich am besten an die wildwachsende weiße Sorte halten.

ÖKOLOGISCHE ZUSAMMENHÄNGE

Schafgarbe ist eine Wirtspflanze für Schmetterlinge, einschließlich des Distelfalters (*Vanessa cardui*). Ihre Blüten versorgen Motten, Schmetterlinge, Dickkopffalter, Bienen, Wespen, Schwebfliegen und Käfer mit Nektar und Pollen. Schafgarbe kann auch räuberische Wespen, Marienkäfer und Spinnen anziehen. Es ist bekannt, dass Schafe und Hirsche gerne die Blütenköpfe fressen, ebenso ist das Laub eine wichtige

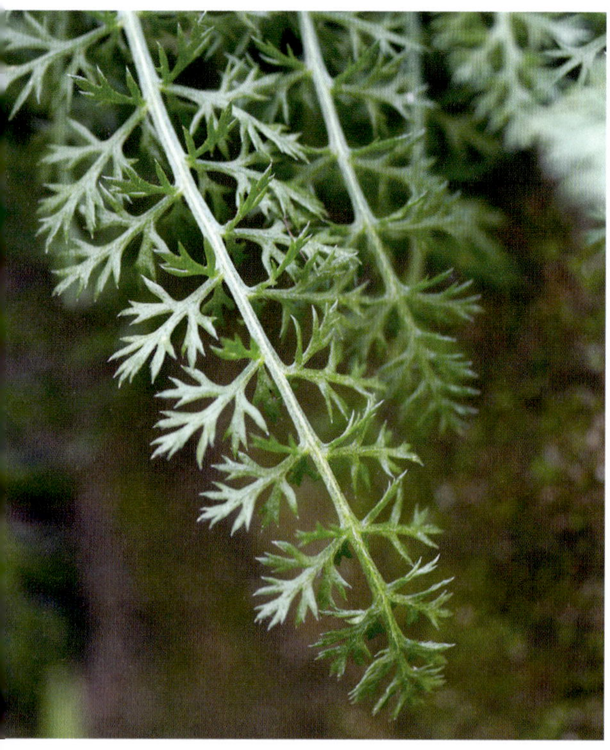

Nahrungsquelle für die Küken des Beifußhuhnes (*Centrocercus urophasianus*).

Die weitläufigen Rhizome der Pflanze können den Boden stabilisieren und Erosion verhindern. Sie können Nährstoffe aus dem Boden aufnehmen, darunter Kalium, Phosphor und Kupfer, sodass einige Gärtner Schafgarbe als nährstoffreichen Mulch verwenden.

ERNTE

Die Blätter können je nach Bedarf während der gesamten Vegetationsperiode geerntet werden, die Blüten am besten kurz nach dem Erblühen oder solange sie aromatisch sind. Um die Blätter zu sammeln, zupfen Sie von jeder Pflanze nur einige mit den Fingern ab. Wenn Sie sowohl die Blüten als auch die Blätter ernten möchten, schneiden Sie die Stängel mit einer Haushalts- oder Gartenschere nahe am Boden ab und lassen die Wurzeln stehen, damit die Pflanze nachwachsen kann.

Schafgarbe vermehrt sich durch Rhizome und Samen. Fördern Sie das Wachstum zukünftiger Generationen, indem Sie die Wurzeln intakt und genügend Blüten übrig lassen, damit die Pflanze Samen bilden kann, die hauptsächlich durch den Wind verbreitet werden.

Vorsichtsmaßnahmen bei der Ernte

Schafgarbe ähnelt oberflächlich betrachtet den Pflanzen der Familie der Apiaceae wie Wilde Möhre (*Daucus carota*) und Gefleckter Schierling (*Conium maculatum*) (siehe Häufig vorkommende Giftpflanzen auf den Seiten 40 bis 41). Untersuchen Sie die Blüten sorgfältig, um sie voneinander zu unterscheiden. Im Gegensatz zu den *Apiaceae*-Blüten besteht jede kleine Schafgarbenblüte aus Scheiben- und Zungenblüten.

TIPPS FÜR DIE GARTENARBEIT

Die trockenheitstolerante Schafgarbe kann durch Wurzelteilungen nahe beieinander liegender Pflanzen im Frühjahr oder Herbst vermehrt werden. Direktsaat im Garten ist vom frühen Frühjahr bis zum Herbst möglich. Schafgarbe breitet sich gerne langsam über unterirdische Rhizome aus, sorgen Sie also für genügend Platz, aber rechnen Sie damit, sie ab und zu zügeln zu müssen. Vermeiden Sie farbige Kulturpflanzen, wenn Sie sie medizinisch verwenden möchten.

WIE SIE SCHAFGARBE IN IHR LEBEN INTEGRIEREN KÖNNEN

Schafgarbe kann auf viele Arten zu Pflanzenheilmitteln verarbeitet werden. Ihre Wirkstoffe sind in Wasser, Öl, Alkohol und Hamamelis-Destillat löslich und sie lässt sich äußerlich leicht als Kompresse zur Behandlung von Verletzungen und Wunden verwenden. Schafgarbe eignet sich auch für Tee sowie für einen Öl- oder Alkoholauszug, um damit Wunden zu behandeln. Als heißer Tee fördert Schafgarbe die Schweißproduktion, als kalter Tee die Harnausscheidung. Als Dampfbad verringert es Stauungen in der Lunge und den Nasennebenhöhlen und unterstützt die Hautgesundheit (siehe Gesichtsdampfbad mit Königskerze und Schafgarbe auf Seite 271).

Empfohlene Mengen

- *Tee (getrocknet):* 3 bis 9 g täglich
- *Tinktur (frische Blätter und Blüten):* 1:2, 95 % Alkohol; 2 bis 4 ml, 3-mal täglich
- *Tinktur (getrocknete Blätter und Blüten):* 1:5, 40 % Alkohol

Besondere Hinweise

- Während der Schwangerschaft ist Schafgarbe eventuell nicht sicher.
- In seltenen Fällen reagieren manche Menschen allergisch auf Schafgarbe. Bei schweren Allergien gegen die Familie der Asteraceae sollte man sich der Schafgarbe mit Vorsicht nähern.

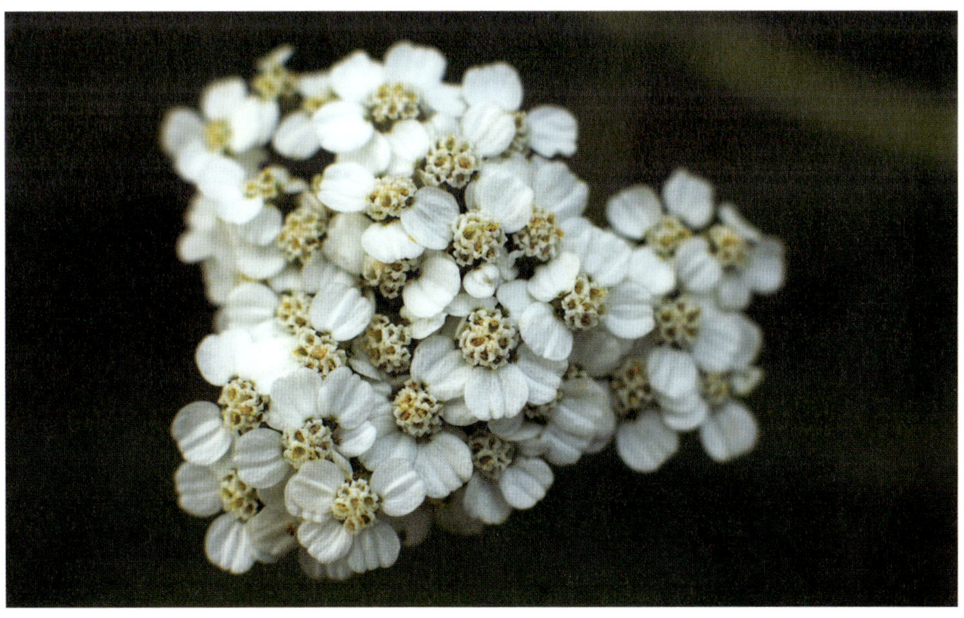

SCHAFGARBEN-HOLUNDERBLÜTEN-TEE

Dies ist unsere Version einer sehr alten Kräuterrezeptur gegen Erkältung und Grippe. Sie wirkt lindernd bei allgemeinen Beschwerden und wird von den meisten Menschen, selbst Kindern, gut vertragen. Sowohl Holunderblüten als auch Schafgarbe sind entspannende Diaphoretika, sodass sich diese Mischung besonders gut für Menschen mit Fieber eignet, die sich heiß und unruhig fühlen. Die besten Ergebnisse erzielen Sie, wenn Sie diese Mischung in kleinen Portionen über einen Zeitraum von etwa einer Stunde trinken und nicht alles auf einmal. Wenn Sie den Tee in eine kleine Thermoskanne geben, bleibt er warm.

Pfefferminze, Grüne Minze, Zitronenmelisse oder sogar Wilde Indianernessel (*Monarda fistulosa*) sind wunderbare Kräuter, die zu dieser Mischung passen. Es ist auf jeden Fall ein geschmacksintensiver Tee. Wenn Sie einen empfindlichen Gaumen haben, sollten Sie vielleicht mit weniger Schafgarbe beginnen oder den Tee weniger lang ziehen lassen.

Ergibt: etwa 500 ml

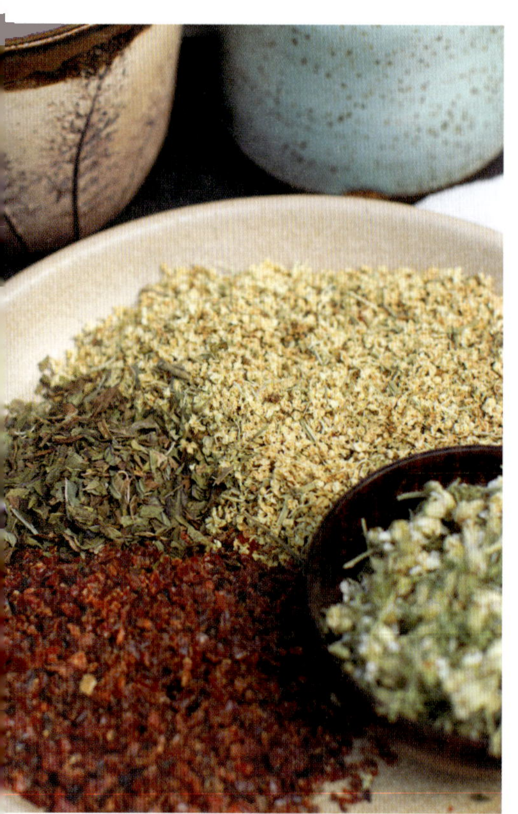

5 g getrocknete Schafgarbenblätter und -blüten

5 g getrocknete Holunderblüten

2 EL getrocknete Hagebutten, geschnitten und verlesen, oder getrocknete ganze Hagebutten

1 große Prise getrocknete Minze, Sorte nach Belieben

500 ml Wasser

Honig, nach Geschmack (optional)

1. Alle Kräuter in ein Glasgefäß (500 ml Inhalt) füllen.
2. 500 ml Wasser zum Kochen bringen und über die Kräuter gießen. Abdecken und 30 Minuten ziehen lassen.
3. Abseihen. Falls gewünscht, Honig zum Abschmecken hinzufügen. Schlückchenweise trinken, solange der Tee warm ist.

SCHAFGARBEN-SPRAY GEGEN INSEKTEN

Das intensive Aroma der Schafgarbenblätter und -blüten ist eine hervorragende Waffe gegen Insekten. Wir empfehlen Ihnen, die Schafgarbe vor der Verwendung zu zerdrücken und daran zu riechen, um sicherzugehen, dass sie einen starken Duft hat. Wenn nicht, suchen Sie eine frischere Schafgarbe. Dieses Spray ist eine bequeme, sichere und wirksame Methode, um Stechmücken in Schach zu halten. Das Öl und das pflanzliche Glyzerin halten den Duft der Schafgarbe länger auf der Haut als das Hamamelis-Destillat allein. Am besten tragen Sie es direkt auf die Haut auf, denn es könnte Ölflecken hinterlassen, wenn Sie es auf die Kleidung sprühen. Für eine optimale Wirkung sollten Sie das Spray alle paar Stunden erneut auftragen.

Ergibt: 360 ml

---

ca. 25 g frisch getrocknete Schafgarbenblätter und -blüten

500 ml Hamamelis-Destillat

1 EL Trägeröl (z. B. Olivenöl, Aprikosenkernöl)

1 EL pflanzliches Glycerin

45 bis 60 Tropfen (ca. 0,5 TL) ätherisches Lavendelöl *(Lavandula angustifolia)* (optional)

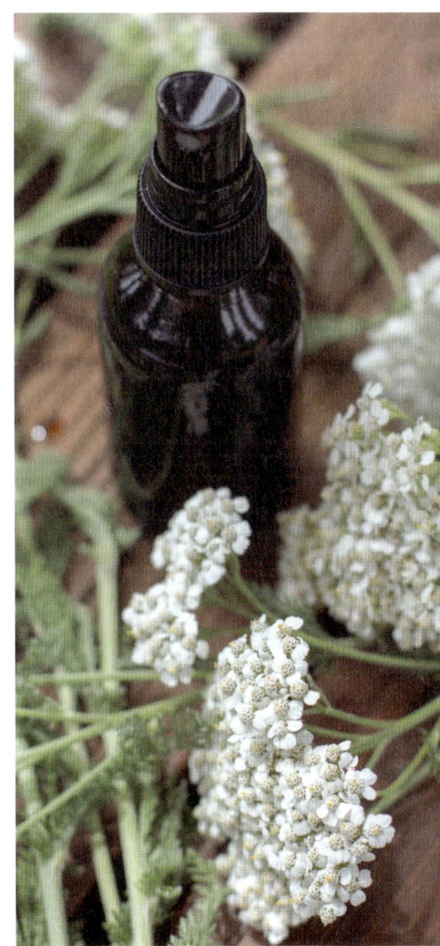

1. Die Schafgarbe in ein Schraubglas (etwa 500 ml Inhalt) füllen.
2. Hamamelis-Destillat, Trägeröl und pflanzliches Glyzerin in einer kleinen Schüssel mischen und das Glas damit auffüllen, dabei müssen die Kräuter vollständig bedeckt sein. Gut umrühren, fest verschließen und beschriften.
3. Das Glas an einem kühlen, dunklen Ort mindestens 2 Wochen lang lagern. In der ersten Woche das Glas täglich einmal schütteln. In den ersten Tagen saugt die getrocknete Schafgarbe einen Teil der Flüssigkeit auf. Evtl. mehr Hamamelis-Destillat dazugießen, damit das Glas komplett gefüllt bleibt.
4. Die Tinktur durch ein Seihtuch gießen und gut ausdrücken, um die gesamte Flüssigkeit zu extrahieren. Nach Belieben ätherisches Lavendelöl hinzufügen und gut umrühren.
5. Das Mückenspray mithilfe eines Trichters in saubere Sprühflaschen füllen, diese beschriften und an einem kühlen, dunklen Ort lagern.

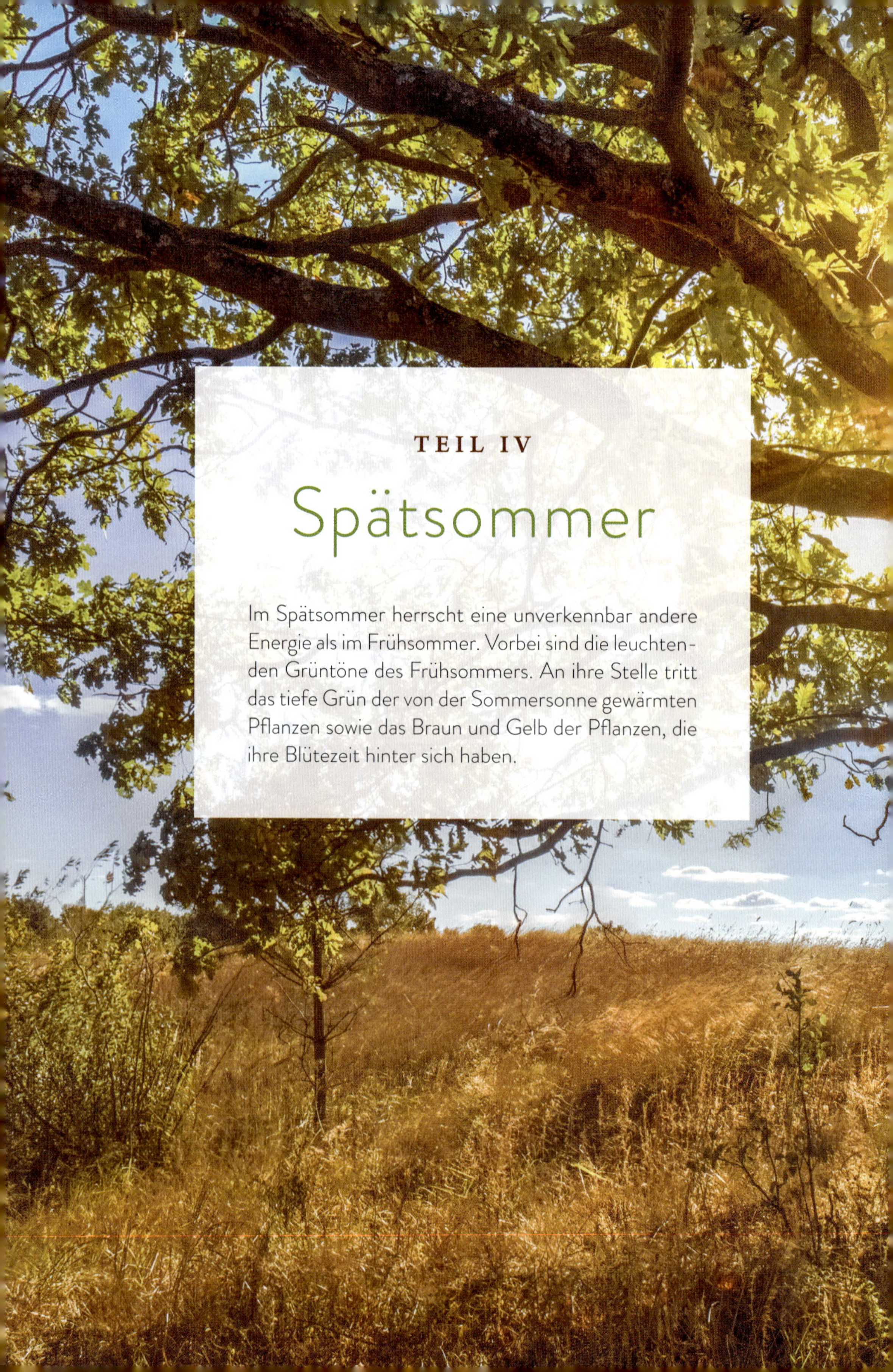

TEIL IV

Spätsommer

Im Spätsommer herrscht eine unverkennbar andere Energie als im Frühsommer. Vorbei sind die leuchtenden Grüntöne des Frühsommers. An ihre Stelle tritt das tiefe Grün der von der Sommersonne gewärmten Pflanzen sowie das Braun und Gelb der Pflanzen, die ihre Blütezeit hinter sich haben.

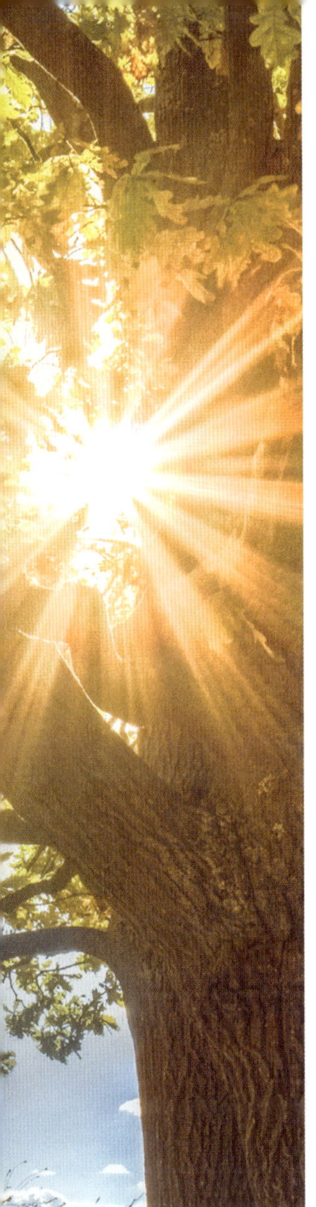

Während die Wildblumen des Frühlings und Frühsommers bereits verwelkt sind, haben die spät blühenden Pflanzen ausgeharrt und erfüllen Felder und Wegesränder mit einem letzten Farbenrausch. Gelbe Farbtöne durchziehen die Landschaft, vom Leuchten der Goldrute bis zu den länger werdenden Sonnenstrahlen.

An einigen Orten ist der Spätsommer eine Zeit der Ernte, eine Zeit, in der die Energie, die eingesetzt wurde, nun zum Erfolg geführt hat, und in der wir feiern können. Die Bauernmärkte quillen über von Produkten wie Paprika, Melonen und Okra. Wie fleißige Eichhörnchen, die sich auf den Winter vorbereiten, konservieren wir die Pflanzen, die wir geerntet haben, wir kochen sie ein, dörren sie und tiefkühlen sie. An Erntedankfesten bringen die Menschen gemeinsam ihre Dankbarkeit für das Gedeihen der Pflanzen zum Ausdruck.

An anderen Orten ist der Spätsommer eine Zeit der Langsamkeit, da sowohl die Menschen als auch die Pflanzen in der Hitze dahindümpeln. Hier spüren wir die Pause zwischen der Fülle des Frühsommers und der Ernte der Herbstfrüchte. Dies ist die Jahreszeit, in der wir uns von Nahrungsmitteln und Heilmitteln ernähren, die kühlende Erfrischung bieten. Unsere Gartenwerkzeuge haben wir zur Seite gelegt und können nun unsere Abende gemeinsam mit der Familie und mit Freunden genießen.

Sehnen Sie sich bereits nach kühleren Temperaturen, kuscheligen Pullovern und dem Geschmack von Kürbis? Oder genießen Sie die letzten Tage der Sommerwärme? In der Natur ist Veränderung die einzige Gewissheit; der Herbst wird früh genug kommen. Widerstehen Sie dem Drang, nach vorne zu schauen, und tauchen Sie stattdessen in diese goldene Jahreszeit ein.

Aktivitäten im Spätsommer

- Wandern oder Schwimmen gehen
- Einen Strauß pflücken
- Den Zikaden oder Grillen zuhören
- Wolken beobachten
- Unter dem Sternenhimmel schlafen
- Konfitüren und Tomaten einkochen oder Pickles zubereiten
- Bilder von Samen zeichnen
- Eine Cocktail-Party veranstalten
- Ein Journal führen (siehe Kapitel 7)

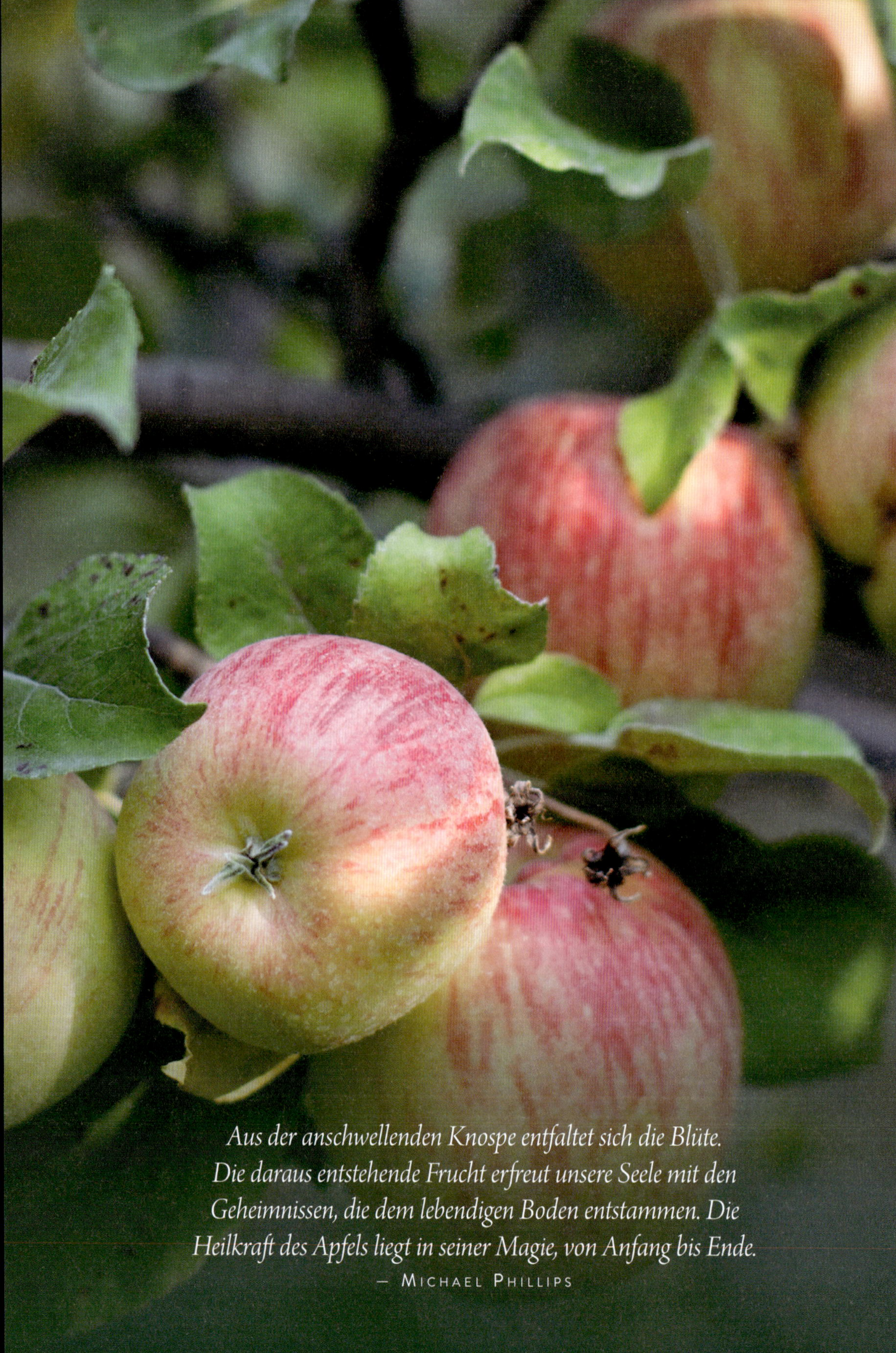

Aus der anschwellenden Knospe entfaltet sich die Blüte. Die daraus entstehende Frucht erfreut unsere Seele mit den Geheimnissen, die dem lebendigen Boden entstammen. Die Heilkraft des Apfels liegt in seiner Magie, von Anfang bis Ende.

– Michael Phillips

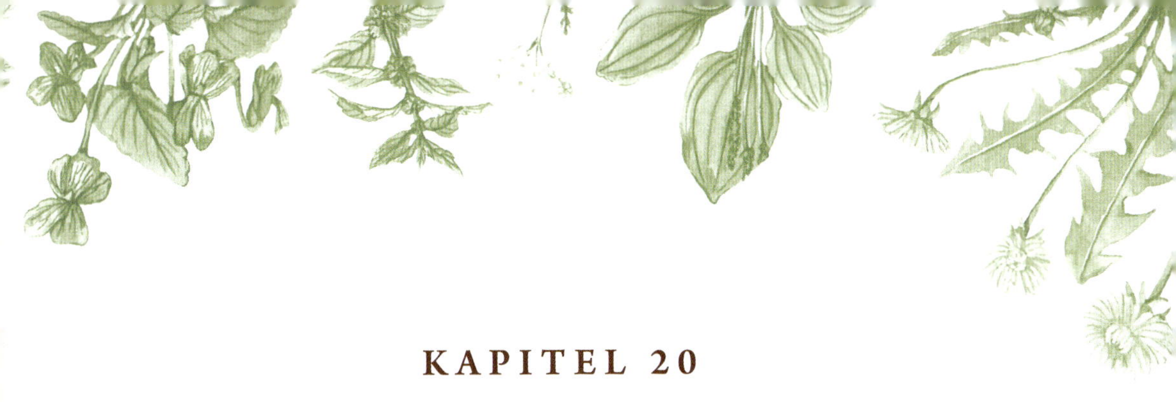

KAPITEL 20

APFEL

Diese großen, süßen Früchte von kultivierten Apfelbäumen erhalten alle Liebe und Aufmerksamkeit. Jedes Jahr werden Millionen von Tonnen angebaut und in die ganze Welt verschifft. Doch was diese massenproduzierten Früchte an Verbraucherfreundlichkeit bieten, fehlt ihnen oft an Qualität. Äpfel von verwilderten Apfelbäumen oder aus traditionellen Obstgärten haben höchstwahrscheinlich mehr Geschmack und Nährstoffe. Wenn man auf ein großes Angebot von einheimischen Äpfeln zugreifen kann, ist das ein Glücksfall für die Herstellung vieler Leckereien, von Apfeldesserts über Apfelessig bis hin zu hausgemachtem, fermentiertem Apfelwein.

Botanischer Name: *Malus* spp.
Familie: Rosaceae (Rosengewächse)
Verwendete Teile: Früchte, Zweige, Rinde, Blätter
Wirkung: Frucht: kühlend, befeuchtend; Zweige/Rinde/Blätter: kühlend, trocknend
Geschmack: sauer, süß
Eigenschaften: adstringierend, verdauungsfördernd, nahrhaft
Verwendung: Verstopfung (Frucht), Durchfall (Zweige, Rinde), Nahrungsmittel, »Hält den Doktor fern«, Straffung und Kräftigung des Gewebes
Zubereitungen: Apfelessig, fermentierter Alkohol, Lebensmittel, Tinktur, Waschung

Der Apfelbaum stammt ursprünglich aus Zentralasien, den Bergen Kasachstans. Über den Gewürzhandel und später durch die Kolonialisten verbreitete sich der Apfel in alle Regionen der Welt mit gemäßigtem Klima. Seit über 9.000 Jahren wird er sorgsam für Apfelwein und als süßes Obst angebaut.[1] Holzäpfel, die kleinen, bitteren und adstringierenderen Verwandten der domestizierten Äpfel, sind oft nährstoffreicher, aber kaum genießbar.

MEDIZINISCHE EIGENSCHAFTEN UND ENERGETIK

Äpfel sind lecker, nahrhaft und kühlend. Die Zweige und Blätter sind von Natur aus adstringierend und trocknend, während die Früchte saftig und schmackhaft sind. Seit Hunderten von Jahren werden Präparate auf Apfelbasis verwendet, um Verdauungsbeschwerden und Fieber zu bekämpfen und Naschkatzen zufriedenzustellen.

PFLANZENGABEN

Blätter und Rinde wirken als Adstringens

Wie andere Mitglieder der Familie der Rosengewächse sind Äpfel adstringierende Pflanzen, die zur Straffung und Kräftigung von lockerem Gewebe eingesetz werden können. Dabei sind die Blätter weniger adstringierend als die Rinde (aber leichter zu ernten). Ein Tee, der aus den Blättern und der Rinde des Apfelbaums zubereitet wird, kann auch im Mund geschwenkt werden, um Mundinfektionen zu behandeln. Ebenso kann er zur Stärkung des Gewebes des Verdauungstrakts zu sich genommen werden, als Teil einer Behandlung von Geschwüren oder übermäßigem Durchfall.

Die adstringierenden Eigenschaften des Apfels können auch den Ösophagussphinkter straffen und kräftigen. Wenn sich dieser Schließmuskel nicht fest zusammenzieht, kann aus dem Magen Säure in die Speiseröhre gelangen und Sodbrennen verursachen. Der Kräuterkundler Jim McDonald, der ausführlich über die Verwendung von Äpfeln als Heilmittel geschrieben und gelehrt hat, schlägt eine Rezeptur aus Apfelblättern und -rinde sowie Wegerich und Malve als mehrgleisigen Ansatz zur Behandlung von Sodbrennen vor.[2]

Ein aus den Blättern und der Rinde hergestellter Tee kann als Waschung verwendet werden, um Hautwunden und Entzündungen, einschließlich Schnitte, Kratzer, Insektenstiche und Ausschläge, zu behandeln.

An apple a day keeps the doctor away

Dieses bekannte englische Sprichwort macht deutlich, weshalb Äpfel schon seit langem geschätzt werden. Sie stecken voller Nährstoffe und sind besonders reich an den Vitaminen C und E sowie an Ballaststoffen und Mineralien wie Kalium und Magnesium. Außerdem enthalten sie eine breite Palette an Phytonährstoffen, insbesondere in ihren Schalen.[3] Allerdings sind nicht alle Äpfel gleichwertig. Die einzelnen Sorten unterscheiden sich stark in der enthaltenen Nährstoffmenge. Wildäpfel oder Holzäpfel können hundertmal mehr Phytonährstoffe enthalten als ihre kultivierten Verwandten. Leider können diese Sorten extrem sauer, adstringierend oder bitter und dadurch eine Herausforderung beim Verzehr sein. Es gibt jedoch auch schmackhaftere Holzäpfel. Der einzige Weg, dies herauszufinden, ist, einen kleinen Bissen von den jeweiligen Sorten zu probieren.

Die Autorin Jo Robinson verweist in ihrem Buch *Lebensmittel als Medizin* darauf, dass die Apfelsorten Braeburn, Fuji, Gala, Granny Smith, Boskoop, Honeycrisp und McIntosh einen hohen Phytonährstoffgehalt haben.[4] Zu den Sorten mit den wenigsten Phytonährstoffen gehören Golden Delicious und Pink Lady. Kommerzielle Züchter besprühen die Äpfel oft stark mit Chemikalien. Kaufen Sie daher, wenn möglich, Bio-Äpfel (oder Äpfel, von denen Sie wissen, dass sie nicht behandelt wurden). Dann können Sie auch die Schalen essen, die voller Phytonährstoffen stecken.

Äpfel als Medizin für Kinder

Aufgrund seines süßen Geschmacks und seiner heilenden Eienschaften eignet sich der Apfel besonders gut für Kinder, vor allem wenn sie mit verschiedenen Verdauungsbeschwerden zu kämpfen haben. Apfelmus ist ein köstliches und leicht verdauliches Nahrungsmittel, das besonders nach Magenbeschwerden hilfreich sein kann. Pur gegessen kann es den Stuhlgang sanft unterstützen und so Verstopfung bekämpfen. Wenn weicher Stuhlgang oder Durchfall das Problem sind, dann rühren Sie etwas gemahlenen Zimt in das Apfelmus. Eine Studie zeigte, dass Kinder mit einer durch Gastritis bedingten leichten Dehydrierung besser mit verdünntem Apfelsaft und anschließend einem Lieblingsgetränk hydriert wurden als Kinder, denen eine Elektrolytmischung verabreicht wurde.[5]

IDENTIFIZIERUNG

Apfelbäume haben eine grau-braune Rinde, die schuppig oder glatt sein kann. Die Blätter wachsen wechselständig und sind elliptisch oder eiförmig mit gesägten oder gekerbten Rändern; sie können eine flaumige Unterseite haben. Die Blüten wachsen in Büscheln, haben eine weiße bis rosa Färbung und jeweils fünf Blütenblätter. Die Farbe der Früchte reicht von grünlich-gelb bis rot. Wenn eine Frucht horizontal halbiert wird, sieht man fünf sternförmig angeordnete Samen. Die Fruchtgröße variiert: Holzäpfel werden nicht größer als 5 cm im Durchmesser, während andere Sorten einen Durchmesser von 7,5 bis 10 cm haben.

DER PREIS FÜR DAS SPRÜHEN VON CHEMIKALIEN

Vor vielen Jahren haben mir (Rosalee) die Apfelblüten geholfen, den Umstieg auf ausschließlich biologische Lebensmittel zu vollziehen. Es war Mai, ich fuhr durch den Osten Washingtons, berauscht von all den schönen Obstplantagen voller Apfelblüten. Was für ein Anblick!

Ich fuhr in einen Park, um zu Mittag zu essen, und gerade als ich aus dem Auto steigen wollte, bemerkte ich ein Schild, auf dem Schwangere und andere sensible Bevölkerungsgruppen gewarnt wurden, diesen Park zu betreten, wenn die umliegenden Obstplantagen besprüht werden, da die Chemikalien durch den Wind herüberwehen könnten.

Ich stieg wieder in mein Auto ein. Kurz danach sah ich Menschen in Schutzanzügen, die Vorbeikommende darauf hinwiesen, dass zur Zeit Chemikalien versprüht würden. Durch die Bäume hindurch konnte ich weitere Personen sehen, die ebenfalls Schutzanzüge trugen und große Tankwagen fuhren, die von riesigen, wabernden Chemikalienwolken umgeben waren. Meine Begeisterung für all diese wunderschönen Blüten sank.

Ich war damals noch recht jung und hatte nicht viel Geld. Aber von diesem Moment an kaufte ich nur noch Bio. Mir wurde klar, dass ich nicht nur keine mit schädlichen Chemikalien besprühten Lebensmittel wollte, sondern dass ich auch nicht zulassen wollte, dass diese Chemikalien in die Luft geblasen werden, in unsere Böden sickern, die Bauern vergiften oder gar in einer Fabrik hergestellt werden.

gesägte oder gekerbte Blattränder
elliptische oder eiförmige Blätter
die Frucht enthält fünf sternförmig angeordnete Samen
viele Staubblätter
fünf abgerundete Blütenblätter

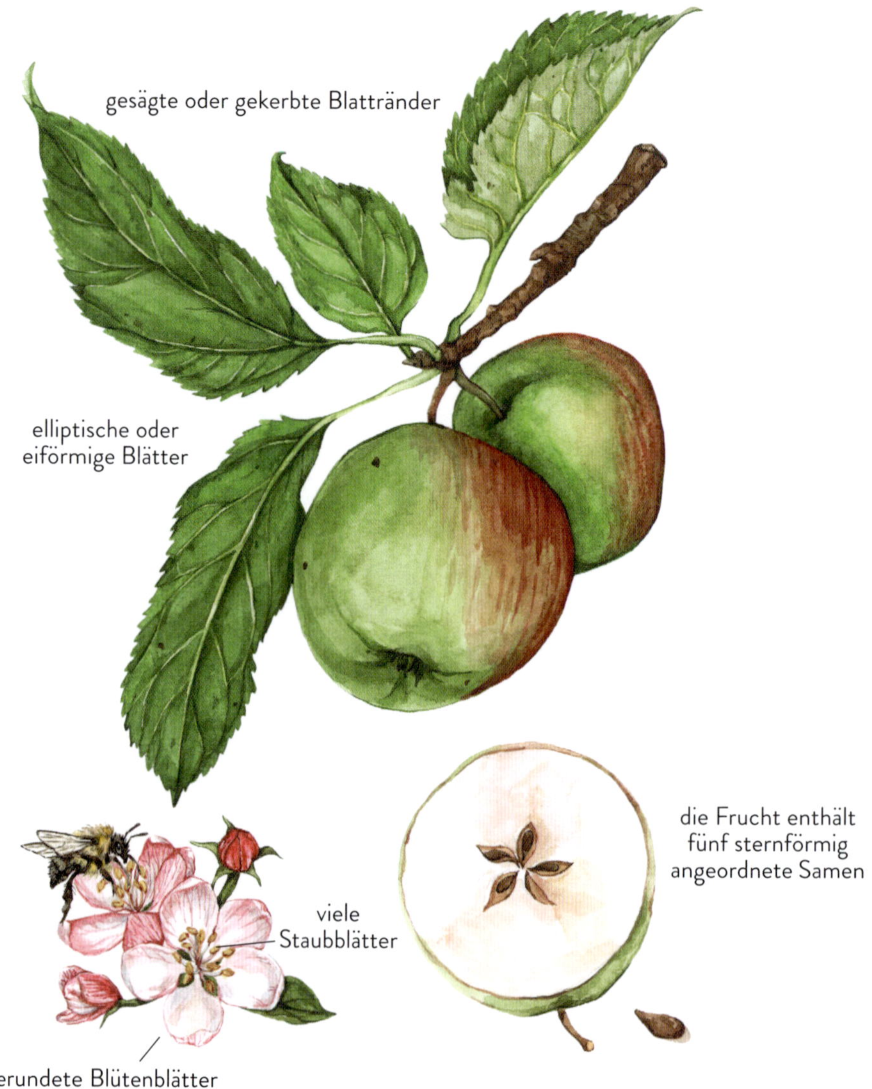

Apfel (*Malus spp.*) mit Hummel (*Bombus impatiens*)

Lebenszyklus: Laubgehölz, mehrjährig
Vermehrung: Samen, Wurzeltriebe
Wuchsform: Baum bis zu 12 m hoch, aber oft kleiner
Vorkommen: Felder, Hecken, Obstgärten und -plantagen, Parks, Wälder
Standort: volle Sonne
Boden: gut durchlässig, feucht, leicht sauer
USDA-Klimazonen: 4–8

Wofür steht die Bezeichnung? Saft versus Cider

In den Vereinigten Staaten bezeichnet der Begriff *cider* in der Regel frischen, rohen, ungefilterten Apfelsaft. In allen anderen Teilen der Welt wird Cider (oder Cidre) meist als Bezeichnung für ein fermentiertes, alkoholisches Getränk verwendet (was in den Vereinigten Staaten als *hard cider* bezeichnet wird). Der in Geschäften erhältliche Apfelsaft wird in den USA oft aus einem Konzentrat hergestellt oder ist stark gefiltert. Leider wird durch diesen Filterungsprozess ein Großteil der Phytonährstoffe aus dem Saft entfernt. Jo Robinson sagt, dass naturtrüber Apfelsaft bis zu viermal mehr Nährstoffe enthält als gefilterter.[6] Wenn man durch den Saft hindurchsehen kann, wurde er gefiltert. Halten Sie stattdessen nach einer trüben Sorte Ausschau.

ÖKOLOGISCHE ZUSAMMENHÄNGE

Einige Apfelbäume sind selbstbestäubend, aber die meisten müssen mit einem in der Nähe wachsenden Apfelbaum einer anderen Sorte fremdbefruchtet werden. Die duftenden Apfelblüten locken Bestäuber wie Schwebfliegen, Honigbienen, Hummeln und Wildbienen an, die ihr Nest evtl. in der Nähe des Baumes im Boden haben. Bestimmte Motten legen Eier auf den Blättern und Früchten ab, die als Nahrung für ihre Larven dienen. Wespen erbeuten dann diese Larven sowie andere Insekten, die den Baum bevölkern. Vögel und Säugetiere fressen gerne die Früchte und helfen durch ihren Kot, die Samen zu verbreiten.

ERNTE

Wenn Äpfel in Ihrer Region wachsen, lassen Sie die Lebensmittelgeschäfte links liegen und halten Sie Ausschau nach wild wachsenden Apfelbäumen oder kaufen Sie direkt beim Obstbauern. Verwilderte Bäume findet man in alten Obstgärten, entlang von Wanderwegen und in Parks, in denen Menschen die Kerngehäuse weggeworfen haben.

Zweige und Blätter können jederzeit gepflückt werden, doch die besten heilsamen

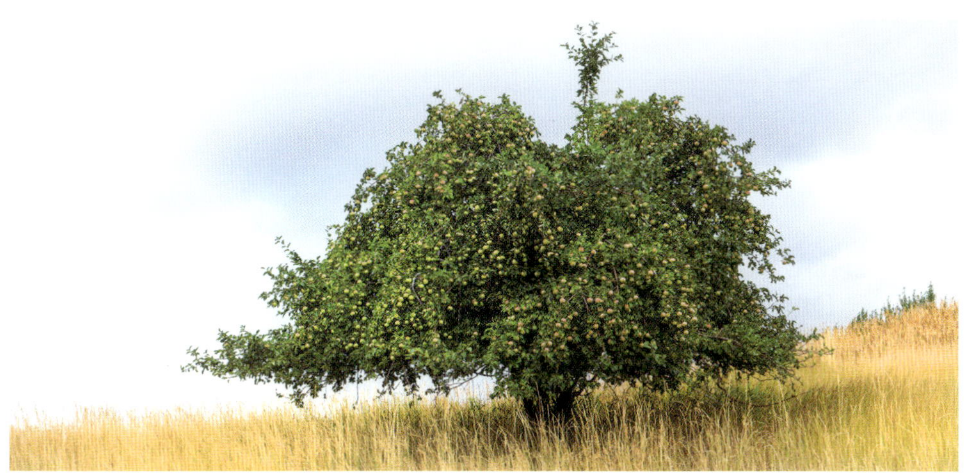

Wirkstoffe enthält das frische Grün im Frühling. Um Zweige zu ernten, schneiden Sie die Spitzen der jungen Triebe mit einer Gartenschere ab. Die Blätter können von Hand gepflückt werden. Äpfel sind erntereif, wenn sie ihre typische Farbe erreicht haben, was je nach Sorte variiert. Sie können natürlich auch ein oder zwei Äpfel kosten, um herauszufinden, ob sie reif sind. Ernten Sie die Äpfel, indem Sie die Frucht sanft mit der Hand oder einem Obstpflücker drehen – nicht reißen oder ziehen. Sie können auch Fallobst nehmen, solange die Früchte nicht zu stark gequetscht oder von Insekten beschädigt sind.

Achten Sie darauf, dass etwas Obst am Baum (oder Fallobst auf dem Boden) zurückbleibt, damit es sich vermehren kann – und zum Wohle der Wildtiere.

TIPPS FÜR DIE GARTENARBEIT

Der Apfel ist die am stärksten angepasste Laubfrucht, die in fast jedem Klima wächst; die meisten Standardsorten benötigen jedoch 900 bis 1.200 Stunden Temperaturen unter 7 °C. Für die Bestäubung sind zwei oder mehr verschiedene Sorten günstig. Um produktiv zu bleiben, müssen die Apfelbäume jährlich im Winter beschnitten sowie Apfelwickler und Obstmaden bekämpft werden. Zwergapfelbäume sind ideal für kleine städtische Standorte, benötigen jedoch die Stütze eines Zauns oder Spaliers.

VERWENDUNG VON ÄPFELN IN IHREM LEBEN

Frisch vom Baum oder als Gebäck zum Nachtisch sind Äpfel ein köstlicher Genuss, wie Süßigkeiten direkt aus der Natur (eine Liste der nährstoffreichsten Apfelsorten finden sie oben). Äpfel, die später in der Saison reifen, halten sich viele Monate im Kühlschrank, während Äpfel, die im Sommer reifen, in der Regel eine viel kürzere Haltbarkeit haben. Wenn Sie eine reiche Ernte haben, können Sie daraus Apfelmus oder Apfelkraut machen. Um die meisten Nährstoffe zu erhalten, verarbeiten Sie die Äpfel am besten ungeschält. Verwenden Sie einen Stabmixer, um die Schalen zu pürieren. Äpfel können auch in dünne Scheiben geschnitten und getrocknet werden.

Holzäpfel unterscheiden sich stark im Geschmack. Sie haben einen hohen Pektingehalt und können eingekocht werden, um so ein selbstgemachtes Pektin für Konfitüren und Gelees zu erhalten. Sie eignen sich auch zur Herstellung von Verjus, Apfelwein und Essig.

Apfelrinde und -blätter können als Abkochung sowohl für innere als auch äußere Anwendungen sowie für die Herstellung eines Alkoholextrakts verarbeitet werden.

Empfohlene Mengen

- *Abkochung (Rinde):* 30 bis 120 ml, 3-mal täglich[7]
- *Tinktur (Rinde):* 1:2, 40 % Alkohol; 5 bis 15 Tropfen, 3- bis 5-mal täglich[8]

Besondere Hinweise

- Vermeiden Sie den Verzehr von zu vielen Apfelkernen, da sie konzentrierte Mengen von Toxinen, sogenannte cyanogene Glykoside, enthalten.
- In den Blättern und in der Rinde finden sich kleinere Mengen an Blausäure, was aber bei der Verwendung von vernünftigen Mengen kein Problem darstellen sollte.

GEBRATENE ÄPFEL

In diesem Rezept trifft die Süße der reifen Äpfel auf ein paar wilde Gesellen! Die Malvenfrüchte verleihen den mürbe gebratenen Äpfeln eine bissfeste Textur, und die gerösteten Löwenzahnwurzeln geben einen leicht bitteren Geschmack, der die Süße ausgleicht. Bestäuben Sie alles mit etwas gemahlenem Zimt, und schon haben Sie Ihre neue Lieblingsspeise!

Ergibt: 2 bis 4 Portionen

---

1 EL Honig

1 EL Butter

2 TL gemahlener Zimt

1 EL frische Malvenfrüchte (papierartige Hüllen nach Belieben entfernen)

1 EL gehackte frische Löwenzahnwurzel

2 mittelgroße Äpfel

1. Den Ofen auf 180 °C vorheizen.
2. Honig und Butter in einem kleinen Topf sanft erhitzen und schmelzen lassen; anschließend den Zimt hinzufügen und gut umrühren.
3. Malvenfrüchte und gehackte Löwenzahnwurzel unter die Honig-Butter-Mischung mischen. Umrühren, bis alles gut miteinander vermengt ist.
4. Die Äpfel entkernen und in 6 mm dicke Scheiben schneiden. Die Apfelscheiben in eine ofenfeste Backform legen. Die Honig-Butter-Mischung über die Äpfel geben und gut vermengen.
5. Im vorgeheizten Ofen etwa 30 Minuten backen, bis die Äpfel weich sind. Nach der Hälfte der Zeit umrühren.
6. Warm servieren.

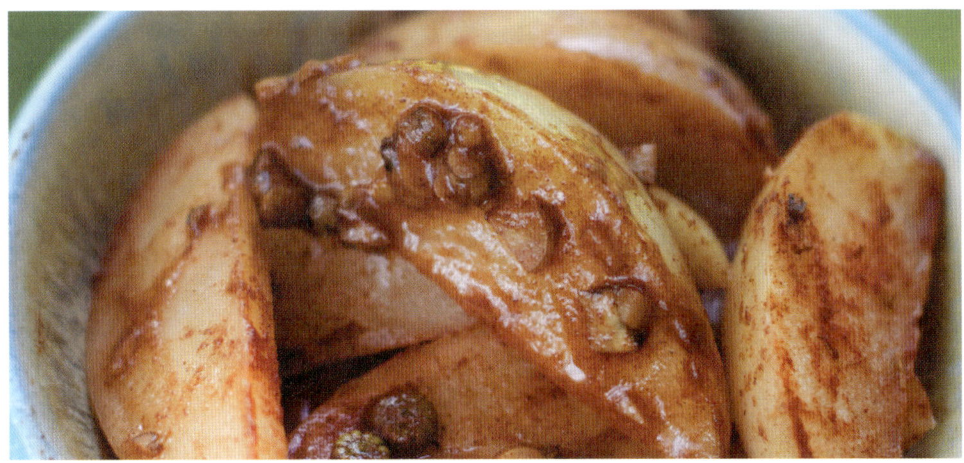

APFEL-BEEREN-KONZENTRAT

Diese Mischung verbindet den köstlichen Geschmack mit den medizinischen Eigenschaften von Äpfeln, Heidelbeeren und Weißdorn (*Crataegus* spp.). Betrachten Sie es als einen antioxidantienreichen Löffel voller Köstlichkeit, den Sie pur genießen oder auf Joghurt, Brot oder Eiscreme träufeln können. Weißdornbeeren können selbst gesammelt oder getrocknet in der Apotheke gekauft werden.

Dieses Rezept haben wir von Jim McDonald, der dazu ergänzend sagt: »Sie können auf jeden Fall auch Gewürze wie Zimt, Piment, Nelken, oder was auch immer Ihnen zusagt, hinzufügen, obwohl ich vorschlage, es zunächst nur mit Apfelsaft und Beeren zu probieren. Wenn der Apfelsaft reduziert wird, werden die natürlichen mild-würzigen Aromen des Apfels intensiviert, und es ist herrlich, diese pur zu schmecken.« Mehr von Jim auf herbcraft.org.

Ergibt: 1 Liter

Etwa 4 l Apfelsaft, gefiltert oder ungefiltert

450 g Heidelbeeren, gefroren oder frisch

450 g getrocknete Weißdornbeeren

1. Apfelsaft, Blaubeeren und Weißdornbeeren zusammen in einen Topf geben. Die Mischung auf sehr niedriger Stufe köcheln lassen und auf etwa 2 Liter einkochen lassen. Dies kann 90 bis 120 Minuten dauern.

2. Die Beeren abseihen.

3. Den Saft in den Topf zurückgießen und wiederum bei schwacher Hitze auf etwa 1 Liter reduzieren. Dies kann 45 bis 90 Minuten dauern.

4. Zur Aufbewahrung in ein Gefäß umfüllen. Im Kühlschrank ist der Sirup etwa 2 Wochen haltbar. Sie können auch einen Teil für den sofortigen Gebrauch nehmen und den Rest für einen späteren Zeitpunkt einfrieren. Nehmen Sie pro Tag 1 bis 2 Löffel oder nach Belieben.

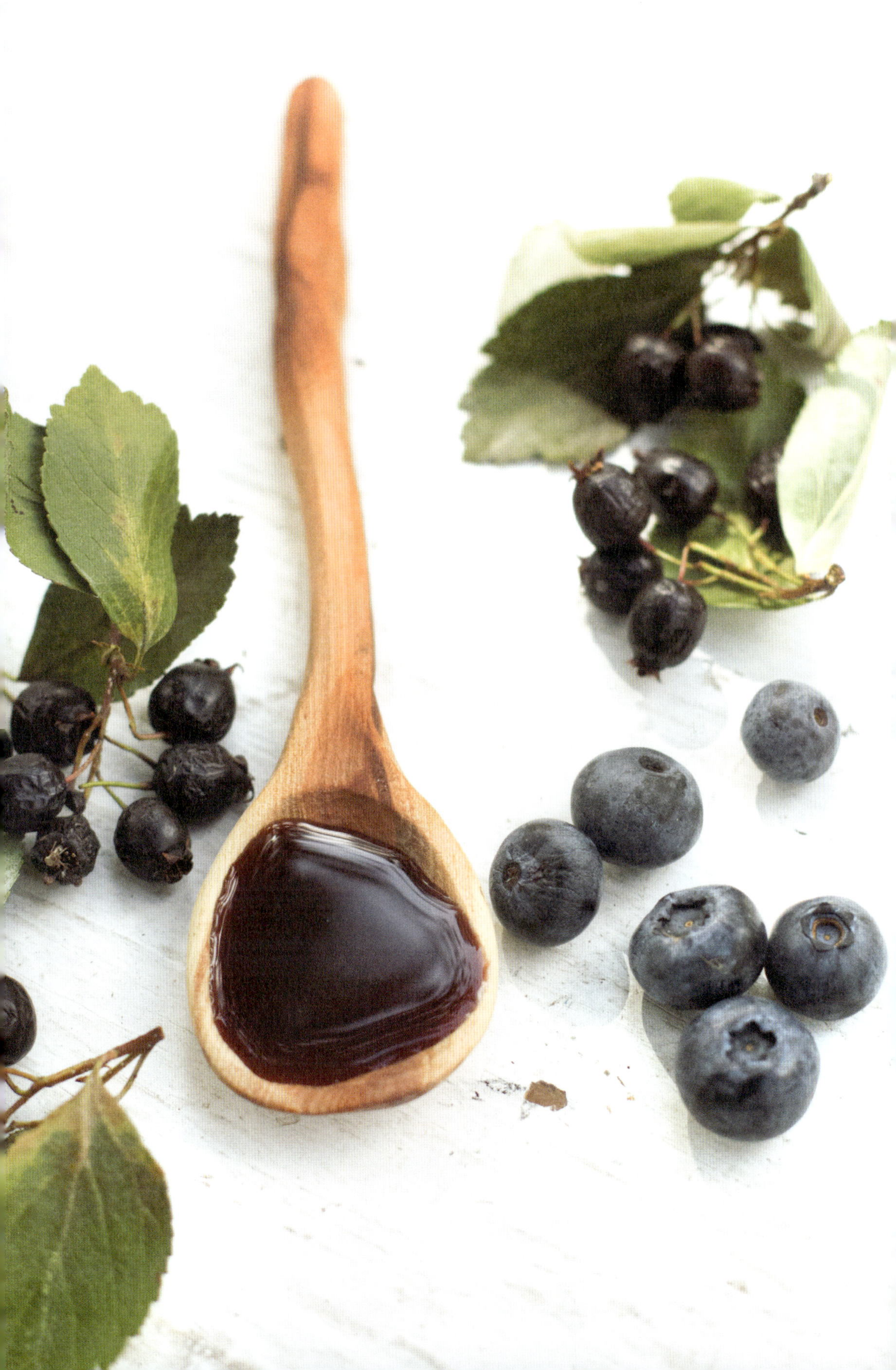

APFELESSIG AUS SCHALEN ODER FALLOBST

Die Herstellung Ihres eigenen Apfelessigs kann ein zutiefst sinnlicher Prozess sein, wenn Sie die verschiedenen Stufen der Gärung sehen, riechen und schmecken. Zuerst gibt es die coole Phase, in der die Wildhefe Obst und Zucker zersetzt und überraschende Gerüche und Blasen produziert. In der nächsten Phase machen sich die *Acetobacter*-Bakterien an die Arbeit, und Ihr Gebräu wird zunehmend sauer, bis Sie, voilà, Essig haben!

Sie können diesen Essig aus Kerngehäusen, Schalen oder Fallobst herstellen, solange die Früchte nicht faul oder schimmelig sind. Zucker fördert die Gärung, und wir haben dafür erfolgreich einfachen weißen Zucker, Kokosnusszucker, Melasse und sogar Honig verwendet (auch wenn es länger dauert).

Ergibt: abhängig von der Menge der Zutaten

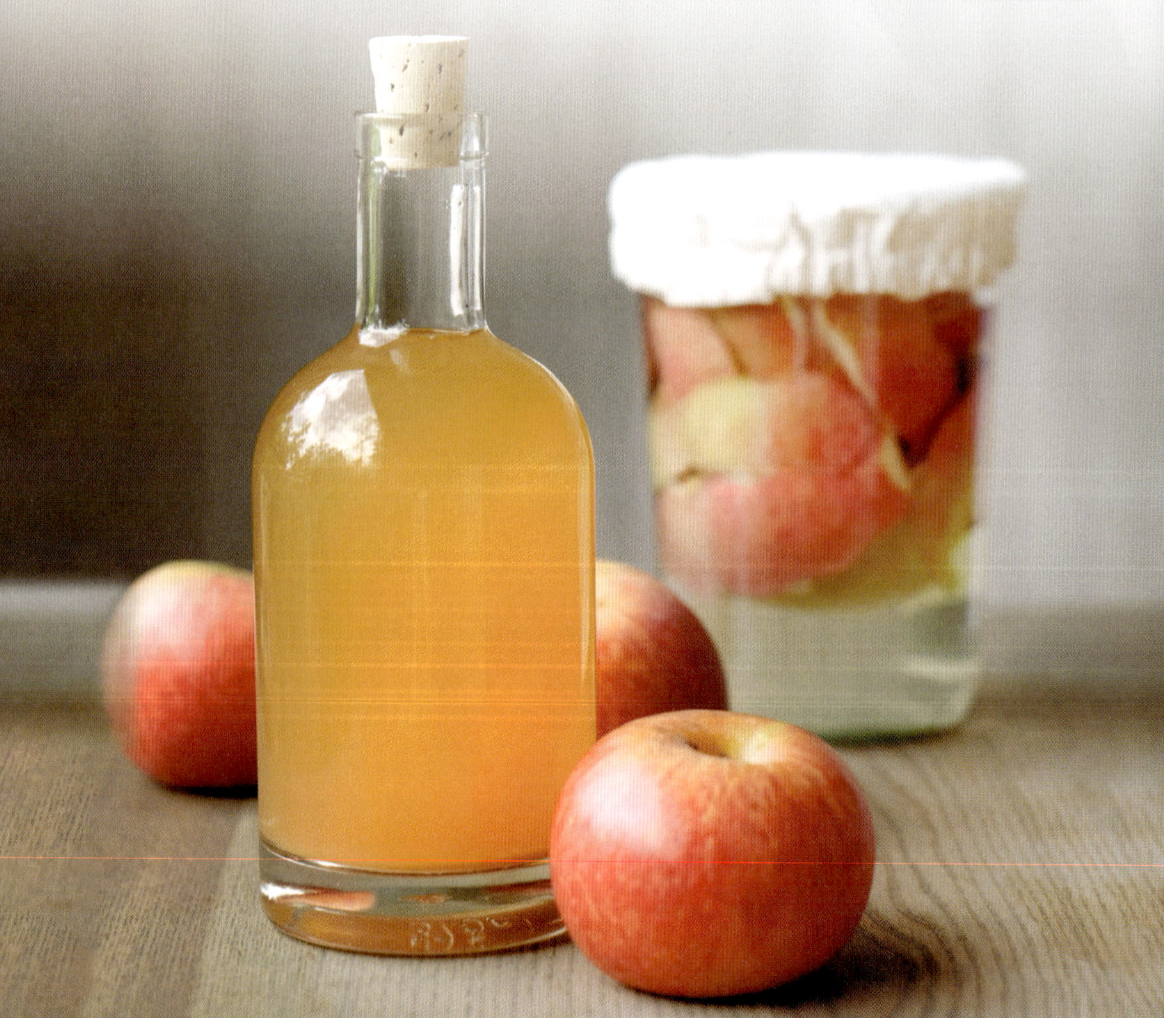

Apfelreste, die den Behälter Ihrer Wahl zur Hälfte füllen

Zucker

Chlorfreies Wasser (siehe Anmerkung zu Wasser, Seite 73)

1. Die Apfelreste in ein Glasgefäß, einen Keramiktopf oder einen anderen nichtreaktiven Behälter geben, dabei sollte der Behälter mehr oder weniger zur Hälfte gefüllt sein. (*Tipp*: Wenn Sie nicht genügend Apfelreste auf einmal haben, sammeln Sie sie im Gefrierfach.
2. Zucker in chlorfreiem Wasser auflösen, bei einem Verhältnis von 1 Esslöffel Zucker pro 1 Tasse Wasser. Das Zuckerwasser über die Äpfel gießen, dabei oben einige Zentimeter Platz lassen. Den Behälter so abdecken, dass Sauerstoffzufuhr und Fliegenschutz gleichermaßen gewährleistet sind. Dafür eignen sich am besten ein Seihtuch, ein Geschirrtuch oder ein mit einem Gummiband gesichertes Kaffeefilterpapier.
3. Das Gefäß 1 Woche bei Raumtemperatur, geschützt vor direktem Sonnenlicht stehen lassen. Um Schimmelbildung zu vermeiden, die Mischung mindestens einmal täglich kräftig mit einem nichtmetallischen Gegenstand umrühren. Irgendwann bilden sich Blasen, die Flüssigkeit wird dunkler und trüb, und es riecht ein wenig alkoholisch – das ist Gärung in Aktion!
4. Nach 1 Woche die Früchte abseihen. Die Flüssigkeit in einen nichtreaktiven Behälter füllen und wie zuvor locker abdecken. Bei Zimmertemperatur und ohne direkte Sonneneinstrahlung weitere 2 bis 4 Wochen stehen lassen (wir bewahren das Gefäß normalerweise in einem Schrank auf). Überprüfen Sie die Flüssigkeit von Zeit zu Zeit mit Ihren Sinnen. Wenn die *Acetobacter*-Bakterien den Alkohol in Essigsäure umwandeln, werden Geruch und Geschmack säuerlicher. Es kann auch sein, dass Sie auf der Oberfläche eine gallertartige, graubraune Substanz entdecken; dies ist eine sogenannte „Essigmutter« und ein gutes Zeichen.
5. Wenn die Flüssigkeit wie Essig riecht und schmeckt, ist sie fertig. Nach Belieben abseihen und anschließend in saubere, luftdichte Flaschen füllen. (Wenn Sie eine Essigmutter abgeseiht haben, können Sie damit eine neue Runde Essig in Gang setzen). Den Essig an einem kühlen, dunklen Ort lagern.

Tipp: Hausgemachter Essig eignet sich am besten zum Kochen, für Salatdressings und andere Rezepte, die sofort verzehrt werden. Wir raten davon ab, ihn zum Einlegen und andere Arten der Lebensmittelkonservierung zu verwenden, es sei denn, Sie verfügen über ein Säuretest-Set und können sicherstellen, dass Ihr Essig mindestens 5 Prozent Essigsäure enthält.

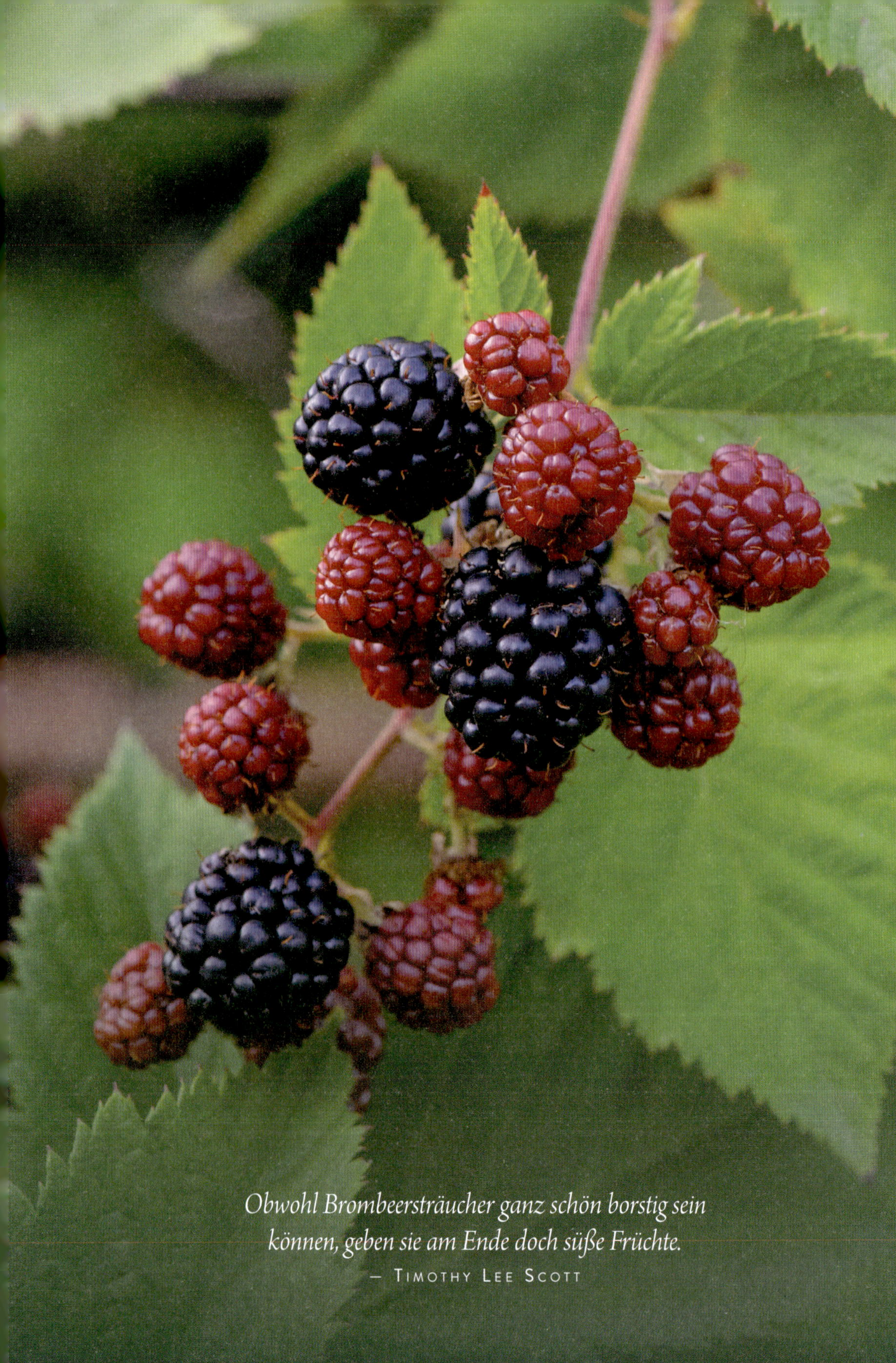

Obwohl Brombeersträucher ganz schön borstig sein können, geben sie am Ende doch süße Früchte.

— Timothy Lee Scott

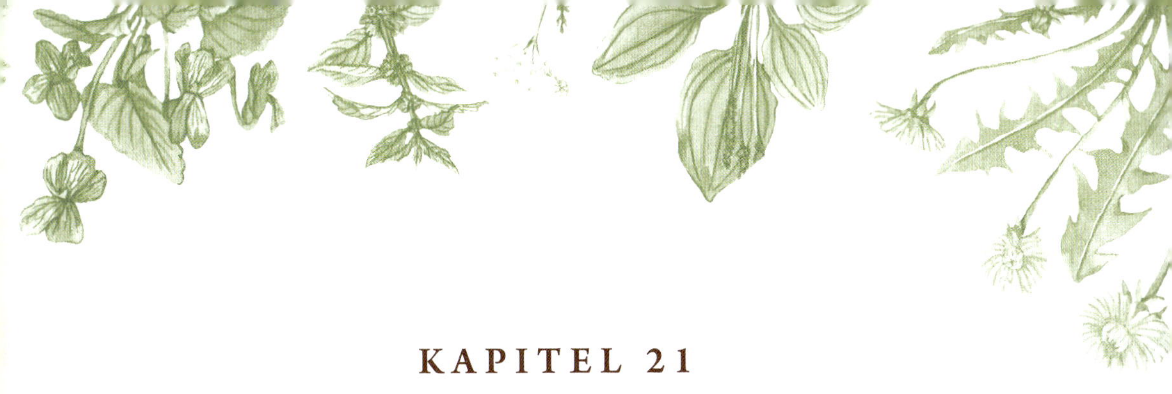

KAPITEL 21

BROMBEERE UND HIMBEERE

Wenn die prallen, saftigen Beeren von den stacheligen Ranken der wilden Brombeersträucher tropfen, weiß man, dass die Erntezeit gekommen ist. Sollten Sie das Glück haben, einige Zeit an einer Stelle mit üppigen, wild wachsenden Brombeersträuchern zu verbringen, werden Sie feststellen, dass sie vielen Tieren Nahrung und Zuflucht bieten: Vögeln, die sich an den süßen Früchten gütlich tun, Bestäubern, die die reichlich vorhandenen Blüten besuchen, bis hin zu den Kaninchen, die ein Labyrinth durch das dornige Dickicht gebaut haben. Mit etwas Vorsicht und im Bewusstsein der Dornen lassen sich diese reifen Früchte leicht vom Strauch pflücken, und höchstwahrscheinlich landen viele auch gleich im Mund. Wenn Sie es schaffen, einen ganzen Korb voll Beeren zu sammeln, können Sie unzählige süße Leckereien daraus kreieren.

Botanische Namen: *Rubus* spp. (einschließlich *R. allegheniensis*, *R. armeniacus*, *R. idaeus*, *R. occidentalis*, *R. ursinus* und viele andere Arten)
Familie: Rosaceae (Rosengewächse)
Verwendete Teile: Blätter, Beeren, Wurzeln
Energetik: kühlend, trocknend
Geschmack: sauer
Eigenschaften: adstringierend, nahrhaft, bindegewebsstärkend
Verwendung: Durchfall, Dysmenorrhoe, Nahrungsmittel, Leukorrhöe, Mundgeschwüre, Förderung der Wehen, Diabetes Typ 2
Zubereitungen: Nahrungsmittel, Tee, Tinktur

Es gibt Hunderte verschiedener Rubus-Beerenarten in der gesamten gemäßigten nördlichen Hemisphäre, und mit Sicherheit haben die Menschen sie von Anfang an als Nahrungsmittel und Medizin genutzt. Mit dem Verzehr der Beeren durch Menschen, andere Säugetiere und Vögel und das anschließende Ausscheiden der Samen haben sich überall auf der Welt zahlreiche wilde Beerensträucher ausgebreitet.

MEDIZINISCHE EIGENSCHAFTEN UND ENERGETIK

Die vielen verschiedenen Brombeer- und Himbeerarten haben jeweils ihre eigenen Vorzüge, aber durch ihren ähnlichen chemischen Aufbau gibt es auch viele gemeinsame Verwendungszwecke. Aufgrund ihres hohen Gerbstoffgehalts und ihrer adstringierenden Wirkung werden diese Pflanzen häufig in dieser Hinsicht auch medizinisch verwendet. Adstringierende Kräuter straffen und kräftigen das Gewebe. Sie haben dieses Gefühl vielleicht schon einmal erlebt, wenn Sie eine unreife Banane gegessen oder eine Tasse starken Schwarztees getrunken haben. Dieses trockene Gefühl im Mund, ein Zeichen der Adstringenz, zeigt, dass sich Ihr Gewebe zusammenzieht und keine Flüssigkeit mehr durchlässt. Dieser Effekt tritt nicht nur in Ihrem Mund auf, sondern auch in den Schleimhäuten Ihres gesamten Körpers. Adstringierende Kräuter können verwendet werden, um überschüssige Ausscheidungen zu reduzieren und Feuchtigkeit im Körper zu halten.

PFLANZENGABEN

Blätter und Wurzeln wirken adstringierend

Adstringenz ist eine wichtige Wirkung in der Kräutermedizin. Viele Pflanzen mit einem hohen Tanningehalt sind zu einem gewissen Grad adstringierend. Eichen verzeichnen hohe Werte auf der Adstringenz-Skala, was aber nicht unbedingt bedeutet, dass sie besser wirken. Denn ihre Rinde kann bei längerer Einnahme oder in hohen Dosen schädlich sein. Kräuterkundler schätzen Brombeeren und Himbeeren, weil sie auf dieser Adstringenz-Skala genau richtig liegen. Die Blätter und Wurzeln straffen und stärken merklich das Gewebe, ohne es zu übertreiben. Sie können oft über einen längeren Zeitraum eingenommen werden.

Ein Tee aus Brombeerblättern kann als Mundwasser und Gurgelwasser verwendet werden, um Entzündungen (geschwollenes Zahnfleisch, kratziger Hals) zu lindern und um schwammiges Zahnfleisch und Mundgeschwüre (Aphthen) zu straffen. Wenn Sie sich bei jahreszeitlich bedingten Allergien wie ein tropfender Wasserhahn vorkommen, können Brombeeren und Himbeeren das Gewebe der Nebenhöhlen stärken, um den reichlich produzierten klaren Schleim zu stoppen. Als Tee eingenommen können die Beeren den Ringmuskel zum Zusammenziehen stimulieren, was ein wichtiger Aspekt bei Sodbrennen sein kann (um die Magensäure daran zu hindern, durch den Ösophagusschließmuskel aus dem Magen zu dringen). Sie können zusammen mit wundheilenden Kräutern (wie Wegerich) kombiniert werden, um Geschwüre im Verdauungssystem zu bekämpfen. Außerdem können sie den unteren Verdauungstrakt straffen und kräftigen, um nichtinfektiösen Durchfall zu beheben und Hämorrhoiden zu verkleinern. Ebenso wie die eklektischen Kräuterkundler des späten 19. Jahrhunderts verwenden moderne Kräuterkundler sie bei Leukorrhöe (übermäßiger, nicht infektiöser Vaginalausfluss) und Spermatorrhoe (übermäßige, unfreiwillige Ejakulation). Puh! Das sind ganz schön viele Vorteile der Adstringenz!

Beeren und Blätter liefern Nährstoffe

Sowohl die Blätter als auch die Beeren der verschiedenen Arten sind nährstoffreich. Die detailliertesten Nährstoffinformationen sind über die rote Himbeere (*Rubus idaeus*) bekannt. Die Blätter sind reich an Magnesium und Mangan.[1] Außerdem enthalten sie Phytonährstoffe wie Flavonoide und Tannine. Rote und schwarze Himbeeren sowie Brombeeren sind als Frucht außergewöhnlich ballaststoffreich: 60 g Beeren enthalten etwa 5 bis 6 g Ballaststoffe.[2] Zudem sind sie reich an Flavonoiden und Vitaminen. In *Lebensmittel als Medizin* schreibt Jo Robinson: »Grob geschätzt haben Beeren eine viermal höhere antioxidative Wirkung als die meisten anderen Früchte, zehnmal mehr als die meisten Gemüsesorten und vierzigmal mehr als manche Getreidearten. Wir müssen mehr davon essen.«[3]

Beeren und Blätter wirken positiv auf die Herzgesundheit und bei Diabetes Typ 2

Der Verzehr von Beeren kann eine hervorragende Möglichkeit sein, ein gesundes Herz zu unterstützen sowie Entzündungen und hohen Blutzucker bei Menschen mit Insulinresistenz und Diabetes Typ 2 zu begegnen. Zahlreiche Studien haben gezeigt, dass der regelmäßige Verzehr von roten und schwarzen Himbeeren die Herzgesundheit durch die Senkung von Bluthochdruck und Verbesserung des Cholesterinspiegels fördern kann.[4] Schwarze Himbeeren haben nachweislich gesundheitliche Vorteile für Menschen mit Prädiabetes und Diabetes Typ 2. So zeigte eine Studie, dass die Beeren bei Prädiabetes-Patienten dazu beitragen können, den Blutzucker zu kontrollieren und Gefäßentzündungen zu verringern.[5] Eine andere Studie konnte bei Menschen mit metabolischem Syndrom, einer Gruppe von Erkrankungen, die das Risiko für Herz-Kreislauf-Erkrankungen und Diabetes erhöhen, zahlreiche Verbesserungen feststellen, darunter eine Verringerung der Arterienversteifung.[6]

Dabei sind es nicht nur die Beeren, die Vorteile bieten. Eine Studie weißt ausdrücklich darauf hin, dass die Blätter der roten Himbeere den Blutzuckerspiegel so wirksam beeinflussen können, dass es zu einer geringeren Abhängigkeit von Insulin führen kann. Diese Studie richtete sich an Frauen mit Schwangerschaftsdiabetes und empfiehlt ihnen, ihren Insulinspiegel genau überwachen zu lassen.[7]

Rote Himbeerblätter stärken den Uterus

Hinweise auf die Verwendung von roten Himbeerblättern in der westlichen Kräuterkunde reichen Hunderte von Jahren zurück. Allerdings werden die Blätter erst seit kurzem zur Unterstützung der Gebärmuttergesundheit verwendet. Kräuterkundler empfehlen, regelmäßig roten Himbeerblättertee zu trinken, um schmerzhafte Krämpfe während der Menstruation zu lindern. Oft wird er mit Brennnessel und Grüner Minze kombiniert und sollte über einen längeren Zeitraum zu sich genommen werden, um bestmögliche Ergebnisse zu erzielen.

Rote Himbeere wird auch häufig zur Unterstützung der Gebärmutter im letzten Drittel der Schwangerschaft und zur Vorbereitung auf die Geburt eingesetzt. Ihre Fähigkeit, die Regeneration der Gebärmutter nach der Entbindung zu unterstützen, wird ebenfalls geschätzt. Eklektische Kräuterkundler empfahlen die Rote Himbeere bei Gebärmuttersenkung (wir empfehlen jedoch, dafür einen Arzt aufzusuchen).[8]

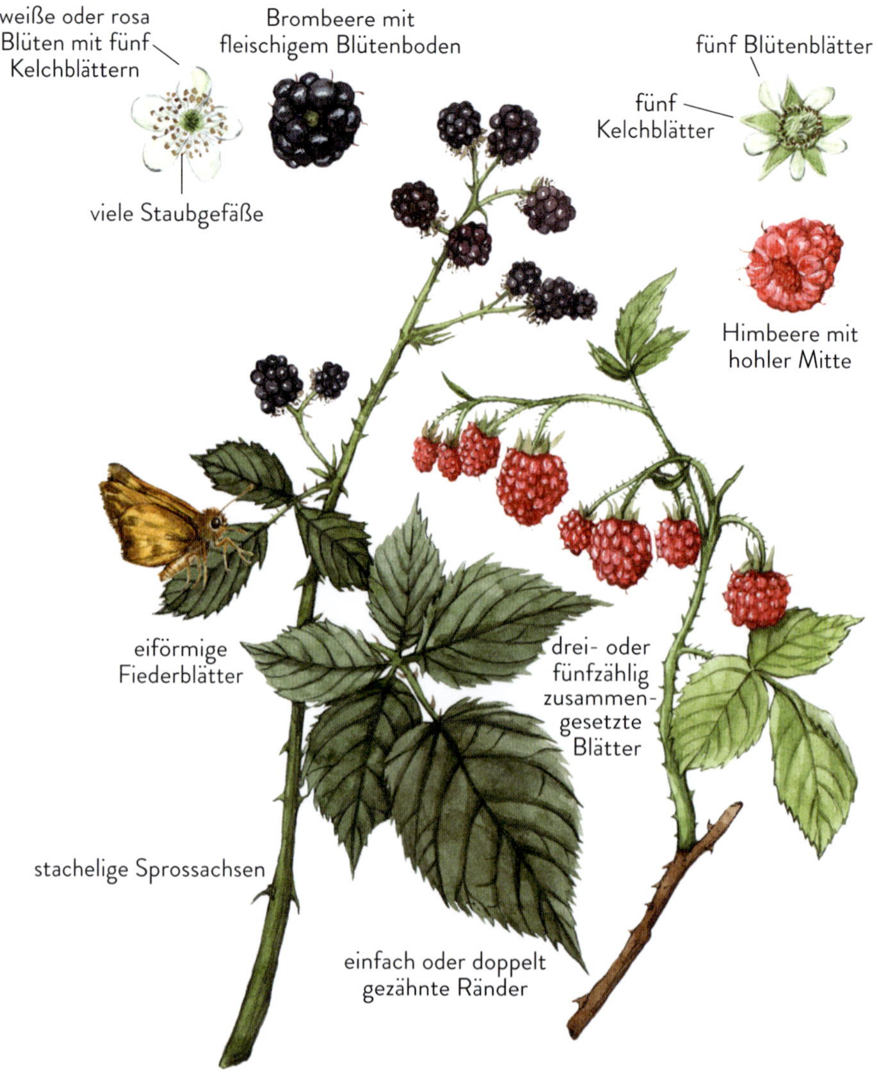

links: Brombeere (*Rubus allegheniensis*)
rechts: Rote Himbeere (*Rubus idaeus*) mit Zabulon-Falter (*Poanes zabulon*)

Lebenszyklus: Gehölz, mehrjährig, mit zweijährigen Sprossachsen
Vermehrung: Samen, Ausläufer
Wuchsform: stachelige, ausladende Sträucher, bis zu 6 m hoch
Lebensraum: Ruderalflächen, Felder, Wälder, Hecken, feuchte Abhänge und Schluchten, alte Gehöfte, Ufergebiete, Flussufer, Wegränder, Dickicht, Brachflächen, Waldgebiete
Standort: volle Sonne bis Halbschatten
Boden: fruchtbar, gut durchlässig, feucht
USDA-Klimazonen: 3–9, je nach Sorte

IDENTIFIZIERUNG

Jede *Rubus*-Art hat ihre eigenen Bestimmungsmerkmale, und Sie sollten für spezifische Informationen ein entsprechendes Bestimmungsbuch konsultieren. Zum Glück sind alle Arten essbar. Brombeeren und Himbeeren haben stachelige Sprossachsen bzw. Ruten, die am Boden entlang kriechen oder dichte Dickichte bilden können. Je nach Art sind die Blätter aus drei, fünf, selten sieben eiförmigen Fiederblättern zusammengesetzt. Die Fiederblätter haben einfach oder doppelt gezähnte Ränder. Die Blüten sind weiß oder rosa mit fünf Blütenblättern, fünf Kelchblättern und vielen Staubblättern. Bei den Brom- und Himbeeren handelt es sich um Sammelsteinfrüchte, bei denen sich die zahlreichen Fruchtknoten einer Blüte in kleine Steinfrüchtchen mit jeweils einem Samen entwickeln. Brombeeren haben einen fleischigen, weißen oder grünen Fruchtboden, während die Himbeeren in der Mitte hohl sind.

ÖKOLOGISCHE ZUSAMMENHÄNGE

Brombeer- und Himbeersträucher bieten sowohl Vögeln als auch Kaninchen, Eichhörnchen und anderen kleinen Säugetieren Unterschlupf. Die Blüten ziehen Bestäuber wie Honigbienen, einheimische Bienen, Schmetterlinge und Dickkopffalter an. Mottenraupen fressen das Laub und die Stängel. Viele Tiere fressen die Früchte und verteilen die Samen, darunter Vögel, Streifenhörnchen, Eichhörnchen, Waschbären, Stinktiere, Füchse und Kojoten. Das Passieren des Verdauungstracks eines Vogels kann sogar zur Verbesserung der Keimungsrate von Brombeersamen beitragen.

In den Vereinigten Staaten hat sich die nicht einheimische Armenische Brombeere (*R. armeniacus*) stark ausgebreitet, wodurch Ökosysteme gestört und einheimische Pflanzen verdrängt werden. Dabei sollte man ihren ökologischen Nutzen nicht übersehen. In *Invasive Plant Medicine* schreibt Timothy Lee Scott, dass die Brombeere »jene Orte schützt, die durch unsachgemäße Abholzung, Rodung oder andere menschliche Eingriffe verwüstet wurden. Ihr Vorkommen in diesen Gebieten trägt dazu bei, die Bodenerosion zu minimieren, und bildet quasi eine Schutzbarriere, die es dem Land ermöglicht, sich zu regenerieren und zu verjüngen«.[9]

ERNTE

Brombeer- und Himbeerblätter erntet man am besten, bevor die Pflanze zu blühen beginnt. Wenn Sie die Blätter mit den Fingern oder mithilfe einer Gartenschere pflücken, achten Sie darauf, dass Sie nicht zu viele von einer einzelnen Pflanze nehmen. Die Beeren erntet man, wenn sie reif schmecken und sich leicht vom Strauch lösen. Meist sind nicht alle Beeren gleichzeitig reif, sodass Sie den Strauch im Laufe der Saison mehrmals aufsuchen können. Legen Sie die Beeren in einer flachen Schicht in einen stabilen Behälter, damit sie nicht zerquetscht werden. Die Wurzeln ernten Sie am besten im Herbst, nachdem die Pflanze Früchte getragen hat und abzusterben beginnt. Mit einer Gartenschere können Sie die oberirdischen Teile entfernen und mit einer Schaufel die Wurzel ausgraben.

Wenn die in Ihrer Region vorkommende *Rubus*-Spezies zu den heimischen Pflanzen gehört, ernten Sie mit Bedacht und lassen Sie genügend Blüten für die Bestäuber sowie Früchte für die Wildtiere übrig, damit diese die Samen fressen und verbreiten können. Zusätzlich zur Vermehrung durch Samen haben einige Brombeeren und Himbeeren Ausläufer, die Sie verpflanzen können. Wenn die *Rubus*-Spezies als invasiv gilt, tun Sie vielleicht einheimischen Pflanzen einen Gefallen, wenn Sie die Blätter, Beeren und Wurzeln ausgiebiger ernten – und eine Vermehrung vermeiden.

Vorsichtsmaßnahmen bei der Ernte

Achten Sie beim Ernten auf die Stacheln. Lange Ärmel, lange Hosen und Handschuhe sind dabei sehr nützlich.

TIPPS FÜR DIE GARTENARBEIT

Bei Brombeeren ist die Wahl regional angepasster Sorten der Schlüssel zum Erfolg, aber nehmen Sie nach Möglichkeit eine stachellose Brombeersorte! Viele Sorten produzieren Ruten mit Wucherneigung und werden am besten an einem Spalier geleitet. Die Sprossachsen sind zweijährig, und die Beeren wachsen auf den jeweiligen Trieben des zweiten Jahres. Um eine konstante Produktion zu erreichen, ist ein Rückschnitt der zwei Jahre alten Ruten im Frühherbst erforderlich. Die einjährigen Ruten werden für die Produktion des folgenden Jahres am Spalier in Form gebracht (gesichert). Regelmäßiges Wässern ist notwendig.

Bei Himbeeren gibt es zwei Sorten: Sommerhimbeeren, die einmal im Frühsommer Früchte tragen, sowie mehrmals tragende Sorten (auch Herbsthimbeeren genannt), die im Frühherbst und im darauffolgenden Sommer Früchte tragen. Beide Typen erfordern einen jährlichen Schnitt, um ältere, abgestorbene Triebe zu entfernen, was bei den Herbsthimbeeren jedoch einfacher ist, weil alle Ruten nach der Ernte abgeschnitten werden. Ein Spalier erleichtert das Ernten und Beschneiden. Himbeeren sind selbstbefruchtend und benötigen keine anderen Sorten zur Bestäubung. Ein gut durchlässiger Boden ist wichtig; regelmäßiges Gießen und Mulchen helfen, die Feuchtigkeit im Boden zu halten.

SO NUTZEN SIE HIMBEEREN UND BROMBEEREN

Beeren sind zweifellos Nahrung und Medizin zugleich! Sowohl Brombeeren als auch Himbeeren haben empfindliche Früchte, die leicht zerdrücken und schon wenige Tage nach der Ernte verderben. Das macht den Anbau für die Bauern kostspielig. Der beste Weg, an Beeren zu kommen, ist, sie selbst zu pflücken. Sie können frisch verzehrt oder zu Konfitüren, Säften, Weinen, Desserts und mehr verarbeitet werden. Wir empfehlen, reichlich zu ernten und einen Teil der Früchte einzufrieren, um auch im Winter welche zu haben. Gefrorene Beeren sind fast so nahrhaft wie frische. Die Wurzeln und Blätter werden auch für Heilzwecke verwendet und können zu einem Tee verarbeitet werden.

Empfohlene Mengen

- *Roter Himbeerblättertee:* 7 bis 10 g täglich
- *Rote Himbeerblatt-Tinktur (getrocknet):* 1:5, 30 % Alkohol; 3 bis 5 ml, 3-mal täglich
- *Brombeerwurzeltee:* 15 g täglich

Besondere Hinweise

Die übermäßige Verwendung von adstringierenden Kräutern kann zu Verstopfung führen. Verringern Sie dann die Verzehrmenge.

HIMBEERBLATTINFUSION

Dieses wirkkräftige Gebräu verbindet die nährenden Eigenschaften der Himbeerblätter mit der zarten Liebkosung der Rosen. Kräuterkundler verlassen sich seit Langem auf die Wirkung von Himbeerblättern, um die Gebärmutter zu stärken und zu straffen, Menstruationskrämpfe zu lindern und die Regeneration nach der Geburt zu unterstützen. Trinken Sie den Aufguss warm oder kalt, möglichst häufig, um beste Ergebnisse zu erzielen.

Ergibt: 750 ml

---

10 g fein zerbröselte getrocknete Himbeerblätter

5 g getrocknete Rosenblütenblätter

1 TL (1 g) getrockneter Hibiskus

1 TL (1 g) getrocknete Minze

750 ml Wasser

1. Alle Kräuter in ein 1-Liter-Glasgefäß (oder eine 1-Liter-Teepresse) füllen.
2. 750 ml Wasser zum Kochen bringen und über die Kräuter gießen. Gut umrühren, abdecken und 30 Minuten ziehen lassen.
3. Gut abseihen und innerhalb von 24 Stunden trinken.

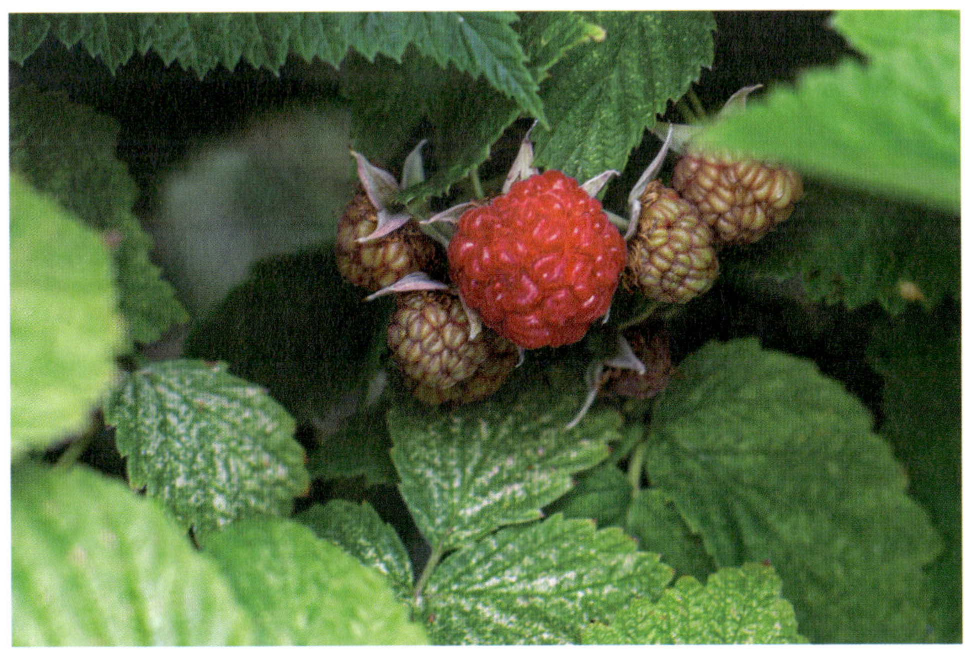

BROMBEER-SHRUB

Ein Spritzer dieses Fruchtsirups auf Essigbasis, einem sogenannten Shrub, kann ein Glas Mineralwasser in eine erfrischende hausgemachte Limonade verwandeln. Dies ist ein recht einfaches Rezept mit Brombeeren und Himbeeren (oder anderen *Rubus*-Arten), das sich leicht mit einer Handvoll Rosenblättern, einer Zimtstange oder einem Stück Vanilleschote aufpeppen lässt. Für beste Ergebnisse verwenden Sie naturbelassenen Essig und Honig.

Ergibt: 350 ml

165 g Brombeeren oder Himbeeren, oder eine Kombination davon

240 ml Apfelessig (mindestens 5 % Säuregehalt)

180 g milder Honig, oder nach Geschmack

1. Die Beeren in ein 500 ml-Glasgefäß geben und leicht mit einer Gabel zerdrücken. Den Essig über die Beeren gießen.
2. Den Rand des Glases mit einem sauberen Tuch abwischen. Das Glasgefäß verschließen, am besten mit einem Glas- oder Kunststoffdeckel. Wenn Sie einen Metalldeckel verwenden, legen Sie Pergamentpapier zwischen den Deckel und das Glas (Essig greift Metall an). Das Glas beschriften.
3. 1 bis 2 Wochen an einem kühlen, dunklen Ort lagern und täglich einmal schütteln.
4. Den Essig abseihen. (Sie können die Beeren wegwerfen oder in anderen Gerichten verarbeiten.) Den Honig nach Geschmack hinzufügen und umrühren, bis sich alles gut vermischt hat. Den Shrub in ein sauberes Glas oder eine Flasche mit einem nichtreaktiven Deckel füllen und beschriften.
5. Im Kühlschrank aufbewahren und innerhalb 1 Jahres verbrauchen. Zum Servieren 1 Teil des Shrubs mit 4 Teilen Sprudelwasser mischen oder das Mengenverhältnis nach Geschmack anpassen.

BROMBEER-SHRUB-COCKTAIL

Ergibt: 1 Cocktail

60 ml weißer oder goldener Rum

30 ml Brombeer-Shrub (siehe Rezept, oben)

120 ml Mineralwasser

Minzzweig zum Garnieren (optional)

1. Ein hohes Glas mit Eis füllen. Rum und Shrub einfüllen (je nach gewünschter Süße können Sie die Menge des Shrubs anpassen).
2. Mineralwasser dazugeben und vorsichtig umrühren, damit sich alles gut vermischt. Nach Belieben mit Minze garnieren.

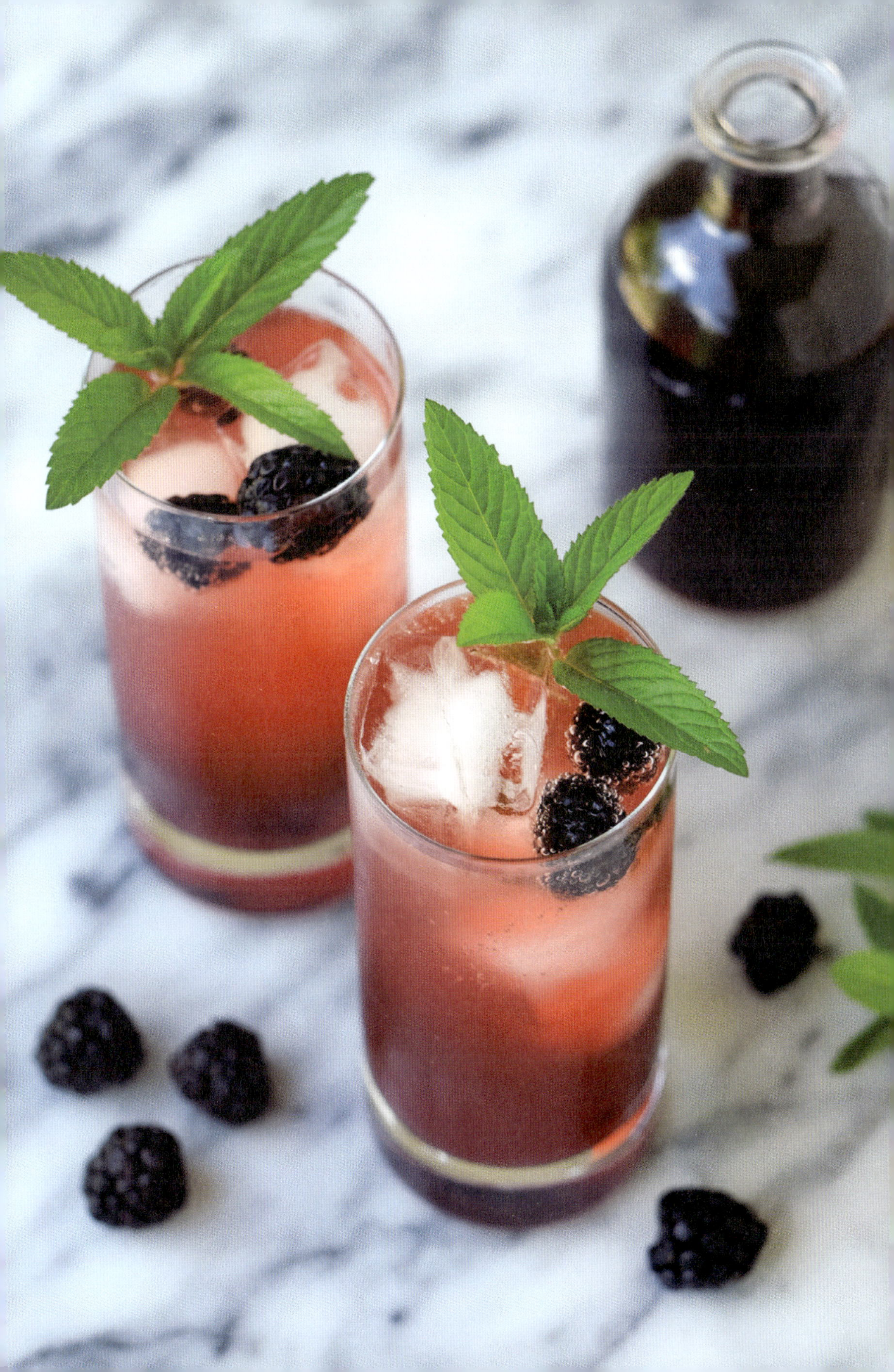

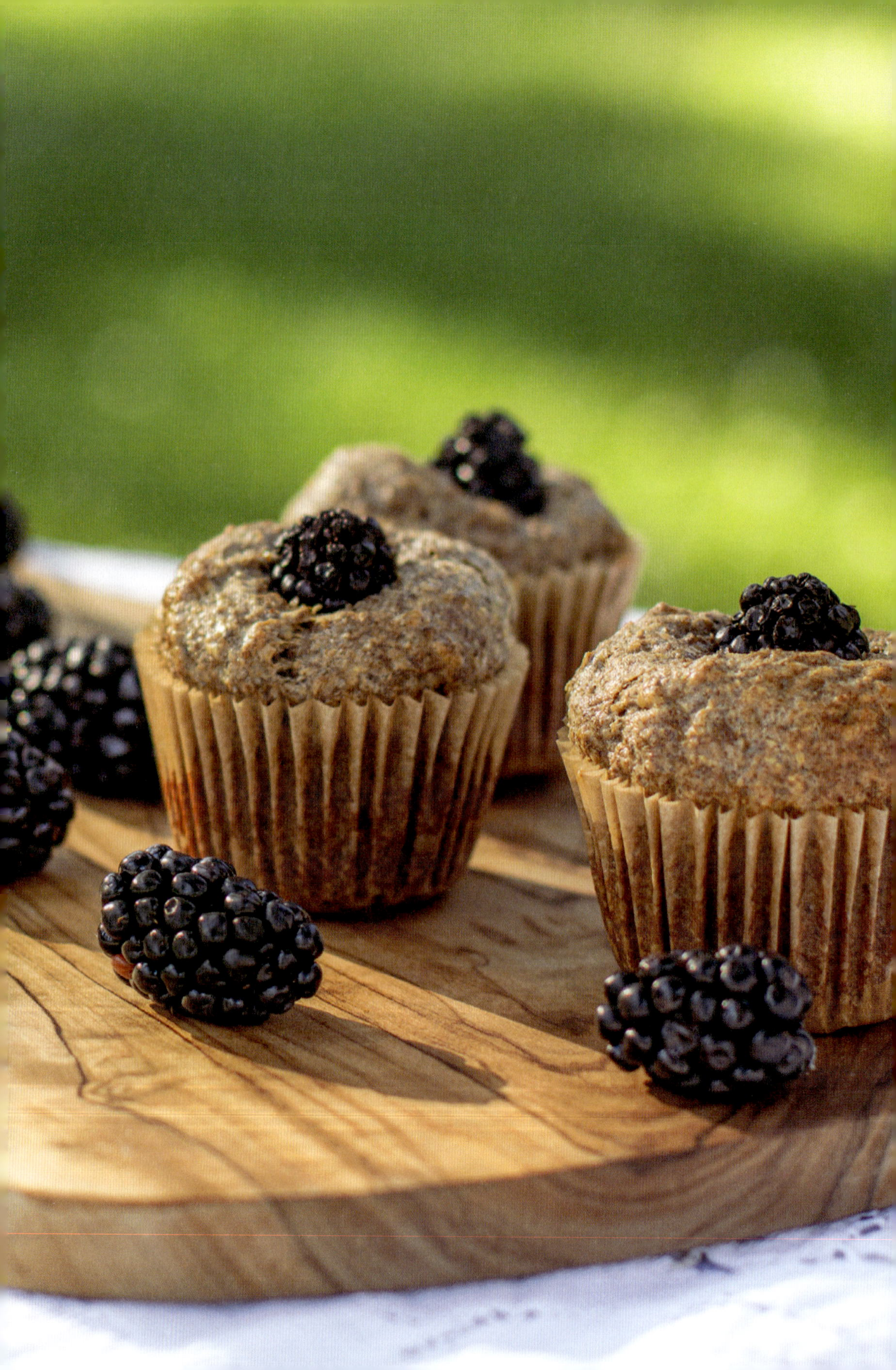

BALLASTSTOFFREICHE BROMBEER-MUFFINS

Diese üppigen Muffins sind eine feuchte und ballaststoffreiche Leckerei, die wir gerne zum Frühstück, als Snack am Vor- oder Nachmittag oder als Dessert essen. Sie können für dieses Rezept jegliche Beeren verwenden, aber wir nehmen am liebsten große, pralle Brombeeren, die frisch vom Strauch gepflückt werden.

Ergibt: 12 Muffins

- 45 g Chiasamen
- 40 g Leinsamen
- 100 g Haferkleie
- 1 TL Backpulver
- 1/2 TL Backnatron
- 2 TL gemahlener Zimt
- 1/2 TL gemahlene Muskatnuss
- 1/4 TL Salz
- 65 g Butter, geschmolzen
- 90 g Honig
- 4 große Eier
- 170 g Kokosnussmilch
- 1 TL Vanilleextrakt
- 150 g große Brombeeren

1. Den Ofen auf 180 °C vorheizen. Ein 12er-Muffinblech mit Papierförmchen auslegen.
2. Chiasamen und Leinsamen mit einer Gewürzmühle zu feinem Pulver mahlen.
3. Gemahlene Samen, Haferkleie, Backpulver, Backnatron, Backpulver, Zimt, Muskatnuss und Salz in einer mittelgroßen Schüssel vermengen.
4. In einer separaten großen Schüssel die geschmolzene Butter, Honig, Eier, Kokosnussmilch und Vanilleextrakt verquirlen.
5. Die trockenen Zutaten zu den feuchten geben und mit einem großen Holzlöffel gründlich unterrühren. Die Mischung sollte feucht und klebrig sein. Die Brombeeren vorsichtig unterheben.
6. Den Teig gleichmäßig auf die Backmulden verteilen.
7. Etwa 30 Minuten backen, bis ein man ein in die Mitte eines Muffins geschobenes Stäbchen wieder sauber herausziehen kann. Vor dem Verzehr etwas abkühlen lassen.
8. Zur Aufbewahrung die Muffins vollständig abkühlen lassen und anschließend in einem luftdichten Behälter im Kühlschrank aufbewahren. Wir essen sie am liebsten, wenn sie vor dem Verzehr noch einmal aufgewärmt werden. Innerhalb von 3 Tagen genießen.

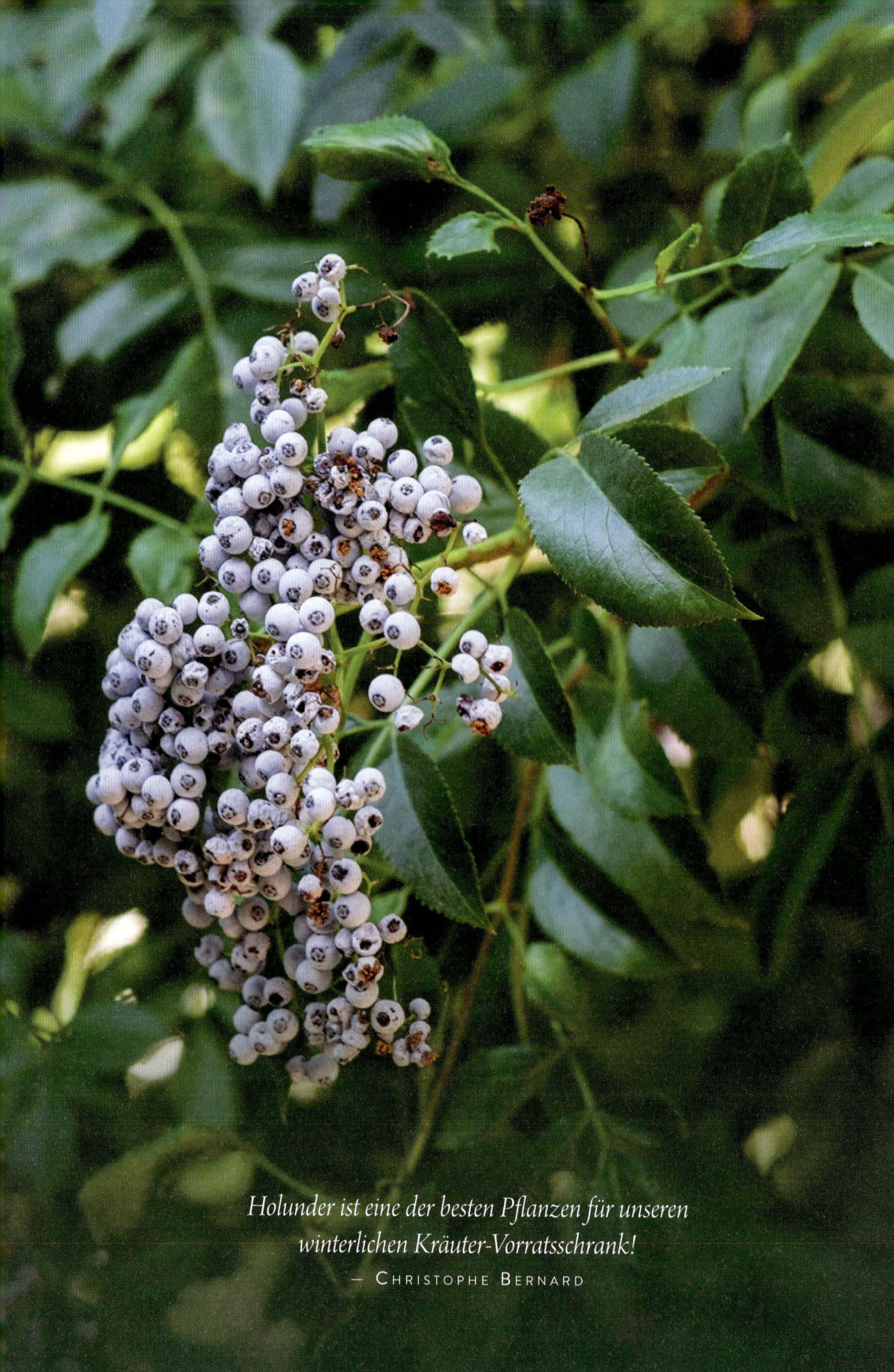

Holunder ist eine der besten Pflanzen für unseren winterlichen Kräuter-Vorratsschrank!

— Christophe Bernard

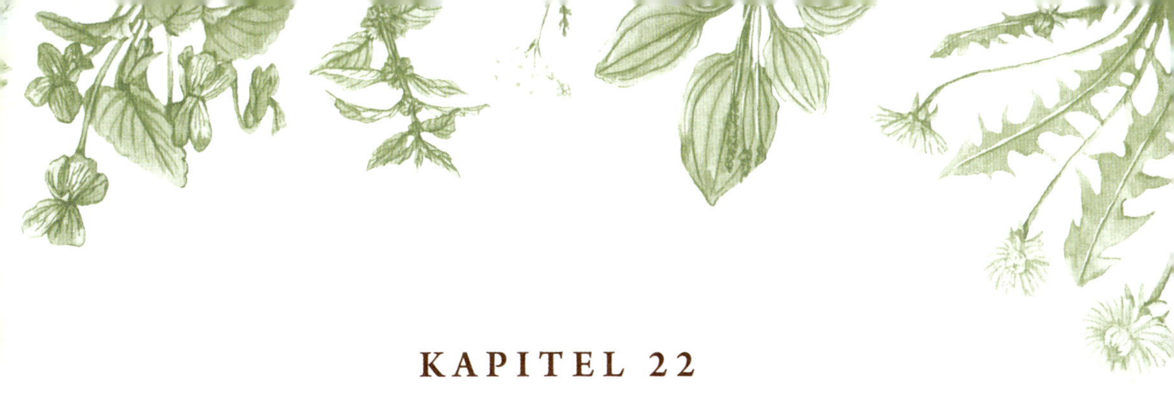

KAPITEL 22

HOLUNDER

Wenn das warme Wetter anhält, verwandeln sich die einst cremeweißen Blüten des Holunders langsam in große, herabhängende Trauben voller dunkler Beeren. Diese Fülle ernährt Vögel und Bären und zeigt uns, dass einige unserer besten Heilmittel auf Bäumen wachsen.

Botanische Namen: *Sambucus nigra, S. nigra* ssp. *canadensis, S. nigra* ssp. *caerulea, S. ebulus*
Familie: Adoxaceae (Moschuskrautgewächse)
Verwendete Teile: Beeren, Blüten (siehe Kapitel 14)
Wirkung: kühlend, trocknend
Geschmack: sauer
Eigenschaften (Beeren): reich an Antioxidantien, antiviral, immunmodulierend, entzündungsmodulierend
Verwendung (Beeren): Erkältung und Grippe, Nahrungsmittel, Herpes, empfindliche Augen
Zubereitungen (Beeren): Farbstoff, Elixier, Nahrungsmittel, Glycerit, Oxymel, Sirup, Tee, Tinktur

Der Holunderstrauch hat eine lange Geschichte als Nahrungsmittel, Medizin und Material für Werkzeuge. Die Beeren sind seit jeher ein traditionelles Heilmittel gegen Symptome einer Erkältung oder Grippe. In den 1990er Jahren erregte dieses beliebte Volksheilmittel die Aufmerksamkeit der israelischen Virologin Madeleine Mumcuoglu. Klinische Studien untermauerten die starken Wirkungskräfte des Holunders. Heute findet man Holunderpräparate in der Regel in Reformhäusern, Lebensmittelgeschäften und Apotheken.

MEDIZINISCHE EIGENSCHAFTEN UND ENERGETIK

Holunderbeeren sind reich an Phytonährstoffen, die entzündungsmodulierend und infektionsabwehrend wirken. Neben ihrer Verarbeitung zu Heilmitteln sind Holunderbeeren auch ein leckeres Lebensmittel, das in Backwaren verwendet oder zu Sirup verarbeitet sowie auf Pfannkuchen geträufelt werden kann.

PFLANZENGABEN

Stoppt oder verkürzt die Dauer von Erkältung und Grippe

Stellen Sie sich vor, es gäbe ein starkes Medikament, das Sie einnehmen könnten, um eine Infektion der oberen Atemwege zu verhindern, erste Anzeichen einer Krankheit zu stoppen oder deren Dauer zu verkürzen. Nehmen wir an, es gäbe zur Erfüllung all unserer Gesundheitswünsche eine Pflanze, die in Hülle und Fülle auf der ganzen nördlichen Hemisphäre wachsen würde sowie sicher in der Anwendung, leicht zu finden und einfach zu ernten wäre. Und um noch eins drauf zu setzen, sagen wir, würde sie auch noch gut schmecken. Darf ich vorstellen: der Holunder. Für viele ist Holunder der Inbegriff einer ganzen Winterapotheke in einer einzigen Pflanze. Der französische Kräuterkundler Bernard Bertrand sagt, dass die Holunderpflanze so viele Eigenschaften besitzt, dass sie oft einfach als Hausapotheke bezeichnet wird.[1]

Holunderbeeren und Holunderblüten werden seit Langem zur Behandlung von Erkältungs- oder Grippesymptomen verwendet. Heute verlassen sich viele Kräuterkundler auf diese phytonährstoffreichen Beeren. Holunderbeeren entfalten besonders dann ihre Wirkung, wenn sie gleich zu Beginn einer Erkältung oder Grippe eingenommen werden. Wenn Sie das erste Kribbeln im Hals oder ein verräterisches Anzeichen von Müdigkeit oder Frösteln verspüren, kann die regelmäßige Einnahme von Holunder das Fortschreiten der Krankheit oft aufhalten. Holunder wird auch präventiv eingenommen, um Krankheiten abzuwehren, und kann dazu beitragen, die Dauer einer Krankheit zu verkürzen.

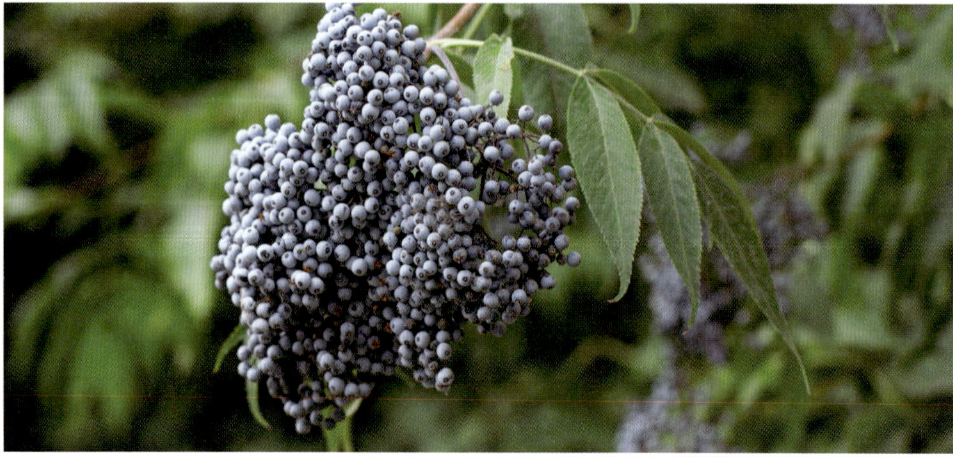

Mehrere Studien haben die wirksamen Inhaltsstoffe des Holunders bestätigt und uns einen Einblick in seine Funktionsweise gegeben. Eine der ersten Studien war eine klinische Studie am Menschen, die zeigte, dass 93,3 Prozent der Personen mit Grippesymptomen, die Holunderbeeren zu sich genommen hatten, innerhalb von zwei Tagen eine deutliche Besserung erfuhren, während es denjenigen, die ein Placebo bekommen hatten, erst sechs Tage später besser ging.[2] Eine andere Studie in Norwegen bestätigte diese Ergebnisse in einer randomisierten, doppelblinden, placebokontrollierten Studie: Forscher verabreichten 60 Personen, die seit weniger als 48 Stunden grippeähnliche Symptome zeigten, viermal täglich entweder 15 ml (etwa 1 Esslöffel) Holundersirup oder einen Placebosirup. Im Durchschnitt berichteten diejenigen, die Holundersirup erhielten, dass sich ihre Symptome vier Tage früher besserten als bei denjenigen, die das Placebo einnahmen. Außerdem berichteten die mit Holunder Behandelten, dass sie deutlich weniger rezeptfreie Medikamente zur Linderung ihrer Symptome einnahmen.[3]

Krank sein ist zwar nie angenehm, wenn man jedoch auf einer Reise eine Erkältung oder Grippe bekommt, kann das besonders lästig sein. Hier hat Holunder seinen Auftritt! Im Rahmen einer Studie wurden 312 Fluggäste begleitet, die von Australien nach Übersee flogen. Die Hälfte erhielt ein Holunderpräparat, die andere Hälfte ein Placebo. Bei denjenigen, die das Placebo einnahmen, traten während ihrer Reise etwas häufiger Erkältungs- oder Grippesymptome auf als bei denjenigen, die Holunderbeeren verabreicht bekamen. Noch signifikanter ist, dass die mit Holunder Behandelten, die eine Erkältung bekamen, über eine deutlich kürzere Dauer und geringere Schwere der Erkältungssymptome im Vergleich zu denjenigen berichteten, die das Placebo erhalten hatten.[4] Wir reisen immer mit einer Holunder- und Echinacea-Tinktur und nehmen sie präventiv vor der Reise ein.

Wir könnten Holunder einfach als Antibiotikum bezeichnen und es dabei belassen, aber ein Einblick in die Wirkungsweise der Pflanze ist faszinierend. Für einen Mechanismus ist z. B. ein in den Beeren enthaltenes Protein verantwortlich, das nachweislich einen Virus daran hindert, die Zellwand zu durchdringen, wodurch es sich nicht weiter vermehren kann. Dies gibt einen Hinweis darauf, warum Holunderbeeren gerade zu Beginn einer Erkältung oder Grippe so wirksam sein können. Während das Virus auf Touren kommt, wird es jäh in seiner Entwicklung gestoppt.

Lindert Schmerzen und Entzündungen

Die phytonährstoffreichen Beeren können Entzündungen modulieren und damit verbundene Schmerzen lindern. In ihrem 1931 erschienenen Buch *A Modern Herbal* erzählt Maude Grieve die Geschichte eines Seemanns, der behauptete, dass dunkelroter Portwein ein wirksames Mittel gegen rheumatische Schmerzen sei. Dies führte zu einer genaueren Untersuchung, bei der herauskam, dass der Seemann billigen Portwein aus Holunderbeeren getrunken hatte und dass der eigentliche Portwein diese Vorteile nicht zu haben schien.[5] Eine andere Möglichkeit für den Einsatz von Holunder ist die Unterstützung der Augengesundheit. Augen sind entzündungsempfindlich; die starke entzündungsmodulierende Fähigkeit des Holunders kann sie schützen und stärken (ähnlich wie Preiselbeeren und Heidelbeeren).

kugelförmige Beeren mit kleinen Kernen
die Beeren einiger Arten sind von einem weißlichen Flaum bedeckt
Stiele können rosa oder grün sein
unpaarig zusammengesetzte Fiederblätter
Beerendolden, oft hängend

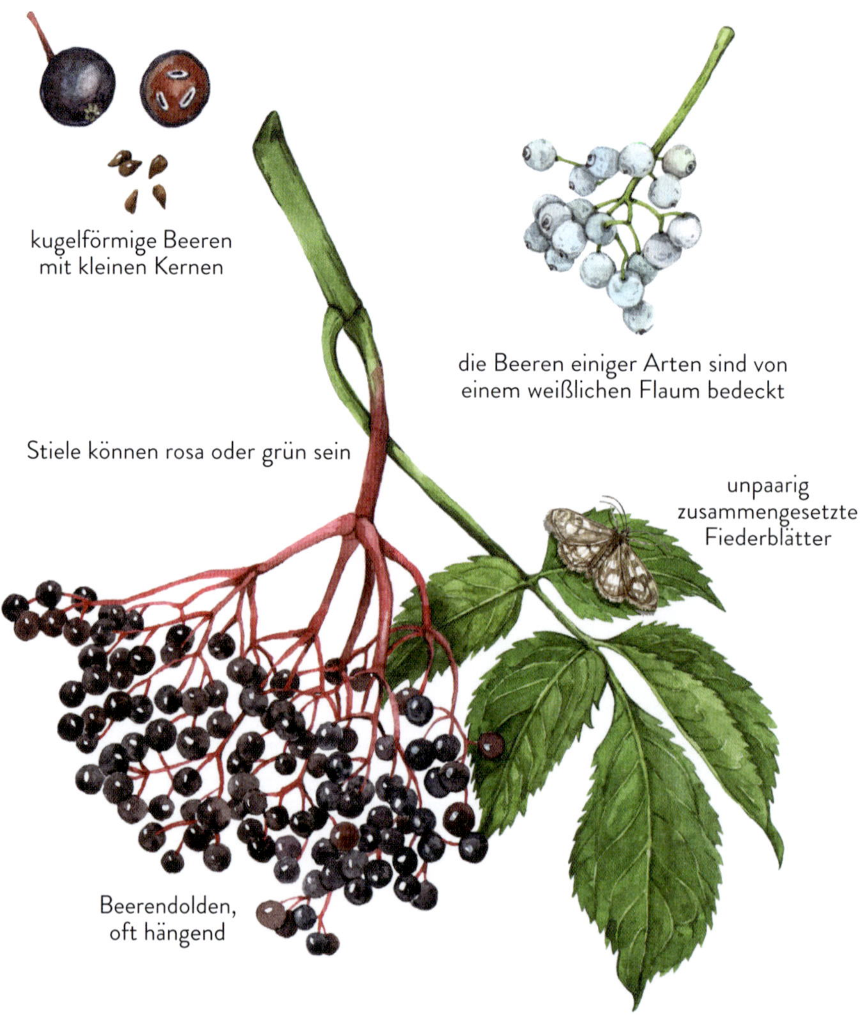

Holunder (*Sambucus nigra*) mit Holunderzünsler (*Anania coronata*)

Lebenszyklus: Laubgehölz, mehrjährig
Vermehrung: Samen, Wurzel
Wuchsform: Strauch oder kleiner Baum, 1,5 bis 9 m hoch
Vorkommen: Gräben, entlang von Zäunen, Felder, Waldränder, Hecken, Hanglagen, Niederungen, Wiesen, Ufergebiete, Wegränder, Bachufer, Dickichte, Ränder von Feuchtgebieten
Standort: volle Sonne bis Halbschatten
Boden: feucht, gut durchlässig; verträgt auch einige trockene oder feuchte Standorte
USDA-Klimazonen: 3–9

IDENTIFIZIERUNG

Jede *Sambucus*-Art oder -Unterart hat ihre eigenen Bestimmungsmerkmale; für spezifische Informationen sollten Sie ein Bestimmungsbuch für einheimische Pflanzen konsultieren. (Es ist auch nicht ungewöhnlich, dass sie hybridisieren.) Für eine allgemeine Beschreibung des Holunderstrauchs, einschließlich der Blätter und Blüten, siehe Seite 167. Nachdem die Blüten bestäubt worden sind, entwickeln sie sich zu Büscheln oder Zymen aus kugelförmigen Früchten bzw. Beeren. Die Beeren können blau, violett oder schwarz sein, bei einigen Arten sind sie weißlich-blaugrün bereift. Die einzelne Beere hat in der Regel einen Durchmesser von etwa 6 Millimetern und enthält mehrere winzige Samen. Das Gewicht der saftigen Beeren lässt die Dolden mitunter schwer von den Zweigen herabhängen.

ÖKOLOGISCHE ZUSAMMENHÄNGE

Holunderbeeren werden von vielen Vögeln gefressen, darunter Seidenschwänze, Spottdrosseln, Grasmücken und Drosseln. Auch Säugetiere wie Eichhörnchen und Mäuse fressen die Beeren. Dies ist für beide Seiten vorteilhaft, da die Samen des Baums durch den Kot der Tiere verteilt werden.

ERNTE

Ernten Sie die Beeren, wenn sie ganz reif und saftig sind. Pflücken Sie die Dolden als Ganzes an der Basis, entweder mit den Fingern oder mithilfe einer Gartenschere, und legen Sie die Früchte anschließend in einen stabilen Behälter, damit sie nicht zerquetscht werden. Achten Sie auch auf Spinnen, die möglicherweise in den Beeren hängen. Schütteln Sie dazu die Dolden an der Sammelstelle vorsichtig aus und überprüfen Sie sie noch einmal, wenn Sie nach Hause kommen.

Der Holunder vermehrt sich durch Samen und verbreitet sich über Wurzeltriebe. Lassen Sie genügend Beeren an der Pflanze, damit sie Samen bilden kann und auch zum Wohle von Vögeln und anderen Wildtieren.

Bevor Sie die Beeren als Nahrungsmittel oder Medikament verwenden, befreien Sie sie vollständig von Stielen und Blättern, denn diese enthalten cyanogene Glykoside, die Sie krank machen können. Sie können die Dolden einige Stunden in den Gefrierschrank legen, damit sich die Beeren leichter lösen lassen. Manche nehmen auch gerne eine Gabel, um die Beeren abzustreifen.

Vorsichtsmaßnahmen bei der Ernte

Die Beeren des Roten Holunders (*Sambucus racemosa*) unterscheiden sich deutlich von blauen oder schwarzen Sorten; sie haben eine mehlige Konsistenz und sind nicht sehr schmackhaft. Trotzdem kochen einige Leute Marmelade aus den roten Beeren. Denken Sie daran, dass die roten Beeren mehr cyanogene Glykoside enthalten und vor dem Verzehr gründlich gekocht werden müssen.

Wer empfindlich ist, könnte nach dem Verzehr der roten Beeren unter Unwohlsein, Übelkeit oder sogar Erbrechen leiden. *S. racemosa* unterscheidet sich von anderen Arten durch die Farbe der Beeren und die kegelförmigen (statt flachen) Blütenbüschel.

Es kommt vor, dass die giftige Herkuleskeule (*Aralia spinosa)* und die Amerikanische Kermesbeere (Phytolacca americana) mit

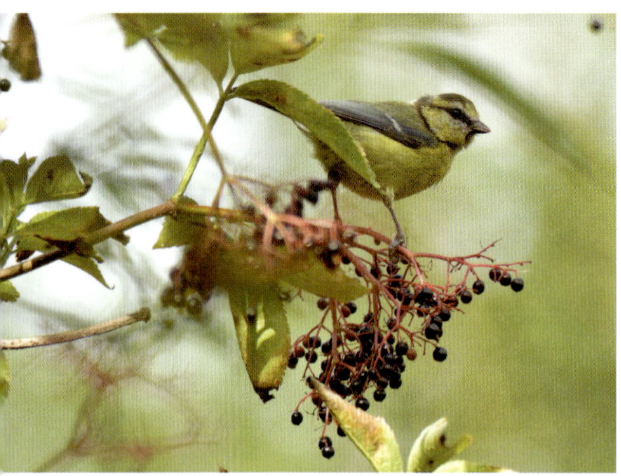

Holunder verwechselt werden. (Die Herkuleskeule ist nur in den USA verbreitet, Anm. d. Verlags.) Bei sorgfältiger Betrachtung der Doldenformen zusammen mit anderen Merkmalen sind sie jedoch nicht schwer zu unterscheiden.

TIPPS FÜR DIE GARTENARBEIT

Siehe Holunderblüten, Kapitel 14

SO NUTZEN SIE HOLUNDERBEEREN

Holunderbeeren können frisch oder getrocknet verwendet werden. Da die kleinen Beeren relativ große Kerne enthalten, werden sie oft zu Zubereitungen verarbeitet, bei denen der Saft extrahiert und die Kerne abgeseiht werden. Holunderbeerensirup kann auf süße Frühstücke und Desserts geträufelt werden. Die Beeren lassen sich zu Gerichten sowie Marmeladen, Soßen, Backwaren verarbeiten und ergeben sogar einen köstlichen Wein. Wenn man viele rohe Beeren isst, kann einem schlecht werden, aber wenn man sie kocht oder fermentiert, gibt es keine Probleme.

Zu den Holunder-Heilmitteln gehören Sirups, Tinkturen und Elixiere. Wenn Sie Holunderbeeren gegen eine Erkältung oder Grippe zu sich nehmen, sollten Sie sie schon im Anfangsstadium verwenden, um beste Ergebnisse zu erzielen. Es ist auch ratsam, Mittel aus Holunderbeeren mehrmals über den Tag verteilt einzunehmen, anstatt eine große Menge nur ein- oder zweimal am Tag zu konsumieren. Holunderbeeren können als Nahrungsmittel verzehrt werden, sodass die Dosierung ziemlich hoch sein darf.

Empfohlene Mengen

- *Abkochung/Sirup:* 30 bis 60 g täglich als Abkochung/Sirup zubereitet
- *Tinktur (getrocknete Beeren):* 1:5, 40 % Alkohol; 30 bis 90 Tropfen (1/4 bis 1 Teelöffel) pro Stunde in akuten Situationen

Besondere Hinweise

Holunderbeeren gelten allgemein als sicher. Die rohen Samen enthalten giftige Substanzen, die Übelkeit und Erbrechen verursachen können; durch Kochen der reifen Früchte wird diese Wirkung aufgehoben.

HOLUNDERBEERENSIRUP

Dieses klassische Pflanzenheilmittel kann dabei helfen, die Dauer einer Erkältung oder Grippe zu verkürzen oder sie ganz abzuwehren. Normalerweise nehmen wir alle 30 bis 60 Minuten einen Teelöffel Holunderbeerensirup, bis die Krankheit abklingt. Er kann auch zur täglichen Vorbeugung während der Erkältungs- und Grippezeit eingenommen – oder einfach auf Pfannkuchen geträufelt oder in Sprudel eingerührt werden! Sie können den Sirup mit Wasser oder Saft herstellen: Apfel-, Granatapfel- oder Sauerkirschsaft eignen sich hervorragend. Weitere Zutaten können Gewürze wie schwarzer Pfeffer und Ingwer, Aromen wie Rosmarin und Thymian sowie Orangen- oder Zitronenschale sein.

Ergibt: unterschiedlich, etwa 500 bis 1000 ml

150 g frische oder 130 g gefrorene oder
55 g getrocknete Holunderbeeren

35 g getrocknete Hagebutten, geschnitten und verlesen (optional)

2 TL Zimtchips (3 g) (optional)

2 ganze Nelken (optional)

500 bis 750 ml Wasser oder Saft (siehe Anleitung)

Honig, nach Geschmack

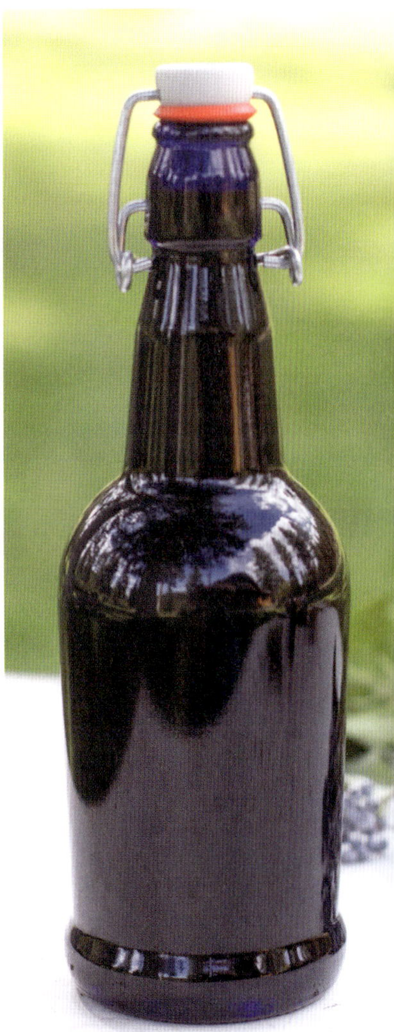

1. Die Holunderbeeren zusammen mit Hagebutten, Zimt und Nelken, falls verwendet, in einen mittelgroßen Topf geben. Bei Verwendung von frischen oder gefrorenen Holunderbeeren 500 ml Wasser oder Saft hinzufügen, bei getrockneten Holunderbeeren 750 ml Wasser oder Saft. Bei starker Hitze alles zum Kochen bringen. Den Topf abdecken, die Hitze auf niedrige Stufe reduzieren und alles 20 Minuten köcheln lassen.
2. Den Herd ausschalten, den Deckel vom Topf nehmen und die Mischung abkühlen lassen, bis Sie sie bequem weiterverarbeiten können.
3. Die Mischung durch ein Passier- oder Seihtuch abseihen, dabei die Fruchtmasse gut ausdrücken, um die gesamte Flüssigkeit zu extrahieren.
4. Die gewonnene Flüssigkeit abmessen, Honig nach Geschmack hinzufügen und gut vermengen. Wenn Sie Honig in gleicher Menge hinzufügen, hält der Sirup im Kühlschrank bis zu einem Jahr. Wenn Sie weniger Honig verwenden, müssen Sie den Sirup schneller verbrauchen.
5. Den Sirup in ein sauberes Glasgefäß oder eine saubere Flasche füllen, beschriften und im Kühlschrank aufbewahren.

HOLUNDER-FRUCHTGUMMIS

Diese Fruchtgummis aus Holundersaft mit wenig bis gar keinem Zusatz von Süßstoffen sind ein leckerer Snack für jedes Alter. Man kann die Masse in Silikonförmchen gießen oder einfach in mundgerechte Würfel schneiden. Wir empfehlen den Verzehr von 1 bis 3 kleinen Fruchtgummis pro Tag.

Wenn Sie sich für die Zubereitung mit Gelatine entscheiden, empfehlen wir Ihnen die Verwendung einer hochwertigen Gelatine von grasgefütterten Tieren aus Weidehaltung. Sie können auch veganfreundliches Agar-Agar verwenden, das aus Rotalgen hergestellt wird. Sie finden es in Reformhäusern sowie asiatischen Lebensmittelgeschäften. Mit Gelatine hergestellte Bonbons sind weicher und nicht so gut zu kauen wie die im Laden erhältlichen Fruchtgummis; Agar-Bonbons sind dagegen fester und weniger elastisch.

Ergibt: unterschiedlich; etwa 180 Fruchtgummis (à 2,5 ml)

---

1 Portion Holundersaft (siehe Schritt 1)

3 EL Gelatinepulver oder 2 EL Agar-Agar-Pulver

Honig- oder Ahornsirup, nach Geschmack (optional)

1. Zur Herstellung von Holundersaft siehe Rezept Holundersirup (Seite 257), Schritte 1 bis 3.

2. 500 ml Saft abmessen. Wenn nicht genügend Saft zur Verfügung steht, mit Wasser oder anderem Saft auffüllen.

3. Gelatine oder Agar-Agar wie folgt verwenden:

Zur Verwendung von Gelatine: 250 ml des Holundersaftes in eine große Schüssel füllen. Wenn der Saft noch warm ist, auf Raumtemperatur abkühlen lassen. Die Gelatine über den Saft streuen und 1 Minute stehen lassen. In der Zwischenzeit den restlichen Holundersaft in einen Topf gießen und zum Köcheln bringen. Den heißen Saft unter ständigem Rühren mit einem Schneebesen in die Schüssel gießen. Mit dem Schneebesen etwa 2 Minuten weiterrühren, bis sich die Gelatine aufgelöst hat. Nach Geschmack Honig oder Ahornsirup einrühren (wir nehmen in der Regel etwa 2 Esslöffel). Falls erforderlich, Schaum abschöpfen.

Zur Verwendung von Agar-Agar: Den raumtemperierten Holundersaft in einen Topf gießen, Agar-Agar darüberstreuen und 5 Minuten stehen lassen. Die Mischung bei mittlerer Hitze unter häufigem Rühren etwa 5 Minuten köcheln lassen, bis sie die Konsistenz von Sirup erreicht hat. Vom Herd nehmen und nach Belieben Honig oder Ahornsirup einrühren (wir nehmen in der Regel etwa 2 Esslöffel).

4. Die Mischung in Formen (zum Füllen kleiner Formen ist ein Tropfer praktisch) oder in eine mit Pergamentpapier ausgelegte 20 x 20 cm große Backform füllen. Eventuell auftretende Luftblasen mit dem Finger oder einem Zahnstocher platzen lassen. Etwa 1 Stunde in den Kühlschrank stellen, bis die Fruchtbonbons fest sind.

5. Wenn Sie Förmchen verwendet haben, drücken Sie die Fruchtgummis heraus. Ansonsten das Fruchtgummi in kleine Würfel schneiden und in einem luftdichten Behälter bis zu 2 Wochen im Kühlschrank aufbewahren.

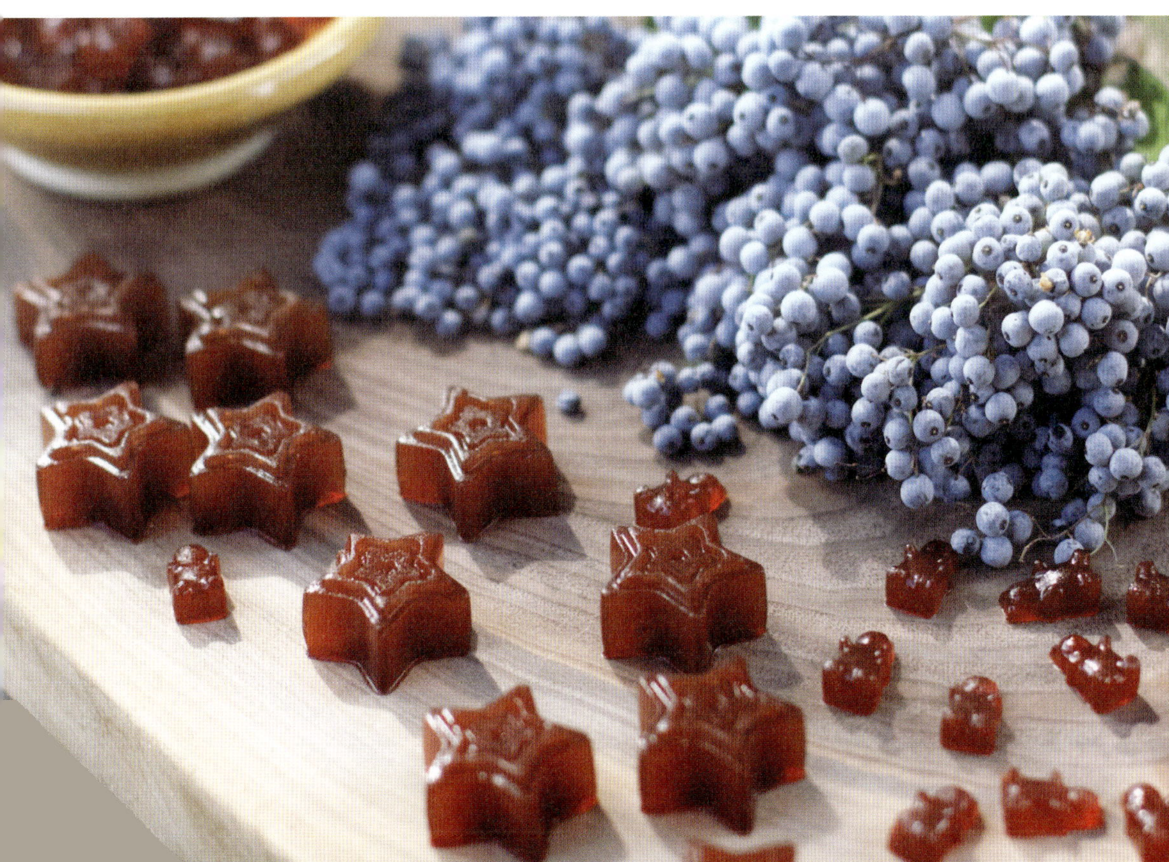

HOLUNDERBEEREN-ELIXIER

Wie den Holunderbeerensirup (Seite 257) können Sie dieses Elixir zu Beginn einer Erkältung oder Grippe wiederholt teelöffelweise einnehmen, und zwar so lange, bis Sie sich besser fühlen. Es ist auch eine köstliche Präventivmedizin. Genießen Sie den Trank pur oder geben Sie ihn zu einem heißen Toddy. Sie können dem klassischen Sidecar-Cocktail (siehe Holunder-Sidecar, unten) dadurch auch einen Kräuterkick verleihen.

Ergibt: etwa 500 ml

165 g getrocknete oder 450 g frische Holunderbeeren

1 kleine Handvoll getrocknete oder 1 große Handvoll frische Holunderblüten

240 g Honig

Etwa 500 ml Branntwein (mindestens 4 Jahre oder besser 10 Jahre alt)

1. Holunderbeeren, Holunderblüten und Honig in ein 1-Liter-Glasgefäß füllen.
2. Den Branntwein dazugießen, dabei oben einen Zentimeter Platz lassen. Mit einem Essstäbchen umrühren, um alles gut zu vermischen und eventuelle Luftblasen zu entfernen. Das Gefäß fest verschließen und beschriften.
3. Das Glas 6 Wochen an einem kühlen, dunklen Ort lagern; in der ersten Woche täglich einmal schütteln. Wenn Sie frische Beeren oder Blüten verwenden, achten Sie darauf, dass das Pflanzenmaterial während der gesamten Einwirkungszeit vom Alkohol bedeckt bleibt.
4. Das Pflanzenmaterial durch ein feinmaschiges Sieb seihen und die Feststoffe entsorgen.
5. Die Flüssigkeit in ein sauberes Glasgefäß oder eine saubere Flasche füllen und beschriften. An einem kühlen, dunklen Ort lagern und innerhalb 1 Jahres verbrauchen.

HOLUNDER-SIDECAR

Ergibt: 1 Cocktail

60 ml Holunder-Elixier (siehe Rezept oben)

30 ml Cointreau

15 ml frischer Zitronensaft

Zitronenschale zum Garnieren (optional)

1. Alle Zutaten in einem Cocktail-Shaker mischen. Mit Eis auffüllen und schütteln, bis der Cocktail gekühlt ist. In ein gekühltes Cocktailglas abseihen. Nach Belieben mit einer Zitronenspirale garnieren.

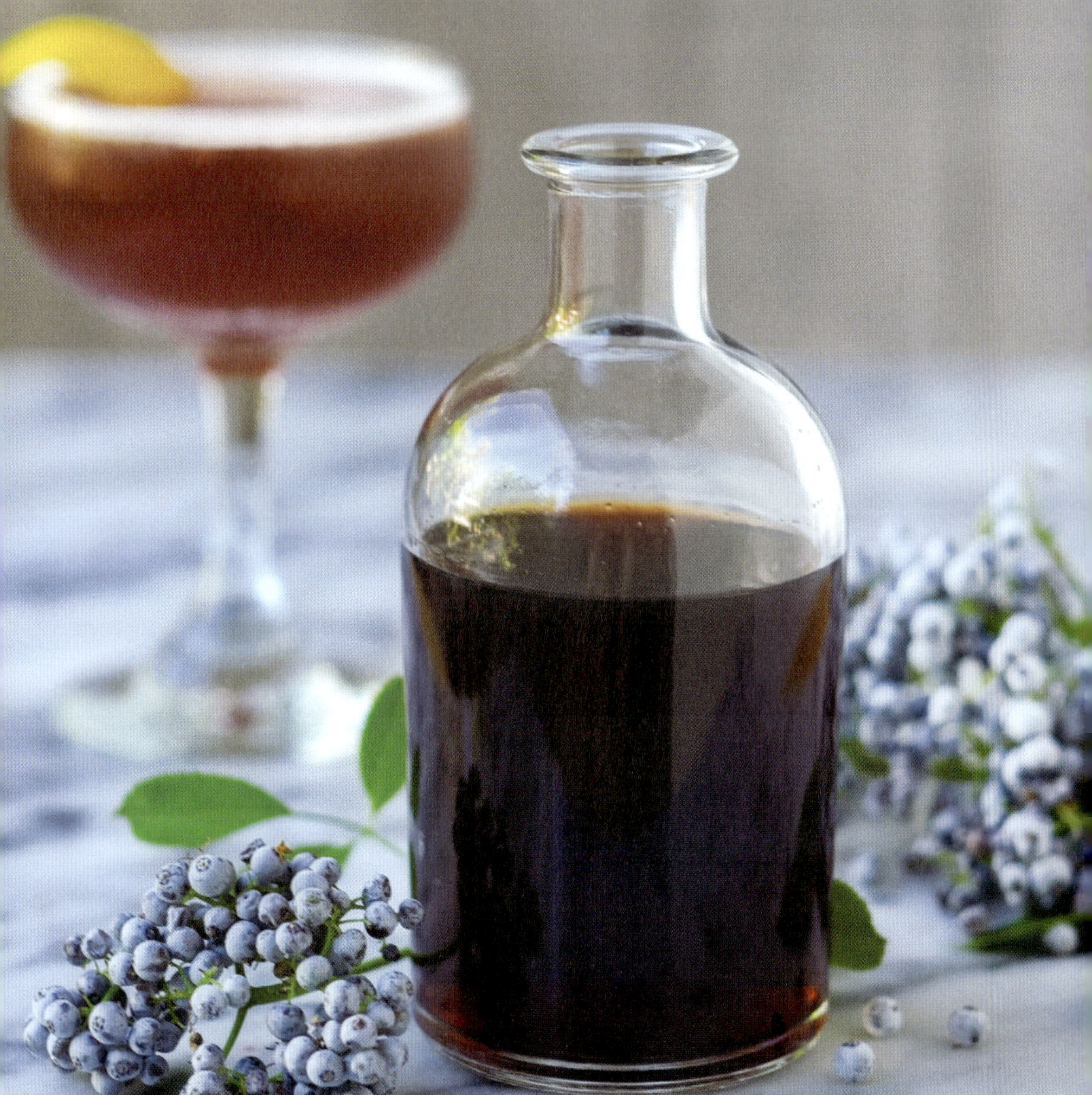

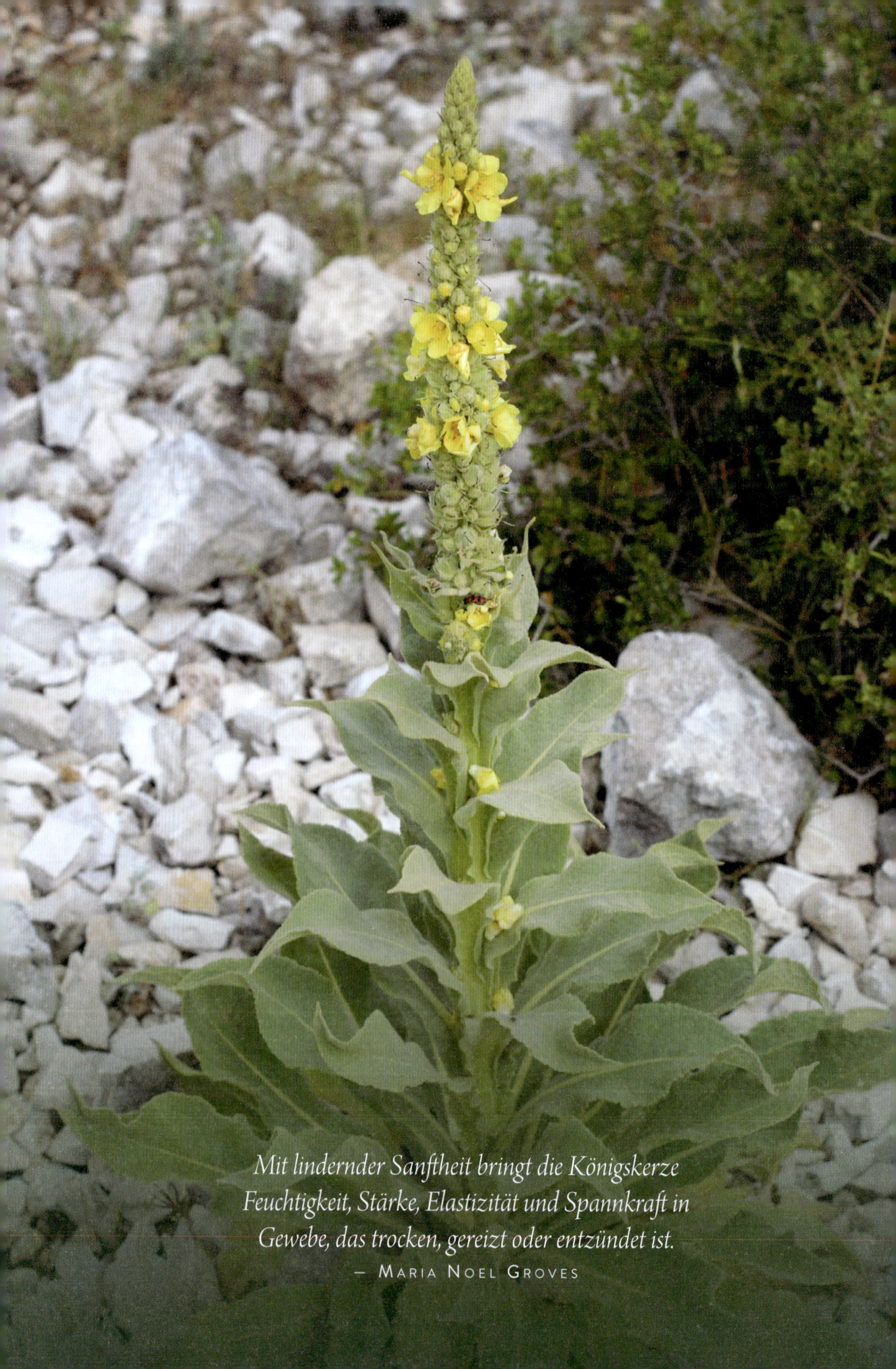

Mit lindernder Sanftheit bringt die Königskerze Feuchtigkeit, Stärke, Elastizität und Spannkraft in Gewebe, das trocken, gereizt oder entzündet ist.

— Maria Noel Groves

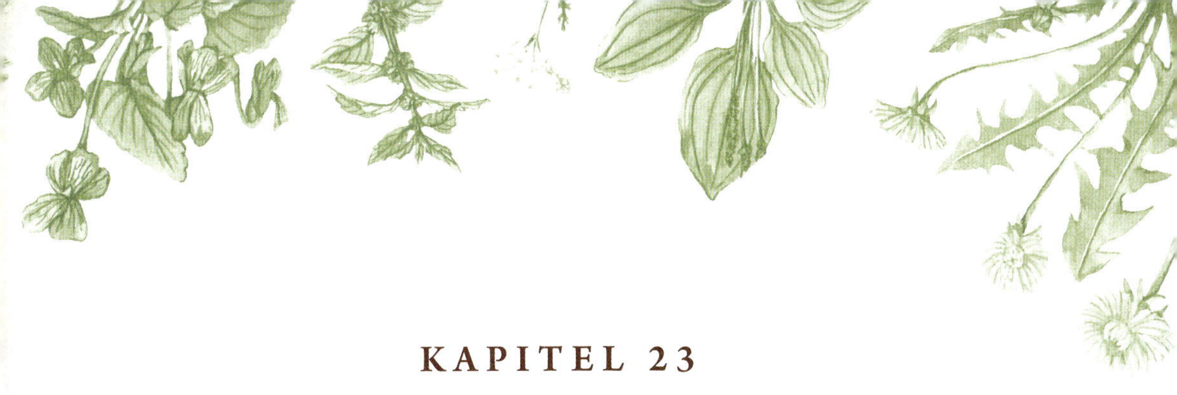

KAPITEL 23

KÖNIGSKERZE

Als starker Wiederaufbereiter von Ruderalflächen bietet die Königskerze vielen Lebewesen Zuflucht, Nahrung und Medizin. Unter den dicken, großen Blättern finden kleine Lebewesen wie Mäuse oder Wühlmäuse einen kühlen, geschützten Lebensraum. Ameisen und andere Insekten sind häufig in den Blüten unterwegs. Im Herbst sieht man oft Waldspechte, die sich auf den Stängeln der Königskerze auf und ab bewegen, um die vielen dort vorkommenden Insekten zu erwischen. In gewisser Weise bildet die Königskerze einen eigenen Mikrokosmos innerhalb eines Habitats.

Botanische Namen: *Verbascum thapsus, V. densiflorum, V. olympicum, V. virgatum*
Familie: Scrophulariaceae (Braunwurzgewächse)
Verwendete Teile: Wurzeln, Blätter, Blüten
Energetik: Blätter und Blüten: kühlend, befeuchtend; Wurzeln: wärmend, trocknend
Geschmack: süß, salzig
Eigenschaften: antiviral, beruhigend, entzündungsmodulierend, lymphatisch
Verwendung: Asthma, Rückenschmerzen, trockener Husten, Ohrenschmerzen, entspannt die Lungen, entzündete Lungen, schwache Blasenmuskeln
Zubereitungen: Abkochung (Wurzeln), feuchtwarme Umschläge (Blätter), nährender Kräutertee (Blätter), Öl (Blüten), Rauch (Blätter), Tee (Blüten), Tinktur (alle Teile)

Ursprünglich war die Königskerze in Europa und Asien beheimatet, hat sich aber mittlerweile über die ganze Welt verbreitet und ist häufig auf Ruderalflächen zu finden. Sie wird seit Tausenden von Jahren als Medizin verwendet. Der griechische Arzt Dioskurides empfahl sie vor mehr als 2.000 Jahren als Mittel gegen Husten!

MEDIZINISCHE EIGENSCHAFTEN UND ENERGETIK

Jeder Teil der Königskerze hat medizinische Vorzüge. Die Blätter und Blüten dienen der Linderung und Beruhigung, während die Wurzeln eher wärmend und trocknend wirken. Der englische Name *mullein* ist mit dem französischen Wort *molle* verwandt und bedeutet »weich«. Wenn man die großen, wuscheligen Blätter berührt, kann man die Analogie nachvollziehen. Wenn Sie diese Blätter jedoch stark reiben, haben die weichen Haare eine hautreizende oder rötende Wirkung und können für die Durchblutungsförderung eines bestimmten Bereichs eingesetzt werden.

PFLANZENGABEN

Blätter kräftigen die Lunge

Die Blätter der Königskerze sind nahrhaft und nährstoffreich. Sie können als Tee eingenommen werden, um die Gesundheit der Lunge auf lange Sicht zu unterstützen oder bei akuten Situationen. Die Blätter wirken mild-entspannend und beruhigend und sind ein ausgezeichnetes Heilmittel für trockene, gereizte Lungen, die durch Husten in Mitleidenschaft gezogen wurden. Kräuterkundler verwenden Königskerzenblätter zur Unterstützung bei Asthma, Bronchitis oder wenn Reizstoffe durch Luftverschmutzung oder bei Bränden/Feuer eingeatmet wurden. Wir mögen sie besonders gerne in Kombination mit anderen beruhigenden Kräutern wie Malve (siehe das Rezept Tee für gesunde Lungen auf Seite 270).

Die großen, behaarten Blätter der Königskerze fühlen sich wie dicke, dichte Wolle an. Das komplexe Gewebe aus Pflanzenfasern, das die Blätter bedeckt, schützt die Pflanze vor starken Sonnenstrahlen. Diese Fasern können die menschliche Haut reizen, was lästig, nützlich oder beides sein kann. Die hautreizende Wirkung nennt man rubefazient: Die Kapillaren weiten sich, sodass die Durchblutung des Bereichs erhöht wird und eine Vielzahl von therapeutischen Anwendungen möglich ist. Als Umschlag auf der Brust können die Blätter der Königskerze dabei helfen, Stauungen in der Lunge aufzulösen, indem ein gesunder, dünner Schleim gefördert wird, der leicht abgehustet werden kann.

Wissenschaftler finden möglicherweise noch weitere Wege, wie die Lunge durch den Einsatz der Königskerze unterstützt werden kann. In einer Vorstudie wurde ein Bestandteil der Königskerze isoliert, der nachweislich gegen eine Art von Lungenkrebs aktiv ist.[1] Wir freuen uns auf zukünftige klinische Studien am Menschen.

Wurzeln stärken die Blase

Die Königskerze wirkt stärkend auf die Blase und wird bei Inkontinenz durch Stress, Schwangerschaft oder Wechseljahre sowie bei Inkontinenz im Kindesalter eingesetzt. Die Kräuterkundlerin Christa Sinadinos empfiehlt die Wurzel der Königskerze auch für Menschen mit interstitieller Zystitis und gutartiger Prostatahyperplasie (BPH, vergrößerte Prostata).[2]

Wurzeln wirken bei Rücken- und Gelenkschmerzen

In letzter Zeit wird die Königskerze gerne bei Rückenschmerzen eingesetzt. Der Kräuterkundler Jim McDonald sagt: »Als Infusion zubereitet oder in kleinen Dosen als Tinktur eingenommen, war [die Wurzel der Königskerze] ein Lebensretter für mich, wenn ich ein bisschen zu übereifrig gearbeitet hatte und am nächsten Morgen mit gekrümmtem Rücken aufwachte und mich nicht mehr richtig aufrichten konnte. Normalerweise nehme ich etwa sieben Tropfen von der Tinktur, strecke mich dann ein wenig, und schon bald verschwindet die Krümmung und ich fühle mich perfekt ausgerichtet.«[3]

Blüten lindern Ohrenschmerzen und Infektionen

Die größte Berechtigung für ihren Ruhm bezieht die Königskerze als Mittel gegen Ohrenschmerzen. Diese alte Anwendung wird durch die Erfahrungen unzähliger heutiger Eltern und Kinder untermauert. Königskerzenblütenöl wirkt wie ein Anodynum, als schmerzstillendes Mittel bei Ohrenschmerzen; gleichzeitig hat es eine lymphatische Wirkung auf den Bereich um das Ohr herum und hilft, die Infektion zu beheben. Ein Ölauszug aus Königskerzenblüten gibt es in Reformhäusern und Apotheken.

Der Kräuterkundler Michael Moore schreibt, dass Königskerzenblüten-Tee eine negative Wirkung auf das Herpes-Simplex-Virus (HSV-1) hat und besonders hilfreich für Erwachsene und Kinder zu sein scheint, die häufige Ausbrüche um den Mund herum haben, die durch Sonne, Nahrungsmittelallergien oder Östrogenschübe vor dem Eisprung ausgelöst werden.[4] Vorläufige In-vitro-Untersuchungen zeigen einige antivirale Eigenschaften sowohl gegen HSV-1 als auch gegen Grippe.[5]

IDENTIFIZIERUNG

Königskerzen wachsen oft auf kargen Böden und an vernachlässigten Orten; sie tauchen früh im Jahr auf, bevor die nachfolgende Vegetation heranwächst. Im ersten Jahr bildet die Pflanze eine grundständige Rosette aus graugrünen, filzartigen Blättern. Diese mit wolligen Haaren bedeckten Blätter sind länglich oder lanzettlich, 10 bis 30 cm lang und 2,5 bis 13 cm breit. Die Wurzel ist eine Pfahlwurzel mit faserigen Sekundärwurzeln.

Im zweiten Jahr produziert die Pflanze einen hohen, stabartigen Stängel, der bis zu 3 Meter hoch wird. Dieser Stängel hat kleinere, wechselständig angeordnete Blätter, die nach oben hin immer kleiner werden. Manchmal entwickelt eine Pflanze einen oder zwei Seitenstiele. Zur Spitze des Stängels hin sind fünfblättrige, gelbe Blüten an einer endständigen Ähre angeordnet. Es blühen immer nur wenige Blüten, die jeweils einen Tag lang geöffnet sind und sich am Nachmittag schließen. Die Frucht ist eine ovale Kapsel mit vielen Samen.

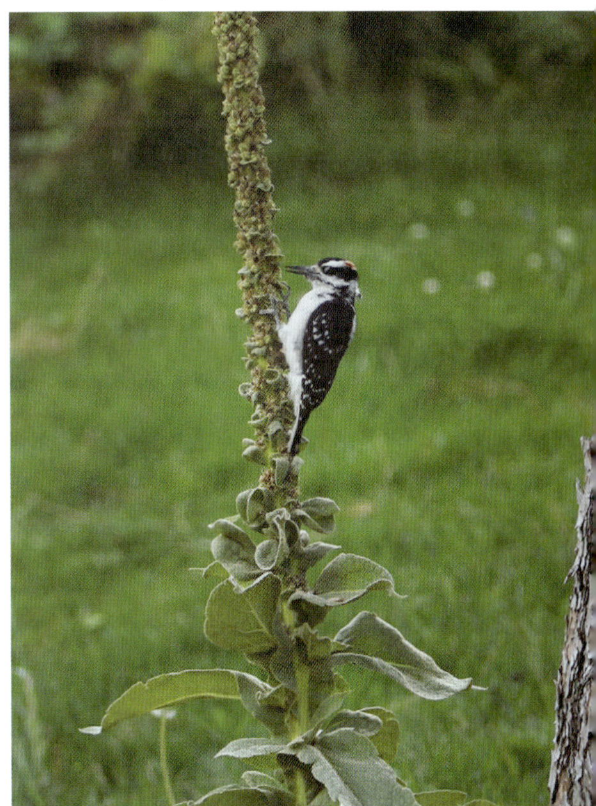

Blüten stehen in endständigen Ähren
gelbe Blüten mit fünf Blütenblättern
wächst im zweiten Jahr stabartig
Pfahlwurzel
wechselständige Blätter werden weiter oben am Stängel kleiner

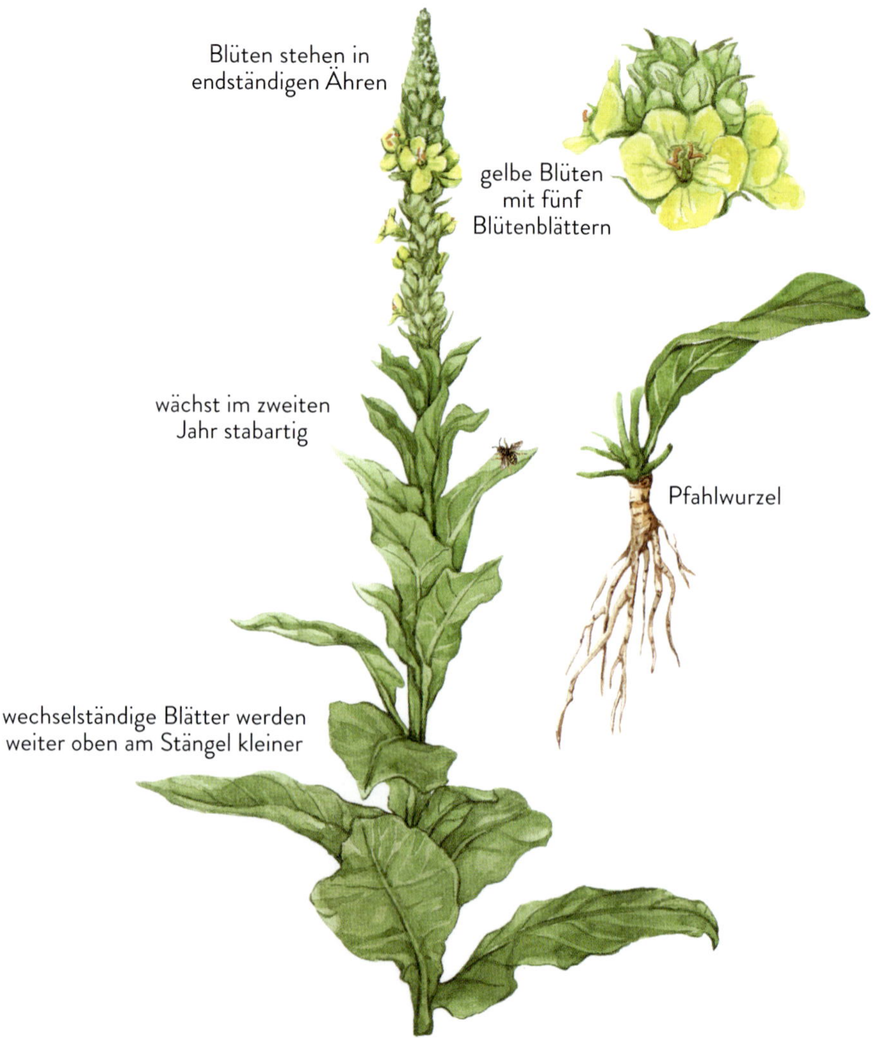

Königskerze (*Verbascum thapsus*) mit Garten-Wollbiene (*Anthidium manicatum*)

Lebenszyklus: krautig, zweijährig
Vermehrung: Samen
Wuchsform: niedrig wachsende Rosette im ersten Jahr; aufrechter Blütenstiel im zweiten Jahr, 30 cm bis 3 m hoch
Vorkommen: Ruderalflächen, trockene Hänge, Felder, Waldlichtungen, Wiesen, alte Weiden, Eisenbahnstrecken, Wegränder, Brachland, Waldränder
Standort: volle Sonne
Boden: vorzugsweise trocken und kiesig, gut durchlässig
USDA-Klimazonen: 4–9

ÖKOLOGISCHE ZUSAMMENHÄNGE

Die Königskerzenblüten werden von verschiedenen Insekten besucht, darunter Bienen, Fliegen und Schmetterlinge. Wenn eine Blüte bis zum Ende des Tages nicht fremdbefruchtet wurde, bestäubt sie sich selbst. Wollbienen (*Anthidium* spp.) sammeln die Haare von den Blättern der Königskerze, um ihre Nester auszukleiden. Vögel, wie der Specht und der Stieglitz, besuchen die Königskerze, um sich an den Samen und den Insektenlarven zu laben.

Die Königskerze ist ein Hyperakkumulator von Schwermetallen. Das bedeutet, dass die Pflanze Schwermetalle aus der Erde aufnehmen und speichern kann. Diese Fähigkeit hat zu einigen interessanten Forschungsarbeiten über die Verwendung der Königskerze im Hinblick auf die Bodensanierung geführt. Forscher in Serbien testeten fünf verschiedene Pflanzen auf ihre Fähigkeit, einen stark kontaminierten Standort zu sanieren. Das Forschungsergebnis lautete: »Da die Königskerze Metallschadstoffe effizient in die oberirdischen Teile transportiert hat und weil sie die gewünschten Eigenschaften für ihre Verwendung als Biomasse gut erfüllt, werden wir diese Pflanze weiterhin zur biologischen Sanierung des belasteten Industriestandorts nutzen.«[6]

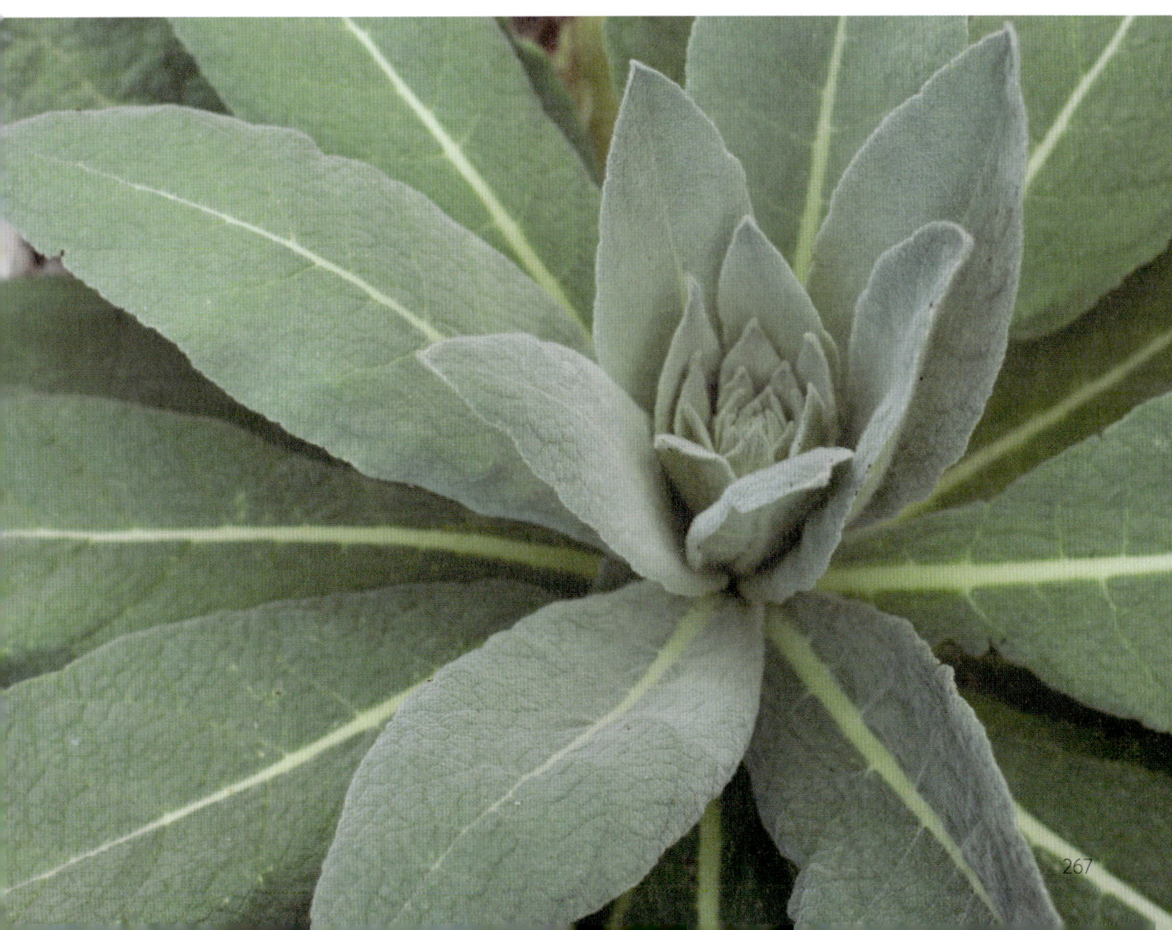

ERNTE

Ernten Sie die grundständigen Blätter mit einer Schere oder einem Messer, vorzugsweise im Herbst des ersten Jahres der Pflanze oder im Frühjahr des zweiten Jahres. Da die dichten, wolligen Haare auf den Blättern der Königskerze die Haut reizen können, sollten Sie bei der Verarbeitung vieler Blätter Handschuhe tragen. Die Pfahlwurzel graben Sie am besten in der Zeit vom Herbst des ersten Jahres bis zum frühen Frühjahr des zweiten Jahres aus, bevor sich der Stiel ausbildet. Pflücken Sie die Blüten einzeln von Hand früh am Tag, wenn sie erblüht sind, bevor sie sich wieder schließen. Die Königskerze vermehrt sich durch Samen, die jahrzehntelang in der Erde überleben können. Achten Sie darauf, nicht alle Blüten zu ernten, damit die Pflanze Samen bilden kann, die sie in der Nähe fallen lassen wird.

Vorsichtsmaßnahmen bei der Ernte

Die Blätter kann man mit denen des giftigen Roten Fingerhuts (*Digitalis purpurea*) verwechseln sowie mit denen des Byzantinischen Wollziest (*Stachys byzantinisch*). In Deutschland kommt diese Art bisher kaum wildwachsend vor (Anm. d. Verlags). Die Königskerze ist ein Hyperakkumulator von Schwermetallen. Vergewissern Sie sich, dass die Königskerze, von der Sie ernten und die Sie verwenden möchten, auf gesunden Böden wächst, die nicht mit Metallen belastet sind.

TIPPS FÜR DIE GARTENARBEIT

Diese hochwachsene zweijährige Pflanze passt sich an alle Bodenarten und Bedingungen an, auch an einen fruchtbaren Gartenboden. Die in mehreren US-Bundesstaaten als »schädliches« und »invasives« Unkraut klassifizierte Königskerze

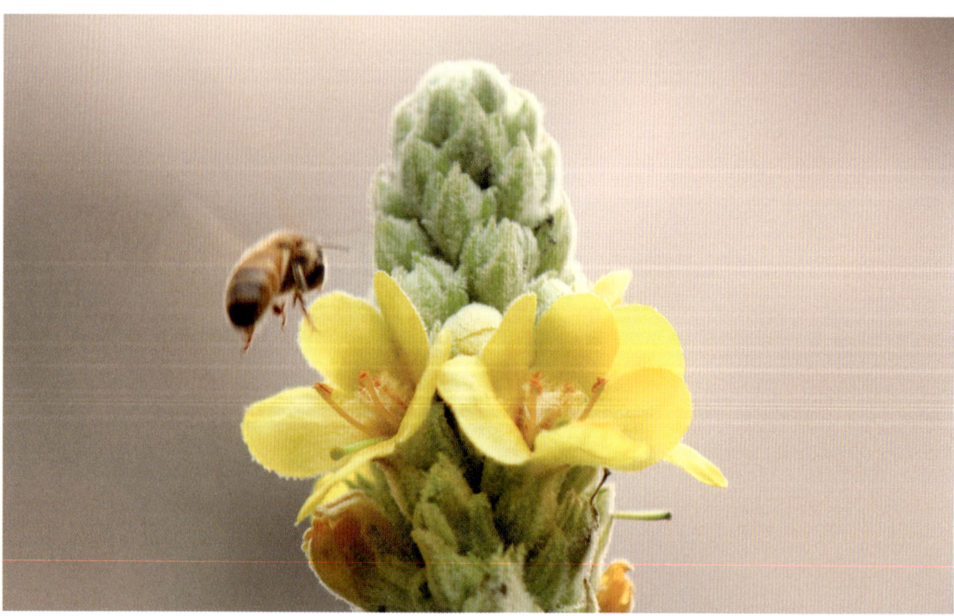

bildet, wenn sie in Ruhe gelassen wird, auf kahlem Erdreich kleine Kolonien. Die Vermehrung erfolgt durch Samen, deren Keimung lichtabhängig ist und zwei Wochen braucht. Wenn man die Königskerze in Ruhe lässt, sät sie sich kräftig selbst aus und sprießt im folgenden Jahr im ganzen Garten. Wegen ihrer langen Pfahlwurzel eignet sich die Königskerze nicht für die Kübelbepflanzung, außer man nimmt sehr hohe Töpfe. Es gibt viele Zierarten, die nicht für medizinische Zwecke geeignet sind.

SO NUTZEN SIE DIE KÖNIGSKERZE

Für die Verwendung in Tees und Dampfbädern können die Blätter der Königskerze getrocknet werden. Da die winzigen Härchen auf den Blättern reizen können, sollte der Teeaufguss durch einen Kaffeefilter gesiebt werden, damit die Härchen nicht verschluckt werden. Frische Blätter können zur Herstellung eines Umschlags verwendet werden und für eine eventuell spätere Verwendung als ganze Blätter eingefroren werden. Frische oder getrocknete Blätter eignen sich zur Herstellung eines Alkoholextrakts, die Blüten können für Tees getrocknet werden. Außerdem können frische oder frisch getrocknete Blüten in Öl oder Alkohol extrahiert werden. Die Wurzel der Königskerze wird frisch oder getrocknet für einen Alkoholextrakt genutzt. Sie kann auch zerkleinert und getrocknet zur Verwendung in einer Abkochung oder als Pulver für Kapseln genommen werden.

Empfohlene Mengen

Blätter:

- *Tee:* 10 bis 30 g täglich (nach Belieben auch mehr)
- *Tinktur (getrocknet):* 1:5, 40 % Alkohol; 30 bis 90 Tropfen (1 bis 1 1/4 Teelöffel), 3-mal täglich

Blüten:

- *Tee:* 5 bis 10 Blüten pro Tasse, 3 Tassen pro Tag
- *Tinktur (frisch):* 1:2, 40 % Alkohol; 30 bis 90 Tropfen (1/4 bis 1 Teelöffel), 3-mal täglich

Wurzeln:

- *Abkochung oder Pulver:* 15 g
- *Tinktur (frisch):* 1:2, 50 % Alkohol; 30 bis 60 Tropfen (1/4 bis 1/2 Teelöffel), 1- bis 3-mal täglich

Besondere Hinweise

- Das *Botanical Safety Handbook* verzeichnet für die Königskerze die höchste Sicherheitseinstufung.
- Königskerzenöl sollte nicht im Gehörgang verwendet werden, wenn das Trommelfell perforiert ist.

TEE FÜR GESUNDE LUNGEN

Diese Mischung bietet eine wohltuende Erleichterung für die Atemwege und eignet sich perfekt für trockene, gereizte Lungen sowie krampfartigen Husten. Wir nehmen diese Mischung gern, wenn wir uns von einer Erkältung oder Grippe erholen oder wenn wir Luft-Pathogenen wie dem Rauch von Waldbränden ausgesetzt waren. Die besten Ergebnisse erzielen Sie, wenn Sie diesen Tee über den ganzen Tag verteilt trinken.

Ergibt: 750 ml

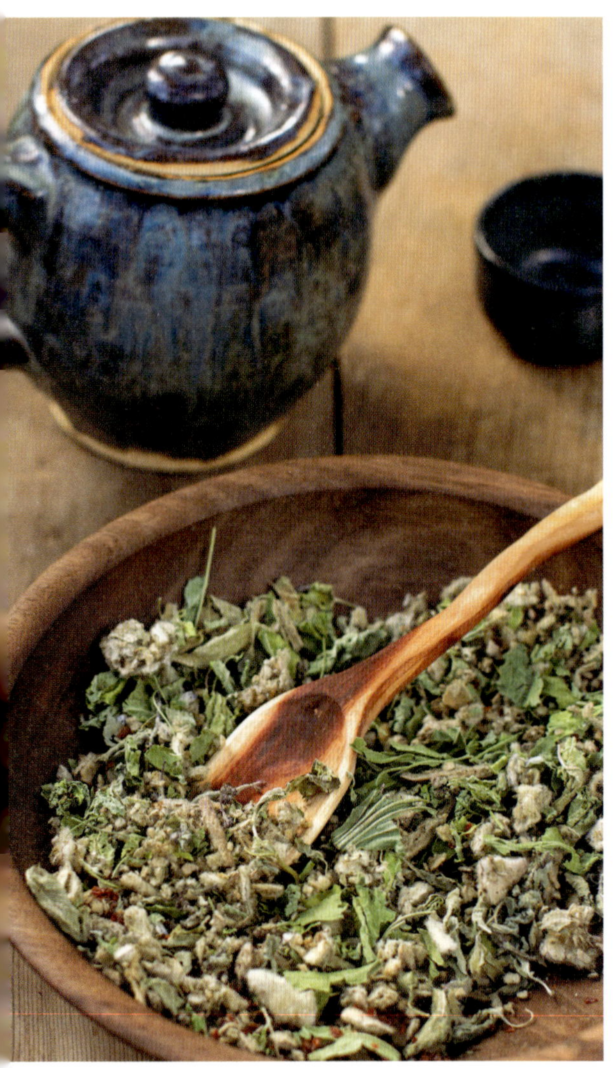

10 g getrocknete Königskerzenblätter, fein zerbröselt

2 EL (4 g) getrocknete Wegerichblätter, fein zerbröselt

2 EL (4 g) getrocknete Malvenblätter, fein zerbröselt

2 EL getrocknete Hagebutten, geschnitten und verlesen oder ganze getrocknete Hagebutten

2 TL getrocknete Minze oder Tulsiblätter (indisches Basilikum)

750 ml Wasser

1. Alle Kräuter in ein 1-Liter-Glasgefäß (oder eine 1-Liter-Teepresse) geben.

2. 750 ml Wasser zum Kochen bringen, über die Kräuter gießen, gut umrühren und zudecken. 30 Minuten oder über Nacht ziehen lassen.

3. Durch einen Kaffeefilter oder ein mehrfach gefaltetes Seihtuch abseihen, um die kleinen, reizenden Härchen des Königskerzenblattes zu entfernen. Innerhalb von 24 Stunden trinken.

GESICHTSDAMPFBAD MIT KÖNIGSKERZE UND SCHAFGARBE

Wir machen uns gerne dieses Gesichtsdampfbad, wenn wir verstopfte Nasennebenhöhlen und/oder Lungen haben. In diesem Fall sollten Sie eine Packung mit Taschentüchern in der Nähe haben, da das Bad sehr wirkungsvoll ist. Dieses Dampfbad kann auch zur Unterstützung der gesunden Haut verwendet werden. Für das Erlebnis einer umfassenden Gesichtsbehandlung sollten Sie anschließend Johanniskrautöl (Seite 211) oder Wald-Gesichtscreme (Seite 366) verwenden.

Ergibt: 1 Behandlung

1 große Handvoll getrocknete Königskerzenblätter, zerbröselt

1 kleine Handvoll getrocknete Schafgarbenblätter und -blüten, zerbröselt

Wasser

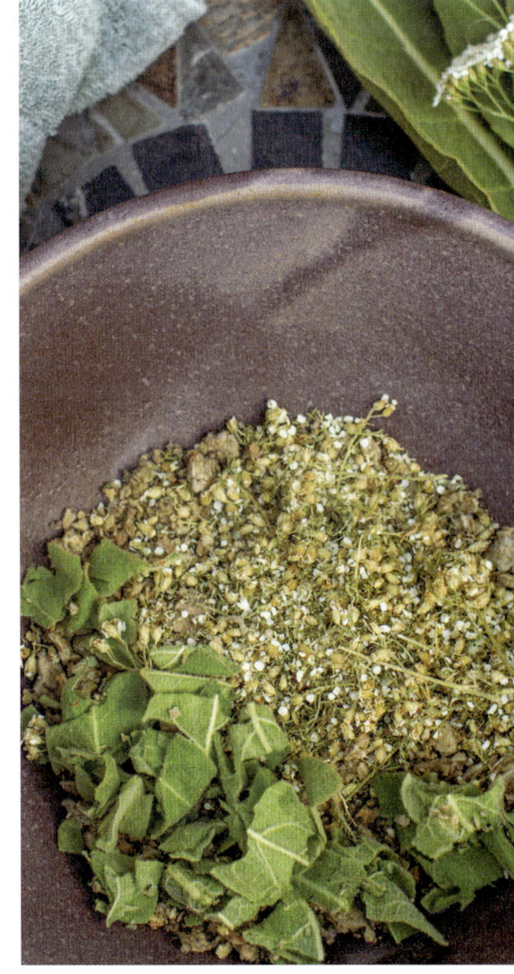

1. Die Kräuter in eine mittelgroße Schüssel geben.

2. Genügend Wasser zum Kochen bringen, um Ihre Schüssel zu füllen. Das Wasser über die Kräuter gießen, sodass eine Kräuter-»Suppe« entsteht.

3. Das Gesicht über die Schüssel halten und ein Handtuch über den Kopf hängen, um den Dampf einzufangen. Atmen Sie tief ein. Experimentieren Sie damit, Ihren Kopf näher oder weiter weg von der Schüssel zu bewegen, um herauszufinden, wie es für Sie am angenehmsten ist. Wenn es zu heiß wird, lassen Sie ein wenig Dampf entweichen. Genießen Sie das Erlebnis so lange, wie es Ihnen guttut. Bei uns sind es meist etwa 10 Minuten.

4. Nach Belieben im Laufe der Zeit noch heißes Wasser zugießen, um mehr Dampf zu erzeugen.

RÄUCHERBÜNDEL AUS KRÄUTERN

Kräuterkundler, Heiler, indigene Gemeinschaften, Menschen, die sich dem Spirituellen hingeben, religiöse Führer und andere Pflanzenkenner auf der ganzen Welt verbrennen Kräuter und Harze als Teil ihrer kulturellen, spirituellen und heilenden Traditionen. Zwar kann man Räucherbündel in Geschäften kaufen, doch werden diese oft skrupellos geerntet und vermarktet. Die Herstellung eigener Räucherbündel aus Pflanzen, die Sie angebaut oder nachhaltig geerntet haben, kann ethisch vernünftiger sein und ist eine Gelegenheit, den Pflanzen eine für Ihr Leben spezifische Absicht und Bedeutung zu verleihen.

Die Kräuter, die Sie aussuchen, können aromatisch sein und süße, würzige oder blumige Duftwolken hinterlassen, oder medizinischer Natur sein, so wie z. B. der Rauch von verbrannter Königskerze gut für die Lungengesundheit ist. Die Blätter der Königskerze sind eine wunderbare Grundlage für Räucherbündel, da sie eine feste und breite Oberfläche bieten, um andere Kräuter darauf zu befestigen. Wenn Ihre Königskerzenblätter sehr groß sind, sollten Sie sie der Länge nach, entlang der Mittelrippe des Blattes, halbieren. Verbrennen Sie niemals giftige Pflanzen, solche, gegen die Sie allergisch sind, oder Pflanzen, die Sie nicht identifizieren können.

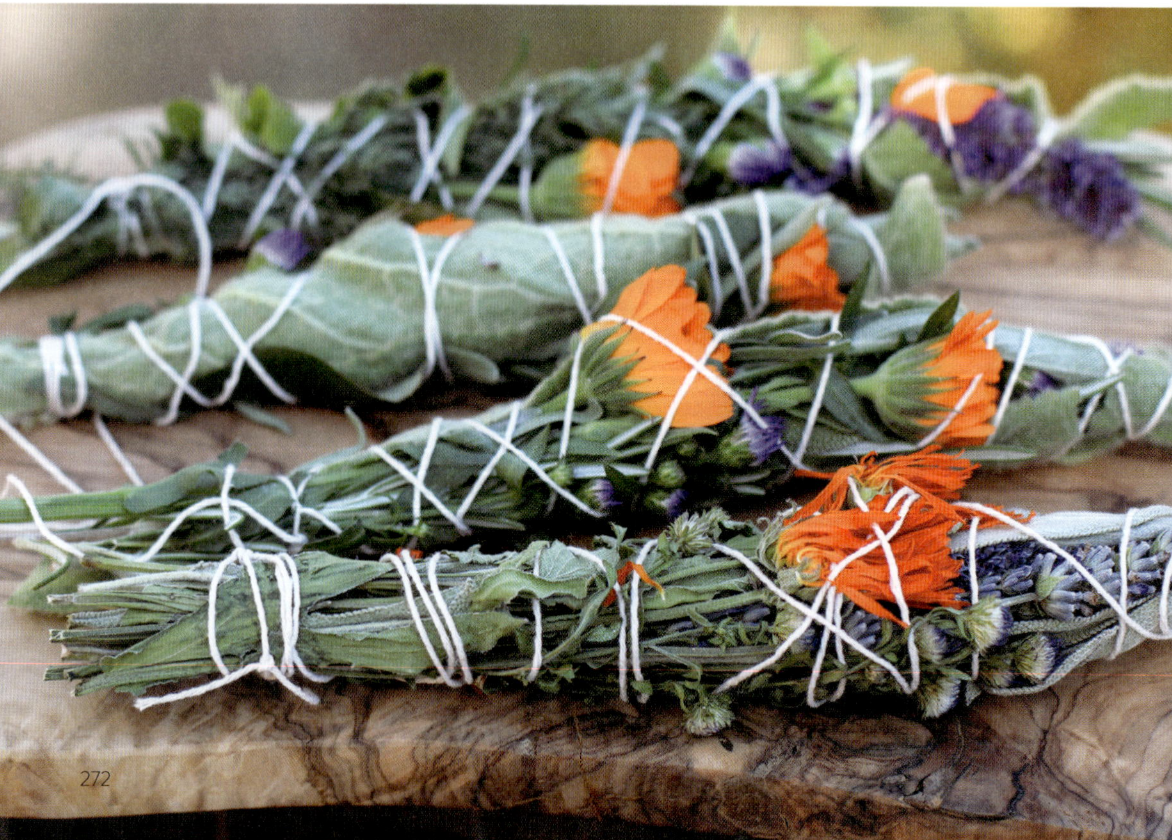

Herstellung eines Räucherbündels

1. Es hat sich als gut erwiesen, die Kräuter nach der Ernte 12 bis 24 Stunden lang welken zu lassen, damit sie etwas von ihrem Wassergehalt verlieren und zu festeren Bündeln verarbeitet werden können. Wenn Sie Pflanzen aus der Familie der Asteraceae verwenden, ernten Sie diese nicht als Blüten, sondern als Knospen, damit die Samenkapseln nicht auf- und herausspringen.
2. Ein paar Handvoll verwelkter Kräuter zu einem kleinen Bündel zusammenfassen. Eine Schnur aus 100-prozentiger Baumwolle mit einem festen Knoten an der Basis des Bündels befestigen, dabei ein Ende des Fadens etwa 5 cm lang hängen lassen.
3. Das andere (lange) Ende der Schnur um das Bündel wickeln, dabei nach oben arbeiten und alle Kräuter erfassen. Das Bündel möglichst fest wickeln, da die Kräuter beim Trocknen schrumpfen werden. Wenn die Spitze des Bündels erreicht ist, die Schnur darumwickeln und wieder nach unten führen. Nach Belieben die Wicklung wiederholen, um das Paket wirklich zu sichern.
4. Die Schnur am unteren Ende des Bündels verknoten. Anschließend das Ende der Schnur, mit der gewickelt wurde, auf die Länge der anderen (kürzeren) Schnur abschneiden. Die Enden zu einer Schlaufe zusammenbinden und das Bündel zum Trocknen daran aufhängen. Das Bündel kann auch auf einem Trockensieb oder in einen Dörrapparat gelegt werden. In beiden Fällen ist eine gute Luftzirkulation wichtig, um den Trocknungsprozess zu unterstützen (siehe Trocknen von Pflanzen auf Seite 66).

Verwendung der Räucherbündel

1. Das Räucherbündel an einem Ende mit einem Streichholz, Feuerzeug oder am offenen Feuer anzünden. Wenn dass Bündel Feuer gefangen hat, die Flammen vorsichtig auswedeln oder ausblasen, sodass das Bündel schwelen kann.
2. Legen Sie das Räucherbündel anschließend in einen feuerfesten Behälter wie z. B. eine Keramikschüssel oder einen Teller. Damit es nicht weiter brennt, können Sie das Feuer auch ausdrücken. Vermeiden Sie es, ein brennendes Bündel unbeaufsichtigt zu lassen. Verwenden Sie auch kein Wasser, um das Brennen zu löschen, da dies das erneute Abbrennen erschwert.

Hier sind einige Vorschläge für geeignete Pflanzen:

Königskerzenblätter *(Verbascum thapsus)*

Schafgarbe, Blätter, Blüten, oder Stängel *(Achillea millefolium)*

Ringelblumenblüten *(Calendula officinalis)*

Raublatt-Aster, Blätter oder Blütenknospen

(Symphyotrichum novae-angliae)

Salbei, Blätter oder Blüten *(Salvia officinalis)*

Thymian *(Thymus vulgaris)*

Rosmarin, Zweig mit Nadeln *(Rosmarinus officinale)*

Lavendel, Blätter, Blüten oder Stängel *(Lavandula angustifolia)*

Anis-Duftnessel, Blätter, Blüten oder Stängel *(Agastache foeniculum)*

Wüsten-Beifuß *(Artemisia tridentata)*

Beifuß, Zweig mit Blättern *(Artemisia spp.)*

Ysop, Blätter, Blüten oder Stängel *(Hyssopus officinalis)*

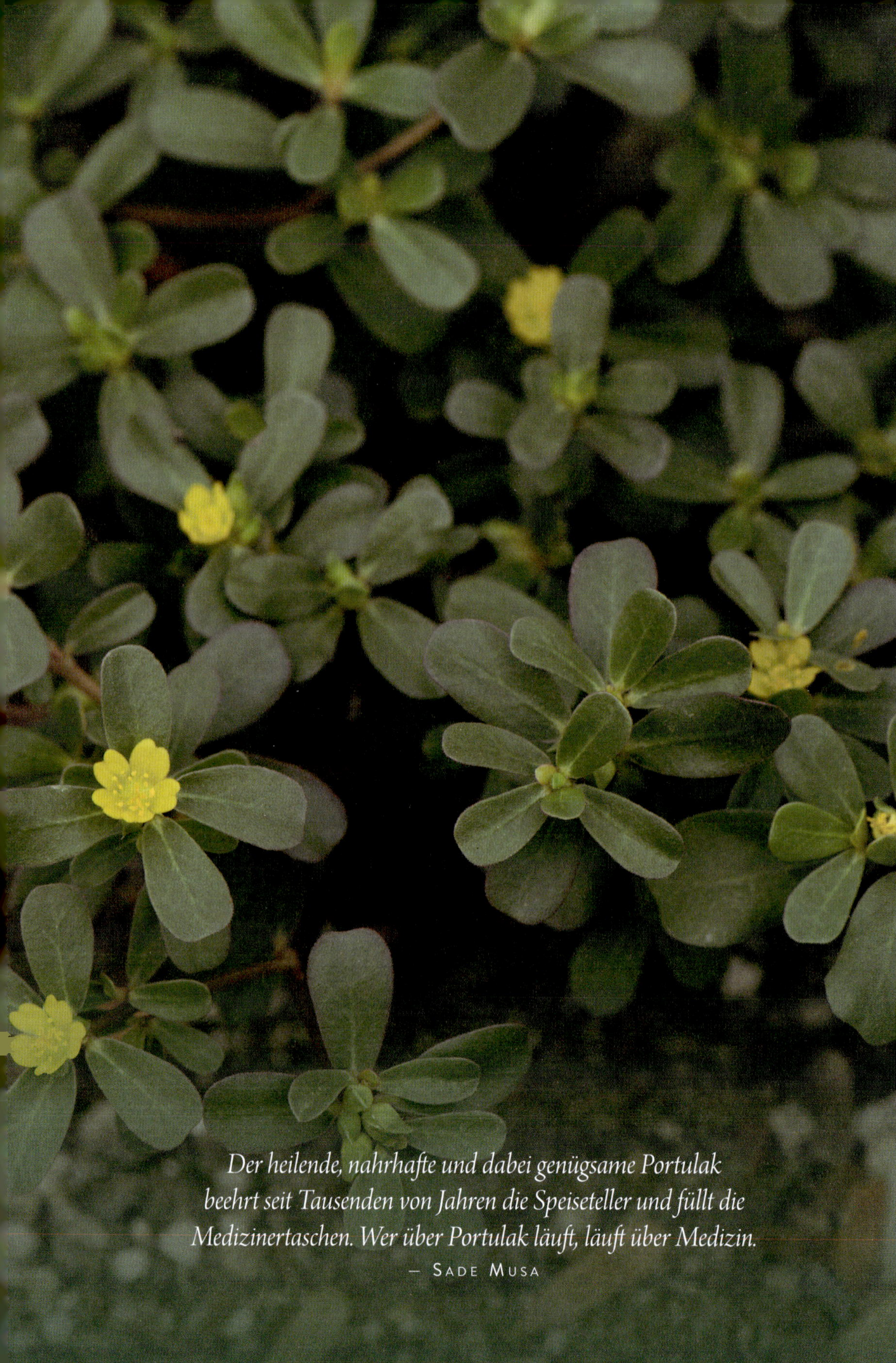
Der heilende, nahrhafte und dabei genügsame Portulak
beehrt seit Tausenden von Jahren die Speiseteller und füllt die
Medizinertaschen. Wer über Portulak läuft, läuft über Medizin.
– Sade Musa

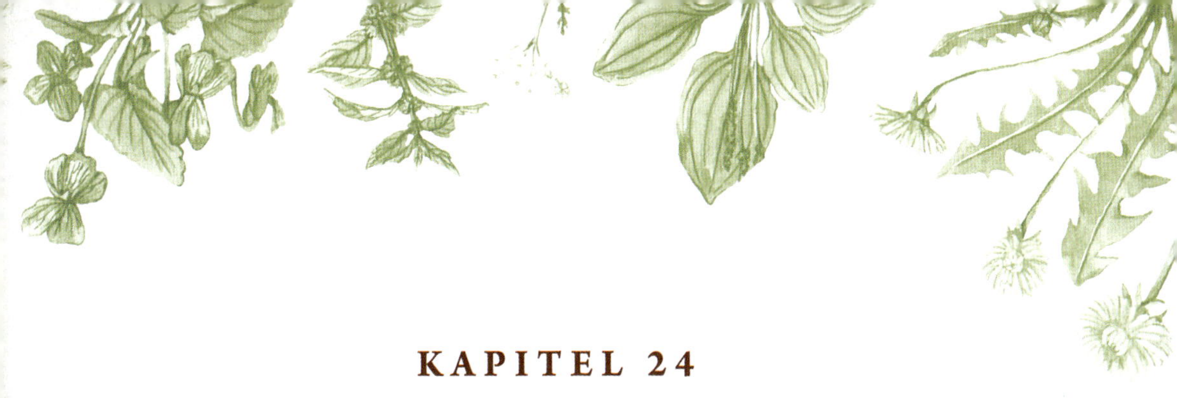

KAPITEL 24

PORTULAK

Portulak, der aus aufgerissenen Bürgersteigen hervorsprießt, mildert den Anblick von Betonwüsten. Im Sommer kriecht er über Gartenbeete und bietet Erleichterung von der Hitze. Diese Sukkulenten-Pflanze ist wie ein begeisterter Freiwilliger – manche mögen ihn für übereifrig halten –, der entschlossen ist, seine Gaben anzubieten. Wir täten gut daran, sie anzunehmen, denn das Leben der Menschen und des Portulaks sind seit Menschengedenken miteinander verwoben.

Andere gebräuchliche Namen: Gemüse-Portulak, Sommerportulak
Botanische Namen: *Portulaca oleracea; auch P. grandiflora, P. pilosa, P. sativa* und andere Arten
Familie: Portulacaceae (Portulakgewächse)
Verwendete Teile: Blätter, Stängel, Blütenknospen, Samenkapseln
Geschmack: sauer
Energetik: kühlend, befeuchtend
Eigenschaften: schmerzlindernd, antimikrobiell, antioxidativ, krampflösend, beruhigend, harntreibend, fiebersenkend, entzündungsmodulierend, laxativ, entwurmend
Verwendung: Verbrennungen, Verstopfung, Husten, Dermatitis, Durchfall, Ruhr, Fieber, Nahrungsmittel, Kopfschmerzen, Entzündungen, Insektenstiche und -bisse, juckende Haut, Magenschmerzen, Geschwüre, Würmer, Wunden
Zubereitungen: Nahrung, Saft, Umschlag, Tee, Waschung

Dutzende von Portulaksorten wachsen auf der ganzen Welt, auf allen Kontinenten mit Ausnahme der Antarktis. *Portulaca oleracea* ist die am häufigsten vorkommende Art. Die genaue Herkunft des Portulaks ist unbekannt; Wissenschaftlern haben verschiedene Wege nach Nordafrika, Indien, Westasien, Europa, Amerika und Australien zurückverfolgt! Die frühen Völker hatten höchstwahrscheinlich ihren Anteil an seiner weiten Verbreitung. In Nordamerika haben Archäologen Portulaksamen ausgegraben, die zwischen 1000 v. Chr. und 750 v. Chr. datiert werden. Im alten Ägypten wurde Portulak als Heilpflanze verwendet und seit dem Mittelalter auf der Arabischen Halbinsel und im Mittelmeerraum angebaut. Auf der ganzen Welt ist Portulak nach wie vor eine verfügbare Quelle für Nahrung und Medizin.

MEDIZINISCHE EIGENSCHAFTEN UND ENERGETIK

Portulak ist für seine Fähigkeit bekannt, unter heißen, trockenen Bedingungen zu wachsen, und auf gleiche Weise ist er bei Hitze und Trockenheit im Körper gefragt. Wenn man die Blätter und Stängel zerkleinert, sind sie saftig, glitschig, schleimig sowie reizlindernd. Portulak wirkt kühlend und befeuchtend und kann zur Linderung von heißem, gereiztem Gewebe, wie Sonnenbrand oder bei trockenem Husten, oder einfach zur Abkühlung an einem Sommertag verwendet werden. Der Geschmack von Portulak spiegelt sich in seinem arabischen Dhofari-Namen *Humdeh* wider, der »sauer« bedeutet.

PFLANZENGABEN

Bietet nährstoffreiche Nahrung

Jeder Teil dieser außergewöhnlich nahrhaften Pflanze ist essbar. Forscher haben Portulak als reichste pflanzliche Quelle für Alpha-Linolensäure (ALA) identifiziert, einer essentiellen Omega-3-Fettsäure, die nachweislich zur Vorbeugung von Herzkrankheiten und Schlaganfällen beiträgt und vor Krebs schützen kann. Portulak hat einen fünfmal höheren Gehalt an Omega-3-Fettsäuren als Spinat und gilt als besonders gute Omega-3-Quelle für Menschen, die kein Fischöl verzehren. Darüber hinaus enthält Portulak hohe Mengen an Vitamin A (aus Beta-Carotin), Vitamin C (aus Ascorbinsäure) und Vitamin E (aus Alpha-Tocopherol) sowie Kalium, Magnesium, Kalzium, Phosphor und Eisen.[1]

Zum Glück schmeckt dieses nährstoffreiche Nahrungsmittel auch noch gut. Aufgrund seiner weltweiten Verbreitung findet man in zahlreichen kulinarischen Traditionen Zubereitungen mit diesem zitronigen Kraut. Obwohl die Blätter und Stängel die am häufigsten verzehrten Teile sind, verwenden die Ureinwohner Australiens auch die Samen als Nahrungsmittel. Klinische Studien haben gezeigt, dass Portulaksamen vielversprechend für die Herz-Kreislauf-Gesundheit und die Behandlung von Diabetes Typ 2 sind.[2]

Beruhigt die Haut

Seine reizlindernden Eigenschaften machen Portulak bei heißen, gereizten Hauterkrankungen zu einem nützlichen Kraut. Ähnlich wie Aloe Vera Gel kann Portulak oberflächliche Verbrennungen, Sonnenbrände, Insektenstiche und -bisse, Hitzeausschläge und andere entzündete oder juckende Haut lindern. Die Blätter und Stängel können zerdrückt werden, um daraus einen Wickel zu machen, oder man kann den Saft oder einen daraus hergestellten Absud für eine Waschung nutzen. Für eine beruhigende und antioxidantienreiche Gesichtsmaske kann ein Brei auf das Gesicht aufgetragen werden. Portulak wird auch als Kompresse zur Linderung von Kopfschmerzen und Fieberbeschwerden verwendet.

Entspannt die Muskeln

In der traditionellen westafrikanischen Medizin werden Umschläge, Säfte und wässrige Extrakte aus Portulak für verschiedene Erkrankungen, einschließlich Muskelschmerzen, verwendet. In einer klinischen Studie in Nigeria gaben Forscher Patienten mit Muskelkrämpfen einen äußerlich anwendbaren Extrakt, der aus frischen *Portulaca-oleracea*-Blättern und -Stielen hergestellt wurde. Sie fanden heraus, dass es ein wirksames Muskelrelaxans ist, das bei einigen Patienten die Krämpfe um 50 Prozent reduzieren konnte.[3] Die Forscher gehen davon aus, dass diese krampflösende Eigenschaft auf die hohe Kaliumkonzentration im Portulak zurückzuführen ist.[4]

IDENTIFIZIERUNG

Portulak gedeiht unter den verschiedensten Bedingungen, besonders aber auf Ruderalflächen. Diese niedrig wachsende Pflanze hat sukkulente Blätter und dicke Stängel, die sich von einer zentralen Pfahlwurzel verzweigen und am Boden entlang ausbreiten. Seine fleischigen Blätter sind eiförmig bis länglich, flach, glatt und entweder gegenständig oder wechselständig entlang des Stiels angeordnet. Die Stängel und manchmal auch die Blattränder können rötlich sein. Portulak besitzt kleine gelbe Blüten mit fünf Blütenblättern. Die Frucht ist eine kleine Kapsel, die sich aufspaltet und zahlreiche winzige schwarze Samen freisetzt.

ÖKOLOGISCHE ZUSAMMENHÄNGE

Als lebende Bodendecker- und Begleitpflanze kann Portulak die Feuchtigkeit im Boden aufrechterhalten. Seine Pfahlwurzeln können harte Böden aufbrechen und Nährstoffe nach oben bringen. Die Blüten des Portulaks sind selbstbestäubend oder werden durch Wind bestäubt. Die Samen verbreiten sich durch Wind, ebenfalls durch Vögel und kleine Säugetiere, die die Samen gelegentlich fressen. Portulak ist eine Wirtspflanze für die Larven von Blattwespen (*Schizocerella* spp.) und Rüsselkäfern (*Hypurus bertrandiperris*), die beide die Pflanze vernichten können, wenn sie in großer Anzahl vorkommen.

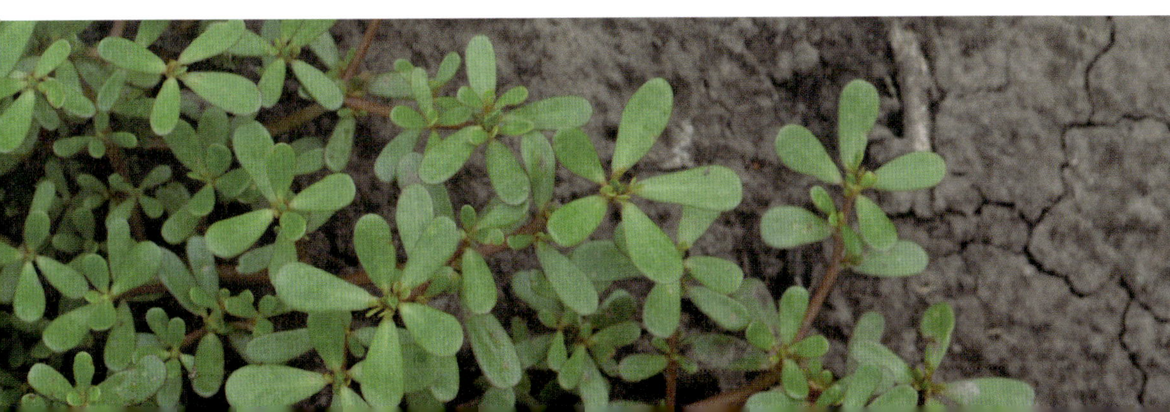

gelbe Blüten mit
fünf Blütenblättern
Samenkapseln
platzen auf, wenn
die Samen reif sind
gegenständige oder
wechselständige
Blätter
dicke Stängel können
rot oder grün sein
flache, fleischige
eiförmige bis
längliche Blätter

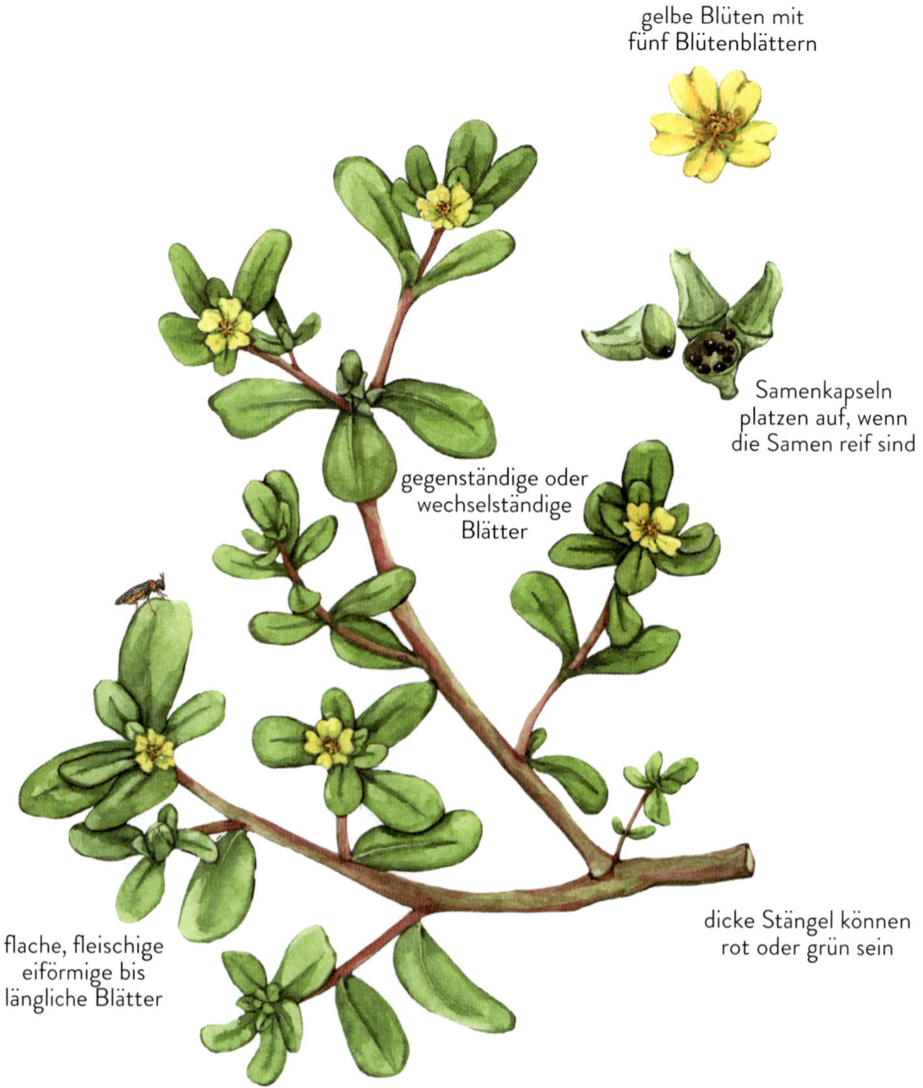

Portulak (*Portulaca oleracea*) mit Blattwespe (Schizocerella lineata)

Lebenszyklus: einjährig oder mehrjährig in frostfreien Zonen
Vermehrung: Samen, Stängel
Wuchsform: kriechend und ausbreitend, 3 bis 15 cm hoch
Lebensraum: Küstengebiete, Ruderalgebiete, Fahrwege, Felder, Gärten, Rasenflächen, Flussufer, Straßenränder, Risse in Bürgersteigen
Standort: volle Sonne bis Halbschatten
Boden: unterschiedlich; bevorzugt gut durchlässig, sandige Böden
USDA-Klimazonen: 5–10

ERNTE

Der hitzeliebende Portulak ist typischerweise eine Sommerpflanze mit mehreren Generationen pro Saison. Er kann jederzeit geerntet werden, solange die Blätter und Stängel zart und saftig sind; ältere Portulakpflanzen können faserig sein. Frühmorgens gepflückter Portulak schmeckt säuerlicher, da er einen höheren Apfelsäuregehalt hat. Ernten Sie die einzelnen Blätter oder zarten Stängelabschnitte mit den Fingern oder einer Schere (oder ziehen Sie die ganze Pflanze heraus, wenn Sie einen Garten jäten). Um das Nachwachsen zu fördern, zupfen Sie nur die Spitzen ab und lassen mindestens ein paar Zentimeter zurück. Die Blüten und Samen können ebenfalls gegessen werden.

Portulak vermehrt sich leicht über Samen. Eine einzige Pflanze kann 240.000 Samen produzieren, die ihre Keimfähigkeit bis zu 40 Jahre lang behalten können! Um zukünftiges Wachstum zu fördern, lassen Sie sie sich selbst aussäen. Umgekehrt sollten Sie den Portulak nicht zur Aussaat kommen lassen, wenn Sie seine Ausbreitung verhindern möchten. Abgebrochene Stängelabschnitte können auf natürliche Weise oder mit menschlicher Hilfe Wurzeln schlagen.

Vorsichtsmaßnahmen bei der Ernte

Achten Sie darauf, die giftige Wolfsmilch (*Euphorbia* spp.) zu meiden, die eine gewisse Ähnlichkeit hat und oft in der Nähe von Portulak wächst. Die Wolfsmilch hat dünnere (und manchmal behaarte) Stängel und flachere, nichtsukkulente Blätter. Ein abgebrochener Wolfsmilchstängel scheidet einen milchigweißen Saft aus, der die Haut reizen kann.

TIPPS FÜR DIE GARTENARBEIT

Portulak hat sich an alle Bodentypen angepasst und kann mit seinen sich ausbreitenden Trieben schnell ein Gebiet bedecken. Sie können Portulak vermehren, indem Sie Samen auf die Oberfläche des Bodens streuen, ohne sie zu bedecken; die Portulaksamen sind Lichtkeimer. Auch über Stecklinge lässt sich die Pflanze leicht vermehren: die Stecklinge auf die Erde legen, leicht andrücken und feucht halten, bis die Pflanze zu wurzeln beginnt. Um große, saftige Blätter zu erzielen, in reichhaltige Erde säen, im Frühjahr mit kompostiertem Dünger düngen und regelmäßig gießen. Portulak wächst gut in Kübeln.

SO NUTZEN SIE DEN PORTULAK

Portulak kann frisch oder gekocht verzehrt werden und ist eine häufige Zutat in vielen Küchen der Welt. Die saftigen, zitronigen Blätter und Stängel eignen sich hervorragend für grüne Salate, Kartoffelsalat, Sandwiches, Säfte, Smoothies und kalte Suppen wie Gazpacho. Sie können auch gedünstet, angebraten, in Suppen mitgekocht sowie eingelegt werden (eine gute Verwendung für übrige Stängel). Portulak wird beim Kochen etwas schleimiger.

Der aus frischen Portulakblättern gepresste Saft kann als Getränk oder für äußere Waschungen verwendet werden. Die Blätter können auch für einen Umschlag püriert werden. Andere traditionelle Verwendungen sind Infusionen oder Abkochungen aus frischem oder getrocknetem Portulak, die innerlich oder für äußerliche Waschungen verwendet werden. Die

Kräuterkundlerin Briana Wiles empfiehlt eine Essiginfusion von Portulak, um dessen Mineraliengehalt zu extrahieren, oder einen Ölauszug, um Salben und Seren herzustellen.[5]

Empfohlene Mengen

Portulak ist sowohl Medizin als auch Nahrungsmittel. Daher darf die Dosierung recht hoch sein, wenn es als Gemüse verzehrt wird, unter Berücksichtigung der unten aufgeführten Vorbehalte.

Besondere Hinweise

- Vermeiden Sie den Verzehr großer Mengen von rohem Portulak, insbesondere wenn Sie zu Nierensteinen neigen. Durch Kochen oder Blanchieren werden die Oxalate reduziert.
- Tierstudien haben gezeigt, dass große Mengen von Portulak zu Gebärmutter-Kontraktionen führen können. Eine medizinische Anwendung während der Schwangerschaft wird nicht empfohlen, außer unter Aufsicht eines qualifizierten Arztes.[6]
- Tierstudien haben gezeigt, dass Portulak die Glukoseregulation verändern kann. Diabetikern wird empfohlen, vor der Anwendung einen qualifizierten Arzt zu konsultieren.[7]

PORTULAK VERBINDET

»Wir haben Verdolagas!« Ich (Emily) war acht Jahre alt, und mein Lehrer Felipe hatte gerade eine Handvoll Sukkulenten vom Rand unseres Schulgartenbeetes gezogen. Es handelte sich nicht um eines der Gemüse, die wir absichtlich gepflanzt hatten; ich weiß nicht mehr, welche Gemüse das waren (Radieschen? Karotten?). Aber die Erinnerung an unser freiwillig wachsendes Unkraut ist geblieben. Felipe, der von Guadalajara nach Texas gezogen war, stellte uns begeistert diese Pflanze vor, die er von zu Hause kannte. Er ging mit uns in die Küche und briet die Verdolagas (Portulak) mit Rührei – ein traditionelles mexikanisches Gericht, das mich mit seiner Raffinesse begeisterte und das ich auch heute noch gerne esse.

Wie sich herausstellte, hatte ich Portulak schon zuvor gekostet. Als meine *ba noi* (Großmutter) als vietnamesischer Flüchtling in die Vereinigten Staaten kam, erkannte auch sie dieses Unkraut, das vor unserem Haus in Massachusetts wuchs. Dankbar, das Gemüse zu finden, das sie in Südostasien als *rau sam* gekannt hatte, erntete sie es und kochte es in Suppen für unsere Familienessen.

Im Laufe der Jahre sind mir ähnliche Geschichten über diese bescheidene Pflanze begegnet, die Einwanderern und Flüchtlingen aus so unterschiedlichen Ländern wie Burma und Palästina zur Verfügung steht. *Portulak. Verdolagas. Rau sam.* Die Pflanze hat viele Namen, darunter bei manchen Menschen auch »schädliches Unkraut«. Aber für viele ist diese Pflanze der Schlüssel zu etwas Vertrautem, eine Pflanze, die auf vielen Ebenen Nahrung bietet.

PORTULAK-ERFRISCHUNGSGETRÄNK

Portulak ist saftig, herb und sukkulent und damit eine willkommene Zutat für Sommergetränke. Die in diesem erfrischenden Getränk kombinierten Chiasamen binden die Flüssigkeit und liefern viel Omega 3. Die Chiasamen sind auch optisch und wegen ihrer Textur interessant. Wenn Sie jedoch keine Chiasamen in Getränken mögen, können Sie sie weglassen oder durch Basilikumsamen ersetzen.

Ergibt: 4 Portionen

1 große Handvoll frischer Portulak (Blätter und zarte Stiele), grob gehackt

Saft von 2 Limetten (etwa 60 ml)

90 g Honig, oder nach Geschmack

1 l kaltes Wasser

1 EL schwarze oder weiße Chiasamen

Portulak-, Minze- oder Zitronenmelisse-Zweige zum Garnieren (optional)

1. Portulak, Limettensaft, Honig und Wasser in einen Mixer geben und glatt pürieren. Wenn Sie kein Fruchtfleisch in Ihrem Getränk haben möchten, können Sie die Mischung durch ein feinmaschiges Sieb passieren (wir lassen es normalerweise drin).

2. Den Saft in einen Krug füllen und die Chiasamen einrühren. Das Getränk etwa 15 Minuten stehen lassen, damit die Chiasamen quellen können.

3. Sofort servieren oder bis zu 1 Tag im Kühlschrank aufbewahren. Kurz vor dem Servieren umrühren, um die Chiasamen gleichmäßig zu verteilen. Das Getränk in Gläser mit Eis füllen und nach Belieben garnieren.

Variation: Für ein sprudelndes Getränk den Portulak mit nur 500 ml kaltem Wasser mischen. Vor dem Servieren 500 ml gekühltes Sprudelwasser einrühren.

PORTULAK-GURKEN-SALAT

Dieser knackige Salat ist eine erfrischende Ergänzung zu Sommergerichten und Barbecues und eignet sich hervorragend zu gegrillten Speisen. Das vietnamesisch inspirierte Dressing ist würzig und süß, mit einer pikanten Note. Wenn Sie mehr Kick mögen, können Sie die Jalapeño-Kerne drin lassen.

Wenn Sie Vespergurken oder Salatgurken verwenden, sollte die Schale auch nicht bitter sein, Sie brauchen sie daher nicht zu entfernen. Wenn Sie jedoch stattdessen eine andere Gurkensorte nehmen, sollten Sie sie schälen.

Ergibt: 4 bis 6 Portionen

Für das Dressing

1 EL frischer Limettensaft

1 EL ungewürzter Reisessig

2 TL brauner Zucker oder Kokosblütenzucker

1⁄4 TL Salz

1 TL Avocadoöl (oder ein anderes mildes Öl)

1 Knoblauchzehe, zerdrückt

1 großer Jalapeño (Kerne und Rippen entfernt), in dünne Scheiben geschnitten

Für den Salat

3 Vespergurken oder 1 Salatgurke

2 große Handvoll Portulakstängel und -blätter (dicke Stängel entfernt)

1⁄4 Bund Koriander, gehackt

2 EL Minze, gehackt

2 Frühlingszwiebeln, in dünne Scheiben geschnitten

30 g ungesalzene, geröstete Erdnüsse, grob gehackt

1. Für das Dressing Limettensaft, Reisessig, Zucker und Salz in einer kleinen Schüssel mischen und so lange umrühren, bis der Zucker aufgelöst ist. Öl, Knoblauch und Jalapeño unterrühren. Das Dressing beiseitestellen, während die Salatzutaten vorbereitet werden, damit sich die Aromen verbinden können.

2. Die Gurken in dünne Scheiben schneiden und zusammen mit Portulak, Koriander, Minze und Frühlingszwiebeln in eine große Schüssel geben. Das Dressing darübergeben und alles miteinander vermengen.

3. Mit den Erdnüssen garnieren und servieren.

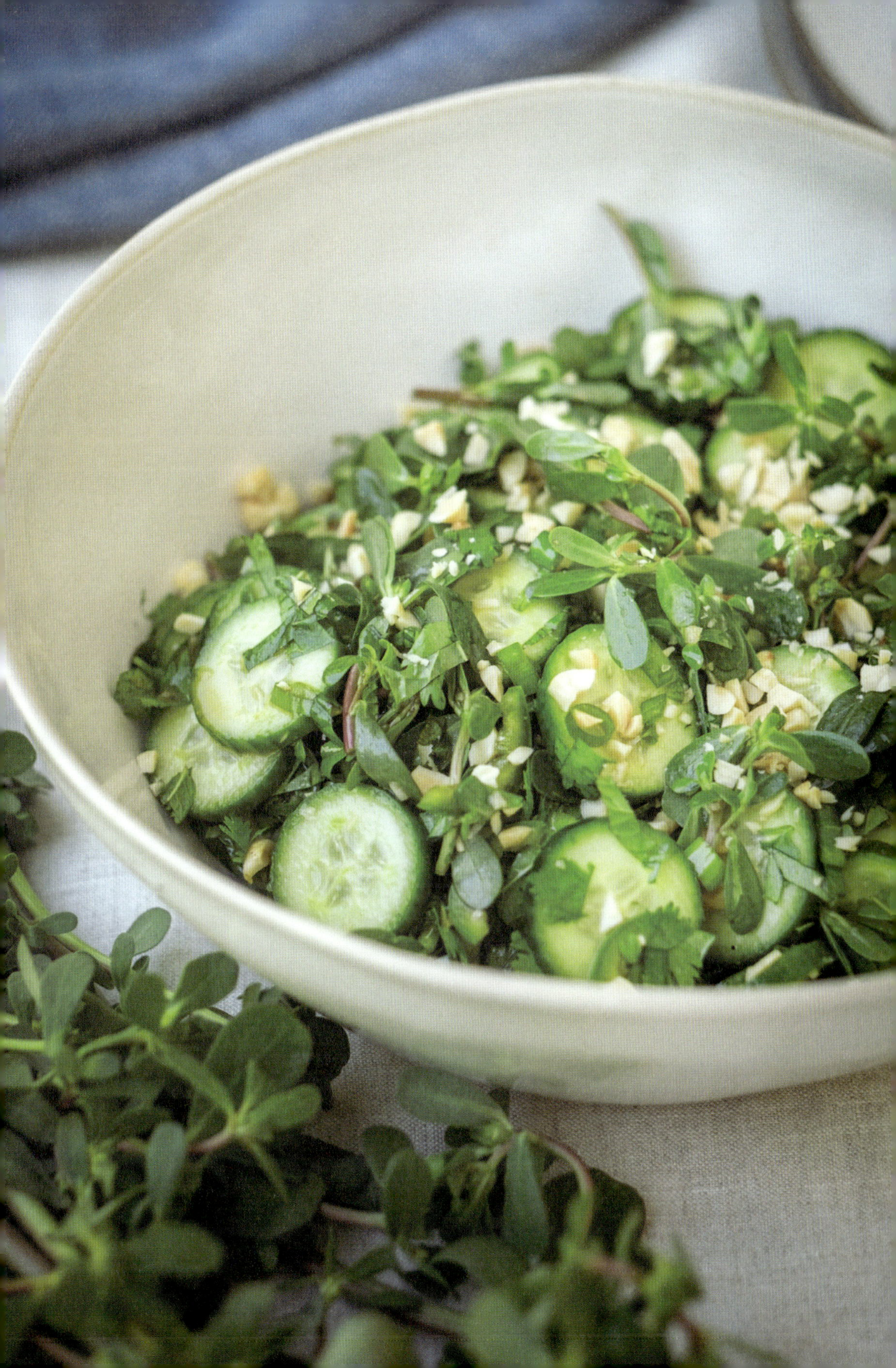

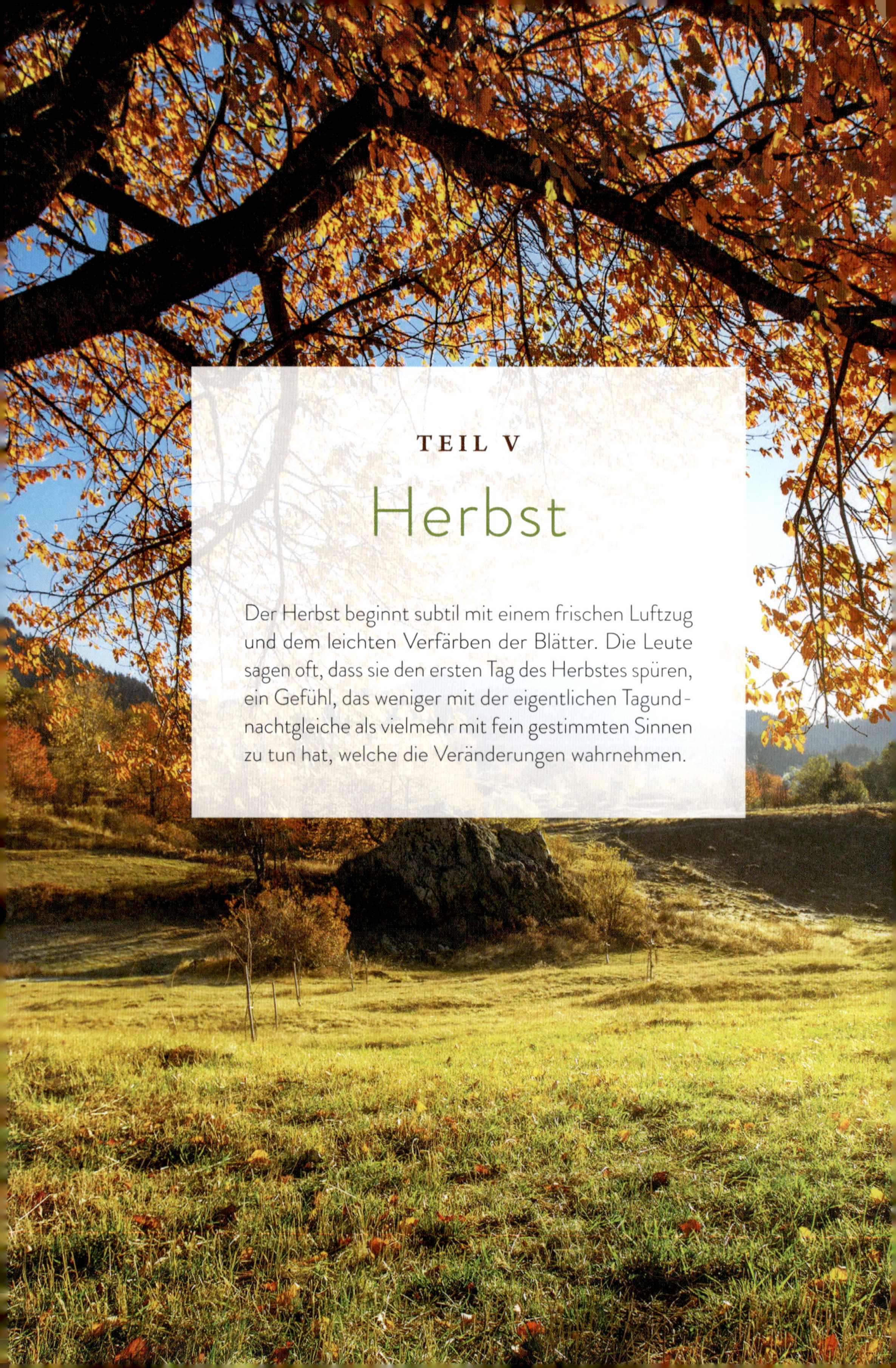

TEIL V

Herbst

Der Herbst beginnt subtil mit einem frischen Luftzug und dem leichten Verfärben der Blätter. Die Leute sagen oft, dass sie den ersten Tag des Herbstes spüren, ein Gefühl, das weniger mit der eigentlichen Tagundnachtgleiche als vielmehr mit fein gestimmten Sinnen zu tun hat, welche die Veränderungen wahrnehmen.

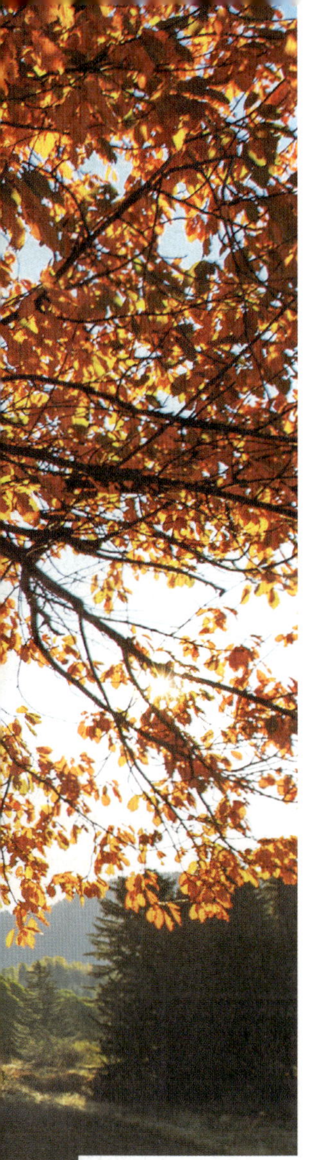

Während die dezenten Farben des Spätsommers langsam verblassen, regnet es wieder häufiger, die Böden werden lockerer und das Wachstum der Pilze wird angeregt. Aufgeweckt durch die kühle und feuchte Erde kehren einige Pflanzen wie Löwenzahn und Vogelmiere mit zarten Blättern zurück. Mit Dankbarkeit graben wir mit einer Schaufel die Wurzeln aus, die uns kräftigende und aufbauende Nahrungs- und Heilmittel bieten.

Wie ein fein gestimmtes Orchester beginnt sich der Höhepunkt des Herbstes zu bilden. Vögel, Fledermäuse und Libellen verlassen ihre im Sommer aufgesuchten Lebensräume und ziehen in ihre Winterquartiere. Je mehr Blätter sich verfärben, desto mehr goldene Pappeln, orangefarbene und rote Eichen und Ahornbäume heben sich von einem tiefblauen Himmel ab. Unsere Nahrungsmittel passen sich der Flammenfärbung der Bäume an, wenn wir für unsere Feste Gerichte aus Kürbissen und Süßkartoffeln zubereiten.

Während Ihr Herz sich noch an den überbordenden Farben des Herbstes erfreut, peitscht der Wind durch die Bäume, zerrt und zieht, um die letzten Erträge der harten Arbeit des Sommers zu lösen. Blätter, die den Boden übersäen, erinnern uns daran, dass sich das Rad ständig weiterdreht; nichts ist von Dauer. In vielen Kulturen ist der Spätherbst eine Zeit, in der man sich mit denen verbindet, die bereits gegangen sind, im Bewusstsein, dass der Tod nur ein Teil eines andauernden Kreislaufs ist. Auf welche Weise wenden Sie sich nach innen? Wie können Sie diese Zeit nutzen, um sich mit den Wurzeln Ihrer Vorfahren zu verbinden?

Aktivitäten im Herbst

- einen Spaziergang im Freien machen
- die frische Luft einatmen
- eine Vereinbarung mit der Natur treffen
- in einen Laubhaufen springen
- warme Getränke genießen
- einen Kürbis schnitzen und die Kerne rösten
- Wurzeln oder Pilze zeichnen
- Samen säen und Zwiebeln für das nächste Frühjahr pflanzen
- Ein Herbstfest feiern
- ein Journal führen (siehe Kapitel 7)

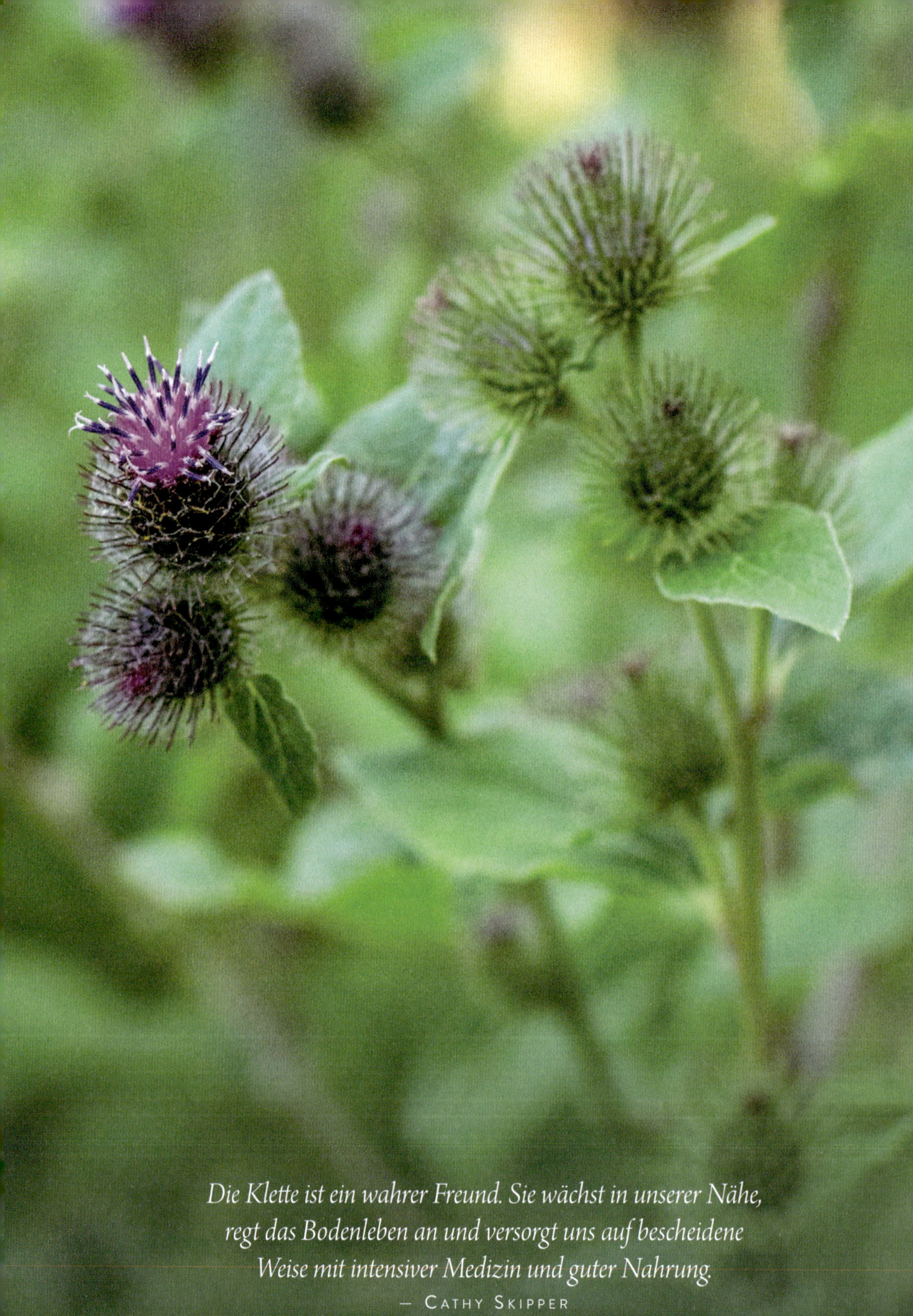

Die Klette ist ein wahrer Freund. Sie wächst in unserer Nähe, regt das Bodenleben an und versorgt uns auf bescheidene Weise mit intensiver Medizin und guter Nahrung.

– Cathy Skipper

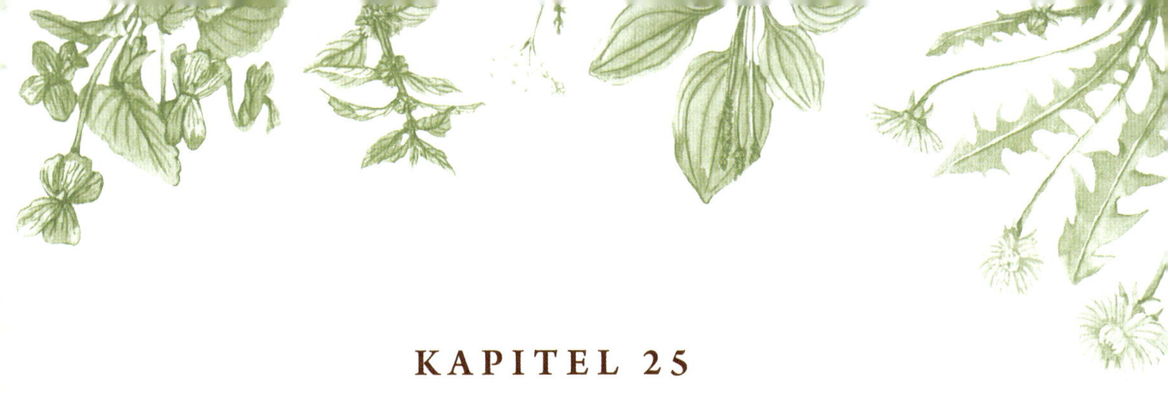

KAPITEL 25

KLETTE

Die Klette ist ein allgegenwärtiges Unkraut, ein gehaltvolles Nahrungsmittel, eine wirkungsvolle Medizin und ein Fluch für langhaarige Tiere, die sich in der Pflanze verwickelt haben. Sie wird einerseits von Kräuterkundlern geliebt und von Viehzüchtern auf der anderen Seite gehasst. Die vielen Rollen, die Pflanzen haben können, illustrieren ihre Nicht-Dualität. So bieten oft die verhasstesten Unkräuter, wie die Klette, am reichlichsten Nahrung und Medizin. Die tiefen Pfahlwurzeln der Klette liefern nachhaltige Nahrung, ihre großen Blätter können zur Aufbewahrung von Lebensmitteln und als kühlender Umschlag verwendet werden und die Samen sind wirksame Heilmittel gegen akute Symptome.

Andere gebräuchliche Bezeichnung: Gobo
Botanische Namen: *Arctium lappa, A. minus*
Familie: Asteraceae (Korbblütler)
Verwendete Teile: Wurzeln, Samen, Blätter, Stängel
Energetik: kühlend, trocken und feucht ausgleichend
Geschmack: bitter, süß
Eigenschaften: alterativ, schweißtreibend (Samen), harntreibend, hepatisch, lymphatisch, nahrhaft
Verwendung: Nahrung, Mobilisierung stagnierender Lymphe, Unter- oder Überfunktion der Talgdrüsen, präbiotisch, Förderung gesunder Haut, Flüssigkeitseinlagerungen, Unterstützung der Lebergesundheit
Zubereitungen: Abkochung, Nahrungsmittel, Tinktur

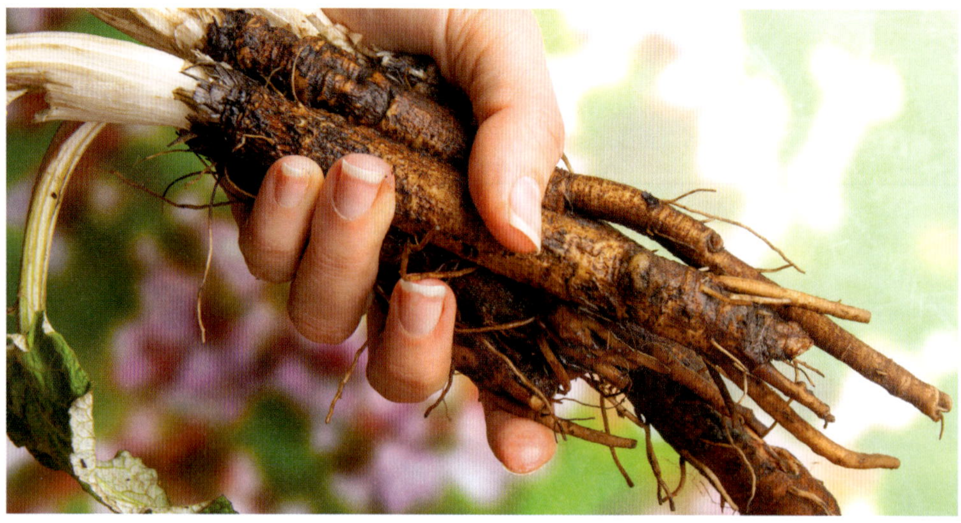

Die Klette wird seit Jahrtausenden in Asien und Europa als Nahrungs- und Heilmittel verwendet. In vielen alten Schriften wird diese Pflanze erwähnt, und angesichts ihrer allgegenwärtigen Verbreitung können wir vermuten, dass sie als Volksheilmittel verwendet wurde. Zusätzlich zu den essbaren und medizinischen Vorteilen der Pflanze können die haftenden, reifen Klettenfrüchte als behelfsmäßige Verschlüsse verwendet werden. Diese Eigenschaft war jedoch nicht die Inspiration für das Klettband, wie allgemein behauptet wird. Sie geht auf eine andere Klettpflanze zurück, die Spitzklette (Xanthium spp.).

MEDIZINISCHE EIGENSCHAFTEN UND ENERGETIK

Die Klette hilft bei der Ausscheidung natürlich vorkommender Stoffwechselabfälle. Mit anderen Worten, sie hilft, das natürliche Entgiftungssystem des Körpers zu unterstützen. Um dies zu verstehen, stellen Sie sich Ihren Körper als einen Fluss vor. Im Idealfall möchten Sie, dass das Wasser klar ist und sich schnell bewegt. Wenn sich jedoch die Ausscheidungssysteme Ihres Körpers verlangsamen, kann Ihr Wasser zu einem stagnierenden Tümpel werden. Wenn zum Beispiel die Lymphe stagniert, schwellen Ihre Lymphdrüsen an oder Sie bekommen ein Lymphödem. Wenn Ihre Leber geschädigt ist, kann sich dies auf der Haut als Hautausschlag oder Akne bemerkbar machen oder es kann zu einem Hormonungleichgewicht beitragen. Wenn der Dickdarm die Abfallstoffe nicht richtig transportiert, kommt es zur Verstopfung. Wenn Ihre Nieren träge sind, können Sie Ödeme bekommen. Es gäbe noch mehr Beispiele.

Pflanzen, die die Funktion der Ausscheidungsorgane wiederherstellen, werden als alterative Pflanzen bezeichnet. Im Wesentlichen heben sie die Stagnationen auf, um die – metaphorisch gesprochen – stagnierenden Teiche aufzulösen und den Fluss wieder frei fließen zu lassen. Alterative Pflanzen haben oft eine Affinität zu einem bestimmten Organsystem. Im Falle der Klette glänzen sowohl die Wurzel als auch die Samen, indem sie die Stoffwechselfunktion verbessern und dadurch die Hautgesundheit fördern.

Die Klette könnte auch als nahrhaftes Blutreinigungsmittel betrachtet werden. Über einen längeren Zeitraum eingenommen, liefert sie nicht nur Nährstoffe, sondern hilft Ihrem Körper auch, Nährstoffe, insbesondere Fett, besser zu verarbeiten. Zu diesem Zweck wird Klette oft mit Löwenzahnwurzel kombiniert.

PFLANZENGABEN

Fördert die Hautgesundheit

Klette kann gegen chronische und akute Hautausschläge eingesetzt werden, die von Ekzemen und Psoriasis bis hin zu Akne und Furunkeln reichen. Der Erfolg der Klette liegt in ihrer grundlegenden Wirkung auf viele verschiedene Systeme des Körpers, darunter die Talgdrüsen, die Leber, die Lymphe und die Nieren. Wenn eines dieser Systeme mangelhaft oder träge wird, kann dies zu Hautproblemen führen.

Die Klette fördert eine gesunde Talgdrüsensekretion. Talgdrüsen sind winzige Drüsen, die sich in der Haut befinden. Sie scheiden Talg aus, eine wachsartige oder ölige Substanz, die Haut und Haar mit Feuchtigkeit versorgt. Talg kann auch dazu beitragen, Ihre Haut wasserdicht zu machen und zu dämmen, um Sie warm zu halten. Wenn Drüsen im Gesicht übermäßig Talg ausscheiden, kann dieser die Poren verstopfen und die Haut wird anfälliger für Akne. Wenn die Talgdrüsenproduktion jedoch beeinträchtigt ist, kann dies zu trockener, schuppiger Haut führen. Klettenwurzel und -samen wirken beiden Erkrankungen entgegen, indem sie dazu beitragen, dass Ihre Talgdrüsen ausgewogen funktionieren.

Lindert Arthritis

Kräuterkundler greifen schon lange nach der Klette, wenn es darum geht, die Schmerzen von Arthritis zu lindern. Auch neuere Forschungen untersuchen die verschiedenen Wirkweisen der Klette. In einer Studie zeigten sich bei Arthritis-Patienten, die 42 Tage lang täglich Klettentee getrunken hatten, signifikante Verbesserungen, darunter eine Verringerung des C-reaktiven Proteins, was als Hinweis auf den Rückgang der Entzündung zu verstehen ist. Die Forscher folgerten daraus: »Die Ergebnisse legen nahe, dass der Tee aus der Wurzel von *Arctium lappa* L. den Entzündungsstatus und den oxidativen Stress bei Patienten mit Kniearthrose verbessert.«[1]

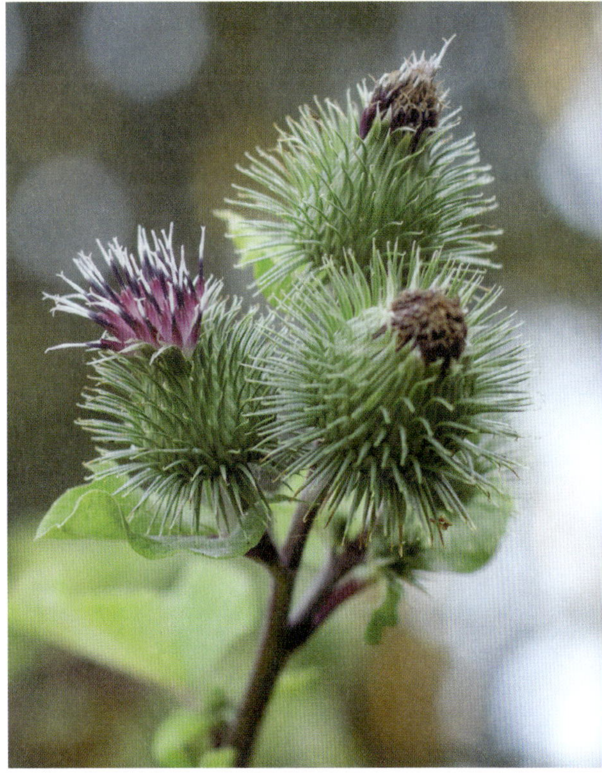

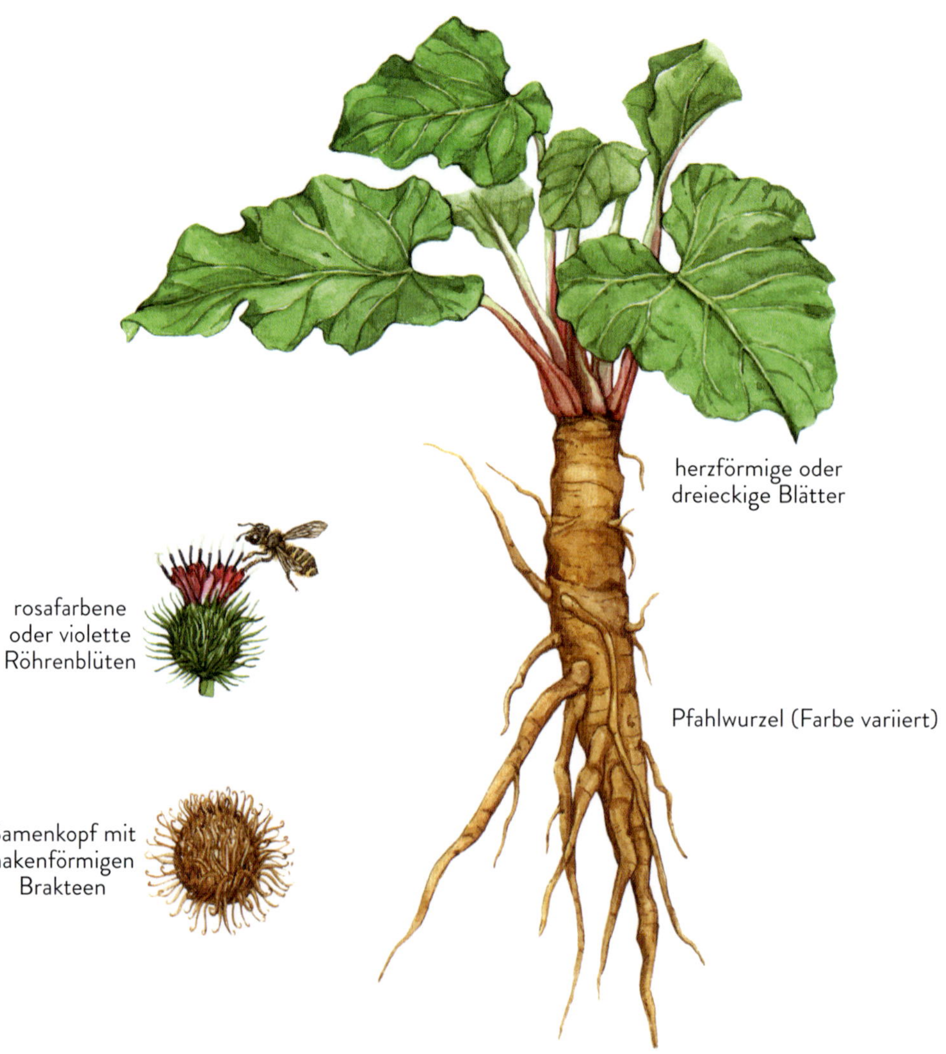

Klette (*Arctium minus*) mit kampflustiger Blattschneiderbiene (*Megachile pugnata*)

Lebenszyklus: krautig zweijährig, manchmal mehrjährig
Vermehrung: Samen
Wuchsform: große Grundrosette, aufrechte Blütenstiele, 0,5 bis 2,5 m hoch
Vorkommen: aufgegebene Felder, Bachbetten, Ruderalflächen, Gräben, Weidezäune, Wiesen, Weiden, Bahngleise, Wegränder, Bachufer, Brachland, Waldränder
Standort: volle Sonne bis Halbschatten
Boden: unterschiedlich; bevorzugt feuchte und lehmige Böden
USDA-Klimazonen: 3–9

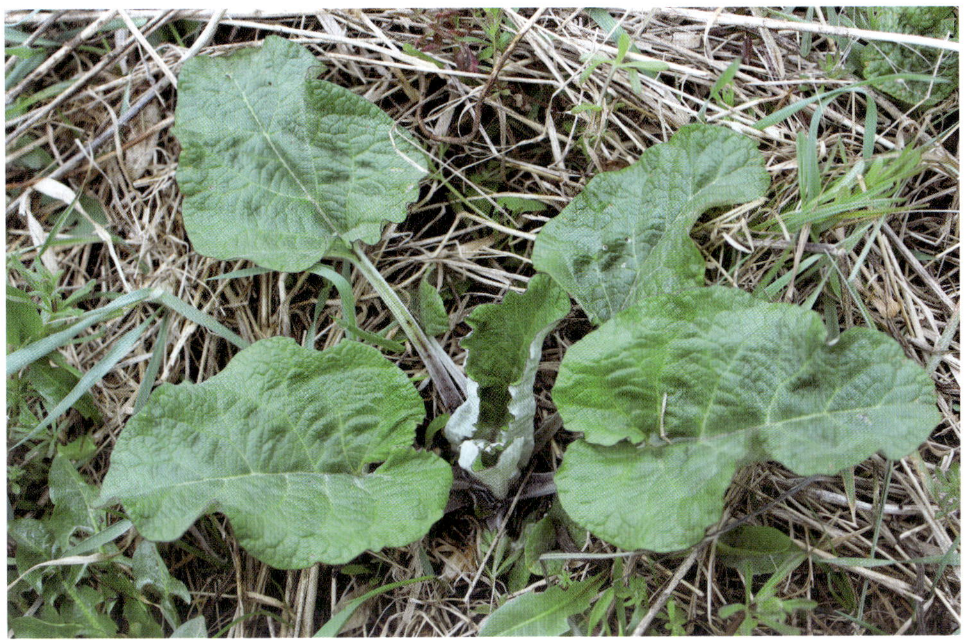

Unterstützt das Harnsystem

Sowohl die Klettenwurzel als auch die Klettensamen sind harntreibend, wobei der Samen eine stärkere Wirkung hat. Neben der Förderung der Harnausscheidung (Diurese) kann die Klette auch bei Harnkies und Harnsteinen sowie bei schmerzhaftem und unfreiwilligem Wasserlassen verwendet werden. *King's American Dispensatory*, eine Kräuterschrift aus dem Jahr 1898, bezieht sich auf den Klettensamen als Urin-Alterativum und empfiehlt die Einnahme als Alkoholextrakt.

Liefert Präbiotika

Die Klettenwurzel enthält einen hohen Prozentsatz an Inulin; viele Quellen gehen von 45 bis 50 Prozent in der frischen Wurzel aus. Inulin (nicht zu verwechseln mit Insulin) ist ein stärkehaltiges Kohlenhydrat, das für den Menschen unverdaulich ist, aber Nährstoffe für die Darmflora liefert. Der Verzehr präbiotischer Lebensmittel wie Klette, zusammen mit fermentierten Lebensmitteln oder Probiotika, kann verschiedene Mikroorganismen wirksamer unterstützen als Probiotika allein. Die Fähigkeit der Klette, eine gesunde Darmflora zu unterstützen, kann ein Grund dafür sein, dass sie die Nährstoffaufnahme verbessert, wenn sie über einen langen Zeitraum konsumiert wird.

Wirkt bei Krebs

In der Vergangenheit wurde die Klette bei Krebspatienten eingesetzt. Sie war ein Hauptbestandteil von zwei berühmten Krebstherapien aus den 1920er Jahren: Die Essiac- und die Hoxsey-Therapie. Bis heute hat es keine klinischen Studien am Menschen gegeben, in denen die ganze Pflanze verwendet wurde, aber es gab mehrere In-vitro-Studien mit isolierten Extrakten und vielversprechenden Ergebnissen. Ein Bestandteil, das Lignan Arctigenin, induziert nachweislich Apoptose (Zelltod) bei Eierstockkrebszellen und Östrogenrezeptor-negativem

Brustkrebs.[2] Arctigenin und andere Lignane zeigen auch positive Wirkungen bei multiresistenten Krebszellen.[3]

Blätter liefern Medizin und Hilfsmittel

Die Klette hat große Blätter, die als Medizin oder Hilfsmittel verwendet werden können. Ein frischer, aus den Blättern hergestellter Wickel kann äußerlich angewendet werden, um Verbrennungen zu lindern und Wunden zu heilen oder um Infektionen wie Furunkel und Abszesse herauszuziehen. Bevor es die modernen Kühlsysteme gab, verwendeten die Menschen die Blätter zum Einwickeln und Konservieren von Lebensmitteln wie z. B. Butter.

IDENTIFIZIERUNG

In Nordamerika ist die in der freien Natur häufig vorkommende Klettenart die *Arctium minus*, die kultivierte Klette die *A. lappa*. Die folgenden Beschreibungen treffen auf beide zu.

In ihrem ersten Jahr bildet die Pflanze eine grundständige Rosette mit großen, groben Blättern. Die Blätter sind wechselständig, entweder herzförmig oder dreieckig, und können gezähnt oder gekräuselt sein. Sie können bis zu 60 cm lang und 45 cm breit werden. Die Blattstiele von *A. minus* sind hohl. Die Pflanze hat eine fleischige gelbe, braune oder weiße Pfahlwurzel.

Im zweiten Jahr produziert die Pflanze einen kräftigen, aufrechten Stängel, der bis zu 270 cm hoch wird (typischerweise höher bei *A. lappa* und kürzer bei *A. minus*). Der Stängel kann verzweigt oder unverzweigt sein, die Blätter werden weiter oben am Stängel immer kleiner.

Stachelige zusammengesetzte Blütenköpfe sind in Rispen angeordnet und bestehen aus zahlreichen rosa oder violetten Röhrenblüten (sie hat keine Zungenblüten). Um die Blüten herum befinden sich Hüllblätter mit winzigen Haken, die sich nach innen biegen. Die runden Samenköpfe sind hellbraun mit kurzen Borsten.

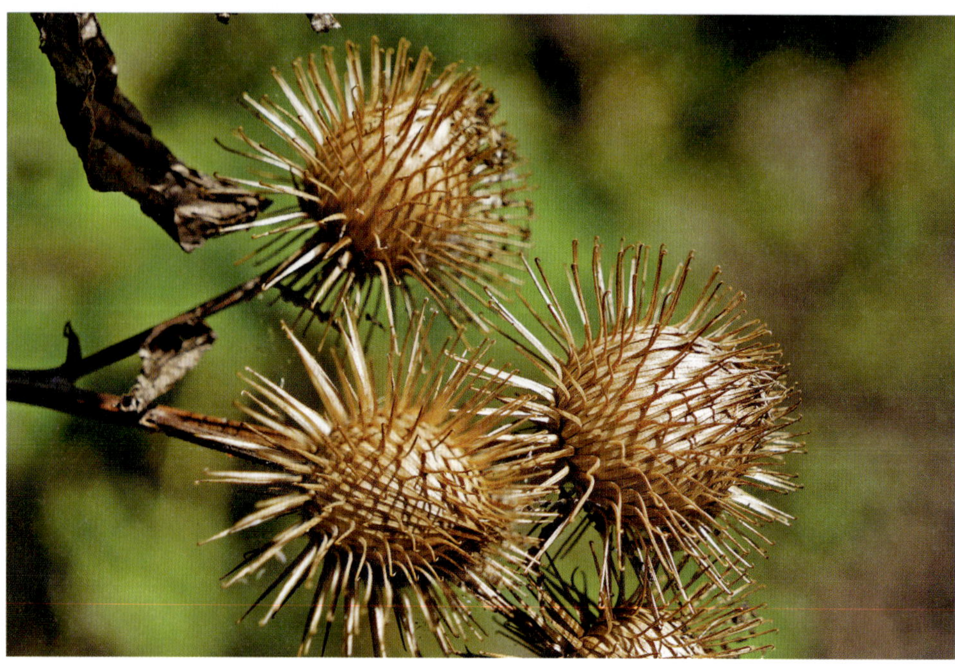

Obwohl die Klette gewöhnlich eine zweijährige Pflanze ist, kennt man sie auch als mehrjährige Pflanze, die einige Jahre braucht, bis sie blüht, und dann nach der Blüte abstirbt.

ÖKOLOGISCHE ZUSAMMENHÄNGE

Die lange Pfahlwurzel der Klettenwurzel lockert harten Boden auf und zieht Mineralien aus der Tiefe nach oben. Die Raupen des Distelfalters (*Vanessa cardui*) fressen die Blätter, die Raupen des Falters *Papaipema* spp. bohren sich durch die Stängel. Die Blüten werden hauptsächlich von Bienen mit langem Rüssel bestäubt, darunter Hummeln, Honigbienen, Sandbienen und Blattschneiderbiene sowie Schmetterlinge und Dickkopffalter. Vögel können sich von den Samen ernähren; es besteht allerdings auch die Gefahr, dass sie sich in den Kletten verfangen. Kleine Insekten finden Nahrung in den Samenköpfen. Die borstigen Früchte haften leicht am Fell von Säugetieren und an der Kleidung von Menschen, wodurch die Samen an neue Orte transportiert werden.

ERNTE

Ernten Sie die Klettenwurzel im Herbst des ersten Jahres oder im Frühjahr des zweiten Jahres, bevor die Pflanze ihren Stängel bildet. Die Pfahlwurzel kann bis zu 120 cm lang werden und dann sehr schwer zu ernten sein. Graben Sie breit und tief mit einer langen Schaufel. Es kann einfacher sein, nach einem Regenguss zu graben, wenn der Boden weicher ist. Die Blätter können Sie nach Bedarf ernten, doch der beste Zeitpunkt ist vor der Bildung der Blütenstängel. Ernten Sie die Samen, nachdem die Kletten getrocknet und braun geworden sind. Legen Sie dazu die Kletten in einen Beutel und bearbeiten Sie ihn mit einem Stock oder Nudelholz, um die Kletten aufzubrechen und die Samen freizugeben. Durch das Trennen der Samen von der Spreu können winzige Härchen aufgewirbelt werden, welche die Haut und Atemwege reizen können. Tragen Sie daher eventuell Handschuhe oder eine Maske.

Die Klette vermehrt sich durch ihre Samen, von denen eine Pflanze bis zu 15.000 produzieren kann! Denken Sie jedoch daran, dass bei der Ernte einer Wurzel die Pflanze abstirbt und im nächsten Jahr keine Blüten und Samen mehr produzieren kann. Lassen Sie also genügend Pflanzen im Bestand.

Vorsichtsmaßnahmen bei der Ernte

Manchmal werden die essbaren Blätter des Stumpfblättrigen Ampfers (*Rumex obtusifolius*) mit der Klette verwechselt. Seien Sie vorsichtig, dass Sie nicht versehentlich die giftigen Blätter des Rhabarbers (Rheum spp.) ernten. Im Gegensatz zur wolligen Unterseite der Klettenblätter ist die Unterseite der Rhabarberblätter glatt. Die Spitzklette (*Xanthium spp.*) kann ebenfalls mit der Klette verwechselt werden; beachten Sie ihre eher elliptischen als runden Früchte bzw. Samenköpfe.

TIPPS FÜR DIE GARTENARBEIT

Da es sich bei der Klette um eine zweijährige Pflanze handelt, können Sie überlegen, ein Beet mit Kletten anzulegen, um immer einen Vorrat an frischen Klettenwurzeln zu haben. Die Klette ist leicht anzubauen, aber für die Ernte von gut entwickelten Wurzeln ist lockerer, lehmiger Boden erforderlich. Die Zugabe von kompostiertem Dünger verbessert die Wurzelentwicklung erheblich. Bringen Sie die Samen im zeitigen Frühjahr aus und planen Sie, einen Teil der Pflanzen im ersten Jahr zu ernten, damit der Rest im zweiten Jahr zur Aussaat und Selbstaussaat kommen kann. Die Klette kann leicht invasiv werden.

SO NUTZEN SIE DIE KLETTE

Klettenwurzeln werden in der chinesischen, japanischen und koreanischen Küche häufig als Gemüse verarbeitet. Sie können pfannengerührt, geschmort, gebraten, zu Eintöpfen hinzugefügt und eingelegt werden. Die Wurzeln wurden auch schon in Rezepten für Bier und Soda verwendet. Während die wildwachsenden *A.-minus*-Wurzeln zweifellos ein starkes Heilmittel sind und wahrscheinlich einen höheren Nährstoffgehalt haben, sind die *A.-lappa*-Wurzeln, die in Gärten sowie in ostasiatischen und Bio-Lebensmittelgeschäften zu finden sind, viel leichter zu ernten. Wir nehmen die wildwachsenden Wurzeln oft für medizinische Anwendungen und die kultivierten Wurzeln als Nahrungsmittel.

Die Wurzeln, Blätter und Samen werden alle für medizinische Zwecke verwendet. Die Wurzeln können gegessen (Nahrung als Medizin!), getrocknet und als Abkochung verarbeitet sowie für Alkohol- oder Essigextrakte genutzt werden. Außerdem werden sie oft bei chronischen Beschwerden verabreicht; sie wirken am besten, wenn sie täglich über Wochen oder Monate hinweg eingenommen werden. Die Blätter können zu frischen Umschlägen verarbeitet sowie für Magenbitter oder Bittertee verwendet werden, um die Verdauung anzuregen. Die Samen werden oft zu einem Alkoholextrakt verarbeitet und normalerweise für akutere Probleme wie z. B. stechende Schmerzen, Harnwegsinfektionen oder als schweißtreibendes Mittel (Diaphoretikum) zur Unterstützung des Fieberprozesses verwendet.

Empfohlene Mengen

- *Abkochung (Wurzel):* 15 bis 30 g
- *Samen:* 3 bis 10 g
- *Tinktur (Samen):* 1:5, 50 % Alkohol; 2 bis 4 ml, 3-mal täglich

Besondere Hinweise

- Die Klettenwurzel ist ein weit verbreitetes Gemüse und gilt für die meisten Menschen als sicher.
- Wie bei vielen Alterativen kann es bei Menschen mit Hautkrankheiten zu einer Zunahme der Symptome kommen, wenn sie mit der Einnahme von Klettenwurzel beginnen. Um diesen Effekt zu vermindern, versuchen Sie, die Wurzel mit stärker ausschwemmenden Kräutern zu kombinieren sowie mit einer niedrigeren Dosis als empfohlen zu beginnen und diese langsam zu erhöhen.
- Es gab einige Berichte über schädliche Wirkungen der Klette bei Menschen, die allergisch gegen Pflanzen der Familie der Asteraceae (Korbblütler) sind.
- Eine sichere Verwendung der Samen in der Schwangerschaft und Stillzeit ist nicht abschließend nachgewiesen.

KLETTE-INGWER-LIMONADE

Klettenwurzel wird schon seit Langem zur Aromatisierung von Limonade und Root Beer verwendet. In die klassischen Frühlingsgebräue gehört Klette, zusammen mit Löwenzahn und Brennnessel. Im Herbst (oder eigentlich zu jeder anderen Jahreszeit!) kombinieren wir Klette gerne mit wärmendem Ingwer, Piment, Kardamom und Sternanis. Das Ergebnis ist leicht würzig und sehr erfrischend.

Ergibt: etwa 6 Drinks

30 g frische Klettenwurzel, geschrubbt und in dünne Scheiben geschnittene, oder 2 EL (7 g) getrocknete Klettenwurzel

30 g frischer Ingwer, geschält und in dünne Scheiben geschnitten, oder 2 EL (7 g) getrockneter Ingwer

360 ml Wasser

1 Zitrone, in Scheiben geschnitten

4 ganze Pimentbeeren

1 ganze Sternanisschote

1 grüne Kardamomschote, aufgebrochen

270 g milder Honig, oder nach Geschmack

Gekühltes Mineralwasser, zum Servieren

1. Klettenwurzel, Ingwer und Wasser in einen großen Topf geben und bei starker Hitze zum Kochen bringen. Abdecken und bei geringer Hitze 30 Minuten köcheln lassen.

2. Vom Herd nehmen und Zitronenscheiben, Piment, Sternanis, Kardamom und Honig unterrühren. Vollständig abkühlen lassen.

3. Den Sirup durch ein feinmaschiges Sieb abseihen und in ein sauberes Glasgefäß oder eine saubere Flasche füllen. Im Kühlschrank kann der Sirup bis zu 1 Woche aufbewahrt werden.

4. Für die Zubereitung einer Limonade 1 Teil Sirup mit 4 Teilen Mineralwasser mischen; abschmecken und nach Bedarf die Mengen anpassen.

Variation: Wenn Sie normalerweise fermentierte Limonaden mit Hilfe eines Ginger Bug herstellen, können Sie den Sirup mit Wasser mischen. Anstelle von Ingwer können Sie auch fermentierte Klettenwurzel nehmen, die Sie in der Natur geerntet oder selbst angepflanzt haben (im Laden gekaufte Klettenwurzel fermentiert nicht immer zuverlässig).

GESCHMORTE KLETTENWURZEL

Die Klettenwurzel mag einschüchternd wirken, aber sie lässt sich leicht zubereiten, wenn man erst einmal ein paar Reinigungs- und Schneidetechniken gelernt hat. Die Geschmacksrichtung dieses Klettengerichts wurde von Emilys Schwiegermutter inspiriert, deren Zubereitung nach koreanischer Art (Gobo oder Ueong genannt) leicht erdig, salzig und süß schmeckt. Das Gemüse kann als Beilage serviert oder als leicht knusprige Füllung für Seetang-Röllchen (Seite 298) verwendet werden. Für dieses Rezept benötigen Sie 225 g Klettenwurzel (von einer etwa 45 cm langen Wurzel), aber das variiert je nach Dicke der Wurzel.

Ergibt: 4 Portionen

- 250 g Klettenwurzel, in feine Streifen geschnitten (siehe Schritt 2)
- 1 EL geschmacksneutrales Öl zum Anbraten
- 60 ml Wasser, plus eine große Schale mit Wasser zum Einweichen (siehe Schritt 2)
- 1 1/2 EL Sojasoße
- 1 EL brauner Reissirup oder Honig
- 1 EL Mirim (süßer koreanischer Reiswein) oder Mirin (süßer japanischer Reiswein)
- 1/2 TL geröstetes Sesamöl
- 1 TL geröstete Sesamkörner

1. Die Klettenwurzel mit einer Gemüsebürste oder Scheuerschwamm schrubben, um den Schmutz zu entfernen, danach gut abspülen. (Sie können die Wurzel auch schälen, worauf wir verzichten, weil wir so viel nahrhafte Schale wie möglich mit verwenden möchten).

2. Eine große Schüssel mit Wasser neben den Arbeitsplatz stellen. Die Klettenwurzel ist zäh und faserig und lässt sich am einfachsten schräg schneiden. Mit einem scharfen Messer die Wurzel diagonal in ovale, etwa 5 cm große, 3 mm dicke Scheiben schneiden. Ein paar Scheiben aufeinanderlegen und zusammen in dünne Streifen schneiden. Die Gemüsestifte während der Arbeit in einer Schüssel mit Wasser einweichen, um die Oxidation zu verhindern und etwas von der Bitterkeit zu nehmen. Anschließend die Gemüsestifte auf einem Sieb abtropfen lassen und abspülen. Mit einem sauberen Handtuch trocken tupfen.

3. Das Öl in einer großen Pfanne bei mittlerer Hitze erhitzen. Das Gemüse hinzufügen und unter häufigem Rühren ca. 6 Minuten garen, bis es knusprig-zart und

leicht gebräunt ist. Wasser und Sojasoße, Reissirup und Mirim hinzufügen. Unter gelegentlichem Rühren weiterköcheln lassen, bis die Flüssigkeit absorbiert ist (ca. 8 Minuten). Sesamöl und Sesamsamen unterrühren.

4. Heiß oder auf Raumtemperatur abgekühlt servieren. Dieses Gericht hält sich in einem luftdichten Behälter im Kühlschrank 1 Woche.

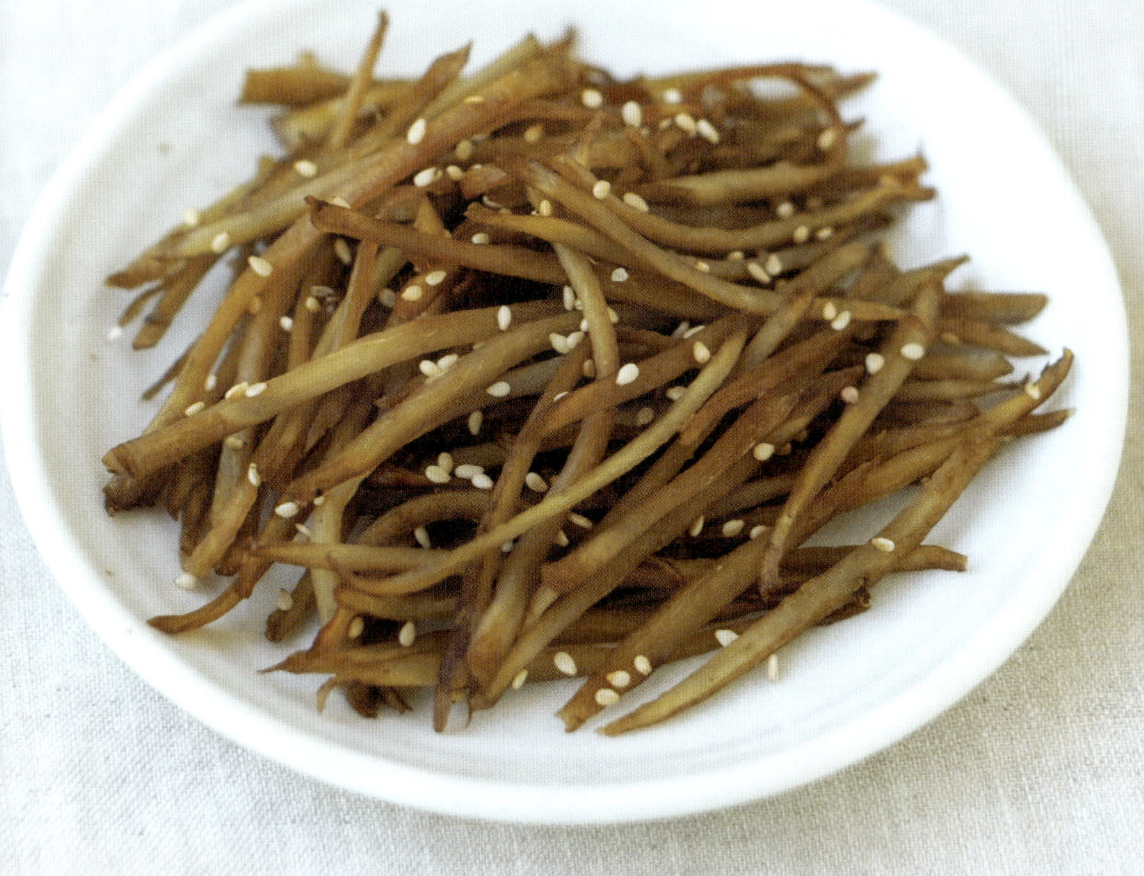

SEETANG-RÖLLCHEN MIT KLETTE

Geschmorte Klettenwurzel eignet sich hervorragend als Füllung für Gimbap oder Seetangreisröllchen nach koreanischer Art. Wir nehmen diese mundgerechten Snacks gerne fürs Mittagessen, Picknicks und Potlucks mit. Obwohl das Rezept Vorschläge für die Füllung enthält, sind diese Röllchen eine hervorragende Möglichkeit, Reste von Getreidegerichten, übriges Gemüse und alles andere, was Sie sonst noch im Kühlschrank haben, zu verarbeiten. Zum Rollen benötigen Sie eine Bambusmatte, Sie können aber auch mit einem Küchentuch improvisieren. (Für Anleitungen suchen Sie online nach »Wie man Sushi ohne Matte zubereitet«.)

Ergibt: etwa 32 Stücke

---

500 g gekochter weißer Rundkornreis

2 EL geröstetes Sesamöl, aufgeteilt

1/2 TL grobkörniges Salz, aufgeteilt

450 g Spinat

1 1/2 TL geröstete Sesamsamen, aufgeteilt

1 Karotte, in feine Stifte geschnitten (etwa 200 g)

2 große Eier

4 Blätter gerösteter Seetang (auch Gim, Nori oder Laver genannt)

4 bleistiftgroße Streifen Danmuji (eingelegter Daikon-Rettich) oder Gurke

1 Portion geschmorte Klettenwurzel (Seite 296)

250 ml warmes Wasser

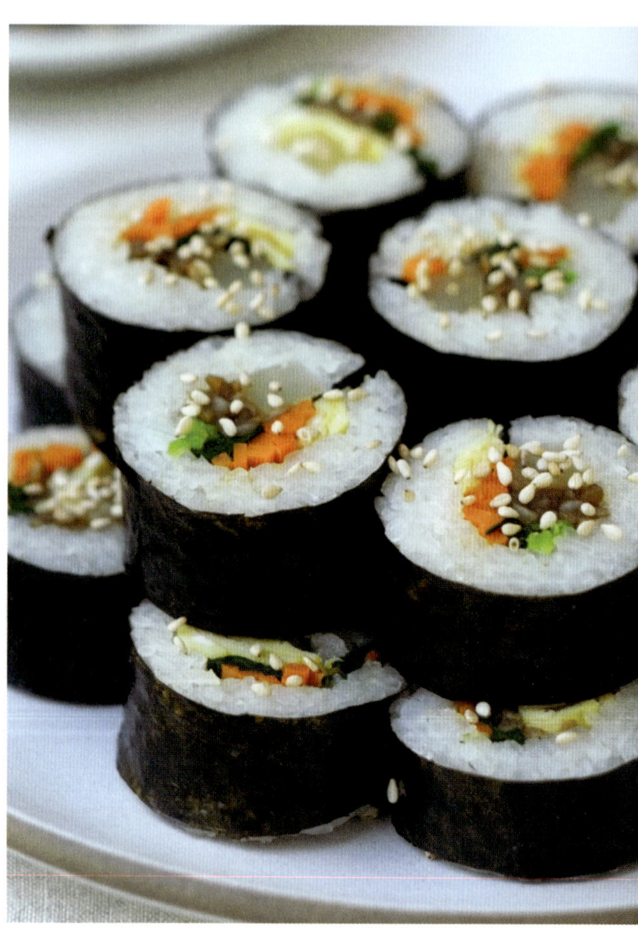

1. **Den Reis würzen:** Mit einer Reisschaufel oder einem Holzlöffel den Reis mit 2 Teelöffeln Sesamöl und 1/4 Teelöffel Salz vermengen; beiseitestellen. Wenn der Reis noch warm ist, vor der Zubereitung der Rollen auf Raumtemperatur abkühlen lassen.
2. **Den Spinat blanchieren:** Einen großen Topf mit Wasser zum Kochen bringen. Den Spinat hineingeben und ca. 1 Minute kochen lassen, bis er hellgrün ist. Abgießen und unter fließend kaltem Wasser abspülen. Die gesamte Flüssigkeit auspressen. Den Spinat mit den Händen mit 1/2 Teelöffel Sesamkörner und 1/8 Teelöffel Salz mischen. Beiseitestellen.
3. **Die Karotte kochen:** 1 Teelöffel Sesamöl in einer mittelgroßen Pfanne bei mittlerer Hitze erhitzen. Die gestiftelte Karotte hinzufügen und unter Rühren ca. 2 Minuten anbraten, bis sie knusprig-zart sind. Aus der Pfanne nehmen und beiseitestellen.
4. **Das Omelett zubereiten**: Die Eier mit 1/8 Teelöffel Salz verquirlen. 1 Teelöffel Sesamöl in derselben Pfanne bei mittlerer Hitze erhitzen. Die Eimasse in die Pfanne gießen und schwenken, sodass das Ei die gesamte Oberfläche bedeckt. Etwa 2 Minuten garen, bis der Boden fest wird, dann wenden und auf der anderen Seite etwa 1 Minute weitergaren. Das Omelett auf ein Schneidebrett legen und in 1 cm breite Streifen schneiden.
5. **Den Arbeitsbereich vorbereiten**: Bambusmatte, Algenblätter, Füllungen (Reis, eingelegter Daikon oder Gurke, Klette, Spinat, Karotte, Ei), eine kleine Schüssel warmes Wasser, die restlichen 2 Teelöffel Sesamöl und eine Platte für die fertigen Rollen bereitstellen.
6. **Die Rollen zubereiten**: Die Bambusmatte mit der langen Seite zu sich legen; die Bambusstäbchen der Matte sollten horizontal liegen. Mit trockenen Händen ein Blatt Seetang mit der glänzenden Seite nach unten auf die Bambusmatte legen. Die Hände leicht mit Wasser befeuchten und ein Viertel der Reismenge gleichmäßig auf den unteren zwei Dritteln des Seetangs verteilen. (Wenn der Reis an Ihren Fingern klebt, befeuchten Sie sie leicht mit Wasser.) Die Füllungen mit etwa einem Zentimeter Abstand vom unteren Rand der Reisfläche in sauberen, horizontalen Reihen anordnen.
7. Die Bambusmatte am unteren Ende anheben und von sich weg über die Füllung rollen, dabei die Zutaten mit festem, aber sanftem Druck an Ort und Stelle halten. Beim Formen die Matte über die Rolle legen und hin und her rollen. Darauf achten, dass sich die Matte nicht in der Rolle verfängt. Weiterrollen, bis sich ein kompakter Zylinder geformt hat. Einen Finger ins Wasser tauchen und den Rand des Seetangs befeuchten, um die Rolle zu versiegeln. Etwas Sesamöl mit den Fingern auf die Außenseite der Rolle reiben und diese auf die Platte legen.
8. Den Vorgang wiederholen, um die restlichen Rollen herzustellen. Wenn alle vier Rollen fertig sind, jede Rolle mit einem scharfen Messer, das mit einer dünnen Schicht Sesamöl benetzt ist, in mundgerechte Scheiben schneiden (je etwa 8 Stück).
9. Die restlichen Sesamkörner (1 Teelöffel) über die Röllchen streuen und servieren.

Variation: Das Ei kann durch gebackene Tofu-, Avocado-, Bulgogi- (koreanisches gegrilltes Rindfleisch) oder Eomuk-Streifen (koreanische Fischfrikadelle) ersetzt werden.

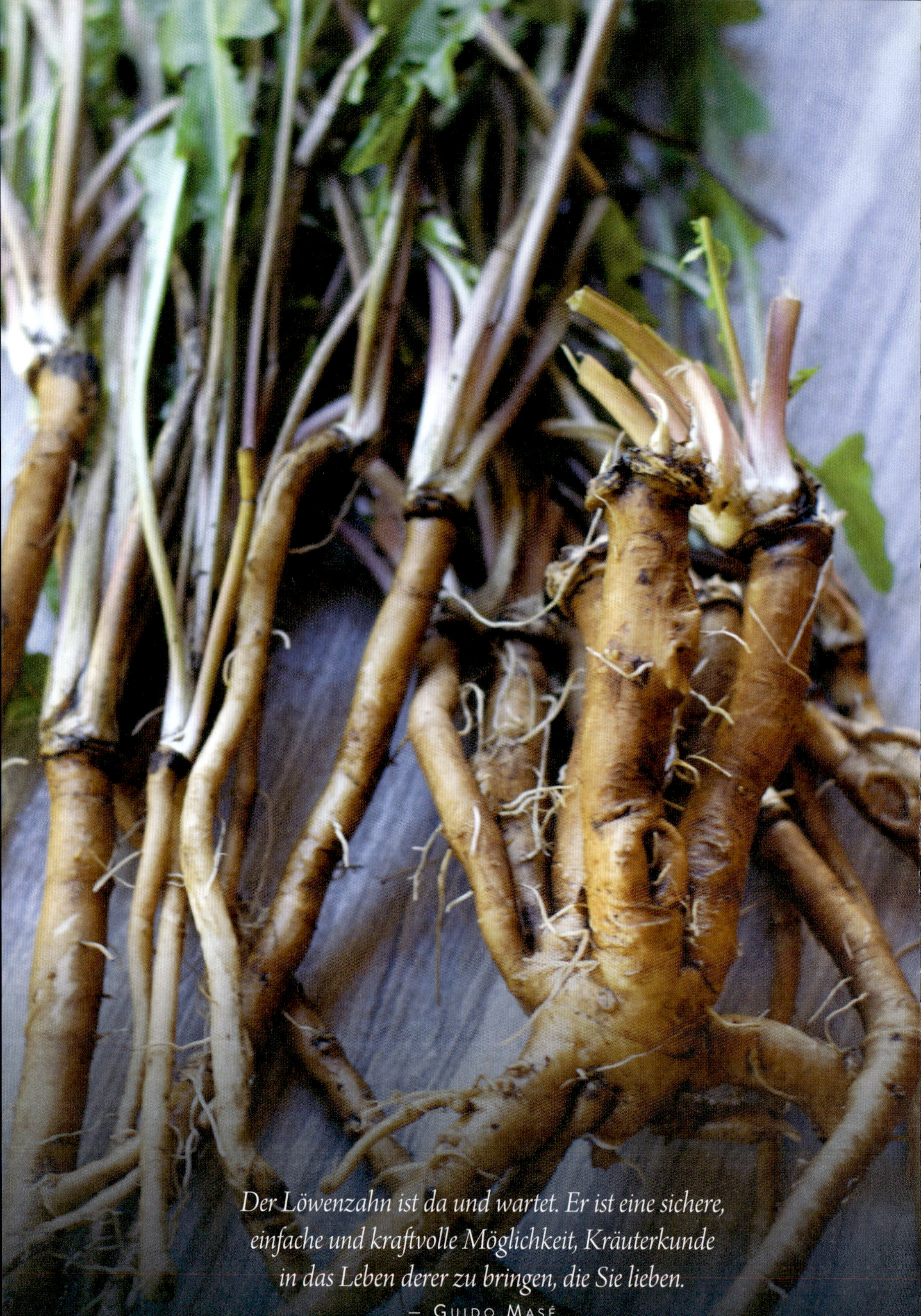

Der Löwenzahn ist da und wartet. Er ist eine sichere, einfache und kraftvolle Möglichkeit, Kräuterkunde in das Leben derer zu bringen, die Sie lieben.

– Guido Masé

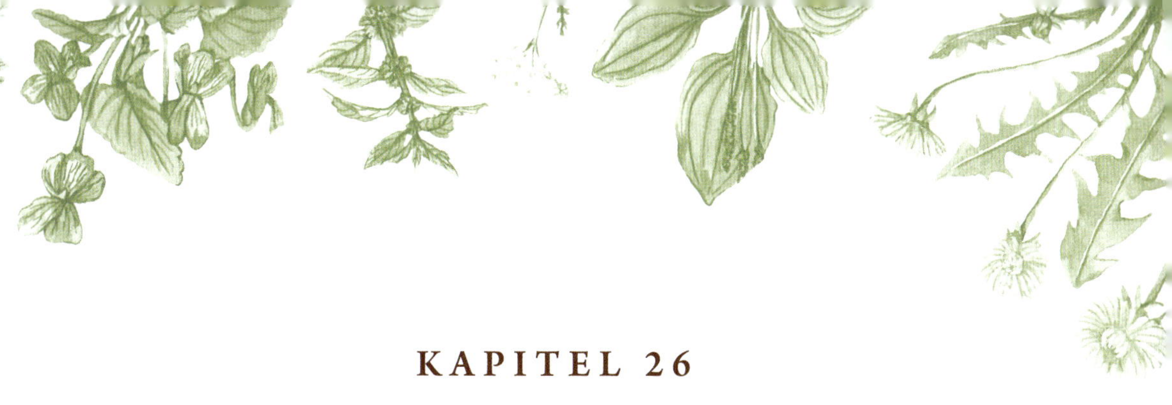

KAPITEL 26

LÖWENZAHNWURZEL

Die Löwenzahnwurzel reicht tief in die Erde und zieht Vitamine und Mineralien nach oben, die den umgebenden Boden, die Pflanze selbst und diejenigen, die sie essen, nähren. Haben Sie schon mal Löwenzahnwurzeln ausgegraben? Wenn ja, dann wissen Sie, dass sie ihr Terrain nicht so leicht aufgeben. Wenn Sie zu stark ziehen oder die Erde vorher nicht genug lockern, reißt die Krone der Pflanze ab. Auch beim bewussten Graben bleiben häufig Teile der Wurzel im Boden. Die hartnäckige Fähigkeit des Löwenzahns, etwas für sich selbst zurückzuhalten, ist effektiv! Wenn genügend Wurzelmasse im Boden bleibt, wird die Pflanze weiterleben und weiteren Löwenzahn wachsen lassen. Während diese geniale Selbsterhaltungsmethode frustrierend für diejenigen ist, die die Pflanze ausrotten wollen, ist es für jene von uns, die vom Charme und der Heilkraft des Löwenzahns verzaubert sind, ein Segen.

Botanischer Name: *Taraxacum officinale*
Familie: Asteraceae (Aster)
Verwendete Teile: Wurzeln, Blätter und Blüten (siehe Kapitel 9), Saft, Samen
Energetik: kühlend, trocknend
Geschmack: bitter, süß, salzig
Eigenschaften: alterativ, leicht harntreibend, laxativ, nahrhaft, die Galle anregend
Verwendung: Nahrung, Leberstagnation, schlechte Verdauung, Hautausschläge
Zubereitungen: Abkochung, Nahrung, Tinktur, Essig

Löwenzahnwurzeln werden von westlichen Kräuterkundlern, in der chinesischen Medizin und im Ayurveda als Heilmittel verwendet. Interessanterweise erschien die erste uns bekannte Erwähnung der Löwenzahnwurzel in der westlichen Literatur erst 1539 in einem Werk des deutschen Botanikers Hieronymus Bock. Der Kräuterkundler Peter Holmes vermutet, dass

Bock die Verwendung des Löwenzahns von weisen heilenden Frauen gelernt hatte und er dazu beigetragen haben könnte, das Wissen damals bei den Ärzten bekannt zu machen.[1] Es ist ziemlich sicher, dass die Menschen sich seit Tausenden von Jahren auf Löwenzahn als traditionelles Heilmittel verlassen haben. Die Löwenzahnwurzel stand von 1831 bis 1926 im amtlichen Arzneibuch der Vereinigten Staaten. In Österreich, Ungarn und Polen ist sie immer noch darin enthalten.[2]

MEDIZINISCHE EIGENSCHAFTEN UND ENERGETIK

Die Löwenzahnwurzel hat einen etwas bitteren Geschmack und eine starke Affinität zur Leber. Sie ist reich an Vitaminen und Mineralien, darunter Kalium, Kalzium, Phosphor und Magnesium.[3] Die Bitterkeit der Löwenzahnwurzel ist milder als die vieler anderer Bitterstoffe wie die der Enzianwurzel, des Artischockenblatts oder sogar eines reifen Löwenzahnblattes, und sie hat außerdem einen süßeren Geschmack. Der Kräuterkundler Jim McDonald bezeichnet die Löwenzahnwurzel treffend als einen nahrhaften Bitterstoff.

PFLANZENGABEN

Unterstützt die Leber

Viele Kräuterkundler greifen zur Löwenzahnwurzel, um ein breites Spektrum von Leberbeschwerden, insbesondere Leberstagnation, zu behandeln. Zu den Symptomen einer Stauungsleber können eine schlechte Verdauung (insbesondere eine schlechte Fettverdauung oder -absorption), saures Aufstoßen, Östrogendominanz und massive Symptome des prämenstruellen Syndroms (PMS) gehören, darunter Blähungen, Gerinnsel, Krämpfe, unregelmäßiger Stuhlgang und Stimmungsschwankungen. Kräuterkundler gehen oft davon aus, dass eruptive Hauterkrankungen ihre Ursache in einer schlechten Leberfunktion haben. Die Löwenzahnwurzel kann mit anderen alterativen Kräutern wie Klettenwurzel und Rotklee kombiniert werden, um Hautkrankheiten wie Akne, Furunkel und Ausschläge zu behandeln.

Die Leber ist ein leistungsstarkes Organ, das eine wichtige Rolle bei der Entgiftung des Körpers spielt. Die beste Entgiftung, die Sie machen können, ist die Unterstützung der Fähigkeit Ihres Körpers, die Tag für Tag natürlich anfallenden Abfallstoffe auszuscheiden.

Die Löwenzahnwurzel ist ein perfektes Beispiel dafür, wie nützlich, praktisch und nachhaltig Kräuterkunde sein kann. Statt teure und massiv wirkende Entgiftungssets im Geschäft zu kaufen, sollten Sie über Löwenzahn nachdenken. Auch wenn es kein tolles Marketing für Löwenzahnwurzeln gibt, so können die in Ihrem Garten wachsenden Pflazen eine sicherere und wirksamere Methode zur Unterstützung Ihrer Ausscheidungssysteme bieten.

Fördert die Verdauung

Da die Löwenzahnwurzel die Lebergesundheit unterstützt, fördert sie auch eine gesunde Verdauung. Der bittere Geschmack trägt dazu bei, den Gallenfluss in Leber und Gallenblase anzuregen und hilft bei der Fettverdauung. Die Wurzel ist auch ein mildes Laxativ. Wenn Sie im Herbst geerntete Wurzeln essen, erhalten Sie auch viel Inulin, ein Präbiotikum, das für eine gesunde Darmflora sorgt. Weitere Informationen über Inulin finden Sie unter »Liefert Präbiotika« auf Seite 291.

Wirkt bei Krebs

Die Löwenzahnwurzel wird seit langem zur Unterstützung von Krebspatienten verwendet. Diese traditionelle Verwendung hat in der Neuzeit großes Interesse geweckt, und in mehreren In-vitro-Studien wurde untersucht, wie die Löwenzahnwurzel gegen Krebszellen wirkt. Studien haben positive Ergebnisse bei der Verwendung der Löwenzahnwurzel zur Bekämpfung verschiedener Krebszellen gezeigt, darunter Brust-, Prostata-, Lungen-, Magen- und Darmkrebszellen.[4] In-vitro-Studien sind ein erster Schritt, um mehr darüber zu erfahren, wie die Löwenzahnwurzel gegen Krebs wirken kann. Es sind weitere klinische Studien am Menschen notwendig, um den Nutzen des Löwenzahns bei der Unterstützung von Krebspatienten besser zu verstehen.

IDENTIFIZIERUNG

Eine allgemeine Beschreibung der Löwenzahnpflanze, einschließlich der Blätter und Blüten, finden Sie auf Seite 104. Löwenzahn hat eine weißliche Pfahlwurzel, die in der Regel 15 bis 60 cm lang ist; man weiß aber auch, dass die Wurzeln bis zu 6 Meter lang werden können! Löwenzahn, der auf trockenen, felsigen Böden wächst, hat in der Regel kleinere Wurzeln, der auf feuchten, fruchtbaren Böden wachsende besitzt größere.

ÖKOLOGISCHE ZUSAMMENHÄNGE

Löwenzahnwurzeln können tief in den Boden eindringen, was anderen Pflanzen und dem Boden selbst zugute kommt. In seinem Buch *Invasive Plant Medicine* schreibt Timothy Lee Scott, dass Löwenzahn »als ein ausgezeichneter dynamischer Akkumulator von Kalium, Phosphor, Kalzium, Kupfer und Eisen gilt, der diese unterirdischen Mineralien in die oberen Bodenschichten bringt und dadurch Dünger liefert, der den umgebenden Pflanzen zugute kommt«. Scott berichtet auch, dass Löwenzahn bei Programmen zur Sanierung von kontaminierten Böden diese von Schwermetallen wie Kupfer, Zink, Mangan, Blei und Cadmium befreit hat.[5]

ERNTE

Löwenzahnwurzeln können im Herbst oder im frühen Frühjahr geerntet werden. Die im Herbst geernteten Wurzeln schmecken süßer und sind als Nahrungsmittel vielleicht angenehmer. Wurzeln, die im Frühling geerntet werden, haben oft einen bittereren Geschmack. Einige Kräuterkundler bevorzugen speziell diese Wurzeln, um die Lebergesundheit gezielt zu unterstützen. Ob die Wurzeln leicht oder schwer auszugraben sind, hängt vom Boden ab, in dem sie wachsen. Ein japanisches Pflanzmesser (Hori Hori) eignet sich besonders gut zum Ausgraben von Löwenzahnwurzeln.

Löwenzahn wächst in der Regel von allein, aber Sie können dazu beitragen, seinen Bestand am Leben zu erhalten, indem Sie einen Teil der Pfahlwurzel im Boden belassen. Schon ein 3 cm langes Wurzelstück reicht, damit die Pflanze nachwächst. Löwenzahn kann auch durch Samen vermehrt werden.

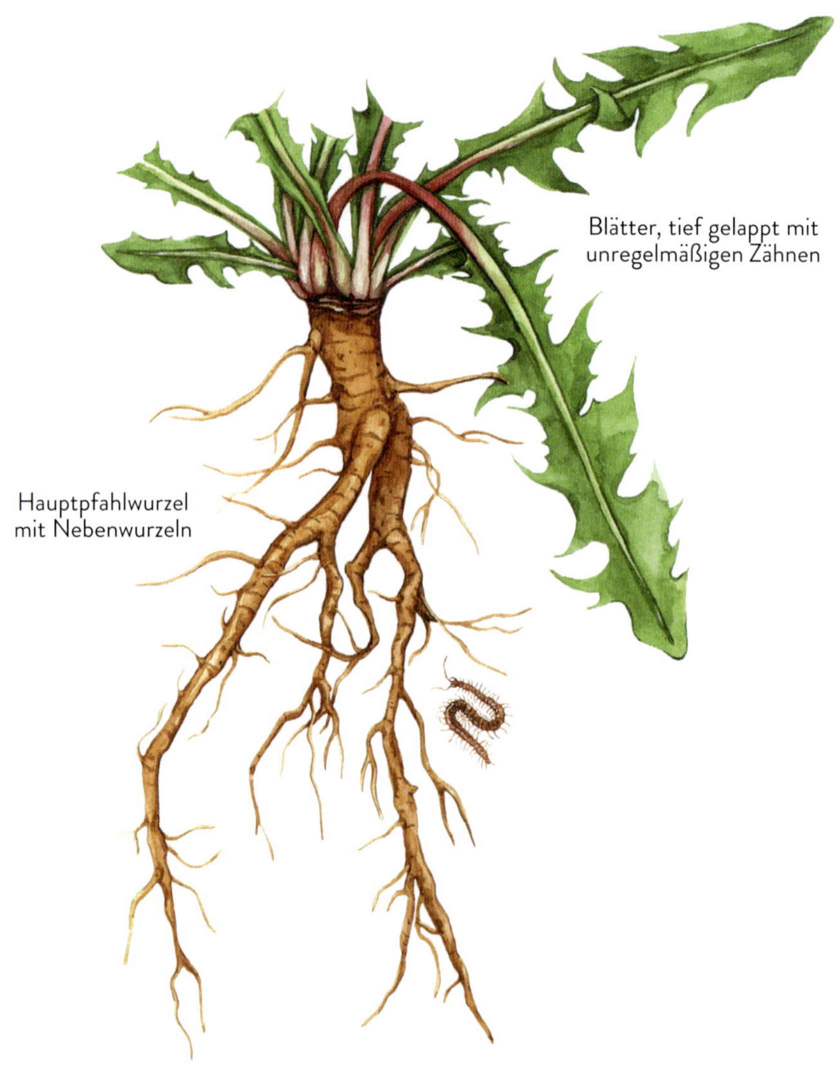

Löwenzahn (*Taraxacum officinale*) mit Tausendfüßler (*Geophilus flavus*)

Lebenszyklus: krautig mehrjährig
Vermehrung: Samen, Wurzel
Wuchsform: grundständige Blattrosette mit aufrechtem Stengel, 5 bis 30 cm hoch
Vorkommen: Ruderalflächen, Felder, Rasenflächen, Wiesen, Weiden, Wegränder, Risse im Bürgersteig
Standort: volle Sonne bis Halbschatten
Boden: bevorzugt es lehmig, feucht
USDA-Klimazonen: 5–9

Vorsichtsmaßnahmen bei der Ernte

Jedes Jahr werden Milliarden von Euro für Herbizide zur Ausrottung des Löwenzahns ausgegeben. Ernten Sie Löwenzahn in einem Gebiet, das seit mindestens drei Jahren nicht mehr mit Herbiziden vergiftet wurde und das frei von Schwermetallen ist.

Potenziell ähnliche Pflanzen sind z. B. Gewöhnliches Ferkelkraut (*Hypochaeris radicata*), Kleines Habichtskraut (*Hieracium pilosella*), Gänsedistel (*Sonchus spp.*), Zichorie (*Cichorium intybus*) und junge wildwachsende Lattiche (*Lactuca* spp.). Glücklicherweise ist keine dieser Pflanzen giftig.

TIPPS FÜR DIE GARTENARBEIT

Siehe Löwenzahnblatt und -blüte, Kapitel 9.

SO NUTZEN SIE DIE LÖWENZAHNWURZEL

Löwenzahnwurzeln, leicht bitter und nährstoffreich, sind auf wunderbare Weise Nahrungsmittel und Medizin zugleich. Bei regelmäßigem Verzehr können die nahrhaften Wurzeln die Verdauung, die Lebergesundheit und ein vielfältiges Darmmikrobiom unterstützen. Sie können wie jedes andere Wurzelgemüse gegessen werden, auch roh, doch sind sie gekocht leichter verdaulich. Die Bitterkeit der Löwenzahnwurzeln kann je nach Jahreszeit und Wachstumsbedingungen variieren. Für Menschen mit empfindlichem Gaumen ist das Marinieren der Wurzeln eine Möglichkeit, den bitteren Geschmack auszugleichen.

Löwenzahnwurzeln können in Alkohol oder Essig extrahiert werden. Zur Herstellung von Löwenzahnessig folgen Sie den Zubereitungsschritten des Vogelmierenessigs auf Seite 95, unter Verwendung von 2 Handvoll gehackter frischer Löwenzahnwurzel (oder 1 Handvoll getrockneter). Lassen Sie den Essig dann 1 bis 2 Wochen ziehen.

Die Löwenzahnwurzel kann auch getrocknet und zu einer Abkochung verarbeitet werden. Wenn die Wurzeln vor dem Garen angebraten werden, erhalten sie einen intensiven Geschmack (der Inulingehalt kann sich dadurch allerdings auch verringern). Rösten Sie die gehackten, getrockneten Wurzeln in einer trockenen gusseisernen Pfanne bei mittlerer Temperatur unter häufigem Rühren, bis sie intensiv und aromatisch duften.

Empfohlene Mengen

- *Abkochung oder Pulver (getrocknete Wurzel):* 3 bis 15 g
- *Tinktur (frische Wurzel):* 1:2, 30 % Alkohol; 4 bis 5 ml, 3-mal täglich

Besondere Hinweise

Einige Menschen reagieren empfindlich auf Pflanzen aus der Familie der Asteraceae (Korbblütler), was zu einer seltenen und meist milden Reaktion auf Löwenzahn führen kann.

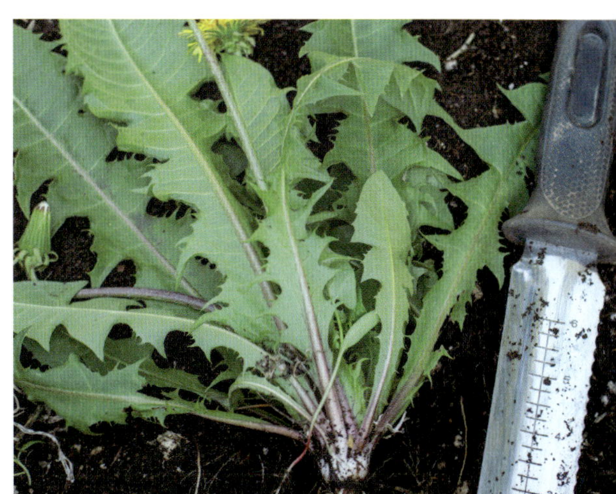

GEBRÄU AUS GERÖSTETEN WURZELN

Schnappen Sie sich Ihren Lieblingspullover und kuscheln Sie sich an einem frischen Herbsttag mit diesem zutiefst nahrhaften Gebräu in eine gemütliche Decke. Wir lieben dieses Getränk auch zum Dessert nach einem Festtagsessen; die leichte Bitterkeit passt gut zu Süßem und fördert die Verdauung.

Ergibt: 300 ml (1 Portion)

---

1 TL geröstete Löwenzahnwurzel, fein gehackt

1 TL geröstete Zichorienwurzel, fein gehackt

1 TL getrocknete Klettenwurzel, fein gehackt

350 ml Wasser

Milch und Honig (optional)

1. Die Kräuter in einen kleinen Topf geben. Das Wasser hinzufügen und zum Kochen bringen, dann die Hitze reduzieren und zugedeckt 30 Minuten köcheln lassen.

2. Abseihen. Nach Belieben Milch und Honig hinzufügen. Innerhalb von 24 Stunden trinken.

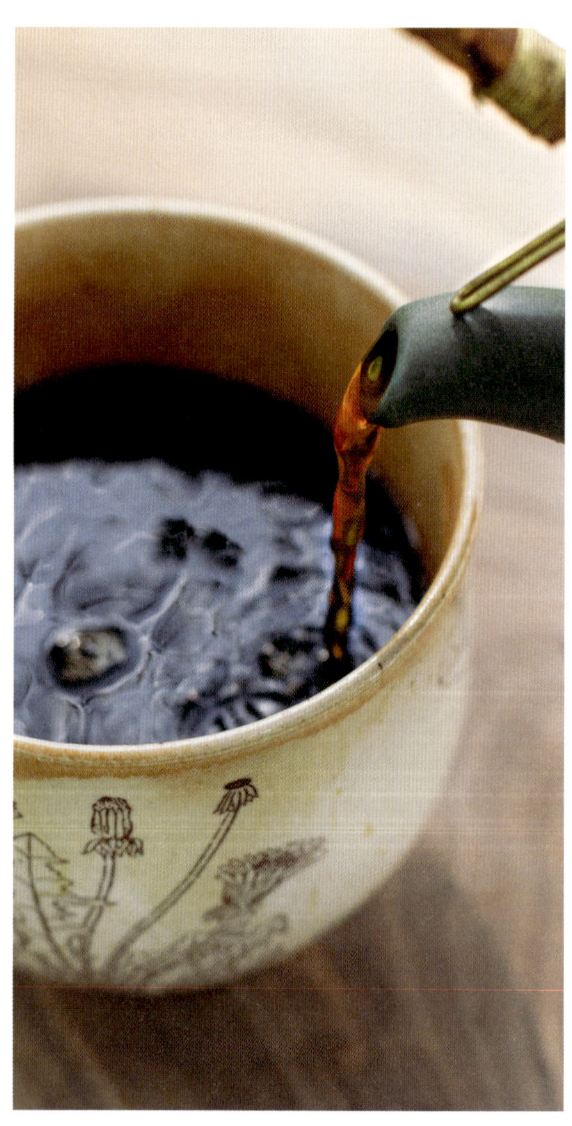

PFANNENGERÜHRTES MIT LÖWENZAHNWURZEL

Die Bitterkeit der Löwenzahnwurzel wird in diesem süß-salzigen Pfannengericht gemildert. Diese Mahlzeit lässt sich leicht am Abend unter der Woche zubereiten – wir schlagen allerdings vor, größere Mengen herzustellen, damit Sie Reste übrig haben. Der nussige Geschmack von Tempeh verleiht diesem Rezept zusätzliche Tiefe, aber wenn das nicht Ihr Ding ist, können Sie stattdessen Hähnchenbrust- oder Rindfleischstreifen nehmen. Dazu passt Reis.

Ergibt: 4 Portionen

- 2 Knoblauchzehen, gehackt
- 1 TL frische Ingwerwurzel, gehackt
- 120 ml Tamari- oder Sojasoße
- 120 ml Wasser
- 120 g Honig
- 250 g Tempeh in 2,5 cm Stücke von 1 cm Dicke geschnitten
- 1 kleine Handvoll Löwenzahnwurzel, in 2,5 cm lange Stifte geschnitten (3 bis 5 Löwenzahnwurzeln)
- 2 EL Olivenöl
- 1 bis 2 mittelgroße Möhren, in 2,5 cm lange Stifte geschnitten
- 420 g Brokkoliröschen und -stiele, gehackt
- 3 bis 5 Frühlingszwiebeln, in 2,5 cm lange Stücke geschnitten, davon ein paar zur Garnierung

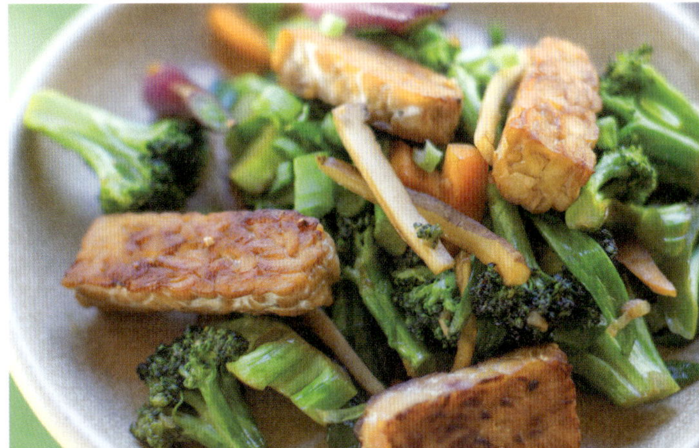

1. Knoblauch, Ingwer, Tamari- oder Sojasoße, Honig und Wasser in einer großen Auflaufform mischen. Tempeh und Löwenzahnwurzel hinzufügen und 20 Minuten bis 1 Stunde marinieren.
2. Olivenöl in einer großen Pfanne bei mittlerer Hitze erhitzen. Tempeh aus der Marinade nehmen, in die Pfanne geben und ca. 2 Minuten auf jeder Seite goldbraun braten. Aus der Pfanne nehmen und auf einen Teller legen.
3. Die Hitze auf hohe Stufe erhöhen und Karotten, Brokkoli, Löwenzahnwurzeln sowie die Marinade in die Pfanne geben. 4 bis 5 Minuten anbraten, bis das Gemüse weich, aber noch bissfest ist. Frühlingszwiebeln und Tempeh unterrühren und kurz erwärmen.
4. Warm, mit gehackten Frühlingszwiebeln garniert servieren.

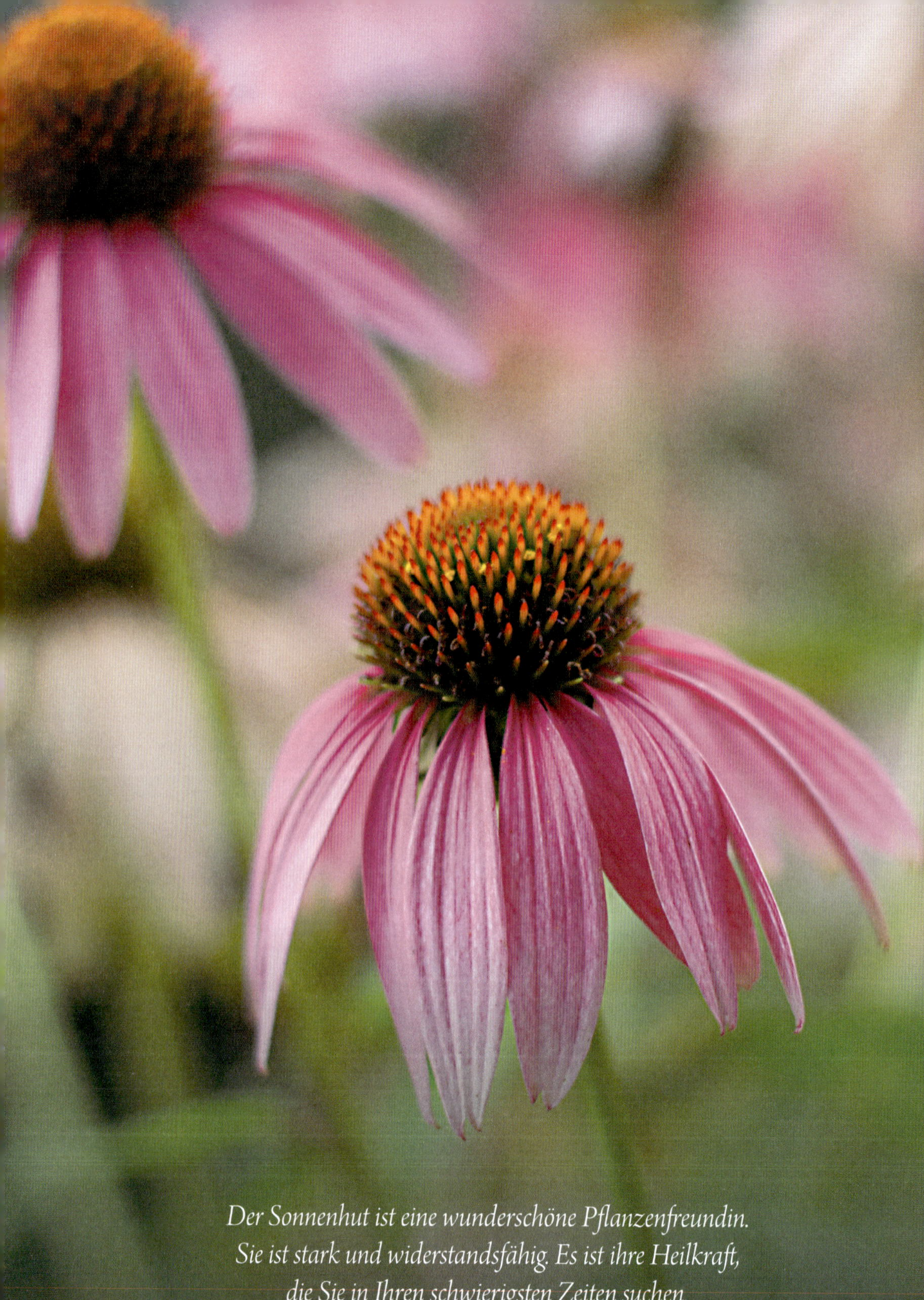

Der Sonnenhut ist eine wunderschöne Pflanzenfreundin.
Sie ist stark und widerstandsfähig. Es ist ihre Heilkraft,
die Sie in Ihren schwierigsten Zeiten suchen.

— Alice Cimino

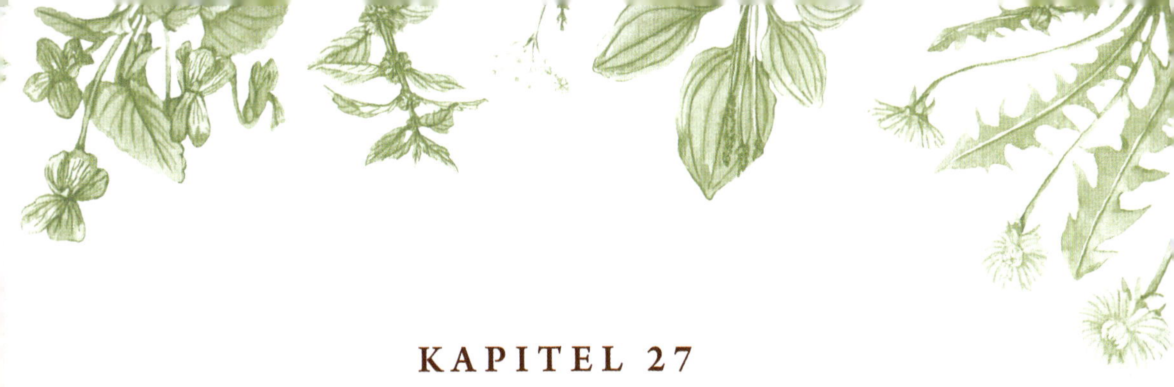

KAPITEL 27

SONNENHUT

Die kräftigen, prächtigen Blüten und die rosa Farbtöne des Sonnenhuts ziehen Menschen und Bestäuber gleichermaßen an. Ihre stacheligen Blüten erinnern an einen Igel, was ein weiterer gebräuchlicher Name für diese Pflanze ist, ebenso wie der Wortstamm (im Griechischen) von Echinacea. Die Pflanze ist ein wirksames Heilmittel, sie moduliert das Immunsystem und kann giftige Bisse und Stiche wirkungsvoll bekämpfen. Sie ist außerdem eine vorsorglich eingenommene Medizin. Das Vorkommen von Sonnenhut in der Wildnis hat stark abgenommen, ein trauriges Beispiel für den Umgang der Nehmenden beim Wildsammeln.

Andere gebräuchliche Namen: Igelköpfe, Purpur-Sonnenhut
Botanische Namen: *Echinacea angustifolia, E. purpurea, E. pallida*
Familie: Asteraceae (Korbblütler)
Verwendete Teile: ganze Pflanze, Blüten, Wurzeln, Blätter (nur kultivierte Sorten)
Energetik: kühlend, trocknend
Geschmack: scharf, beißend
Eigenschaften: alterativ, antimikrobiell, immunmodulierend, entzündungsmodulierend, lymphagog, sialagog (speichelflussanregend), wundheilend
Verwendung: Abszesse, Akne, Furunkel, Erkältungen und Grippe, Fieber, infizierte Wunden, Mundinfektionen, Blutvergiftung, Giftbisse, Warzen
Zubereitungen: Abkochung, gemischt mit Ton, Mundwasser, Umschlag, Tee, Tinktur

Der Sonnenhut (Echinacea) ist in Nordamerika endemisch beheimatet – in Europa ist er nicht als Wildpflanze zu finden. Einst wuchs er in den östlichen und zentralen Gebieten der Vereinigten Staaten im Überfluss. Viele verschiedene Völker der Ureinwohner Amerikas kannten sie und nutzten sie als Heilmittel. Im späten 19. Jahrhundert wurde sie unter den eklektischen Ärzten populär, die sie als eine ihrer wichtigsten Heilmittel betrachteten. Die Beliebtheit von Echinacea wuchs schneller als das Bewusstsein für die Notwendigkeit, diese empfindliche Pflanze zu schützen. Infolgedessen wurde sie auf beklagenswerte Weise im Übermaß in der Wildnis geerntet. Viele halten Echinacea für ein Aushängeschild der westlichen Kräuterkunde. Aber was sagt das über unsere Haltung aus, wenn wir einheimische Pflanzengemeinschaften zerstören und dann ihre Blüten zu unserem Markenzeichen machen?

MEDIZINISCHE EIGENSCHAFTEN UND ENERGETIK

Wie bei allen Heilpflanzen versteht man Sonnenhut erst dann wirklich, wenn man die Pflanze probiert hat. Und hat sie dann eine Überraschung für uns auf Lager? Sonnenhut hat Pfiff. Er pikst die Geschmacksknospen, regt den Speichelfluss an und hinterlässt dann eine leichte Taubheit. Wenn Sie darauf nicht vorbereitet sind, kann das ziemlich irritierend sein. Sonnenhut stimuliert das Immunsystem und aktiviert stagnierende und geschwollene Lymphe. Obwohl sie zur Zeit vor allem wegen ihrer Fähigkeit beliebt ist, Erkältungen oder Grippe abzuwehren, besitzt diese Pflanze viele andere wirkstarke Vorteile.

PFLANZENGABEN

Heilt Infektionen

Sonnenhut glänzt durch seine Fähigkeit, dem Körper bei der Bewältigung von Infektionen zu helfen. Die Pflanze wirkt sowohl in akuten als auch in chronischen Situationen. Es ist ein zuverlässiges Kraut zur Behandlung wiederkehrender Furunkel, von Akne und anderen Arten chronischer Hautabszesse. Es kann auch bei infizierten Wunden, Schnitten und Kratzern verwendet werden. Innerlich eingenommen verzeichnet Sonnenhut die besten Ergebnisse, zur äußerlichen Anwendung eignen sich Tee- oder verdünnte Tinkturwaschungen.

Sonnenhut wird seit Langem als Mittel gegen Zahnschmerzen eingesetzt und als Mundwasser bei Zahninfektionen, Zahnfleischbluten und Geschwüren der Mundschleimhaut. Eine Pilotstudie zeigte, dass ein orales Wundpflaster, das *Echinacea purpurea*, Gotu Kola (*Centella asiatica*) und Schwarzen Holunder (*Sambucus nigra*) enthält, bei Patienten mit diagnostizierter Parodontitis Entzündungen im Zusammenhang mit Zahnfleischentzündungen (Gingivitis) wirksam reduzieren konnte.[1]

Lindert Giftbisse und Stiche

Obwohl Sonnenhut oft einfach als »Erkältungs- und Grippemittel« betrachtet wird, verfügt er über einige echte Superkräfte. Er kann Hyaluronidase hemmen, das gewebezerstörende Enzym, das in Giftbissen und Stichen von Klapperschlangen, Eidechsen, Skorpionen, Bienen, Raupen und Spinnen vorkommt. Auch wenn bei Verletzungen wie Klapperschlangenbissen medizinische Gegenmittel erforderlich sind, ist die Einnahme von Sonnenhut auf dem Weg ins Krankenhaus keine schlechte Idee. In dieser Situation wird eine reichliche Menge Echinacea-Tinktur oder Glyzerit (etwa 30 bis 60 ml) empfohlen.

Die erste, von den eklektischen Kräuterkundlern verbreitete Anwendung von Sonnenhut erfolgte bei Klapperschlangenbissen. Man kann diesen Ursprung bis zu H. C. F. Meyer zurückverfolgen. Historische Referenzen besagen, dass der selbsternannte Arzt von einer indianischen Frau über die Verwendung von Sonnenhut bei Schlangenbissen erfuhr. Er experimentierte dann einige Jahre lang damit. Im Jahre 1919 berichtete der eklektische Arzt Finley Ellingwood, dass Meyer sich freiwillig Klapperschlangengift in seine rechte Hand injizierte. Nach sechs Stunden hatte eine erhebliche Schwellung seinen Ellenbogen erreicht. Dann verabreichte er sich eine Kräutermischung, zu der auch Sonnenhut gehörte und die er innerlich und äußerlich einnahm. Er legte sich vier Stunden schlafen und stellte nach dem Aufwachen fest, dass die Schmerzen und Schwellungen verschwunden waren.[2]

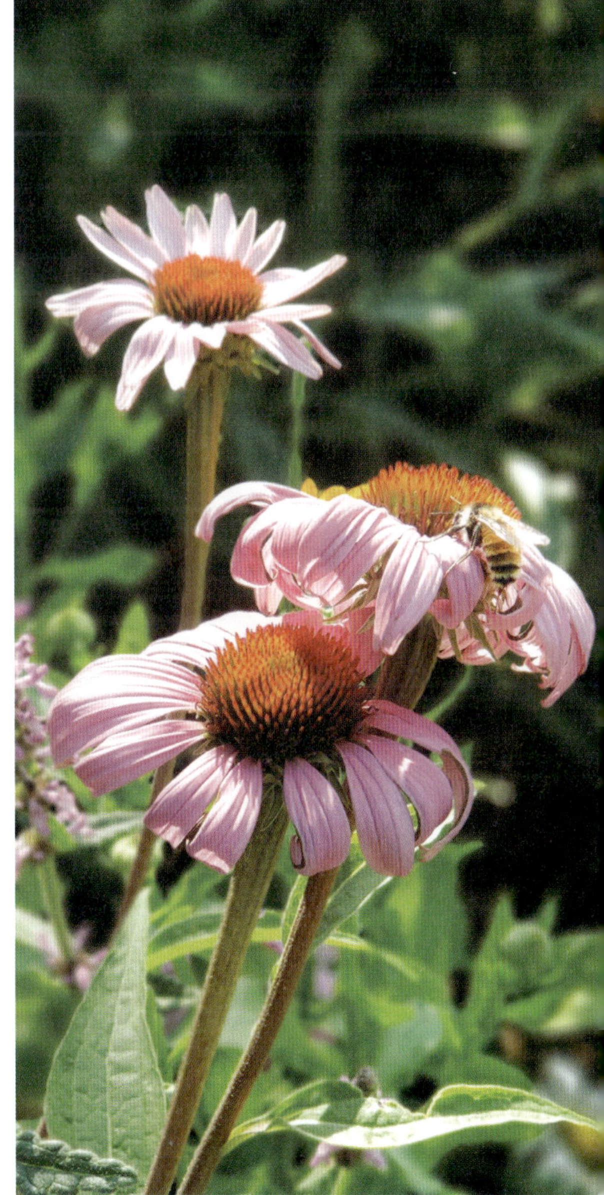

Stimuliert das Immunsystem

In den letzten Jahren wurde Sonnenhut vor allem als Mittel bekannt, Erkältungen oder Grippe abzuwehren. Interessanterweise ist dies eine relativ neue Anwendung für diese Heilpflanze. In vielen ethnobotanischen Belegen wird sie für andere Dinge wie Zahnschmerzen, Infektionen und Giftbisse zitiert. Sonnenhut wurde ebenfalls ausgiebig bei Halsschmerzen eingesetzt, was in In-vitro-Studien untersucht wurde. Es zeigt sich, dass *Echinacea purpurea* genau gegen die Bakterien wirksam ist, die Halsentzündungen verursachen (*Streptococcus pyogenes*).[3]

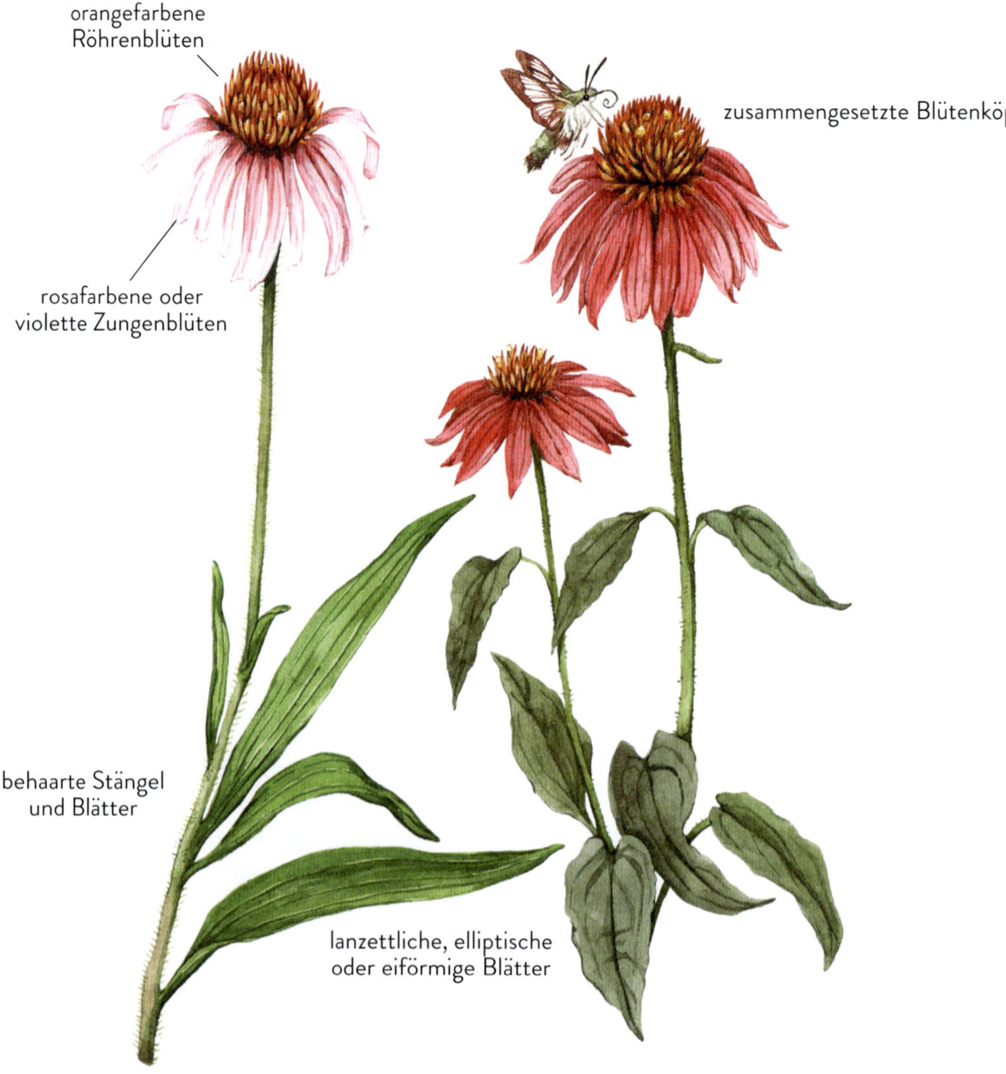

links: Schmalblättriger Sonnenhut (*Echinacea angustifolia*) und rechts: Purpur-Sonnenhut (Echinacea purpurea) mit Schwärmer-Schmetterling (Hemaris thysbe)

Lebenszyklus: mehrjährig krautig
Vermehrung: Samen
Wuchsform: aufrecht, 30 bis 150 cm hoch
Vorkommen: Gärten, Wiesen, lichte Wälder, Prärien
Standort: volle Sonne bis Halbschatten
Boden: trocken bis mittelfeucht, gut durchlässig
USDA-Klimazonen: 3–9, abhängig von der Art

Zahlreiche Studien haben die Fähigkeit von Sonnenhut untersucht, eine Erkältung oder Grippe zu stoppen; die Ergebnisse waren gemischt. Ein eingehender Blick auf die negativen Ergebnisse offenbart oft ein Problem mit dem Studiendesign, wie z. B. eine falsche Dosierung oder eine falsche Frequenz der Verabreichung. Wie bei vielen pflanzlichen Heilmitteln muss Sonnenhut häufig und in ausreichender Menge eingenommen werden, um bei akuten Zuständen, wie dem Ausbruch einer Erkältung oder Grippe, zu helfen. Eine Metaanalyse mehrerer Studien kam zu dem Schluss, dass »es Hinweise darauf gibt, dass Sonnenhut das Risiko rezidivierender Atemwegsinfektionen und deren Komplikationen stark senkt. Immunmodulierende, antivirale und entzündungsmodulierende Wirkungen könnten zu dem beobachteten klinischen Nutzen beitragen, der bei sensiblen Personen am stärksten zu sein scheinen«.[4] Eine andere Studie kam zu dem Ergebnis, dass »Echinacea-Präparate Erkältungs- und Grippe-Symptome und möglicherweise auch andere Atemwegserkrankungen lindern können, indem sie das Viruswachstum und die Ausschüttung von pro-inflammatorischen Zytokinen hemmen«.[5]

Eine kürzlich durchgeführte Studie ergab, dass ein Präparat aus Sonnenhut und Holunder genauso wirksam ist wie die Einnahme des allgemein verschriebenen Grippemedikaments Oseltamivir. Es gab jedoch einen großen Unterschied zwischen den beiden Therapien: Das Echinacea-Mittel hatte weniger negative Auswirkungen. Die Forscher schrieben: »Es scheint eine interessante Behandlungsoption zu sein, die sich besonders für die Selbstmedikation eignet«.[6]

Sonnenhut fördert die Funktionen des Immunsystems, insbesondere die Phagozytose (das Reinigungssystem des Körpers, das Krankheitserreger und alte Zellen umhüllt und eliminiert). Daher wird es oft als Immunstimulans eingestuft, etwas, das kurzfristig eingesetzt wird, um die Funktionen des Immunsystems zu kräftigen. Aber wenn wir mehr über die Funktionsweise von Sonnenhut erfahren, werden wir feststellen, dass wir ihn nicht darauf reduzieren können. Ein Forscher fand heraus, dass Sonnenhut zusätzlich zu seiner antiviralen und antimikrobiellen Wirkung auch viele immunmodulierende Aktivitäten aufweist, wozu die Hoch- oder Herunterregulierung relevanter Gene und ihrer Transkriptionsfaktoren gehören.[7] Möglicherweise hängt die Wirkung von Sonnenhut auch davon ab, *wer* ihn verwendet. Der Kräuterkundler Dr. Kevin Spelman, der sich intensiv mit Echinacea beschäftigt hat, sagt: »Faszinierenderweise scheinen *E.-purpurea*-Extrakte im System eines gesunden Menschen anders zu funktionieren als im System eines kranken Menschen.«[8]

Eklektische Ärzte setzten Sonnenhut in großem Umfang ein, unter anderem bei Syphilis, chronischen Beingeschwüren, Gonorrhö, Tollwut, Fieber und Sepsis (Blutvergiftung).[9] Sie betrachteten Echinacea vor allem als alteratives Kraut mit spezifischen Wirkungen auf das Lymphsystem. Es wird heute allgemein zur Behandlung geschwollener Lymphdrüsen, insbesondere im Rachenraum, verwendet.

IDENTIFIZIERUNG

Es gibt mindestens 12 Arten von Sonnenhut. Jede von ihnen hat ihre eigenen Erkennungsmerkmale, und für spezifische Details sollten Sie ein Bestimmungs- oder

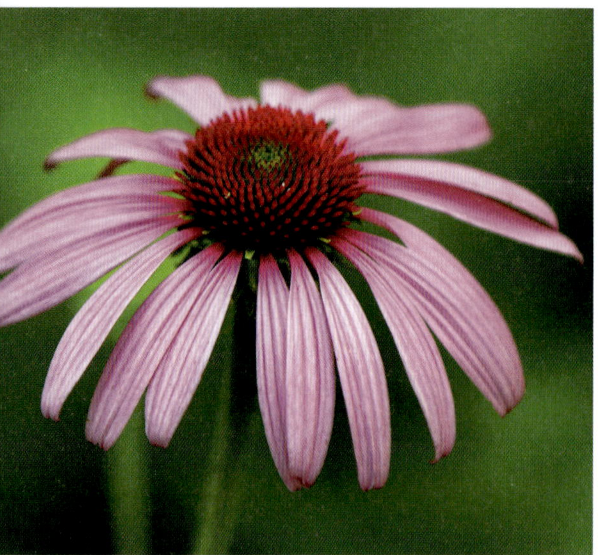

Gartenbuch für heimische Pflanzen konsultieren. Im Allgemeinen haben diese Pflanzen kräftige, aufrechte Stängel und lanzettliche, elliptische oder eiförmige Blätter. Die Stängel und Blätter sind behaart und fühlen sich rau an. Die auffälligen zusammengesetzten Blütenköpfe des Sonnenhuts sind 5 bis 13 cm breit und bestehen aus Röhren- und Zungenblüten. Die Röhrenblüten sind orange-braun und bilden in der Mitte eine Scheibe oder einen Kegel. Die Farbe der äußeren Zungenblüten variiert von rosa bis violett.

ÖKOLOGISCHE ZUSAMMENHÄNGE

Die mit Nektar und Pollen gefüllten Blüten des Sonnenhuts locken Insekten von Schmetterlingen und Dickkopffaltern bis hin zu Schwärmern, Honigbienen, Schweißbienen, Hummeln, Wollschweber und Schwebfliegen an. Sie ziehen auch Kolibris an, nicht so sehr wegen des Nektars, sondern um sich an den Insekten zu weiden. Vögel, vor allem Finken, besuchen die Blütenköpfe im Winter, um die Samen zu fressen. Maulwürfe fressen die Wurzeln.

ERNTE

Sollten Sie in einem Garten Zugang zu einer Kulturpflanze des Sonnenhut haben, können Sie die gesamte Pflanze während der gesamten Vegetationsperiode ernten. Schneiden Sie die oberirdischen Teile (Stängel, Blätter, Blüten) mit einer Gartenschere ab. Für die Wurzeln nehmen Sie eine Schaufel oder Gartengabel und graben sie vorzugsweise im Herbst aus. (Die meisten Sonnenhut-Arten haben eine lange Pfahlwurzel, während *E. purpurea* eine faserige Wurzelmasse besitzt.)

TIPPS FÜR DIE GARTENARBEIT

Sonnenhut ist einfach zu züchten, verträgt die meisten Bodenbedingungen und ist für Kübel geeignet. Die meisten Arten profitieren von einer Stratifizierung von mindestens 90 Tagen.

In Regionen mit kalten Wintern kann die Aussaat direkt im Spätherbst erfolgen, sodass das Wetter die Stratifizierung auf natürliche Weise übernehmen kann. Sonnenhut muss regelmäßig gegossen werden, bis er sich gut etabliert hat. Als reife, mehrjährige Pflanze ist sie trockenheitstolerant. Nach dem dritten Jahr sollten die Pflanzenhorste geteilt werden, um zusätzliche Pflanzen zu produzieren.

Die beiden am leichtesten aus kultivierten Anbauquellen zu findenden Arten sind *Echinacea purpurea* und *E. angustifolia*. *E. purpurea* ist am einfachsten zu pflegen und in der Regel günstig zu kaufen. Arzneimittelhersteller verwenden die gesamte Pflanze, einschließlich der Blüten, Stängel, Blätter und Wurzeln. *E. angustifolia* ist schwieriger zu züchten und daher oft teurer in der Anschaffung. Die Hersteller von Medikamenten verwenden im Allgemeinen nur die Wurzeln dieser Sonnenhut-Art. Einige Kräuterkundler sind der Ansicht, dass die Wurzel von *E. angustifolia* am besten zur Herstellung von Echinacea-Produkten geeignet ist. Wir halten diese Einschätzung für zu vereinfachend, denn beide Pflanzen können zu wirksamen pflanzlichen Arzneimitteln verarbeitet werden.

In jüngster Zeit wurden Sonnenhut-Pflanzen zu Kultursorten gekreuzt. Sie sind oft größer und haben lebhafte Blüten, die in der Farbe variieren. Für medizinische Zwecke schauen Sie nach *E. purpurea*, *E. angustifolia* oder *E. pallida* und meiden Sie die Hybriden. Hinweise für den Erwerb von Saatgut und Pflanzen finden Sie auf Seite 384 bei den Bezugsquellen.

SO NUTZEN SIE DEN SONNENHUT

Sonnenhut kann zu Tee (Abkochung), Tinktur oder Glycerit verarbeitet werden. Sonnenhut enthält viele wichtige Bestandteile, von denen sich einige besser in Alkohol extrahieren lassen (z. B. Alkylamide) und andere besser in Wasser (z. B. Polysaccharide). Kräuterkundler empfehlen oft beide Zubereitungen gleichzeitig, um ein breites Spektrum an Vorteilen zu erhalten. Bei *E. purpurea* wird die ganze frische Pflanze verwendet, einschließlich der Wurzeln, Blätter, Blüten und Samen. Bei *E. angustifolia* werden die Wurzeln entweder frisch oder trocken verwendet.

Empfohlene Mengen

- *Tinktur (frische Pflanze):* 1:2, 50 % Alkohol; 3 bis 5 ml, dreimal täglich, oder kleinere Dosen, häufiger für akute Situationen
- *Tee oder Pulver:* Bis zu 3 g täglich

Besondere Hinweise

- Vermeiden Sie den Einsatz von Sonnenhut zur Unterstützung eines geschwächten Immunsystems. Ziehen Sie stattdessen andere Therapien in Betracht, um ihr Immunsystem zu stärken, wie z. B. Ruhe, nährstoffreiche Ernährung, regelmäßige Bewegung, schöne Erlebnisse und kräftigende, immunstärkende Kräuter wie *Astragalus* oder Heilpilze.
- Es gibt widersprüchliche Belege dafür, dass Sonnenhut Menschen mit Autoimmunerkrankungen negativ beeinflussen kann. Wenn Sie in dieser Weise erkrankt sind, ist es am sichersten, das Kraut zu meiden oder einen Kräuterkundler zu konsultieren, um Ihre individuellen Bedürfnisse zu beurteilen.

SONNENHUT-GLYCERIT

Echinacea eignet sich hervorragend für ein Alkoholextrakt (Tinktur), kann aber auch wirkungsvoll mit pflanzlichem Glyzerin zu einem angenehmen alkoholfreien Heilmittel extrahiert werden. Wir empfehlen für dieses Rezept *Echinacea angustifolia*, entweder selbst angebaut oder aus kultivierter Anbauquelle. Nehmen Sie das Glycerit bei den ersten Anzeichen einer Erkältung oder Grippe, bei Halsschmerzen sowie als vorbeugende Maßnahme kurz vor und während der Reise ein.

Ergibt: 300 ml

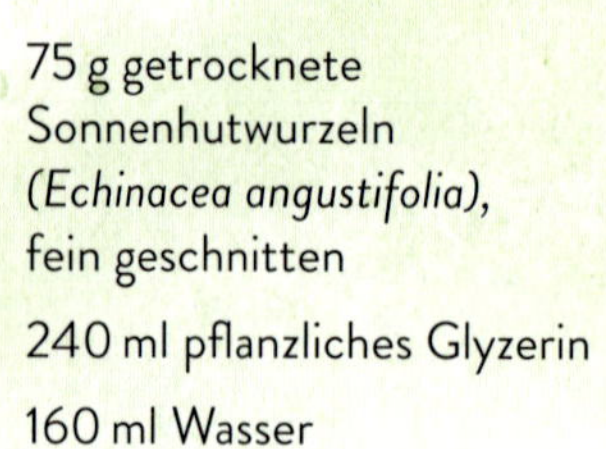

75 g getrocknete Sonnenhutwurzeln *(Echinacea angustifolia)*, fein geschnitten

240 ml pflanzliches Glyzerin

160 ml Wasser

1. Die kleingeschnittenen Echinaceawurzeln in ein 500-ml-Glasgefäß füllen.

2. Glyzerin und Wasser in einer mittelgroßen Rührschüssel (mit Ausguss) verquirlen.

3. Die Flüssigkeit in das Glasgefäß füllen, dabei 1 bis 2 cm Abstand zum oberen Rand lassen. Übrig gebliebene Flüssigkeit aufbewahren. Das Glas fest verschließen und beschriften.

4. Das Glas an einem kühlen, dunklen Ort 4 Wochen lang ruhen lassen, dabei in der ersten Woche täglich einmal schütteln. Wenn die getrocknete Wurzel die Flüssigkeit aufgesogen hat, bei Bedarf etwas von der zurückbehaltenen Flüssigkeit hinzufügen, damit das Glas gefüllt bleibt.

5. Die Mischung durch ein Seihtuch passieren und gut ausdrücken, um die gesamte Flüssigkeit zu extrahieren.

6. Mithilfe eines Trichters die Tinktur in saubere Pipetten-Fläschchen gießen. Diese beschriften und an einem kühlen, dunklen Ort aufbewahren. Innerhalb von 2 Jahren verwenden.

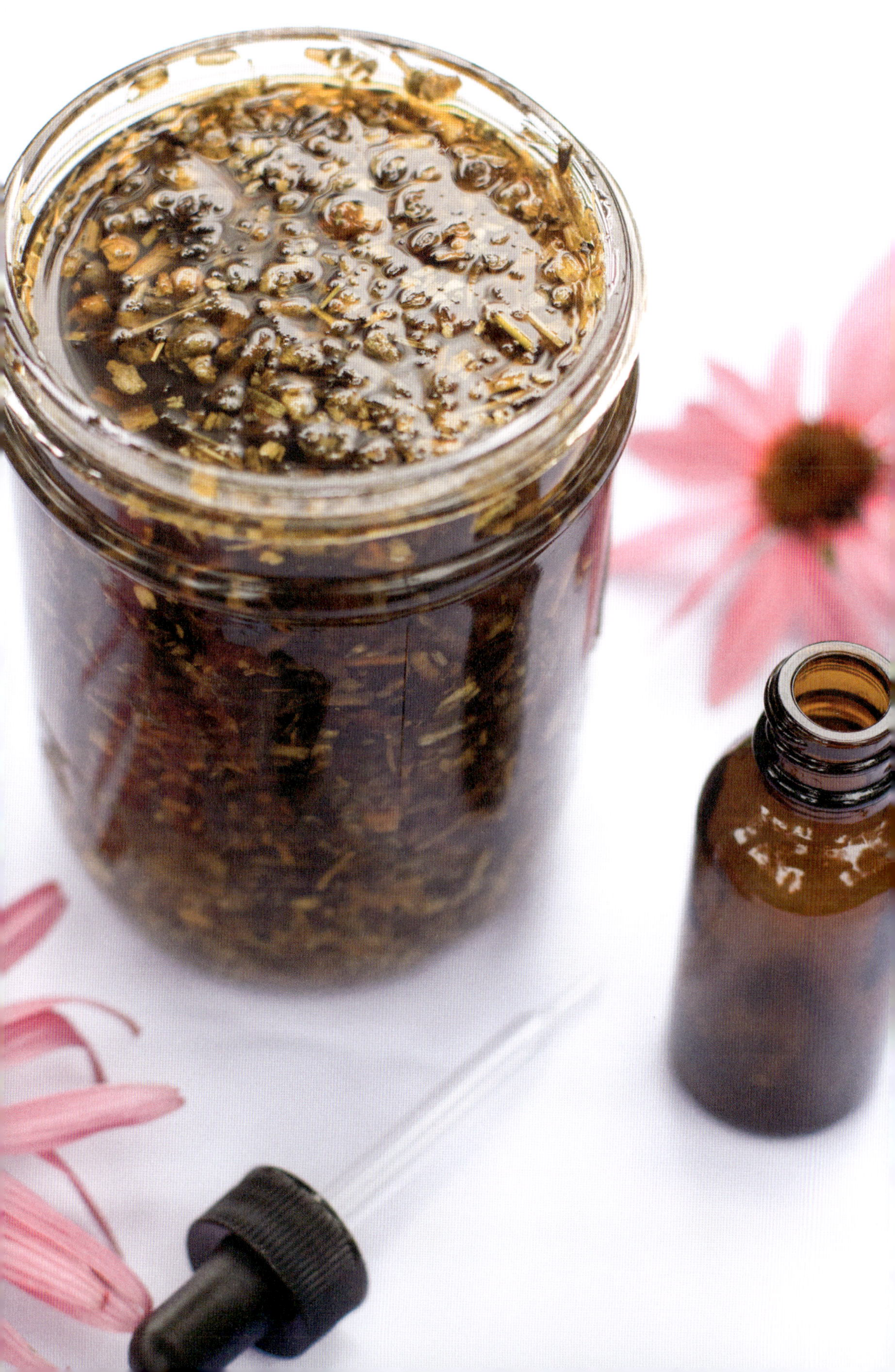

MUNDWASSER MIT SONNENHUT UND PFEFFERMINZE

Verwenden Sie dieses Mundwasser regelmäßig, um die Gesundheit des Zahnfleisches wiederherzustellen oder zu erhalten. Die prickelnde Wirkung von Echinacea verbindet sich mit den wundheilenden Eigenschaften von Ringelblume und Wegerich; frische Pfefferminze verleiht dem Mundwasser einen angenehmen Geschmack, ohne zu dominieren. (Um mehr über Ringelblume zu erfahren, laden Sie das Bonuskapitel unter wildremediesbook.com/adventures herunter; auf Englisch). Je Anwendung 20 Tropfen in 1 Esslöffel Wasser geben und damit mindestens 30 Sekunden (bis zu 20 Minuten) den Mund spülen; mindestens einmal täglich.

Ergibt: 360 ml

---

60 g frische *Echinacea-purpurea*-Blüten, fein gehackt

25 g frische Pfefferminzblätter, fein gehackt

20 g frische Ringelblumenblüten, fein gehackt (oder Braunellenblüten)

20 g frische Breitwegerichblätter, fein gehackt

Bis zu 500 ml (50-prozentiger) Getreidealkohol (oder 40-prozentiger Wodka)

1. Die Kräuter in ein 500-ml-Schraubglas geben.
2. Das Glas mit Alkohol auffüllen, sodass die Kräuter vollständig bedeckt sind. (Möglicherweise verwenden Sie nicht die gesamte Alkoholmenge.) Das Glas fest verschließen und beschriften.
3. 4 Wochen lang an einem kühlen, dunklen Ort aufbewahren, dabei das Glas in der ersten Woche täglich einmal schütteln und darauf achten, dass das Pflanzenmaterial während der gesamten Einweichzeit untergetaucht bleibt. Bei Bedarf mehr Alkohol hinzufügen.
4. Die Mischung durch ein Seihtuch passieren und gut ausdrücken, um die gesamte Flüssigkeit zu extrahieren.
5. Mithilfe eines Trichters das Mundwasser in saubere Pipetten-Fläschchen füllen und diese beschriften. An einem kühlen, dunklen Ort aufbewahren und am besten innerhalb von 2 Jahren aufbrauchen.

FLOWER-POWER-RACHENSPRAY

Diese wunderschöne Blumenmischung ist ein kraftvolles Mittel zur Linderung von Halsschmerzen.Die besten Ergebnisse erzielen Sie zu Beginn einer Halsentzündung oder bei Bedarf während einer Erkältung oder Grippe. Wir empfehlen, die Flüssigkeit in eine kleine Sprühflasche zu füllen, aber Sie können sie auch einfach teelöffelweise einnehmen.

Ergibt: 360 ml

---

5 frische *Echinacea-purpurea*-Blüten, gehackt

1 kleine Handvollfrische Braunellenblüten und -blätter, gehackt

½ Handvoll frische Schafgarbenblüten

90 g Honig

360 ml Wodka oder Brandy

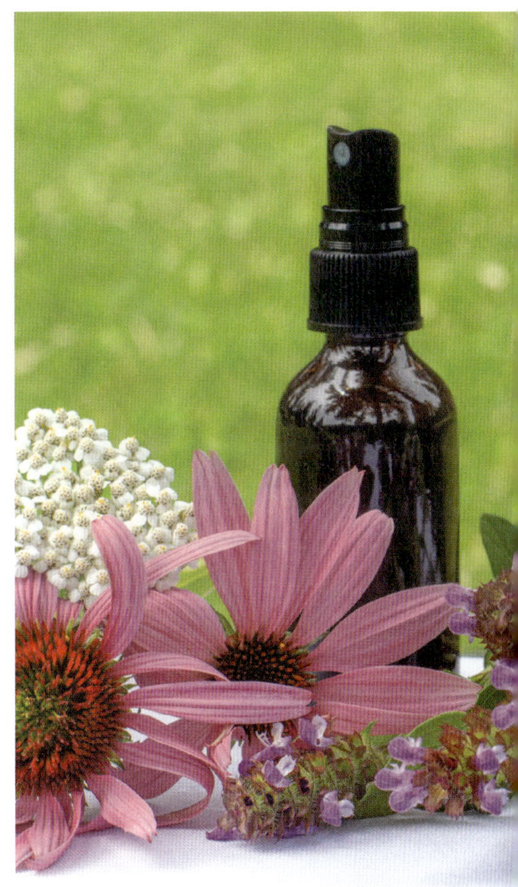

1. Das Pflanzenmaterial und den Honig in ein 500-ml-Schraubglas füllen.
2. Das Glas mit genügend Alkohol auffüllen, sodass das Pflanzenmaterial vollständig bedeckt ist. (Möglicherweise verwenden Sie nicht die gesamten 360 ml.) Das Glas fest verschließen und beschriften.
3. Das Glas 4 Wochen an einem kühlen, dunklen Ort aufbewahren, dabei in der ersten Woche täglich einmal schütteln und darauf achten, dass das Pflanzenmaterial während der gesamten Einweichzeit untergetaucht bleibt.
4. Die Tinktur durch ein Seihtuch gießen und gut ausdrücken, um die gesamte Flüssigkeit zu extrahieren.
5. Mithilfe eines Trichters die Mischung in saubere Pipetten- oder Sprühflaschen füllen und diese beschriften. An einem kühlen, dunklen Ort aufbewahren und am besten innerhalb von 2 Jahren verwenden.

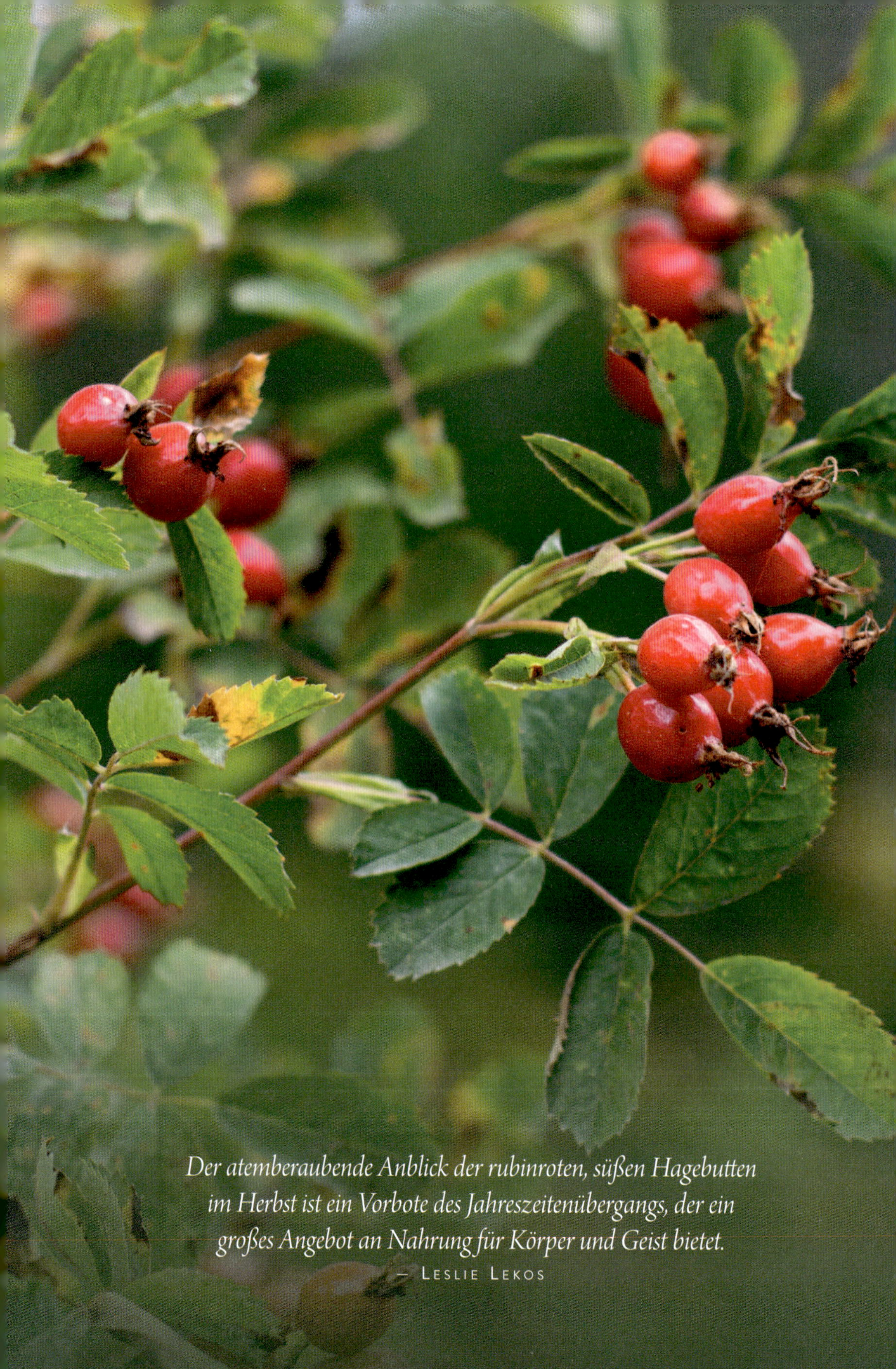

Der atemberaubende Anblick der rubinroten, süßen Hagebutten im Herbst ist ein Vorbote des Jahreszeitenübergangs, der ein großes Angebot an Nahrung für Körper und Geist bietet.

— Leslie Lekos

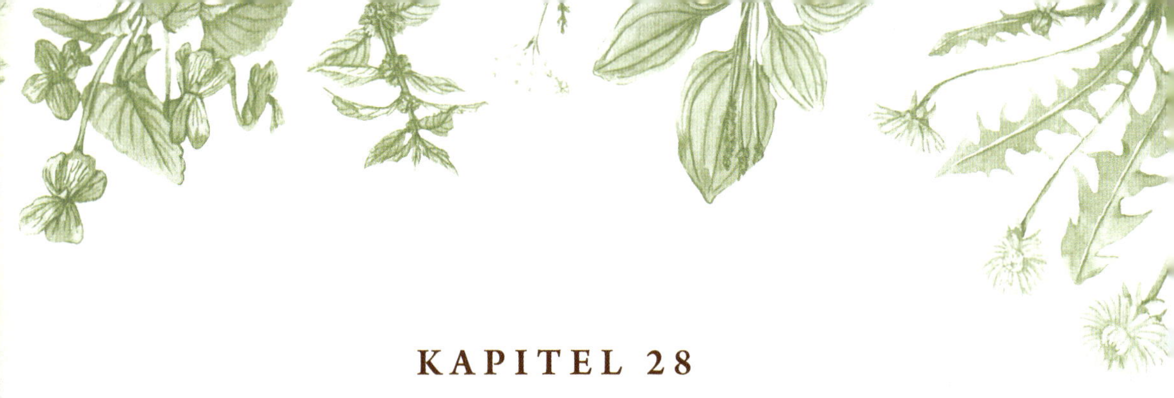

KAPITEL 28

HAGEBUTTE

Nach erfolgreicher Bestäubung der duftenden Blüten des Sommers beginnt sich die Frucht der Rose langsam zu entwickeln. Im Laufe der nächsten Monate wird sie sich von einer kleinen, wie eine grüne Erbse aussehenden Frucht in eine farbenprächtige, fleischige Hagebutte verwandeln. Hagebutten unterscheiden sich stark in Geschmack, Farbe und Größe. Die einzige Möglichkeit, die bei Ihnen vorkommenden Hagebutten zu beurteilen, ist, sie zu probieren! Testen Sie ruhig ein paar, aber achten Sie darauf, dass Sie die Samen und unangenehmen Härchen meiden. Ist die Hagebutte prall und fleischig? Oder fest und trocken? Ist sie süß oder herb? Bitter oder fad? Durch regelmäßiges Ausprobieren werden Sie bald Ihre Lieblingspflanze finden.

Botanische Namen: *Rosa* spp. (*einschließlich R. canina, R. multiflora, R. nutkana, R. palustris, R. rugosa, R. woodsii* und viele andere Arten)
Familie: Rosaceae (Rosengewächse)
Verwendete Teile: Früchte (Hagebutten), Blätter, Blütenblätter
Energetik: kühlend, befeuchtend
Geschmack: sauer
Eigenschaften: schmerzstillend, antioxidativ, adstringierend, reizlindernd, entzündungsmodulierend, nahrhaft
Verwendung: Erkältungen und Grippe, Nahrungsmittel, Entzündungen, Schmerzen, Wunden
Zubereitungen: Nahrungsmittel, Honig, Sirup, Tee, Tinktur, Essig

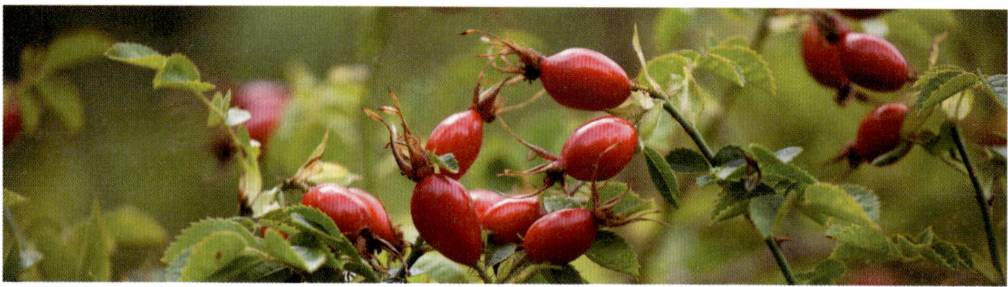

Hagebutten wurden schon immer überall auf der Welt als Nahrungs- und Heilmittel verwendet, unter anderem von den Ureinwohnern Amerikas, Europäern und Asiaten. Im Vereinigten Königreich gab es während des Zweiten Weltkriegs in den Wintermonaten kaum frisches Obst und Gemüse; daher empfahl das Gesundheitsministerium den Menschen, die Nahrung durch Hagebuttensirup zu ergänzen. Frauen und Kinder ernteten Hunderte von Tonnen Hagebutten. Dieser Ertrag wurde zu einem »Vitaminsirup« eingekocht, der besonders viel Vitamin C enthielt.[1] Im ganzen Land prahlten die Zeitungen regelmäßig damit, wie groß die Ernte in ihrer jeweiligen Region war. Die Kampagne war so erfolgreich, dass die Briten sogar Sirup in benachbarte Länder schickten. In einem 1945 veröffentlichten Zeitungsartikel hieß es, dass mehr als 4.000 Liter Hagebuttensirup an polnische Kinder geliefert worden waren, die in einem Kriegslager in Frankreich lebten.[2]

MEDIZINISCHE EIGENSCHAFTEN UND ENERGETIK

Die Rosenfrucht bzw. Hagebutte ist sowohl adstringierend als auch reizlindernd, denn sie enthält beides, Tannine und Pektine. Das Fruchtfleisch der Hagebutte kann zur Straffung und Kräftigung des Gewebes, aber auch zu seiner Beruhigung und zum Schutz verwendet werden.

Mit ihrem Reichtum an Bioflavonoiden ist die Hagebutte ebenfalls ein perfektes Beispiel dafür, dass Nahrungsmittel zugleich Medizin sein können. Ihr regelmäßiger Verzehr kann oxidativen Stress verringern, der als Ursache für viele chronische Entzündungskrankheiten wie Arthritis, Herzerkrankungen, Diabetes und Krebs gilt. Studien haben wiederholt gezeigt, dass Nahrungsergänzungsmittel, die Antioxidantien enthalten, bei der Verringerung von oxidativem Stress nicht annähernd so wirksam sind wie der Verzehr von vollwertigen, nährstoffreichen Nahrungsmitteln wie Hagebutten.

PFLANZENGABEN

Lindert Entzündungen und Schmerzen

Durch ihren vielfältigen Gehalt an Phytonährstoffen kann die Hagebutte Entzündungen modulieren und dadurch Entzündungsschmerzen lindern. Hagebutten können regelmäßig als Teil einer entzündungsmodulierenden Wellness-Diät genossen werden. Studien haben sogar gezeigt, dass durch den regelmäßige Verzehr von Hagebutten die mit Osteoarthritis und rheumatoider Arthritis verbundenen Schmerzen und Entzündungen reduziert werden können.[3] In einer Literaturstudie heißt es, dass aufgrund der schmerzstillenden, antiarthritischen, entzündungsmodulierenden, antioxidativen und knochenerhaltenden Eigenschaften der Hagebutte »die Gattung *Rosa* ein Schatz sei, die auf weitere wissenschaftliche Untersuchungen wartet, die an der Entwicklung sicherer und wirksamer antiarthritischer Mittel interessiert sind.«[4]

Unterstützt die Herzgesundheit

Viele Herzerkrankungen, die wir heutzutage erleben, haben ihre Wurzeln in Entzündungen. Bei täglicher Einnahme von Hagebuttenpulver in großen Mengen (40 g pro Tag) verbessern sich nachweislich der Blutdruck sowie der Plasma-Cholesterinspiegel. Dadurch können die kardiovaskulären Risikofaktoren verringert werden.[5]

Bietet Nährstoffe

Hagebutten sind reich an sekundären Pflanzenstoffen sowie vielen Vitaminen und Mineralien, einschließlich Vitamin C, Kalzium, Magnesium, Kalium, Beta-Carotin, Quercetin, Tocopherole und Lycopin.[6] Die Nährstoffmenge in Hagebutten variiert stark innerhalb der verschiedenen Arten und Wachstumsbedingungen, einschließlich der Höhenlage.[7] Hagebutten sind bekanntermaßen reich an Vitamin C. Wenn sie frisch vom Strauch kommen, haben sie bei gleichem Gewicht oft mehr Vitamin C als eine Orange. Vitamin C ist jedoch ein empfindlicher Bestandteil, der nach dem Pflücken der Frucht schnell abzunehmen beginnt und durch Trocknung oder Hitze weiter abgebaut wird. Der beste Weg, viel Vitamin C aus den Hagebutten zu gewinnen, ist der Verzehr direkt nach dem Pflücken. Entgegen der landläufigen Meinung macht ein verminderter Vitamin-C-Gehalt getrocknete oder erhitzte Hagebutten jedoch nicht unbrauchbar. Diese sind immer noch reich an Nährstoffen und Bioflavonoiden.

Um mehr über die Verwendung von Rosenblütenblättern für Nahrungs- und Heilmittel zu erfahren, laden Sie das entsprechende Bonuskapitel unter wildremediesbook.com/adventures (auf Englisch) herunter.

IDENTIFIZIERUNG

Es kann schwierig sein, die verschiedenen Rosen-Arten voneinander zu unterscheiden, außerdem hybridisieren sie. Man kann jedoch festhalten, dass alle Wild- und Zuchtrosen als Nahrungsmittel und Medizin verwendet werden können, sofern die Blütenblätter duften und die Hagebutten gut schmecken.

Die Stängel von Wildrosen sind mit Stacheln bedeckt und können aufrecht stehen, klettern, ranken oder als dichtes Dickicht wachsen. Im Gegensatz zu den mehrblättrigen Rosen, die Sie im Blumenladen oder im Garten antreffen, haben Wildrosen nur fünf Blütenblätter, fünf Kelchblätter und viele Staubblätter. Sie blühen in verschiedenen Schattierungen von Weiß, Rosa, Scharlachrot und Gelb. Die Blätter sind unpaarig gefiedert mit normalerweise drei bis neun Fiederblättchen. Die Fiederblättchen haben gesägte Ränder.

Die Hagebutten sind Sammelnussfrüchte, die zunächst grün und hart sind. Wenn sie reifen, werden sie weich und färben sich orange oder rot. Einige sind so klein wie eine Erbse, während andere die Größe einer großen Traube haben. Auch ihre Formen variieren, von elliptisch über birnenförmig bis rund. Überreste der Kelchblätter sind an den Spitzen der Früchte zu sehen. Im Inneren befinden sich viele kleine Achänen bzw. Schließfrüchte, die die Samen enthalten.

orangefarbene oder rote, mit Samen gefüllte Früchte
Überreste von Kelchblättern
gezackte Blattränder
unpaarig zusammengesetzte Fiederblätter
stachelige Zweige
Blüten mit fünf Blütenblättern, fünf Kelchblättern und vielen Staubblättern (Farben variieren)

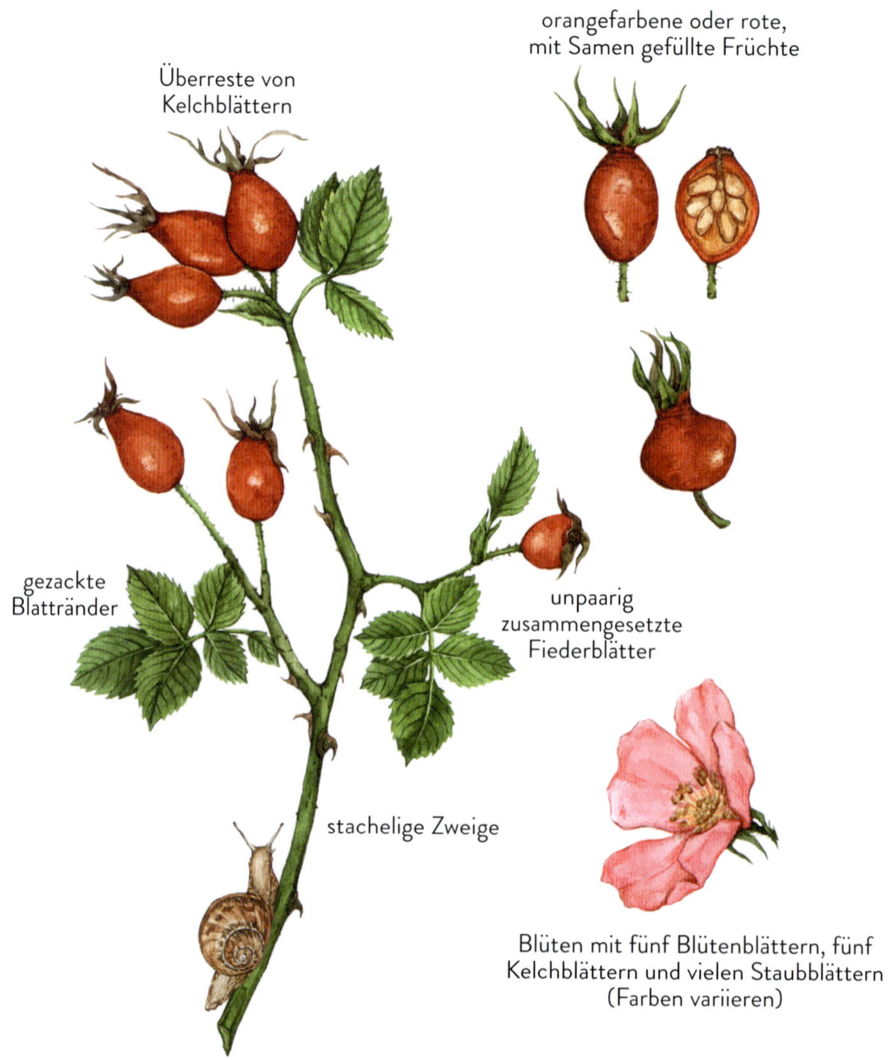

Rose (*Rosa spp.*) mit Gartenschnecke (*Cornu aspersum*)

Lebenszyklus: mehrjähriger Strauch, sommergrün oder immergrün
Vermehrung: Samen, Rhizom
Wuchsform: stacheliger Strauch, 30 bis 450 cm hoch
Vorkommen: Küstengebiete, Trockenhänge, Felder, Unterholz, Hecken, Seeufer, Sümpfe, Wiesen, Weiden, Ufergebiete, Wegränder, Sanddünen, Bachufer, Waldränder
Standort: volle Sonne bis Halbschatten
Boden: trocken bis feucht, gut durchlässig
USDA-Klimazonen: 3–9, je nach Sorte

ÖKOLOGISCHE ZUSAMMENHÄNGE

Das Dickicht der Wildrosen bietet Nistplätze für Vögel und Unterschlupf für kleine Säugetiere wie Kaninchen und Mäuse. Verschiedene Tiere fressen die Zweige und Blätter, und Insekten wie Bienen, Fliegen und Käfer sammeln die Blütenpollen und den Nektar. Hagebutten sind im Winter eine wichtige Nahrungsquelle für Tiere wie Bären, Kaninchen, Mäuse, Biber, Stinktiere, Kojoten und fruchtfressende Vögel wie Seidenschwänze, Rotkehlchen und Schneehühner. Einige kleine Säugetiere, wie z. B. Wühlmäuse, fressen nur das Fruchtfleisch und lassen die Samen zurück. Vögel, wie Finken, bevorzugen hingegen die Samen und picken Löcher durch das Fruchtfleisch, um daranzukommen. Diese Tiere können durch ihren Kot helfen, die Rosensamen zu verteilen.

Die Kartoffel-Rose (*R. rugosa*) verträgt auch der Meeresgischt ausgesetzte Standorte und weist in vielen Küstenregionen große Bestände auf. Obwohl sie oft als invasiv betrachtet wird, kann sie auch dazu beitragen, die Erosion zu kontrollieren und Sanddünen zu stabilisieren.

ERNTE

Hagebutten reifen im Allgemeinen in der Zeit vom Sommer bis zum Herbst und bleiben den Winter über an der Pflanze. Pflücken Sie sie einzeln von Hand. Handschuhe sind normalerweise nicht erforderlich, es sei denn, Sie ernten aus einem dichten, stacheligen Dickicht. Es wird allgemein empfohlen, Hagebutten nach dem ersten Frost zu pflücken, denn dann sind sie weicher und süßer.

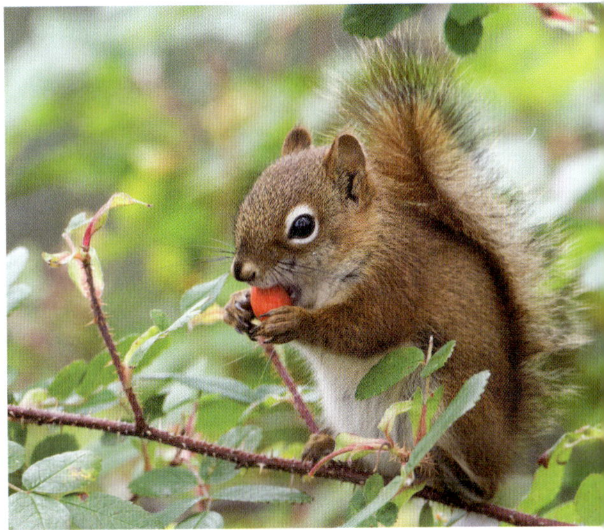

Studien haben jedoch gezeigt, dass ein Frost zwar die Konzentration einiger Bestandteile wie Lykopin und Beta-Carotin erhöht, aber auch andere wie Vitamin C reduziert.[8] Hagebutten, die nach mehrmaligem Frost geerntet wurden, haben nachweislich eine geringere antioxidative Wirkung.[9]

Rosen vermehren sich durch Samen und Rhizome. Lassen Sie genügend Hagebutten an der Pflanze, damit sie sich aussäen und auch Wildtiere ernähren kann. Wenn Sie bei der Verarbeitung der Hagebutten die Samen ausgekratzt haben, haben Sie vielleicht Lust, sie auszusäen.

Vorsichtsmaßnahmen bei der Ernte

Rosen haben keine giftigen Doppelgänger. Einige Pflanzen, wie z. B. die Zistrose (*Cistus* spp.), werden jedoch gemeinhin als Rosen bezeichnet, obwohl sie eigentlich nicht zur Gattung *Rosa* gehören. Deshalb kann es nützlich sein, den lateinischen botanischen Namen zu kennen!

TIPPS FÜR DIE GARTENARBEIT

Für beste Ergebnisse und eine einfache Pflege wählen Sie eine Rosensorte, die in Ihrer Region heimisch ist. Sie können sie entweder kaufen oder neue Wurzeltriebe von bestehenden Pflanzen vorsichtig abtrennen und diese verpflanzen. Seien Sie sich darüber im Klaren, dass die Vermehrung durch Samen und Stecklinge Monate, manchmal Jahre dauern kann.

Ein guter Standort ist für Rosen wichtig, da sie nicht leicht zu verpflanzen sind. Lassen Sie genügend Platz für ihren ausladenden Wuchs, idealerweise an einem Standort mit ein wenig Nachmittagsschatten. Begrenzter Platz bedeutet Schwierigkeiten beim Rückschnitt, was nicht sehr angenehm ist. Bereiten Sie einen lockeren und humusreichen Boden vor und düngen Sie mit Kompost. Gießen Sie regelmäßig und schneiden Sie tote Zweige ab, um eine Durchlüftung zu gewährleisten.

Es kann passieren, dass sich Wildtiere über die Rosenknospen hermachen, auch können an älteren Sträuchern Rosengallen auftreten. Die Gallen entstehen, wenn die winzige Rosengallwespe ihre Eier in die Blattknoten legt. Wenn die Larven schlüpfen, beginnen sie, das Pflanzengewebe zu fressen. Die Rose reagiert darauf mit übermäßigem Stammzellenwachstum, um die Larven zu bedecken, wodurch große, haarige, fein zergliederte Auswüchse entstehen. Die Gallen können durch Abschneiden des Zweigs entfernt werden, oder man kann sie einfach beobachten, da sie für die Rose keine Probleme verursachen.

SO NUTZEN SIE HAGEBUTTEN

Das Fruchtfleisch der Hagebutte kann frisch verzehrt, zur Herstellung von Sirup oder Essig verarbeitet oder zur späteren Verwendung getrocknet werden. Hagebutten können auch zu Fruchtleder, Konfitüre, Soße und Kompott verarbeitet werden.

Hagebuttensuppe ist ein traditionelles schwedisches Gericht. Das Entfernen der Kerne geht leichter, wenn man die frischen Hagebutten zunächst einfriert und dann aufschneidet und die Kerne herauspult. Hagebutten können auch im Ganzen getrocknet und weiterverarbeitet werden, wenn Sie die Zubereitung anschließend sieben können, um die lästigen Härchen zu entfernen.

Hagebutten sind Nahrungs- und Heilmittel zugleich. Infolgedessen kann man in der Regel größere Mengen verzehren.

Empfohlene Mengen

- Hagebutten gelten als Nahrungsmittel und können sicher in großen Mengen verzehrt werden.
- *Tee oder Pulver:* 5 bis 45 g täglich

Besondere Hinweise

- Vermeiden Sie Rosen, die mit Pestiziden besprüht wurden, insbesondere solche aus Blumengeschäften.
- Die Härchen der Hagebutten können den Mundraum und Verdauungstrakt reizen. Achten Sie darauf, die Samen zu entfernen oder die Härchen herauszufiltern, bevor Sie Hagebutten zu sich nehmen.

HIMBEER-HAGEBUTTEN-SOSSE

Träufeln Sie diese helle, spritzige Soße auf Eiscreme oder mischen Sie sie mit Sprudelwasser.

Dieses Rezept stammt aus *The Sioux Chef's Indigenous Kitchen* von Sean Sherman und Beth Dooley.[10] Zum Team des »Sioux-Chef« zählen Angehörige der Anishinaabe, Mdewakanton-Dakota, Navajo, Nördliche Cheyenne, Oglala-Lakota und Wahpeton-Sisseton-Dakota sowie weitere, ständig neu hinzukommende Köche, Ethnobotaniker, Nahrungsmittelkonservierer, Abenteurer, Nahrungssammler, Caterer, Veranstaltungsplaner, Künstler, Musiker, Food-Trucker und Essensliebhaber. Sie setzen sich für die Wiederbelebung der indianischen Küche ein, während sie gleichzeitig die nordamerikanische Küche neu definieren und eine wichtige kulinarische Kultur zurückerobern. Mehr über ihr Angebot finden Sie unter sioux-chef.com.

Ergibt: 200 ml

---

140 g Himbeeren

1 kleine Handvoll frische Hagebutten oder getrocknete Hagebutten

125 ml Wasser oder mehr nach Bedarf

Ahornsirup, nach Belieben

1. Himbeeren, Hagebutten und Wasser in einen kleinen Topf geben und bei mittlerer Hitze köcheln, bis die Himbeeren zusammenfallen und die Hagebutten weich sind.

2. Durch ein feinmaschiges Sieb passieren und so viel Fruchtfleisch wie möglich auspressen.

3. Mit dem Ahornsirup nach Geschmack süßen.

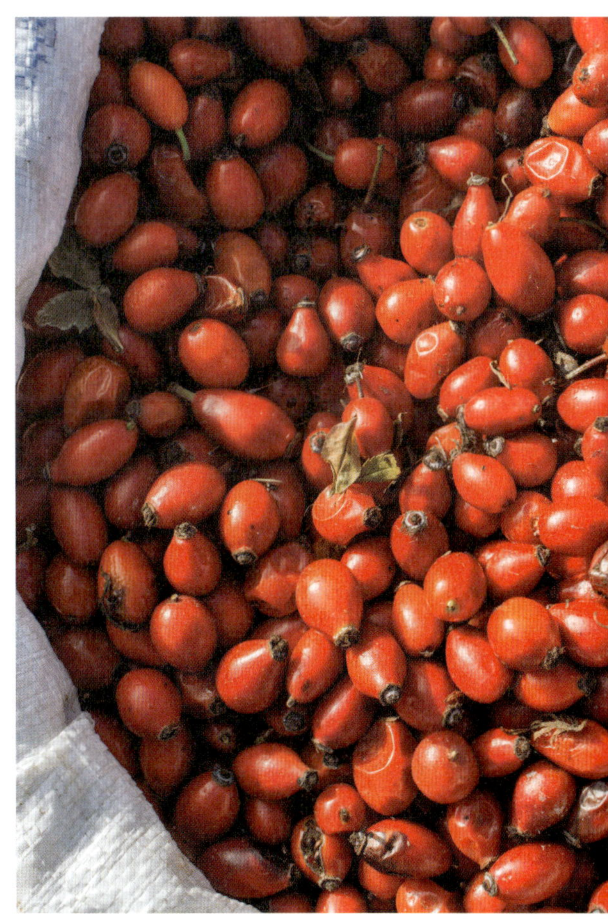

SAFRANREIS MIT HAGEBUTTEN UND KNUSPRIGEN SCHALOTTEN

Dieses duftende und farbenfrohe Gericht ist vom persischen Reis inspiriert und mit getrockneten Früchten (in diesem Fall Hagebutten), Kräutern und einer Mischung aus herzhaften, süßen und sauren Aromen bestückt. Echter persischer Reis (Pilaw) wird mit sehr viel Liebe zubereitet. Für diese vereinfachte Version haben wir Techniken der Köchin Louisa Shafia und des Kochs Yotam Ottolenghi adaptiert. Dieser Reis passt wunderbar zu langsam bei Niedrigtemperatur gegartem Fleisch, gegrilltem Huhn oder Lachs sowie geschmorten Linsen.

Ergibt: 6 bis 8 Portionen

---

750 ml Wasser (plus mehr zum Spülen und Einweichen des Reises)

380 g Basmatireis

Salz

Geschmacksneutrales Öl, zum Braten

150 g fein geschnittene Schalotten (etwa 6 mittelgroße Schalotten)

1 kleine Handvoll getrocknete Hagebutten, entkernt und verlesen

2 EL ungesalzene Butter oder Olivenöl

1/3 Bund gehackter frischer Dill

1/2 TL Safranfäden, fein gemahlen und in 2 EL heißem Wasser aufgelöst

2 EL getrocknete Rosenblütenblätter (optional)

1. Den Reis in eine grosse Schüssel geben und mit viel Wasser bedecken. Mit der Hand darin herumrühren, bis das Wasser trübe wird, dann das Wasser abgießen. Diesen Vorgang mehrmals wiederholen, bis das Wasser nahezu klar ist. Den Reis mit kaltem Wasser bedecken und eine großzügige Prise Salz dazugeben. Den Reis 1 Stunde lang einweichen lassen.

2. In der Zwischenzeit den Boden eines mittelgroßen Kochtopfs reichlich mit Öl bedecken (etwa 1 cm). Die Schalotten hinzufügen und den Topf stark erhitzen. Unter häufigem Rühren braten, bis die Schalotten zu brodeln beginnen. Die Temperatur auf mittlere Hitze reduzieren und die Schalotten unter häufigem Rühren goldbraun braten. Mit einem Schaumlöffel herausnehmen und zum Abtropfen auf ein Sieb geben. Mit Haushaltspapier abtupfen und beiseitestellen. (Das übriggebliebene Öl kann für Pfannengerührtes und andere Gerichte verwendet werden).

3. 750 ml Wasser in einem mittelgroßen Topf zum Kochen bringen. Den Reis in einem Sieb abtropfen lassen und zusammen mit einer großzügigen Prise Salz in den Topf geben. Erneut zum Kochen bringen,

dann die Hitze stark herunterschalten. Zugedeckt etwa 20 Minuten köcheln lassen, bis die Flüssigkeit aufgesogen und der Reis gar ist. Vom Herd nehmen. Den Deckel abnehmen, ein sauberes, trockenes Küchentuch über den Topf legen und den Deckel wieder aufsetzen. Den Topf stehen lassen, während die Hagebutten im nächsten Schritt eingeweicht werden.

4. Die Hagebutten in eine kleine Schüssel geben und mit lauwarmem Wasser übergießen, sodass sie gerade eben bedeckt sind. Die Rehydrierung dauert etwa 10 bis 15 Minuten. Sobald die Hagebutten weich genug zum Essen sind, das überschüssige Wasser weggießen.

5. Die Butter zum Reis geben und diesen mit einer Gabel auflockern. Drei Viertel der Reismenge in eine große Schüssel oder auf eine Servierplatte geben. Die Hagebutten und den Dill vorsichtig untermischen. Je nach Größe und Form der Hagebutten können sie beim Rehydrieren verklumpt sein. Das ist kein Problem, geben Sie einfach kleine Klümpchen der Hagebutten in den Reis und mischen Sie sie vorsichtig unter, um sie zu verteilen.

6. Den Safran mit dem Einweichwasser zum restlichen Reis im Topf geben und diesen mit der Gabel auflockern und durchmischen. Den Safranreis vorsichtig unter den Hagebuttenreis heben, ohne ihn zu vermischen. Es soll ein buntes Gemisch von Farben entstehen. Abschmecken und evtl. nachsalzen.

7. Die Schalotten und ggf. die Rosenblütenblätter über dem Reis verteilen. Warm oder bei Zimmertemperatur servieren.

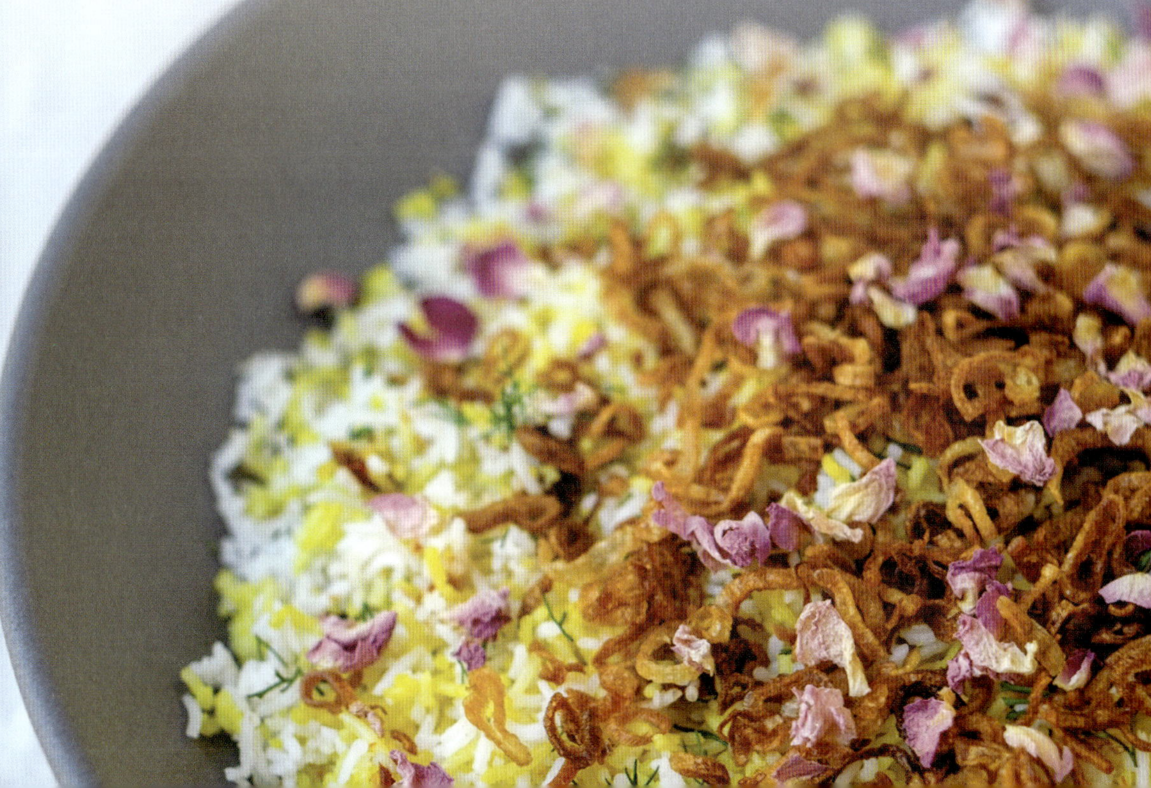

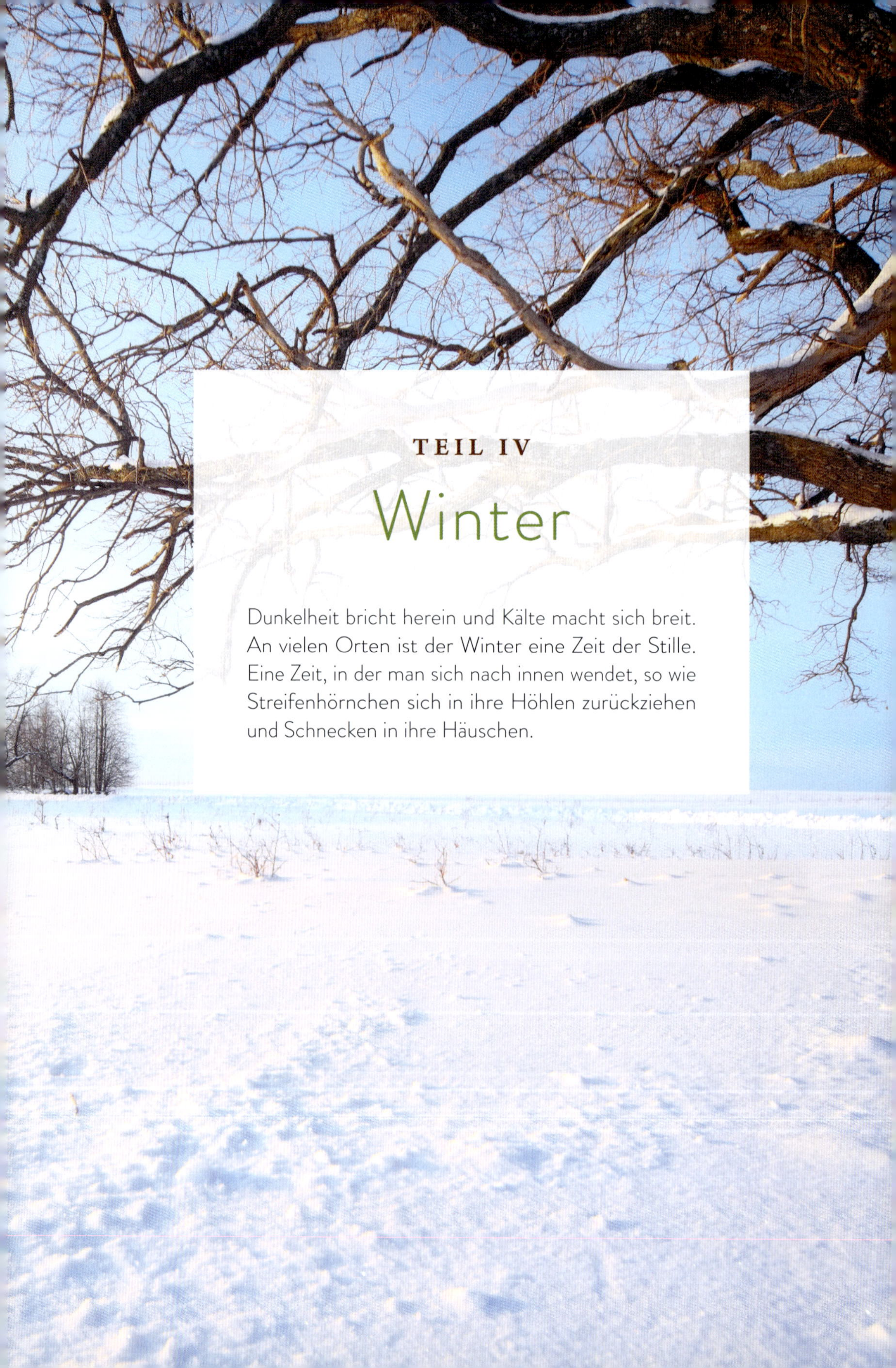

TEIL IV

Winter

Dunkelheit bricht herein und Kälte macht sich breit. An vielen Orten ist der Winter eine Zeit der Stille. Eine Zeit, in der man sich nach innen wendet, so wie Streifenhörnchen sich in ihre Höhlen zurückziehen und Schnecken in ihre Häuschen.

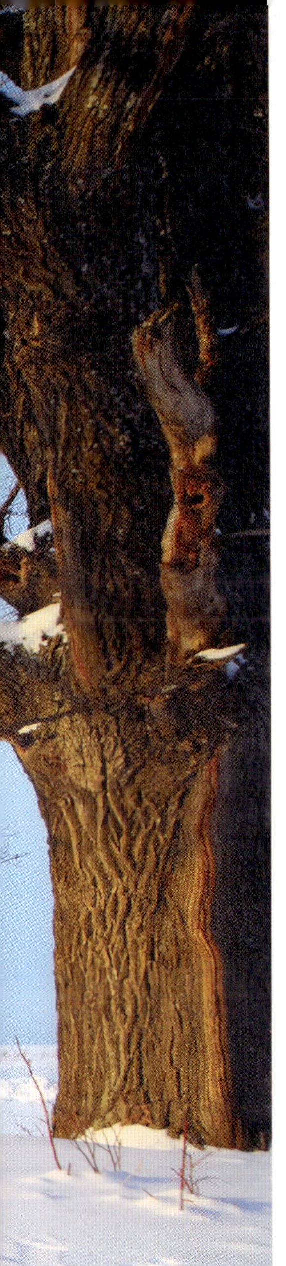

Die Geschäftigkeit ist zum Erliegen gekommen, Sie dürfen loslassen und sich entspannt dem Anblick des flackernden Kaminfeuers hingeben. Kuscheln Sie sich in Ihre Lieblingsdecke, mit Ihren Liebsten und Ihren pelzigen Freunden. Genießen Sie jede einzelne Tasse dampfenden Tees und erinnern Sie sich an die Abenteuer, die ihn in Ihren Apothekerschrank gebracht hat: die hellen Tage mit vollen Körben, erdverkrusteten Händen und einem von der Sonne geküssten Gesicht. In warmen Gegenden bietet der Winter beides, die Möglichkeit für Renovierungsarbeiten im Haus und Aktivitäten im Freien. Wenn kühlere, feuchte Witterung das Pflanzenwachstum anregt, tauchen wieder die Wanderschuhe und Erntekörbe auf.

Die längste Nacht des Jahres wird auf der ganzen Welt gefeiert, denn sie bedeutet der Beginn eines längeren Tages und das Versprechen, dass die Sonne zurückkehren wird. Vielleicht in dem Bemühen, die Angst vor der Dunkelheit oder der Innenschau abzuwehren, haben viele Menschen in der modernen Gesellschaft vergessen, wie sie sich in der Stille des Winters einrichten können. Anstatt sich auszuruhen und nachzudenken, erschöpfen sie sich in einem rauschhaften, zügellosen Konsum und mit stressbeladenen Festen. Aber wir müssen uns nicht darauf einlassen. Feste können mehr Sinn machen, wenn sie einfach gehalten werden. Selbstgemachte Geschenke aus den natürlichen Schätzen der Erde sind mit nichts aufzuwiegen.

Während ein Großteil der Natur schlummert, kann man in versteckten Bereichen immer noch Leben finden. Immergrüne Bäume halten anmutig den Schnee. Wenn die Sonne tief am Horizont erscheint, tauchen Vögel und Säugetiere auf der Suche nach Leckerbissen auf. Hagebutten, die winterharten Früchte der vergangenen Jahreszeiten, haften an ihren Zweigen und bieten süße, rote Kostbarkeiten für den abenteuerlustigen Sammler. Währenddessen warten die ruhenden Laubbäume geduldig und ihre Knospen wachsen wieder langsam mit dem zurückkehrenden Licht.

Aktivitäten im Winter

- Sterne betrachten
- Vogelnester in blattlosen Bäumen suchen
- eine Vereinbarung mit der Natur treffen
- Schneeschuhwandern oder Schlitten fahren
- sich mit dem Lieblingsbuch einkuscheln
- über das vergangene Jahr nachdenken
- warme Getränke trinken
- Zweige und Knospen zeichnen
- Kräutergeschenke für Familie und Freunde machen
- ein Journal führen (siehe Kapitel 7)

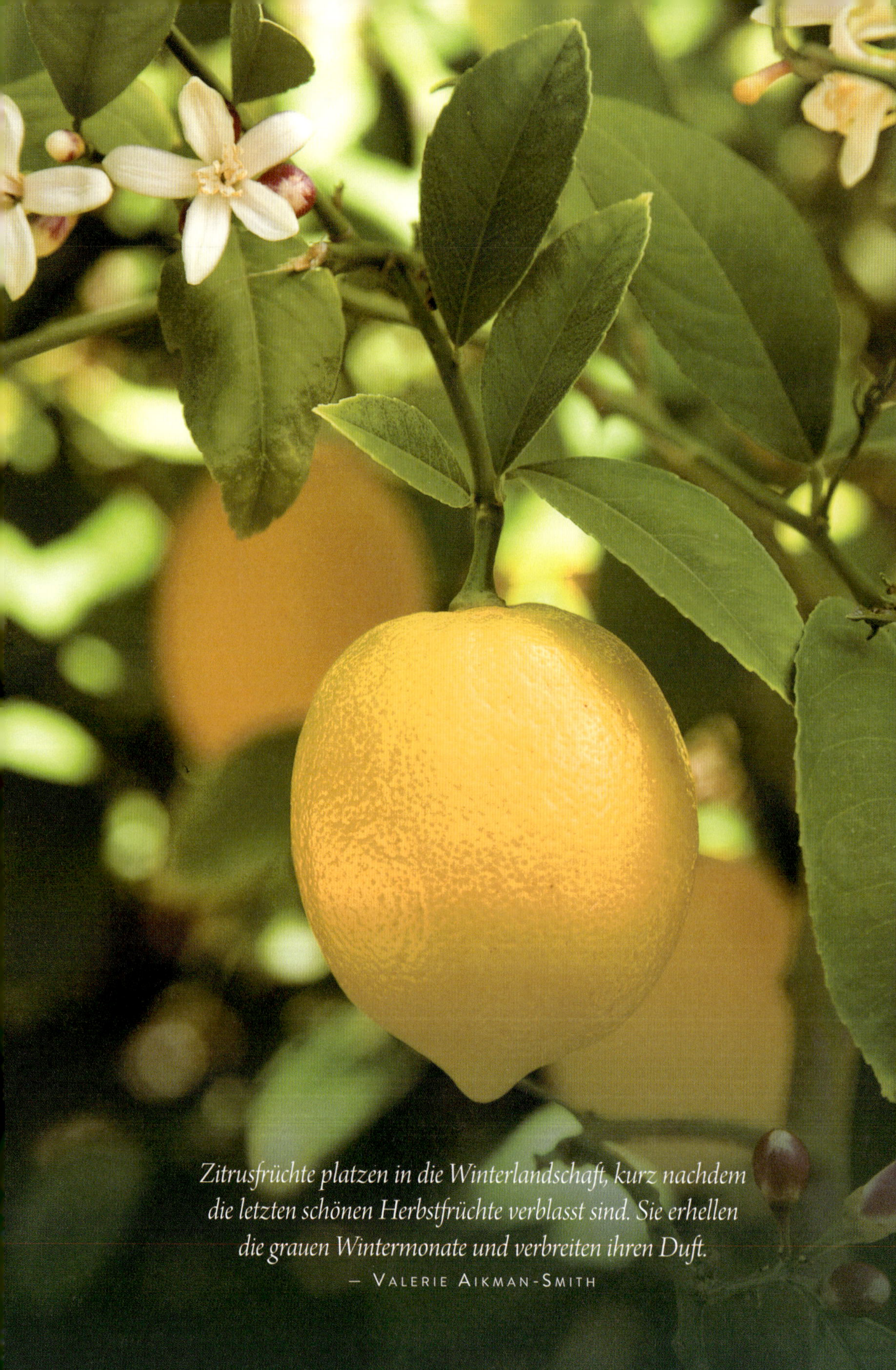

Zitrusfrüchte platzen in die Winterlandschaft, kurz nachdem die letzten schönen Herbstfrüchte verblasst sind. Sie erhellen die grauen Wintermonate und verbreiten ihren Duft.

– Valerie Aikman-Smith

KAPITEL 29

ZITRUS

Für die meisten Menschen besteht eine Zitrusfrucht aus zwei Teilen: dem Teil, den man schält und wegwirft, und dem Teil, den man isst oder entsaftet. Wie schade, dass sie die Verwendungsmöglichkeiten der Zitrusschale verpassen! Während das Fruchtfleisch von Orangen und anderen Zitrusfrüchten zweifellos wunderbar schmeckt, verwenden Kenner die Schalen für Nahrung und Medizin. Und wenn Sie das Glück haben, in der Nähe von Orangen- und anderen Zitrusbäumen zu leben, können Sie auch ein drittes Geschenk erleben: die himmlisch duftenden Blüten. In Deutschland wachsen Zitrusbäume zwar nicht wild, Zitrusfrüchte sind aber praktisch überall erhältlich, weshalb Sie sie unbedingt für Ihre Gesundheit nutzen sollten.

Botanische Namen: *Citrus* spp., einschließlich *C. x aurantium* (z. B. Bitterorangen), *C. limon* (Zitrone), *C. x paradisi* (Pampelmuse), *C. reticulata* (Mandarine), *C. x sinensis* (süße Orange) und andere Arten

Familie: Rutaceae (Rauten- oder Zitrusgewächse)

Verwendete Teile: Schale, Frucht, Blätter, Blüten, Samen

Energetik: Schale: wärmend, trocknend; Frucht: kühlend

Geschmack: bitter, sauer

Eigenschaften: antimikrobiell, krampflösend, karminativ, kreislaufanregend, entzündungsmodulierend, nervenentspannend, schleimlösend

Verwendung: Blähungen, verstopfte Lungen, Husten, Blähungen, Nahrungsmittel, Sodbrennen, Verdauungsstörungen, Mangelernährung

Zubereitungen: ätherisches Öl, Nahrung, Hydrosol, Saft, Likör, Tee, Tinktur

Zitrusfrüchte haben eine lange und gewundene Abstammungslinie. Neuere genetische Forschungen deuten darauf hin, dass Zitrusfrüchte vor etwa acht Millionen Jahren in den südöstlichen Ausläufern des Himalayas entstanden sind. Vier Millionen Jahre später verbreiteten sie sich über Asien und Australien.[1] Im alten chinesischen Text Yu Gong (ca. 8. Jahrhundert v. Chr.) werden Kumquats, Mandarinen und Pomelos erwähnt. Bis heute symbolisieren Orangen und Pomelos in der chinesischen Kultur Glück. Sie werden den Ahnen als Speiseopfer dargebracht und zum Jahreswechsel verschenkt. Die Araber verbreiteten den Zitrusanbau im 10. Jahrhundert n. Chr. in Spanien, Sizilien und Nordafrika. Spanische und portugiesische Kolonisatoren brachten die Zitrusfrüchte dann im 15. Jahrhundert nach Amerika.[2] Neben ihrer Verwendung als Nahrungsmittel werden Zitrusfrüchte seit jeher auch in der chinesischen Medizin, im Ayurveda und in der westlichen Medizin eingesetzt.

MEDIZINISCHE EIGENSCHAFTEN UND ENERGETIK

Fast alle Zitrusfrüchte können hybridisieren und sind anfällig für genetische Mutationen. Durch Wildkreuzung und selektive Züchtung haben wir mittlerweile ein beeindruckendes Spektrum von Bitterorange über Süßorange, Zitrone, Limette, Zitronatzitrone bis hin zur Grapefrucht. Die Schalen der Bitterorange (*Citrus x aurantium*) und der Mandarine (*C. reticulata*) wurden am häufigsten für medizinische Zwecke verwendet, aber viele Zitrusarten können auf ähnliche Weise genutzt werden. Die Schalen von Zitrusfrüchten können dazu beitragen, stagnierende Zustände in Bewegung zu bringen, von der Verdauung bis zu Stauungen im Brustkorb.

PFLANZENGABEN

Stimuliert die Verdauung

Die bitter schmeckenden Schalen aller Zitrusfrüchte, besonders aber der Bitterorange (*Citrus x aurantium*), können den Verdauungsprozess unterstützen, indem sie den Gallefluss und die Verdauungsenzyme anregen. Die Schale ist außerdem karminativ und hilft bei stagnierender Verdauung und Blähungen. In beiden Fällen kann die Schale als Alkoholextrakt (Tinktur oder Magenbitter), in einer Infusion oder als Vollwertkost in Pulverform eingenommen werden. Tees, die aus frischen oder getrockneten Orangenblüten oder einigen Tropfen Orangenblütenwasser (Hydrosol) hergestellt werden, haben ebenfalls eine gewisse karminative sowie eine leicht beruhigende Wirkung, ganz zu schweigen von einem angenehmen Aroma.

Lindert Lungeninfekte

Als stimulierender Hustenlöser kann Orangenschale das Abhusten fördern und die oberen Atemwege von gestautem Schleim befreien. Beachten Sie, dass Orangenschalen eine trocknende Wirkung haben, daher sollten sie bei feuchtem Husten, nicht aber bei trockenem Husten oder trockenen Schleimhäuten verwendet werden. Zusätzlich zu innerlich eingenommenen Präparaten (Tees, Tinkturen) können die Schalen für eine Dampfinhalation verwendet werden, um den Schleim zu lösen. Außerdem hat sich gezeigt, dass der Duft von Zitrusfrüchten Angstzustände reduziert.

Liefert Vitamin C

Im 18. Jahrhundert wurden den Seeleuten auf langen Seereisen Zitrusfrüchte verschrieben, um Skorbut oder Vitamin-C-Mangel vorzubeugen. Die einzelnen Zitrusfrüchte enthalten unterschiedlich viel Vitamin C (Ascorbinsäure), das für gesunde Blutgefäße, Knochen, Zahnfleisch und Zähne lebenswichtig ist. Es hilft dem Körper auch bei der Aufnahme von Eisen aus pflanzlicher Nahrung und ist ein Antioxidans, das freie Radikale neutralisieren kann.

(Es gibt widersprüchliche Belege dafür, ob Vitamin C Erkältungen verhindern kann). Von allen Zitrusfrüchten ist die Orange die beste Vitamin-C-Quelle, gefolgt von der Grapefruit und der Zitrone.[3] Da Vitamin C durch Lagerung, Zubereitung und Kochen leicht zerstört wird, sollte man es am besten aus möglichst frischen Früchten zu sich nehmen.

IDENTIFIZIERUNG

Jede Art hat ihre eigenen Bestimmungsmerkmale, und Sie sollten für spezifische Informationen ein Gartenbuch konsultieren. Im Allgemeinen haben Zitrusbäume wechselständig angeordnete, ovale glänzende Blätter mit glatten Rändern. Einige Arten haben Dornen an den Stängeln. Die duftenden Blüten sind in der Regel weiß (manchmal leicht rosa oder rot) und besitzen fünf Blütenblätter sowie zahlreiche Staubblätter. Sie können einzeln oder in doldenartigen Blütenständen stehen. Zitrusfrüchte haben eine lederartige, von Öldrüsen durchzogene Schale, das Fruchtfleisch ist in Segmente unterteilt.

ÖKOLOGISCHE ZUSAMMENHÄNGE

Obwohl die meisten Zitrusbäume selbstbestäubend sind, werden Insekten von ihrem Nektar und ihren Pollen angezogen. Honigbienen sind die bekanntesten Bestäuber. Ameisen sind oft auf Zitrusbäumen zu finden, wo sie ihre eigene Futtersuche betreiben – sie sammeln Nektar sowie den zuckerhaltigen Honigtau, der von pflanzensaftfressenden Insekten wie Blattläusen und Schildläusen ausgeschieden wird. Weberameisen (*Oecophylla* spp.) haben eine besonders lange Beziehung zu Menschen und Zitrusfrüchten. Seit mindestens 1.700 Jahren verlassen sich Bauern in China auf die Ameisen, um Zitrushaine gesund zu halten, indem diese unerwünschte Insekten erbeuten. Zitrusbäume können auch Sitz- und Nistplätze für Vögel sein.

Der asiatische Zitrusblattfloh (*Diaphorina citri*) ist ein winziges Insekt, das seinen Ursprung in Asien hat und sich über die ganze Welt verbreitet hat. Es ernährt sich von den Blättern der Zitrusbäume und kann die Bakterien übertragen, die die Huanglongbing-Krankheit (HLB) verursachen (auch als Gelbe Drachenkrankheit bekannt), welche die Zitrusbäume abtöten kann. Um die Ausbreitung der Krankheit zu verhindern, sollten Sie den Transport von Zitruspflanzen oder Pflanzenmaterial aus Ihrem Gebiet vermeiden.

ERNTE

Zitrusblüten und -blätter können von Hand gepflückt werden, in der Regel im Frühjahr. Die Früchte reifen je nach Sorte und Klima zu verschiedenen Jahreszeiten, am häufigsten ist jedoch die Winterernte. Sie werden gepflückt, wenn sie reif sind, da sie anschließend nicht mehr weiterreifen. Reife Früchte fallen oft vom Baum und können aufgesammelt werden, sofern sie keine Risse haben, gequetscht oder schimmelig sind. Um eine Frucht vom Baum zu pflücken, drehen Sie sie vorsichtig mit der Hand ab oder verwenden Sie für Früchte, die außerhalb Ihrer Reichweite sind, einen Obstpflücker.

In den meisten Regionen sind Zitrusbäume nicht entscheidend für ihr Ökosystem, ernten Sie sie also mit Dankbarkeit. Obwohl die Bäume in der Regel viele Blüten bilden, sollten Sie darauf achten, nicht zu viele Früchte zu ernten – zum Wohle der Insekten und für Ihre künftige Obsternte.

fünf Blütenblätter
viele Staubblätter
wechselständige Blätter
glänzende, ovale Blätter mit glattem Rand
die Frucht enthält in Segmente unterteiltes Fruchtfleisch
lederartige Schale

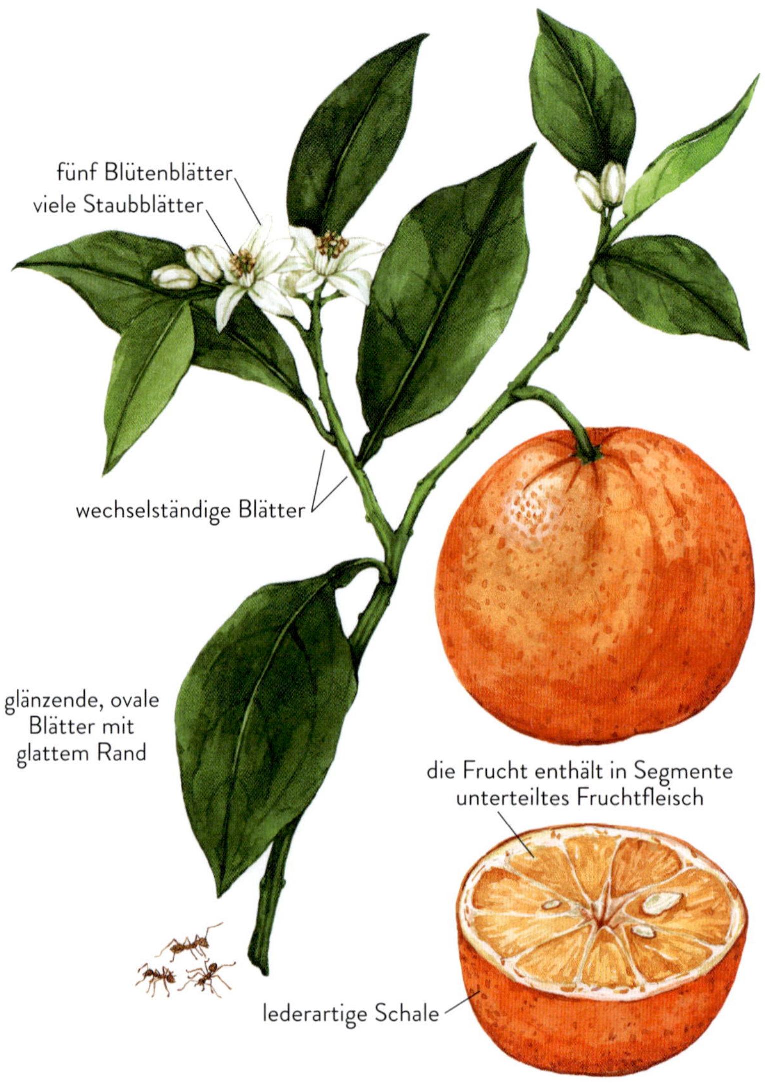

Bitterorange (*Citrus x aurantium*) mit grünen Weberameisen (*Oecophylla smaragdina*)

Lebenszyklus: Gehölz, immergrün, mehrjährig
Vermehrung: Samen
Wuchsform: Baum oder Strauch, 3 bis 12 m hoch
Vorkommen: alte Haine, Parks, Straßenränder, Höfe
Standort: volle Sonne
Boden: fruchtbar, gut durchlässig
USDA-Klimazonen: 9–11

TIPPS FÜR DIE GARTENARBEIT

Zitrusbäume mögen es lieber warm als und vertragen keinen Winterfrost. Optimistische Gärtner aus kälteren Klimazonen versuchen, Zitrusfrüchte in den Norden zu verlagern, indem sie sie anpassen. Einige halbharte Sorten können in den USDA-Zonen 7 und 8 angebaut werden – aber nicht ohne erheblichen Schutz und erhebliche Sorge in den kälteren Monaten. Kleinere Zitrusbäume können in Kübel gepflanzt und im Winter ins Haus gebracht werden.

SO NUTZEN SIE ZITRURFRÜCHTE

Jeder Teil der Frucht kann als Nahrungsmittel verwendet werden. Reiben Sie die Schalen ab und verwenden Sie sie für Backwaren, Gremolata und Vinaigrette. Pressen Sie das aromatische Öl aus den Schalen in ein Cocktailglas. Frieren Sie die abgeriebene Schale ein, damit Sie immer etwas davon zur Hand haben. Entsaften Sie das Fruchtfleisch oder essen Sie es so, wie Sie es möchten. Machen Sie Limoncello. Legen sie ganze Früchte in Salz ein (siehe Rezept für In Salz eingelegte Zitronen auf Seite 340). Stellen Sie aus den Kernen hausgemachtes Pektin her und kochen Sie dann Marmelade.

Frische oder getrocknete Zitrusschalen können zur Herstellung von Magenbitter verwendet werden. Die getrockneten Schalen eigen sich auch für Tees und können als Pulver in Pastillen (Lutschtabletten) verarbeitet werden. Um die Schalen zu trocknen, werden sie fein gehackt und in einem Dehydrator oder im Ofen auf niedrigster Stufe getrocknet. Lassen Sie das leicht bittere weiße Mark auf der Innenseite der Schale intakt, da dies ein wichtiger Bestandteil des Heilmittels ist.

Frische oder getrocknete Blätter und Blüten können für Infusionen genommen werden. Die Blüten können auch zur Herstellung von Blütenwasser destilliert werden.

Empfohlene Mengen

- *Tee aus Citrus sinensis (Süßorange):* 2 g geschnittene Schale in 150 ml abgekochtem Wasser, 3-mal täglich[4]

Besondere Hinweise

- The Botanical Safety Handbook vergibt die höchste Sicherheitsbewertung für *Citrus-x-aurantium*-Früchte (Bitterorange) und -Schalen, *Citrus-bergamia*-Schalen (Bergamotte), *Citrus-x-limon*-Schalen (Zitrone) und *Citrus-reticulata*-Schalen (Mandarine).[5]

- Bei der Verwendung von Zitrusschalen sind Früchte zu vermeiden, die mit Pestiziden besprüht oder mit synthetischen Farbstoffen oder synthetischen Wachsen beschichtet wurden.

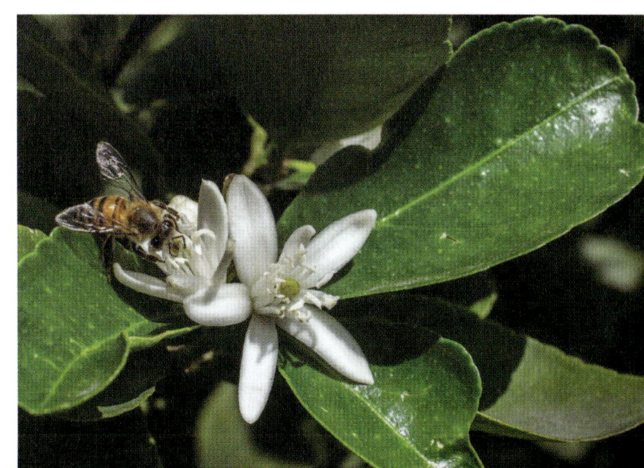

MANDARINEN-TANNEN-BITTER

Zitrusfrüchte und Tannen sind ein untrügliches Zeichen für den Winter! Dieser festliche Magenbitter ist das perfekte Mittel zur Unterstützung einer gesunden Verdauung in einer Zeit, in der wir höchstwahrscheinlich etwas schwerer liegende Nahrungsmittel zu uns nehmen. Obwohl das Rezept Douglasientanne verlangt, können Sie jedes Tannengrün verwenden, das schmackhaft und essbar ist.

Ergiebt: 1,2 Liter

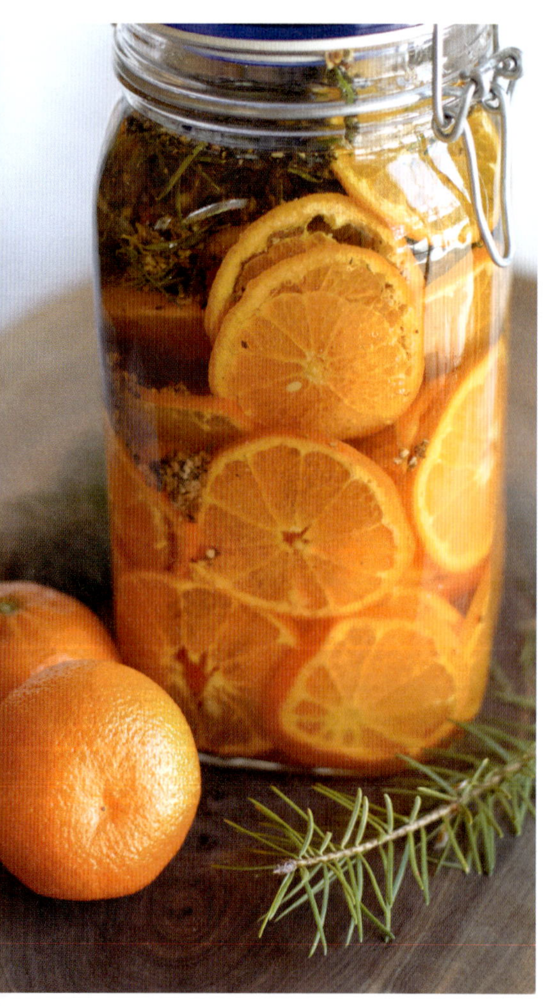

5 Mandarinen, in dünne Scheiben geschnitten (einschließlich Schalen)

20 g frische Douglasien-Nadeln

30 g Löwenzahnwurzel, trocken geröstet

1 g getrocknete Artischockenblätter

90 g Honig, oder nach Geschmack

1 l Wodka oder Brandy

1. Mandarinen und Kräuter in ein 1,5-Liter-Glas geben.
2. Den Honig hinzufügen. Das Glas mit Wodka oder Brandy auffüllen und gut umrühren. Fest verschließen und beschriften.
3. Das Glas täglich schütteln. Nach 3 Tagen die Mischung täglich abschmecken. Wenn die Aromen sich nach Ihrem Geschmack entwickelt haben, die Kräuter abseihen und den Alkohol zurückbehalten. (Wir lassen den Bitter etwa 7 bis 10 Tage ziehen).
4. Den Bitter in einer dunklen Flasche oder an einem dunklen Ort aufbewahren. Innerhalb von 1 Jahr verwenden.

ZITRUSREINIGER

Haben Sie schon einmal festgestellt, dass der Duft von Zitrusfrüchten Ihnen Energie verleihen kann? Wissenschaftler haben herausgefunden, dass Zitronen-, Orangen- und Grapefruit-Aromen Stress abbauen und die Aufmerksamkeit steigern. Hier ist eine einfache Methode, übrig gebliebene Zitrusschalen in einen effektiven Mehrzweckreiniger zu verwandeln, der Ihre Stimmung und Ihr Zuhause erfrischen kann. Er ist nicht nur preiswerter als ein im Geschäft gekauftes Mittel, sondern auch viel gesünder für unseren Körper und die Umwelt.

Ergibt: unterschiedlich

Zitrusschalen (Menge, um ein beliebiges Gefäß zur Hälfte zu füllen)

Weißer destillierter Essig

1. Die Zitrusschalen in ein Glasgefäß geben. Sie sollten das Glas mehr oder weniger zur Hälfte füllen. (Tipp: Wenn Sie nicht genügend Zitrusschalen auf einmal zur Hand haben, sammeln Sie sie in einem Glas im Kühlschrank).
2. Das Glas mit Essig auffüllen und mit einem Glas- oder Kunststoffdeckel abdecken. Wenn Sie einen Metalldeckel verwenden, legen Sie Pergamentpapier zwischen den Deckel und das Glas (Essig greift Metall an). Das Glas beschriften.
3. Etwa 2 Wochen bei Raumtemperatur und vor direktem Sonnenlicht geschützt ziehen lassen, dabei alle paar Tage schütteln.
4. Den Essig in ein sauberes Glas abseihen und dieses beschriften.
5. Ein Teil Zitrusessig mit einem Teil Wasser in einer Sprühflasche oder einem Reinigungseimer mischen. Verwenden Sie das Reinigungsmittel zum Desinfizieren, Desodorieren und Entfetten von Arbeitsflächen, Böden, Fenstern, Spiegeln und mehr. Es ist nicht zur Verwendung auf porösen Oberflächen wie Marmor, Stein und Hartholz geeignet.

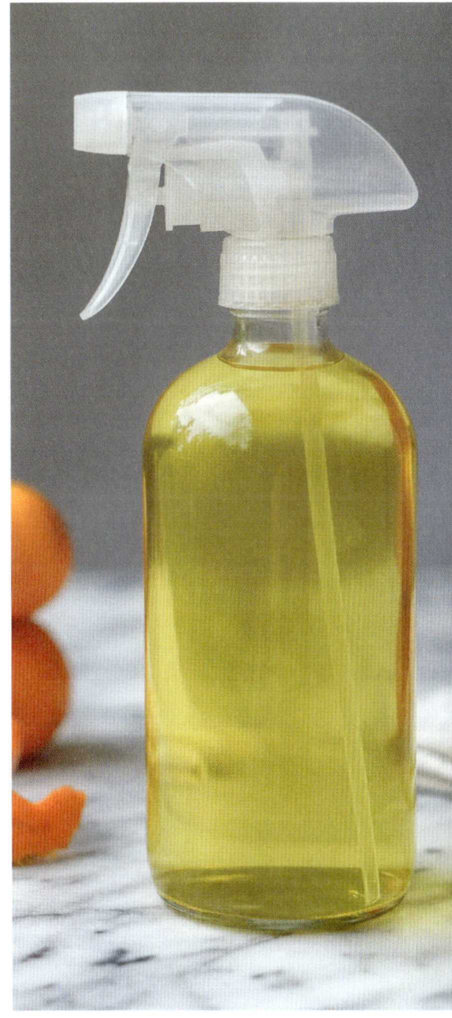

IN SALZ EINGELEGTE ZITRONEN

Während frische Zitronen herrlich säuerlich sind, haben in Salz eingelegte Zitronen eine pikante Umami-Note. Schneiden Sie die weiche Schale klein und verwenden Sie sie für eine intensive, zitronige Note in Getreide-Bowls, Nudelgerichten, für Bratkartoffeln oder Hühnchen, Salatdressings, Pesto und mehr. Probieren Sie zum Beispiel die eingelegten Zitronen in unserer Chermoula (Seite 122) oder unserem Pesto (Seite 96). In Vietnam und China werden in Salz eingelegte Zitrusfrüchte in Getränken wie salziger Limonade und Tee zur Linderung von Halsschmerzen verwendet.

Für eine eigene Version können Sie ein paar Gewürze in das Glas geben – ein Lorbeerblatt, eine Zimtstange, getrockneter Chilipfeffer oder eine Prise Koriandersamen sind z. B. schmackhafte Ergänzungen. Sie können auch andere Zitrusfrüchte wie Meyer-Zitronen, Blutorangen und Kumquats konservieren; füllen Sie sie einfach zusätzlich mit Zitronensaft auf, um sicherzugehen, dass die Salzlake richtig sauer ist.

Ergibt: 1 Liter

---

120 bis 250 g grobkörniges Salz (siehe Hinweis unten)

5 bis 8 Zitronen, je nach Größe

Frisch gepresster Zitronensaft, falls erforderlich

Hinweis: Verwenden Sie Salz, das frei von Jod und Rieselhilfen ist, die die Gärung hemmen würden. Anstelle von grobkörnigem Salz können auch andere Salze ohne Zusatzstoffe verwendet werden.

1. 2 EL Salz in ein Einmachglas geben.
2. Die Zitronen gründlich schrubben und trocken reiben.
3. Eine Zitrone der Länge nach in Viertel schneiden, ohne sie ganz durchzuschneiden, sodass sie an einem Ende zusammenbleiben. Die Zitrone über das Glas halten, vorsichtig öffnen und etwa 1 Esslöffel Salz in die Frucht geben, wobei darauf zu achten ist, dass alle Schnittflächen bedeckt sind. Dann die Zitrone in das Glas legen.
4. Diesen Vorgang mit so vielen Zitronen wiederholen, wie nötig sind, um das Glas dicht zu befüllen. Dabei die Früchte nach unten drücken, damit ihr Saft freigesetzt wird. Ein Stößel oder Holzlöffel eignet sich hierfür gut.

Sobald sich alle Zitronen im Glas befinden, sollten sie vollständig mit Flüssigkeit bedeckt sein. Falls nötig, weiteren frisch gepressten Zitronensaft dazugeben.

5. Das Glas fest verschließen und beschriften.

6. Eine Woche bei Raumtemperatur und vor direktem Sonnenlicht geschützt stehen lassen, dabei täglich einmal schütteln. Achten Sie darauf, dass die Zitronen weiterhin von der Salzlake bedeckt sind. Falls nötig, drücken Sie die Früchte mit einem sauberen Löffel nach unten oder geben Sie mehr frisch gepressten Zitronensaft dazu.

7. Das Glas in den Kühlschrank stellen und die Zitronen vor der Verwendung etwa 3 Wochen ziehen lassen. Die eingelegten Zitronen halten im Kühlschrank bis zu 1 Jahr.

8. Für die Verwendung der Zitronen die gewünschte Menge aus dem Glas nehmen. Das Fruchtfleisch abschaben und entsorgen, die Schale gut abspülen, um überschüssiges Salz zu entfernen.

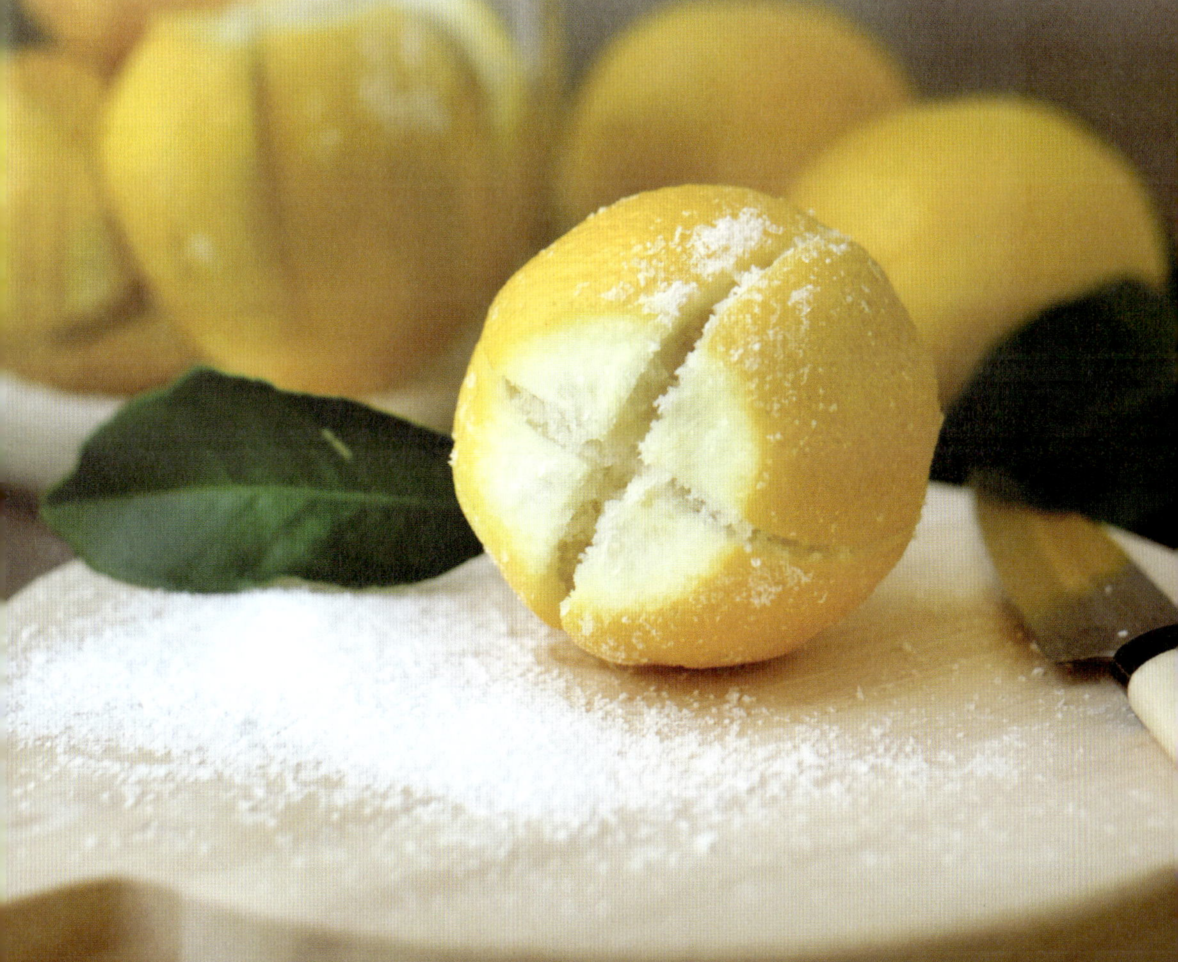

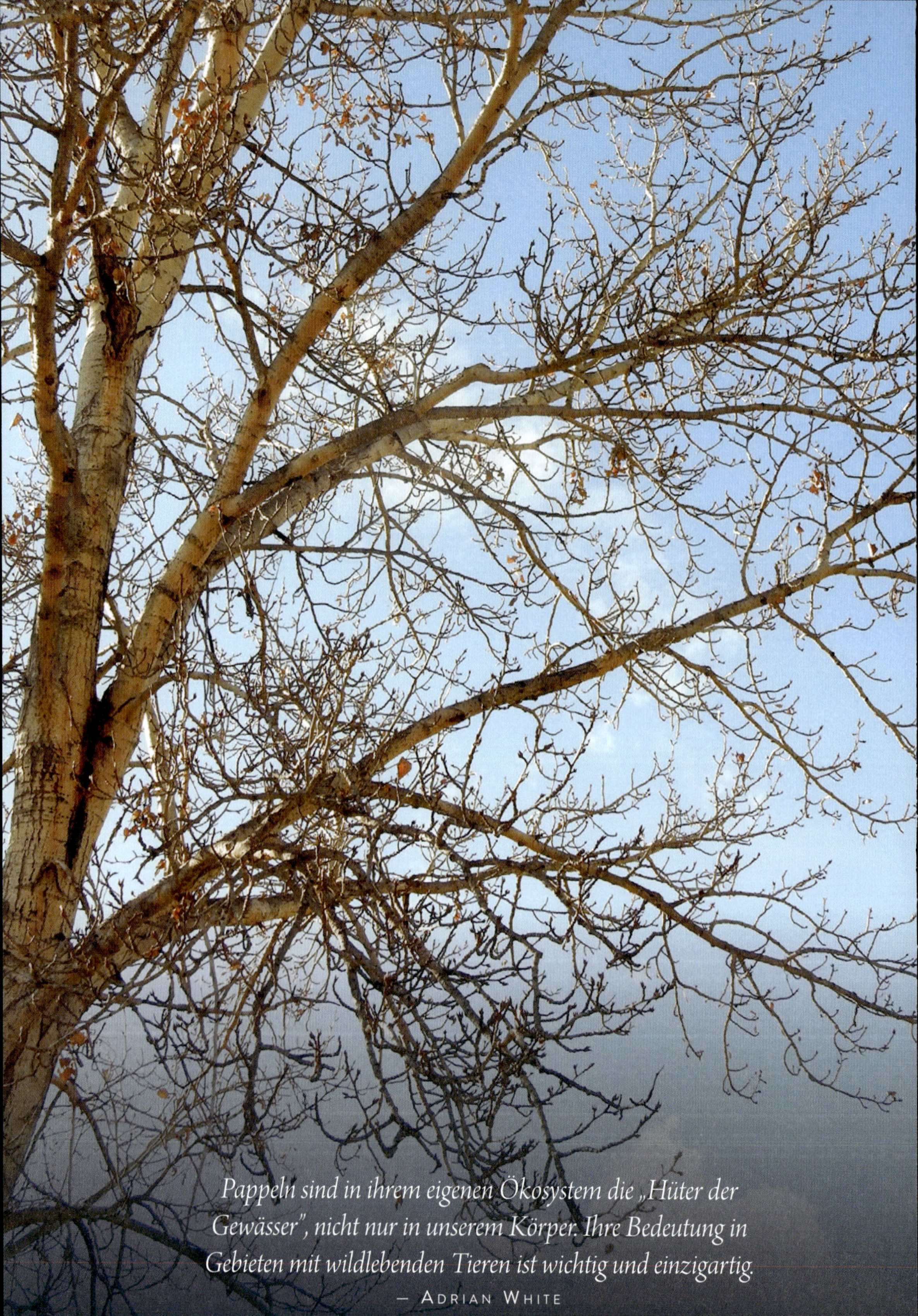

Pappeln sind in ihrem eigenen Ökosystem die „Hüter der Gewässer", nicht nur in unserem Körper. Ihre Bedeutung in Gebieten mit wildlebenden Tieren ist wichtig und einzigartig.

— Adrian White

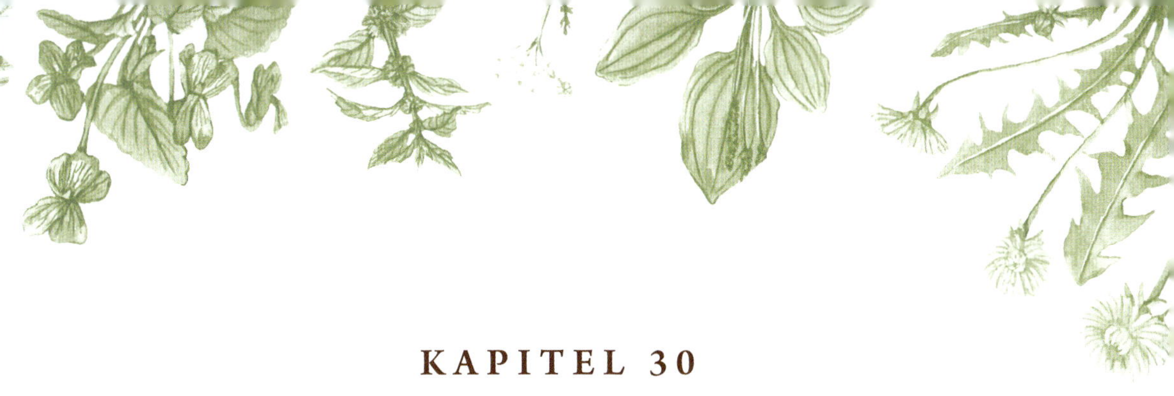

KAPITEL 30

PAPPEL

Pappeln beginnen als flauschig umhüllte Samen, wachsen dann schnell entlang von Flussbetten in die Höhe und bilden einen Baldachin aus flatternden Blättern, während ihre Wurzeln sich am Boden verankern. Wenn Sie viel Zeit mit Pappeln verbringen, könnten Sie ins Schwärmen geraten. Ihr stattlicher Wuchs, ihr anmutiges Blattwerk und ihr eindrucksvoller Duft werden von vielen geschätzt. Bienen sammeln das Harz für ihre Bienenstöcke, Fische laichen zwischen Treibhölzern, und Rehe suchen im Winter eifrig nach den Knospen.

Andere gebräuchliche Bezeichnung: Balsampappel, Balsamtanne
Botanische Namen: *Populus alba, P. angustifolia, P. balsamifera, P. deltoides, P. fremontii, P. heterophylla, P. nigra, P. trichocarpa* und andere Arten
Familie: Salicaceae (Weidengewächse)
Verwendete Teile: Knospen, Rinde
Energetik: kühlend, trocknend
Geschmack: bitter, adstringierend, harzig
Eigenschaften: antimikrobiell, antioxidativ, entzündungsmodulierend, Auswurf anregend
Verwendung: Husten, Fieber, Infektionen, Schmerzen, Konservierungsmittel, Unterstützung der Hautgesundheit
Zubereitungen: Abkochung, Ölauszug, Umschlag, Salbe, Tee, Tinktur

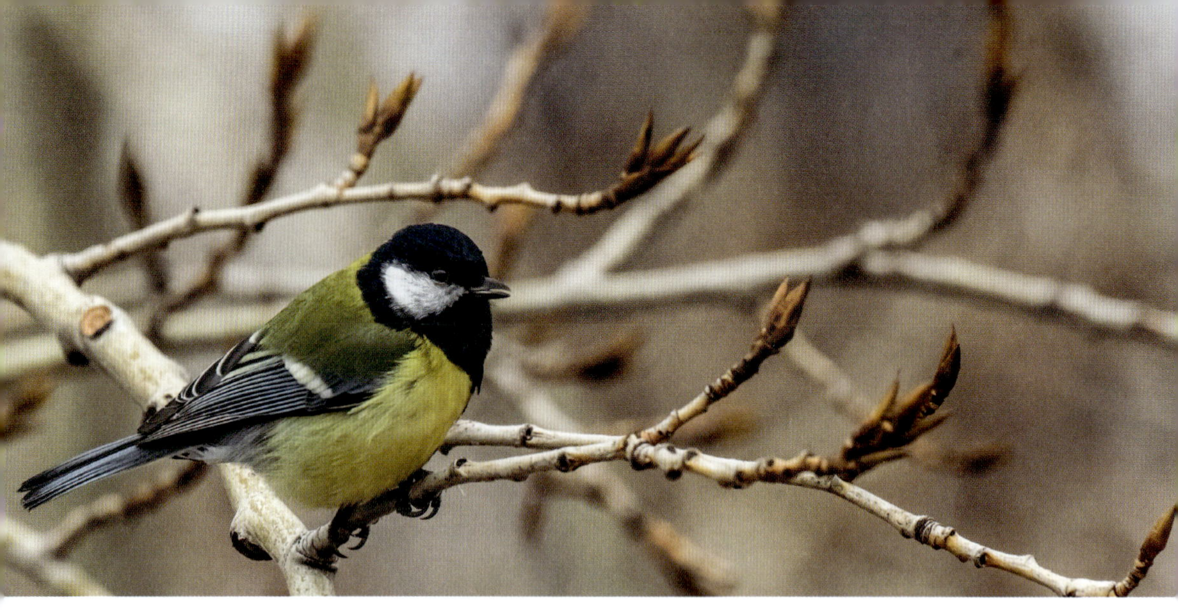

Pappeln sind in Nordamerika heimisch und eine wichtige Pflanze für viele indianische Völker. Sie wird intensiv für medizinische Zwecke sowie zur Herstellung von Werkzeugen, Häusern und Kanus verwendet. Das Holz wird gerne zum Feuermachen verwendet und zwar mittels eines Drillbogens oder Reibung. Einheimische *Populus*-Arten sind auch in vielen anderen Teilen der Welt zu finden.

MEDIZINISCHE EIGENSCHAFTEN UND ENERGETIK

Die klebrigen, harzigen Knospen der Pappel ergeben eine kraftvolle Medizin, die so berauschend riecht, dass sie zu Ihrem Lieblingsduft werden könnte. Diese Harze schützen die Knospen vor Insekten, die ihnen ihre inneren süßen Kostbarkeiten stehlen möchten. Mit ihrer starken antimikrobiellen Wirkung bilden die Harze auch eine klebrige Barriere gegen Bakterien und Pilze. Pappeln haben einen hohen Gehalt an Salicylaten, chemischen Stoffen, die Schmerzen lindern (und ein Hauptbestandteil von Aspirin sind).

PFLANZENGABEN

Heilt Wunden und lindert Schmerzen

Pappel ist ideal für die Zubereitung einer Allzwecksalbe zur Heilung von Schnitten, Schrammen und Kratzern. Die antimikrobiellen Eigenschaften des Harzes hemmen Infektionen und lindern zudem Schmerzen. Pappel moduliert auch Entzündungen und kann die Heilung einer Vielzahl von Hautausschlägen und kleineren Verbrennungen beschleunigen. Einmal hat Rosalee eine harzige Knospe direkt auf eine Blutblase an ihrem Daumen gelegt. Sie war erstaunt, wie diese den Schmerz innerhalb weniger Augenblicke linderte und die rote Blase innerhalb weniger Stunden verschwinden ließ. Überanstrengte Muskeln und sogar chronische Gelenkschmerzen können mit Pappel-Ölinfusion oder -Salbe behandelt werden. Die Rinde hilft außerdem als Badezusatz bei allgemeinen rheumatischen Schmerzen. Siehe Badezusatz aus Weidenblättern auf Seite 375 für eine ähnliche Wirkung.

Beruhigt Infektionen der oberen Atemwege

Pappel kann auf unterschiedliche Weise bei Erkältung oder Grippe wirken. Ihre Harze sind wie ein stimulierender Schleimlöser, der festsitzenden oder stagnierenden Schleim dazu anregt, sich aus der Lunge zu lösen. Der Kräuterkundler Michael Moore empfahl eine Tinktur aus den Knospen als „ausgezeichnetes schleimlösendes Mittel gegen dicken, hartnäckigen Schleim bei Bronchitis und Bronchorrhoe, da es sowohl schleimlösende Aromastoffe als auch schmerzstillende Salizylate enthält".[1] Die adstringierenden, antimikrobiellen und schmerzstillenden Eigenschaften machen es zu einem wunderbaren Kraut zur Linderung von Halsschmerzen, es strafft und kräftigt geschwollenes Gewebe. Ein zu gleichen Teilen aus Pappeltinktur und Honig hergestellter Halssirup bringt diese Eigenschaften wirkungsvoll zur Geltung.

Unterstützt die Hautgesundheit

Es hat sich gezeigt, dass sich Pappel auf besondere Weise positiv auf die Haut auswirkt. Eine Studie wies nach, dass *Populus euphratica* sowohl bei der Behandlung von Warzen als auch zum Stoppen wiederkehrender Warzen weitaus besser war als die Kryotherapie (Vereisen). Interessanterweise wurde für die Behandlung Rauch eingesetzt, der beim Verbrennen der Blätter entsteht.[2] Eine In-vitro-Studie analysierte den Phenolgehalt von *Populus nigra* und fand heraus, dass die Schwarzpappel die antioxidativen Abwehrkräfte, die Entzündungsreaktion und die Zellerneuerung unterstützt. Daraus schlossen die Forscher, dass Pappel auch für die Verwendung in kosmetischen Produkten Potenzial hat.[3]

IDENTIFIZIERUNG

Die feuchtigkeitsliebende Pappel findet sich je nach regionaler Spezies in der Nähe von Wasserläufen, Flüssen bis hin zu Sümpfen. Jede *Populus*-Art hat ihre eigenen Bestimmungsmerkmale, und Sie sollten für spezifische Informationen ein Bestimmungsbuch für heimische Pflanzen heranziehen. Pappeln generell sind schnell wachsende Laubbäume, die eine tief gefurchte Rinde haben, wenn sie ausgewachsen sind. Ihre Blattknospen sind spitz und mit Harz verklebt. Bevor sich die Blätter entwickeln, erscheinen hängende Kätzchen. Die Blätter sind wechselständig angeordnet und können deltaförmig, herzförmig, lanzettlich oder eiförmig mit unterschiedlichen Blatträndern sein. Befruchtete Kätzchen entwickeln flaumige, baumwollartige Samen.

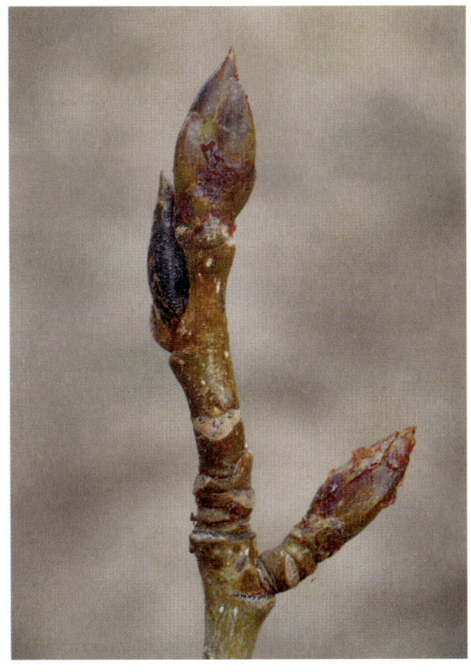

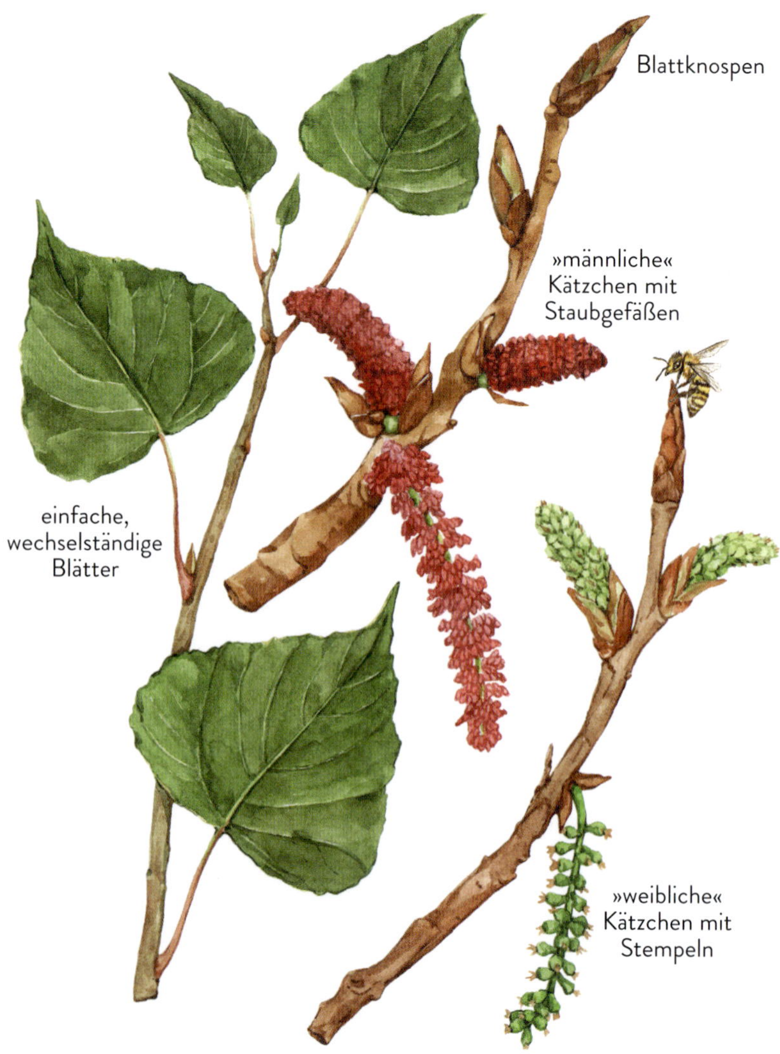

Schwarz-Pappel *(Populus nigra)* mit Honigbiene *(Apis mellifera)*

Lebenszyklus: Gehölz, sommergrün
Vermehrung: Samen, Wurzelausläufer
Wuchsform: Baum, 6 bis 50 Meter hoch
Vorkommen: Flussauen, bewässerte Felder, Flachland, Teichränder, Ufergebiete, Flussufer, Feuchtgebiete, feuchte Waldränder
Standort: volle Sonne bis Halbschatten
Boden: feucht, gut durchlässig, sandig oder lehmig
USDA-Klimazonen: 3–9

ÖKOLOGISCHE ZUSAMMENHÄNGE

Die Pappel ist eine Pionierart, denn sie ist oft eine der ersten Pflanzen, die entlang eines Wasserwegs wächst. Diese Bäume schaffen einen guten Lebensraum für Fische, da ihre Wurzeln den Boden der Uferbänke stabilisieren, ihre Baumkronen ein schattiges, kühles Mikroklima schaffen und ihre sich zersetzenden Blätter Nährstoffe für Wasserinsektenlarven liefern, die wiederum eine Futterquelle für Fische sind. Viele Vögel rasten und nisten in Pappeln. Spechte und andere Vögel bearbeiten die weiche Rinde, um nach Insekten zu suchen. Kaninchen, Feldmäuse und Rehe fressen die jungen Blätter und die Rinde. Biber verwenden das Holz zum Bau von Dämmen und Bienen sammeln das Knospenharz, um Löcher in ihren Bienenstöcken abzudichten (dieses Harz ist ein Hauptbestandteil von Propolis). Wenn eine Pappel stirbt, bietet sie Lebensraum für Pilze wie z. B. Austernpilze.

Es gab zahlreiche Studien zu verschiedene *Populus*-Arten, wobei untersucht wurde, inwieweit sie kontaminierte Böden reinigen und die CO_2-Sequestration (Aufnahme und Speicherung von übermäßigem atmosphärischen Kohlenstoff, der zum Klimawandel beiträgt) erhöhen können. Pappelholz entfernt nicht nur viele Schadstoffe aus dem Boden, sondern metabolisiert sie auch in weniger toxische Verbindungen innerhalb des Baumes.[4]

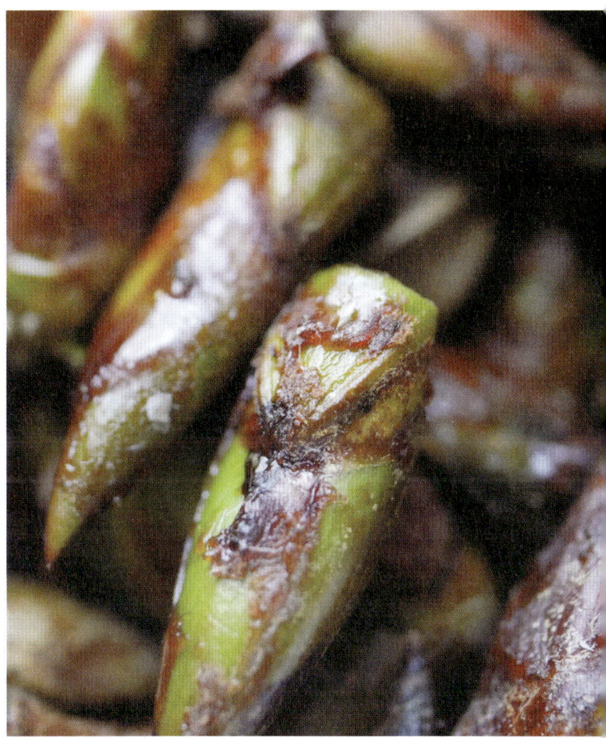

ERNTE

Pflücken Sie die Pappelknospen vom Winter bis zum frühen Frühjahr, wenn sie harzig sind und bevor sie sich öffnen. Wenn möglich, sammeln Sie die Knospen von heruntergefallenen Ästen, die aufgrund des schwachen Holzes häufig herumliegen. Von einem lebenden Baum sollte nur eine geringe Anzahl von Knospen (wenn überhaupt) gepflückt werden. Vermeiden Sie das Ernten der Terminalknospen. Bei der Ernte werden Ihre Finger klebrig vom Harz – genießen Sie den berauschenden Duft! Um das Harz von Ihren Händen zu entfernen, genügt Olivenöl oder ein anderes Öl.

Ernten Sie vorsichtig, um die Gesundheit des Baumes und anderer Lebewesen im Ökosystem zu gewährleisten. Die Bäume können durch Stecklinge vermehrt werden, aber da diese zu bedeutsamen

Bäumen heranwachsen, sollten Sie sich über die Bedürfnisse des Ökosystems informieren, bevor Sie unüberlegt pflanzen.

Vorsichtsmaßnahmen bei der Ernte

Es ist möglich, dass Weidenkätzchen (*Salix spp.*) mit denen der Pappel verwechselt werden, ansonsten ähneln sich die Pflanzen aber nicht.

TIPPS FÜR DIE GARTENARBEIT

Das Schwierigste beim Ziehen von Pflanzen der *Populus*-Gattung ist es, sie in Schach zu halten. Mehrere dieser Spezies bilden ein klonales Wurzelsystem, das invasive Wurzeltriebe in Rasenflächen und Gärten nach oben treiben lässt und Bürgersteige, Klärgruben und Bewässerungssysteme beschädigen kann. Andere Arten werden mit der Zeit für kleine Gärten zu groß. Wenn es der Platz erlaubt, wählen Sie eine einheimische *Populus*-Art aus, die in Ihrem Klima und dem vorhandenen Lebensraum überleben kann. Wässern Sie regelmäßig und schützen Sie den Baum mit einem Metallschutz vor dem Verbiss durch Rehe.

SO NUTZEN SIE DIE PAPPEL

Viele Teile des Baumes werden für medizinische Zwecke verwendet, wobei die Knospen bei westlichen Kräuterkundlern bei weitem die beliebtesten sind. Die harzigen Knospen lassen sich gut mit Öl oder hochprozentigem Alkohol (75 bis 95 Prozent) aufgießen. Pappel ist ein starkes Konservierungsmittel und kann die Haltbarkeit von Salben und Ölen verlängern. Wir empfehlen daher, etwas vom Pappelölaufguss in Ihre Präparate auf Ölbasis zu geben.

Empfohlene Mengen

- *Tinktur der Knospen:* 1:2, 75 % bis 95 % Alkohol; 15 bis 30 Tropfen (1/8 bis 1/4 Teelöffel) in akuten Situationen häufig eingenommen
- *Rindenabkochung:* 60 bis 120 ml, bis zu 4 Mal täglich bei akuten Zuständen[5]

Besondere Hinweise

- Personen, die empfindlich oder allergisch auf Aspirin reagieren, sollten Pappel meiden.
- Sehr wenige Menschen haben tatsächlich Heuschnupfen aufgrund von Pappeln; sie reagieren wahrscheinlich eher auf Gräserpollen.[6]
- Es gibt Berichte über seltene Vorkommnisse von Kontaktdermatitis im Zusammenhang mit *Populus tremula*.[7]

PAPPELSALBE

Pappelsalbe ist eine Erstehilfe-Wundsalbe. Sie hat die gleichen Eigenschaften wie Pappelöl, wird aber mit Bienenwachs gehärtet, wodurch sie leichter anzuwenden ist. Tragen Sie sie auf gereinigte Schnitt- oder Schürfwunden sowie kleinere Verbrennungen auf, um Infektionen zu verhindern und Schmerzen zu lindern. Sie können sie auch bei Muskelkater oder Weichteilverletzungen wie Prellungen und Verstauchungen einsetzen. Wenn Sie erst einmal erlebt haben, wie wunderbar die Salbe wirkt, möchten Sie sie am liebsten zu Hause, im Büro, im Auto, in Ihrer Reiseapotheke und überall, wo es Ihnen sonst noch einfällt, haben!

Ergibt: 230 g

---

30 g Bienenwachs
240 ml Pappelöl (Seite 350)

1. Das Bienenwachs im herausnehmbaren Teil eines Simmertopfes oder im Wasserbad über einem Kochtopf bei sehr geringer Hitze schmelzen.
2. Sobald das Bienenwachs geschmolzen ist, das Pappelöl hinzufügen. Umrühren, bis alles gut vermischt ist, dabei so wenig Wärme wie möglich verwenden, um die Mischung flüssig zu halten. (Anmerkung: Es ist normal, dass das Bienenwachs leicht aushärtet, wenn Sie das Öl hinzufügen. Lassen Sie es wieder schmelzen).
3. Sofort in Dosen oder Gläser füllen.
4. Die Salbe ruhen lassen, bis sie ausgehärtet ist. Beschriften und an einem kühlen Ort aufbewahren. Die Salbe hält 2 Jahre, möglicherweise sogar länger. Wenn sie anfängt, ranzig zu riechen, ist es Zeit für eine neue Charge.

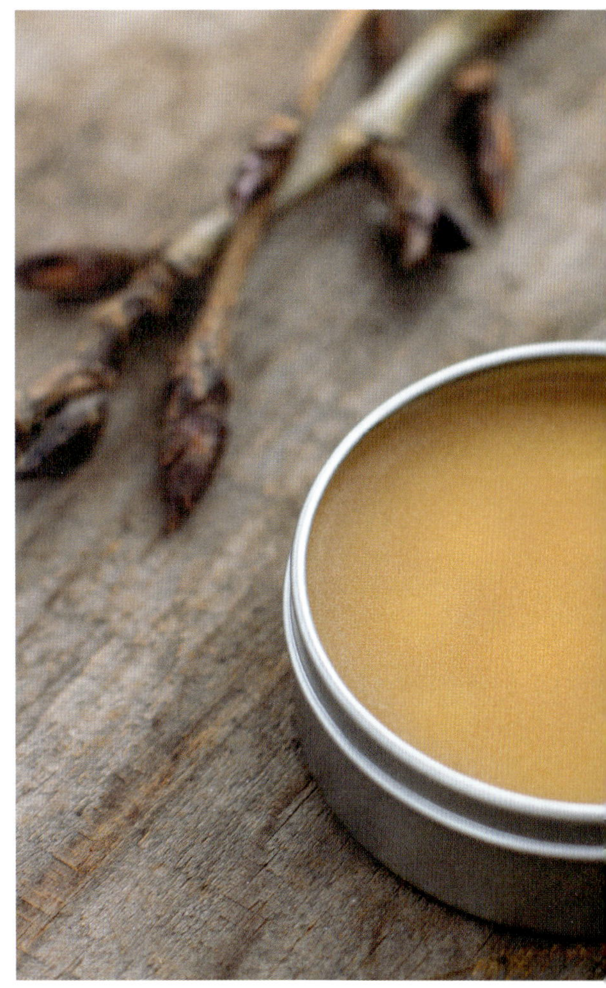

PAPPELÖL

Die Herstellung von Ölauszügen mit Pappelknospen ist bei vielen Kräuterkundlern eine beliebte Tradition. Das Öl fängt den verführerischen Duft der Pappel ein und ist ein wirkungsvolles Heilmittel, das äußerlich angewendet werden kann, um Wunden wie Schürfungen oder Verbrennungen zu heilen sowie Schmerzen und Verspannungen bei Muskelkater zu lindern. Sie können es auch als pflegendes Öl verwenden, um Ihre Haut zu schützen und zu beruhigen.

Ergibt: etwa 500 ml

---

2 Handvoll frische Pappelknospen

Bis zu 500 ml Olivenöl (oder Trägeröl Ihrer Wahl)

1. Die Pappelknospen in ein 500-ml-Schraubglas geben.
2. Das Glas mit genügend Öl auffüllen um die Knospen vollständig zu bedecken. (Möglicherweise benötigen Sie nicht die gesamte Ölmenge).
3. Mit einem sauberen Rührstab gut umrühren, zum Schluss die Knospen unter das Öl drücken. Das Glas fest verschließen, beschriften und auf einem Teller in die Küche stellen, um es im Auge zu behalten.
4. Das Öl mindestens 4 Wochen ziehen lassen. (Viele Kräuterkundler lassen es sogar ein Jahr lang stehen, da die Wirksamkeit mit der Zeit stärker wird). Öffnen Sie das Glas in den ersten Wochen täglich und rühren Sie es gut um. Frische Pappelknospen können ein wenig gären, sodass etwas Öl aus dem Glas austreten kann. Das ist kein Problem! Durch den untergestellten Teller sind Sie vorbereitet.
5. Das Öl durch ein feinmaschiges Sieb oder ein Seihtuch abseihen. Die Knospen gut ausdrücken, um das darin enthaltene Öl zu extrahieren.
6. An einem kühlen, dunklen Ort aufbewahren und innerhalb von 2 Jahren verwenden.

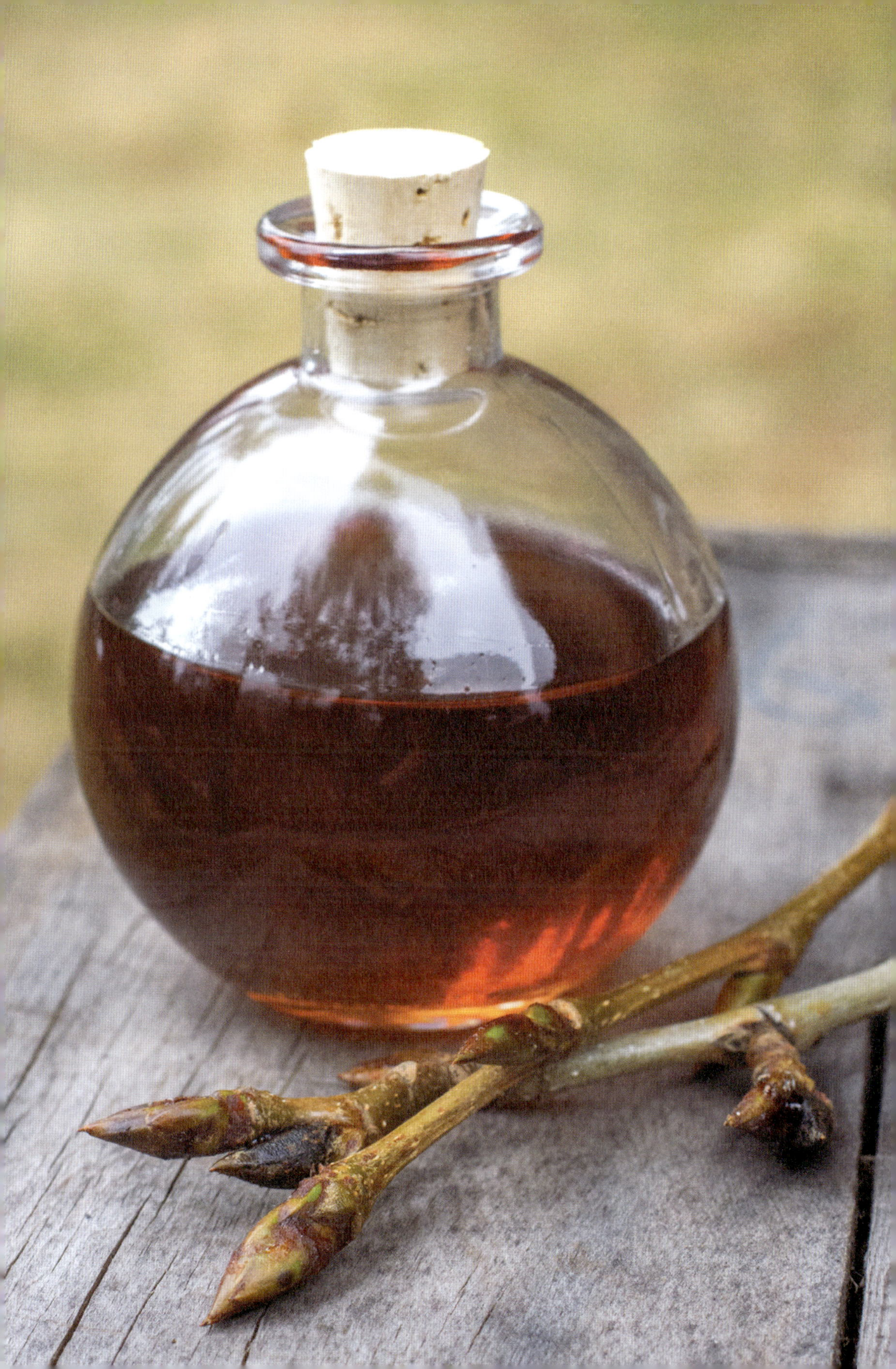

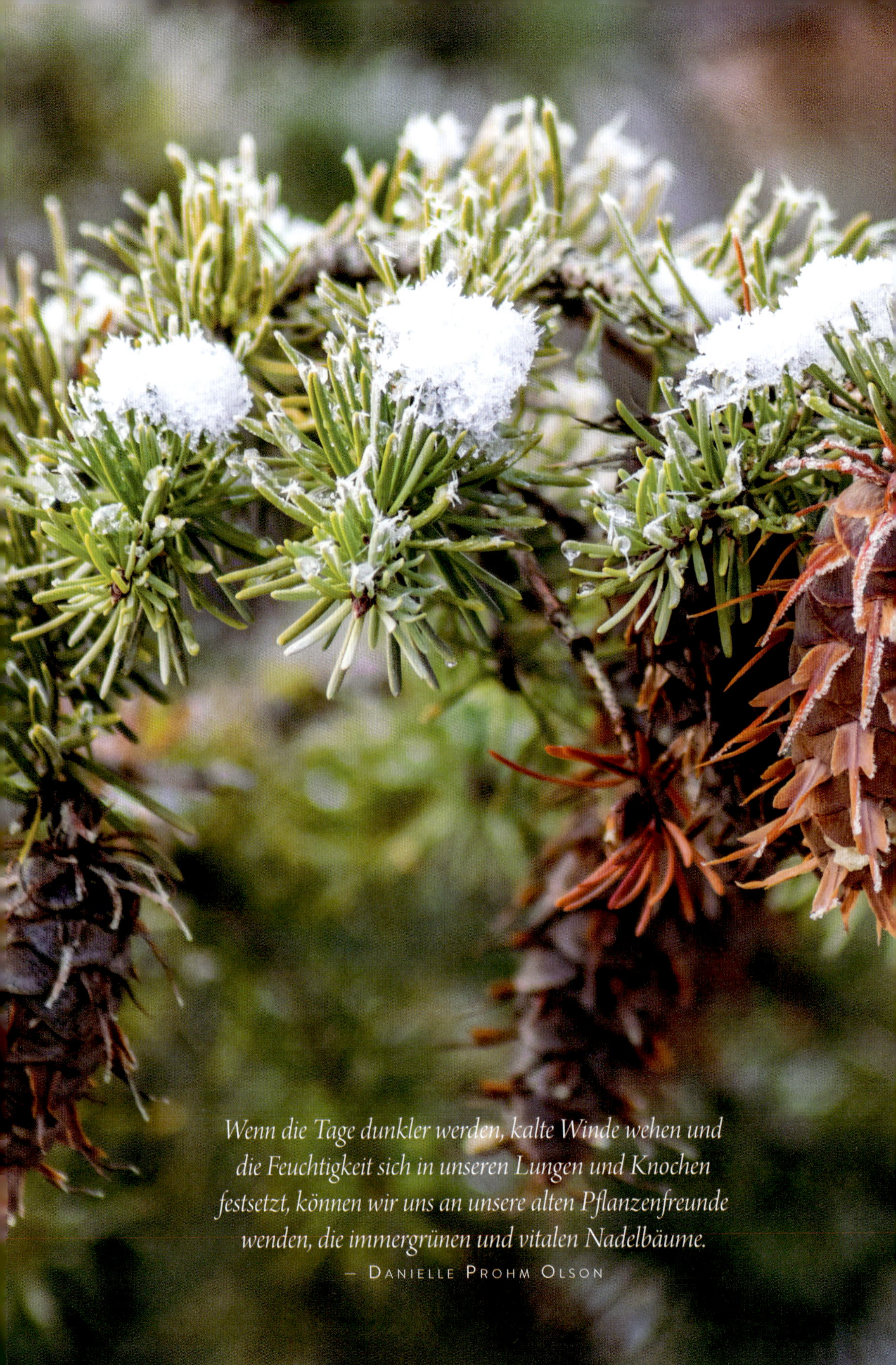

Wenn die Tage dunkler werden, kalte Winde wehen und die Feuchtigkeit sich in unseren Lungen und Knochen festsetzt, können wir uns an unsere alten Pflanzenfreunde wenden, die immergrünen und vitalen Nadelbäume.

– Danielle Prohm Olson

KAPITEL 31

IMMERGRÜNE NADELBÄUME

Wenn der Winter naht, teilen die Kieferngewächse großzügig ihre Gaben. Sie bieten vielen Tieren und Insekten Unterschlupf, auch den Menschen. Kiefernholz wird oft beim Hausbau verwendet oder zum Heizen genutzt. Die Bäume selbst heben unsere Stimmung und sind Teil vieler traditioneller Feiertage. Ihr aromatisches Harz und ihre Vitamin-C-reichen Nadeln wirken als Heilmittel in den kalten, dunklen Monaten des Jahres.

Andere gebräuchliche Namen: Douglasie, Tanne, Schierlingstanne, Kiefer, Pynion-Kiefern, Fichte
Botanische Namen: *Abies* spp., *Picea* spp., *Pinus* spp., *Pseudotsuga* spp., *Tsuga* spp.
Familie: Pinaceae (Kieferngewächse)
Verwendete Teile: Rinde, Nadeln (Blätter), Harz, Pollen, Samen
Energetik: wärmend, trocknend
Geschmack: scharf, bitter, sauer
Eigenschaften: antimikrobiell, harntreibend, entzündungsmodulierend, nährend, schweißtreibend, schleimlösend, wundheilend
Verwendung: Erkältung und Grippe, Nahrungsmittel, Rheuma, Splitter, Wunden
Zubereitungen: Abkochung, Nahrungsmittel, Likör, Öl, Salbe, Tee

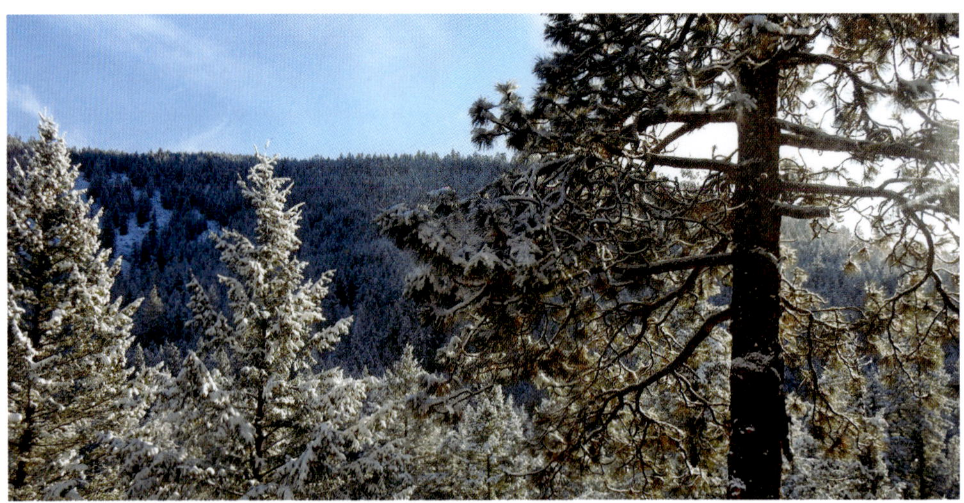

Bäume aus der Familie der *Pinaceae* bzw. Kieferngewächse gehören zu den ältesten und größten Pflanzen, die in der Kräutermedizin verwendet werden. Sie können Hunderte oder sogar Tausende von Jahren alt werden. Einer der ältesten lebenden Organismen der Welt ist eine Langlebige Kiefer (*Pinus longaeva*) namens Methuselah, die mindestens 4.600 Jahre alt ist. Uralte Vorfahren der heutigen Spezies gab es bereits zu Zeiten der Dinosaurier. Im Laufe von Hunderttausenden von Jahren haben immergrüne Nadelbäume viele Mechanismen entwickelt, um in verschiedenen Klimazonen zu leben und sich gegen Krankheitserreger und Fraßfeinde zu wehren. Dieselben Abwehrmechanismen bieten uns eine breite Palette an Heilpotenzial. Seit mehr als 2.000 Jahren verwenden die Menschen Kiefernteer, eine Substanz, die aus der Verkohlung von Kiefernholz gewonnen wird, als Medizin.[1]

MEDIZINISCHE EIGENSCHAFTEN UND ENERGETIK

Die Pflanzenfamilie *Pinaceae* umfasst 11 Gattungen und mehr als 220 Arten. Wenn Sie auf der Nordhalbkugel leben, dann stehen die Chancen gut, dass in Ihrer Nähe eine Kiefernart wächst. Obwohl jede Gattung und Art ihre einzigartigen Vorteile hat, können viele dieser Bäume auf ähnliche Weise genutzt werden. Möglicherweise müssen Sie die spezifischen Bäume in Ihrer Umgebung näher erforschen, um weitere Informationen über ihre Kräfte zu erhalten.

Fast jeder Teil eines immergrünen Nadelbaums hat einen medizinischen Nutzen. Eine wichtige Rolle in medizinischer Hinsicht spielt das aromatische Harz, das der Baum aussondert, wenn er verletzt wird. Dieses Harz bildet eine Schutzschicht über der Rinde, hilft, bohrende Insekten abzuwehren bzw. einzufangen und ist zudem antimikrobiell, was den Baum zusätzlich vor Krankheitserregern schützt.

PFLANZENGABEN

Lindert Schmerzen

Verschiedene Produkte aus Kiefernharz (*Pinus*) werden seit Langem zur Linderung arthritischer und muskulärer Schmerzen verwendet, insbesondere wenn diese bei Kälte und Feuchtigkeit schlimmer werden. Das Kiefernharz fördert die Durchblutung und kann äußerlich als Creme oder Salbe sowie als Badezusatz verwendet werden.

Liefert Vitamin C

Das Kauen auf Kiefernnadeln sorgt für eine regelrechte Geschmacksexplosion. Abhängig von der jeweiligen Art ist es höchstwahrscheinlich eine Kombination von harzigem und bitterem Geschmack, aber oft überwiegt etwas Saures oder Herbes, was auf einen hohen Ascorbinsäure- bzw. Vitamin C-Gehalt der Pflanze hinweist. Eine Studie ergab, dass der Ascorbinsäuregehalt in Kiefern- (*Pinus*-) Nadeln, die im Winter gesammelt werden, höher ist als in Nadeln, die in wärmeren Monaten gesammelt werden. Wissenschaftler vermuten, dass Ascorbinsäure den Baum in gewisser Weise vor der Kälte schützt.[2] Es wurden 39 verschiedene Geschmacksprofile im Tee aus Kiefernnadeln identifiziert, sodass eine Verkostung der Sorten, die in Ihrer Nähe wachsen, ein komplexes lokales Aroma enthüllen wird.[3]

Lindert Husten, Verstopfung und Fieber

Die scharfen und aromatischen Eigenschaften vom Harz oder Pech der Nadelbäume können die Schleimproduktion anregen und helfen, Verstopfungen in den Lungen und Nebenhöhlen aufzulösen, sodass der Schleim ausgeschieden werden kann und der Husten gelindert wird. Der Kräuterkundler Michael Moore empfiehlt, ein erbsengroßes Stück Pech zu kauen, um schnell ein »starkes, wirkungsvolles Abhusten und eine allgemeine Verflüssigung des Bronchialschleims zu fördern.«[4] Auch eine starke Abkochung der Nadeln kann dies bewirken. Einige Kräuterkundler ziehen es vor, Brust und Rücken mit einem Ölauszug oder einer Salbe einzureiben.

Ein heißer Tee aus den Nadeln kann den Fieberprozess unterstützen, indem er den Körper aufwärmt. Trinken Sie den Tee, wenn Sie frösteln, vor allem beim Ausbruch einer Erkältung oder Grippe. Ein Löffel Honig im Tee mildert den Geschmack und ist gleichzeitig eine perfekte Mischung zur Linderung von Halsschmerzen.

Heilt die Haut und Infektionen

Harze von Kiefern (*Pinus*) wirken entzündungsmodulierend, erhöhen die Durchblutung und sind allgemein antimikrobiell, was Kiefern zu einer unserer besten Heilpflanzen für die Wundheilung macht. Kräuterkundler verwenden hierfür das Harz gewöhnlich als Salbe. Kiefernteer wird in der Medizin seit Hippocrates als topische Behandlung von juckenden, entzündeten und trockenen Ausschlägen einschließlich Ekzemen, Psoriasis und Schuppen verwendet.[5] Katja Swift, Mitautorin von *Herbal Medicine for Beginners*, sagt, dass die Kiefer die Pflanze ist, die sie am häufigsten verwendet. Sie liebt die Weymouth-Kiefer »für fast jede Art von Hautproblemen, von Wunden bis zu Ekzemen, besonders wenn ein Infektionsrisiko besteht«.[6]

Bietet den Genuss des Waldbadens

Auch wenn man aus Nadelbäumen wirkungsvolle Heilmittel herstellen kann, ist es eine der besten Therapien, einfach Zeit mit den Bäumen im Wald zu verbringen. Die japanische Praxis des *shinrin-yoku*, des »Waldbadens«, wurde 1982 von der japanischen Regierung entwickelt und war von alten shintoistischen und buddhistischen Glaubensvorstellungen inspiriert.

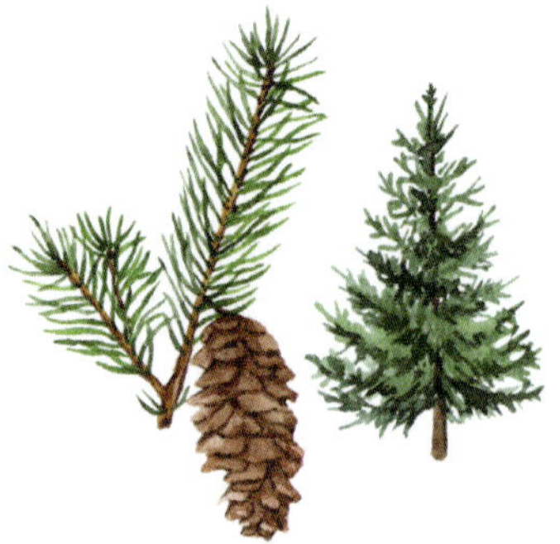

Weiß-Fichte *(Picea glauca)*

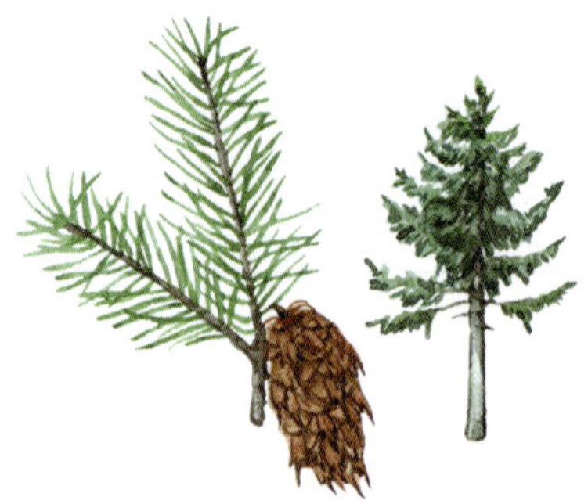

Douglasie *(Pseudotsuga menziesii)*

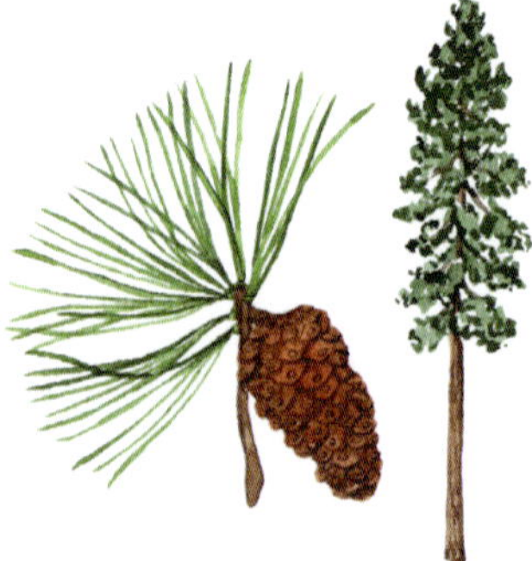

Gelb-Kiefer *(Pinus ponderosa)*

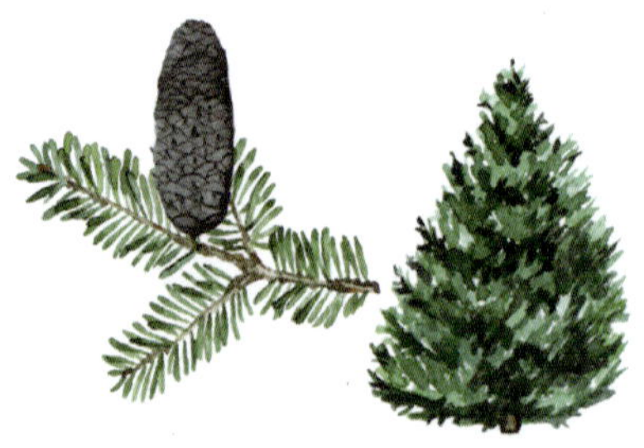

Balsam-Tanne *(Abies balsamea)*

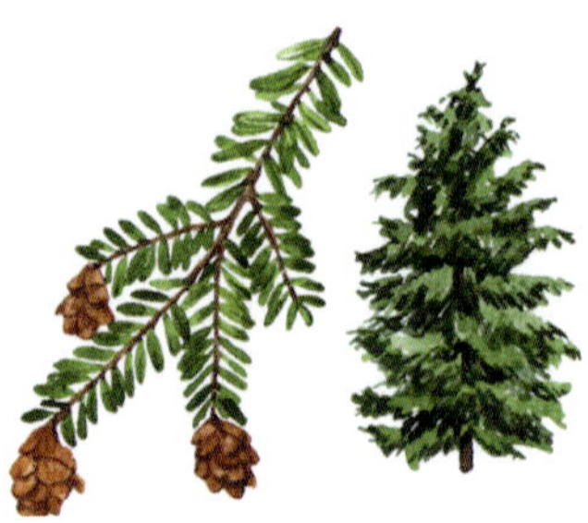

Kanadische Schierlingstanne *(Tsuga canadensis)*

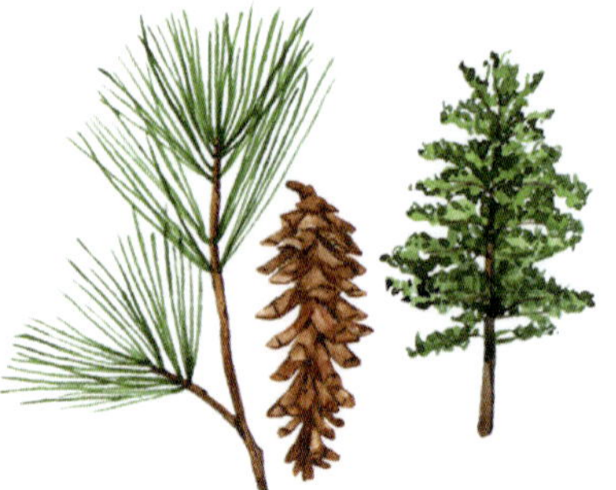

Weymouth-Kiefer *(Pinus strobus)*

Lebenszyklus: immergrüne, mehrjährige Pflanze
Vermehrung: Samen
Wuchsform: Baum, unterschiedlich hoch
Vorkommen: Küstengebiete, Wälder, Berghänge, Parks, Flussufer
Standort: volle Sonne bis Halbschatten
Boden: unterschiedlich
USDA-Klimazonen: 3–10

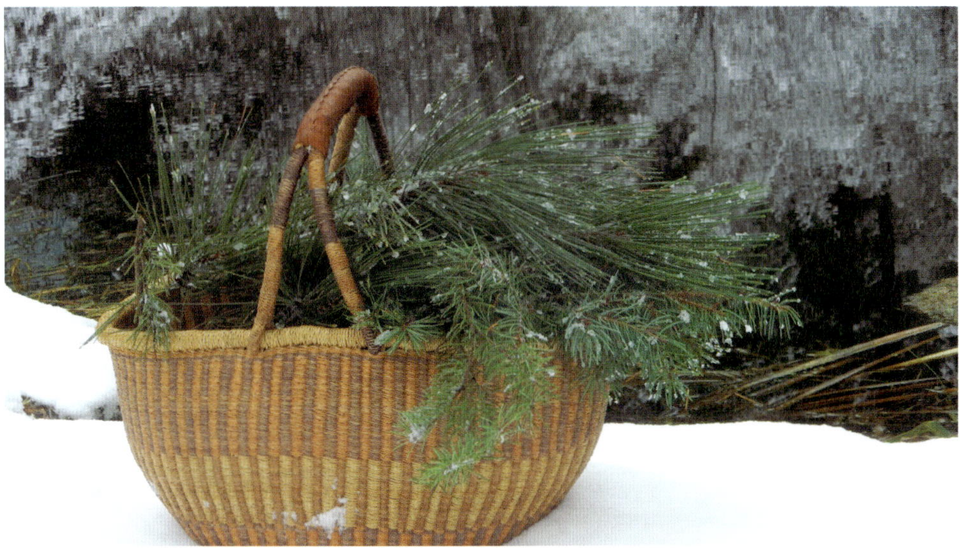

Ein Aspekt des Waldbadens besteht darin, alle fünf Sinne zu benutzen, während man in die Natur eintaucht.[7] Das Waldbaden begann in den 1990er Jahren, und seither haben zahlreiche Studien gezeigt, dass der Aufenthalt im Wald erhebliche Vorteile mit sich bringt, weil dadurch Stress verringert und die Immunität verbessert wird.[8]

IDENTIFIZIERUNG

Bäume aus der Familie der Pinaceae haben gelernt, sich an unterschiedliche Umgebungen anzupassen, daher gehören sie zu den am häufigsten vorkommenden Bäumen der nördlichen Hemisphäre. Sie sind sowohl in der Wüste als auch in der Taiga zu finden. Kultivierte Bäume (wie z. B. Weihnachtsbäume) können verwendet werden, wenn sie aromatisch und biologisch angebaut sind. Jede Art hat ihre eigenen Erkennungsmerkmale; für spezifische Informationen sollten Sie ein Bestimmungsbuch für heimische Pflanzen zu Rate ziehen. Hier ist ein kleiner Überblick über einige wichtige Arten und ihre Unterscheidungsmerkmale:

- Douglasien (*Pseudotsuga* spp.) haben flache Nadeln, die mit Stängeln am Zweig befestigt sind. Ihre Zapfen hängen nach unten und haben dreizipflige Deckschuppen zwischen den Zapfenschuppen. Manche beschreiben diese als mäuseschwanz- oder schlangenzungenförmig.
- Tannen (*Abies* spp.) haben weiche, flache Nadeln, die am Zweig mit einer Basis befestigt sind, die wie ein Saugnapf aussieht. Ihre Zapfen stehen aufrecht auf den Zweigen.
- Schierlingstannen (*Tsuga* spp.) haben flache Nadeln, die mit schlanken Stielen am Zweig befestigt sind. Ihre Zapfen sind klein und eiförmig, etwa 1 bis 3

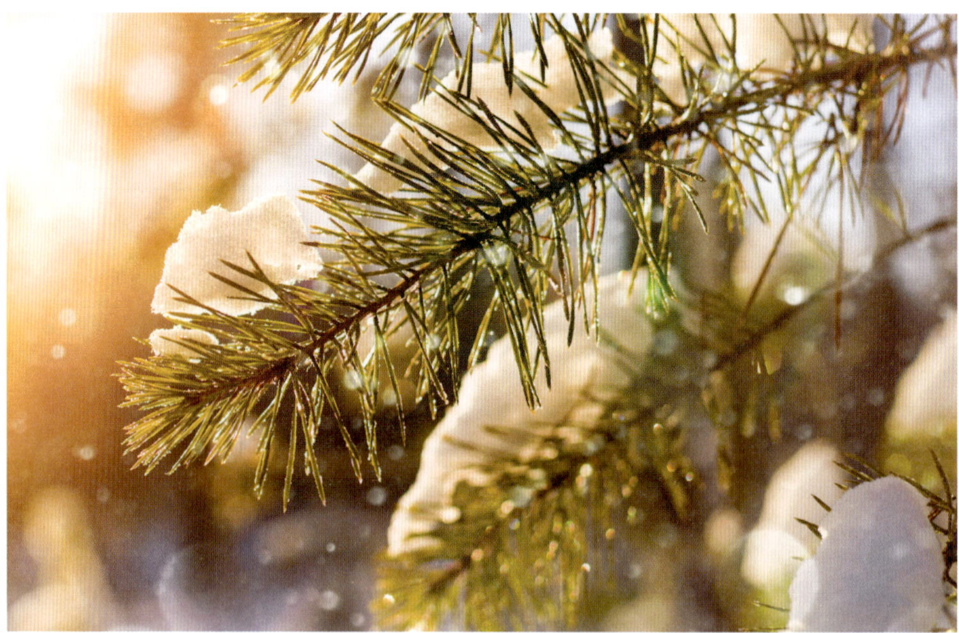

Zentimeter lang. Diese Gattung ist nicht mit dem Gefleckten Schierling (*Conium maculatum*) oder Wasserschierling (*Cicuta* spp.) zu verwechseln.

- Kiefern (*Pinus* spp.) haben 1 bis 5 lange, schlanke Nadeln, die an der Basis in einer kleinen, papiernen Hülle gebündelt sind.
- Fichten (*Picea* spp.) haben scharfe Nadeln, die oft einen quadratischen Querschnitt haben; das spürt man, wenn man sie zwischen den Fingern rollt. Ihre Zapfen sind schmal und flexibel und hängen nach unten.

ÖKOLOGISCHE ZUSAMMENHÄNGE

Immergrüne Nadelbäume bieten Nistplätze für Eulen und andere Vögel, Lagerstreu für Hirsche sowie Lebensräume für wirbellose Tiere. Bären, Eichhörnchen, Streifenhörnchen, Mäuse, Vögel und andere Tiere fressen die Samen und sind häufig auf sie angewiesen, um im Winter zu überleben. Es kann eine für beide Seiten vorteilhafte Beziehung sein, wenn die Tiere Samen vergraben und sie dann vergessen. Denn auf diese Weise sorgen sie dafür, dass an neuen Standorten Bäume wachsen. Diese Bäume haben oft ausgedehnte Mykorrhizen (symbiotische Beziehungen mit Pilzen) und bieten Flechten Platz zum Wachsen.

Interessanterweise spielen Kiefernpollen eine wichtige Rolle für das Funktionieren von Nahrungsnetzen. Jedes Jahr fällt eine riesige Menge Pollen auf den Boden, reichert diesen an und ernährt Bodenmikroben und kleine Lebewesen wie z. B. Würmer mit all den Nährstoffen, die der Baum zu geben hat. Welch wunderbare Vorstellung, dass diese hoch aufragenden Bäume ihre Pollen herumfliegen lassen, um kleinste Mikroben zu ernähren, die zu ihren Füßen wachsen!

ERNTE

Die Blätter (Nadeln) können das ganze Jahr über geerntet werden; Geschmack, Textur und Vitamin-C-Gehalt können jedoch variieren. Wann immer möglich, sollte man die Blätter von kürzlich heruntergefallenen Zweigen ernten. Ansonsten schneiden Sie die jungen Triebe an den Spitzen der Zweige mithilfe einer Baumschere mit einem sauberen Schnitt ab oder ernten sie per Hand. (Vermeiden Sie es, die Spitze des Baumes abzuschneiden, da er dadurch anfällig für Fäulnis und Krankheiten wird). Streifen Sie durch den Wald, um nicht zu viel von einem Baum zu ernten.

Im Herbst öffnen sich die Zapfen und geben ihre Samen frei. Um diese zu ernten, sammeln Sie die Zapfen, wenn sie noch geschlossen oder kaum geöffnet sind, und lagern Sie sie an einem warmen, trockenen Ort, bis sie sich öffnen. Wenn die Zapfen an den Ästen bereits geöffnet sind, können Sie auch eine Plane unter den Baum legen, die Äste schütteln und die Samen auffangen, wenn sie herunterfallen. In jedem Fall müssen Sie die einzelnen Samen von der Samenschale befreien, bevor Sie sie essen können.

Das Harz kann das ganze Jahr über gesammelt werden, wann immer es verfügbar ist. Verwenden Sie zum Ernten ein spezielles Buttermesser (oder ein ähnliches Werkzeug) und einen Behälter für das klebrige Harz. Idealerweise sammelt man das Harz von heruntergefallenen Ästen oder vom Boden in der Nähe des Baumes. Denken Sie daran, dass Bäume Harz produzieren, um eigene Verletzungen zu schützen und zu heilen. Entfernen Sie niemals Harz von einer Baumwunde; wenn es jedoch unterhalb der Stelle getropft ist, können Sie es mit einem Messer vorsichtig von der Rinde oder direkt in einen beliebigen Behälter schaben. Falls möglich, empfehlen wir, das Harz zu ernten, wenn die Temperatur unter dem Gefrierpunkt liegt, damit es nicht so klebrig ist.

Vermeiden Sie zum Wohle der heimischen Tier- und Pflanzenwelt die Ernte von zu vielen Zapfen. Ziehen Sie in Betracht, Setzlinge zu pflanzen und sich an den Bemühungen zum Schutz und zur Wiederherstellung von Lebensräumen zu beteiligen.

Vorsichtsmaßnahmen bei der Ernte

Obwohl die meisten Pinaceae-Pflanzen sicher sind, meiden Sie die potenziell tödliche Eibe (*Taxus* spp.), welche einzelne, flache Nadeln und ausgeprägt rote Beeren hat. Die so genannte Norfolk-Tanne (*Araucaria Heterophylla*), die eigentlich kein Kiefergewächs ist, kann Magen-Darm-Störungen und Dermatitis verursachen.

Einige Kieferngewächse sind durch Dürre, Feuer oder Kiefernkäfer gefährdet, bedroht oder unter Stress. Informieren Sie sich vor der Ernte über die einzelnen Arten und das Ökosystem in Ihrem Gebiet.

TIPPS FÜR DIE GARTENARBEIT

Immergrüne Nadelbäume gibt es in einer Vielzahl von Arten und Größen, sie wachsen in unterschiedlichen Klimazonen und

Lebensräumen und sind, wenn sie sich einmal etabliert haben, leicht zu pflegen. Der Schlüssel zum Gedeihen von Nadelbäumen ist der *Standort*. Wählen Sie eine Art, die in Ihrer Region leicht wächst, und berücksichtigen Sie dann die Größe, die sie erreichen wird, wenn sie einmal ausgewachsen ist. Pflanzen Sie sie abseits von Gebäuden, Bürgersteigen und Versorgungsleitungen. Einige Arten lassen jedes Jahr viele Nadeln, Zapfen und Pech fallen und müssen während ihres Wachstums möglicherweise beschnitten werden. Zwergkiefern eignen sich gut für kleinere Bereiche und Kübel.

SO NUTZEN SIE NADELBÄUME

Tee oder Speisen, die aus den Nadeln heimischer Nadelbäume zubereitet sind, bieten Ihnen ein ganz bestimmtes Terroir, den charakteristischen Geschmack des Bodens. Um das meiste Vitamin C aus den Nadeln zu gewinnen, essen Sie sie roh oder bereiten Sie einen Honig- oder Kaltauszug. Die Zubereitung eines heißen Tees aus den Nadeln verringert den Vitamin-C-Gehalt, ein Teil bleibt jedoch im warmen Sud erhalten. Ältere Nadeln können höhere Mengen an Vitamin C enthalten als jüngere.[9] Um die schleimlösenden Eigenschaften der Nadeln zu erhöhen, sollten Sie die Nadeln simmern lassen. Sie können auch in Sirups und Backwaren verwendet werden sowie in Essig, hochprozentigem Alkohol, Öl oder Honig extrahiert werden.

Die Samen, insbesondere von bestimmten Arten wie der Mexikanischen Nusskiefer (*Pinus cembroides*), sind wichtige Nahrungsmittel für Wildtiere und Menschen (alle Kiefern bilden Samen, aber viele sind zu klein für den menschlichen Verzehr). Diese Samen werden in der Regel Pinienkerne oder Piñons genannt.

Das klebrige Harz kann gegessen oder daraus ein Auszug mit Öl oder hochprozentigem Alkohol hergestellt werden. Für eine einfache Salbe nimmt man jeweils eine Hälfte Harz und Bienenwachs, erwärmt und mischt die Zutaten und lässt die Mischung dann in einem Aufbewahrungsgefäß abkühlen.

Empfohlene Mengen

Es gibt keine Mindest- oder Obergrenze für den therapeutischen Einsatz von immergrünen Nadelbäumen.

Besondere Hinweise

- In seltenen Fällen können Harze Dermatitis verursachen. Wenn Sie zu empfindlicher Haut neigen, verwenden Sie zunächst nur eine kleine Menge auf Ihrer Haut, um sicherzustellen, dass es zu keiner Reaktion kommt.
- Rinder, die übertrieben große Mengen von Nadeln der Gelb-Kiefer (*Pinus ponderosa*) gefressen hatten, haben ihre Föten verloren. Diese Wirkung wurde beim Menschen nicht beobachtet. Dennoch wird meist empfohlen, auf den Verzehr von Nadeln oder daraus hergestelltem Tee während der Schwangerschaft und Stillzeit zu verzichten.

TANNENNADEL-GEWÜRZSALZ

Eine Prise Tannennadel-Salz kann ein einfaches Gericht aus gebratenem Gemüse sowie Lachs, Popcorn oder sogar Mürbegebäck in etwas wirklich Einzigartiges verwandeln. Je nach Baum kann das Salz etwas holziger, zitrusartiger, dezenter oder kräftiger sein. Aus diesem Grund kann es Spaß machen, nur kleine Mengen herzustellen und die Düfte und Aromen verschiedener Bäume und Jahreszeiten zu vergleichen. Vielleicht stellen Sie auch fest, dass Sie ein anderes Verhältnis von Salz und Nadeln bevorzugen oder dass Sie die Mischung mit einer Knoblauchzehe, etwas Zitronenschale oder einem getrockneten Steinpilz verfeinern möchten. Experimentieren Sie, um Ihre perfekte Mischung herauszufinden.

Ergibt: etwa 170 g

---

1 kleine Handvoll frische Nadeln (ohne Stängel) eines immergrünen Nadelbaums, grob gehackt

150 g grobkörniges Salz oder flockiges Meersalz

1. Nadeln und Salz in die Schüssel einer Küchenmaschine geben und mit der Pulsfunktion verarbeiten, bis die Mischung die Textur von grobem Sand hat. (Alternativ können Sie die Nadeln zunächst mit einem Messer zerkleinern, anschließend auf dem Schneidebrett mit dem Salz vermengen und weiterhacken, bis sich alles gut vermischt hat.)

2. Die Mischung zum Trocknen auf einem mit Pergamentpapier ausgekleideten Backblech verteilen. Das kann zwischen ein paar Stunden und ein paar Tagen dauern. (Alternativ können Sie das Salz auch im Ofen bei niedriger Temperatur trocknen; vor der Lagerung abkühlen lassen).

3. In einem luftdichten Behälter aufbewahren. Die Geschmacksintensität nimmt mit der Zeit ab, kann aber bis zu 1 Jahr anhalten.

WALDNADEL-OXYMEL

Dieses Oxymel kann zwei Funktionen zugleich erfüllen, die einer starken Medizin *und* die eines köstlichen Getränks. Bei feuchtem Husten kann man einen Löffel voll als schleimlösendes Mittel nehmen. Sie können auch ein Löffelchen in ein Glas Sprudelwasser geben, um ein prickelndes Getränk zu erhalten. Folgen Sie bei der Herstellung dieses Oxymels Ihrem Gaumen. Einige möchten vielleicht etwas mehr Honig hinzufügen, andere bevorzugen weniger.

Ergibt: etwa 480 ml

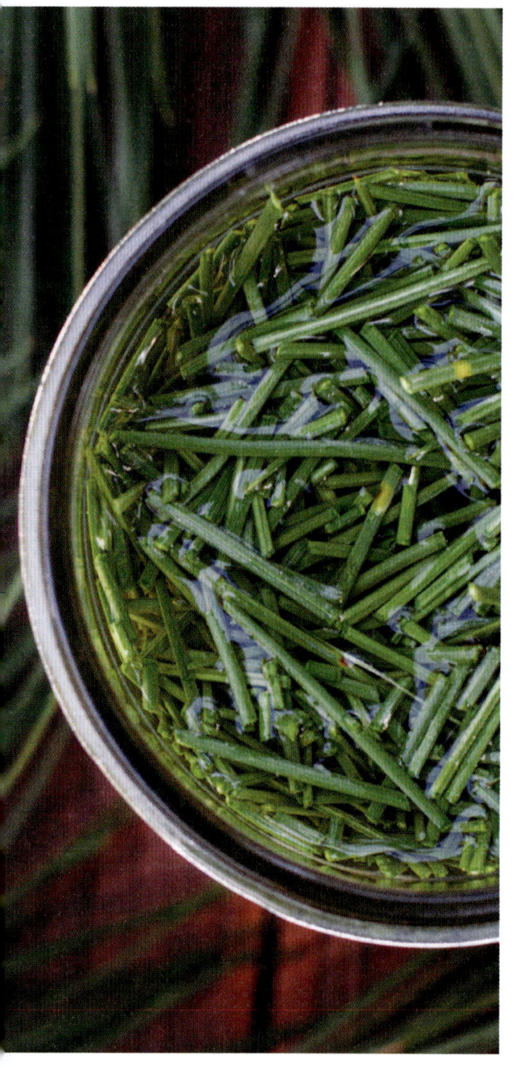

1 große Handvoll frische Tannennadeln, grob gehackt

250 ml Apfelessig (mindestens 5 % Säuregehalt)

360 g Honig, oder nach Geschmack

1. Die grob gehackten Nadeln in ein 500-ml-Glas geben und den Essig darübergießen.
2. Das Glas verschließen, am besten mit einem Glas- oder Kunststoffdeckel, und beschriften. Wenn Sie einen Metalldeckel verwenden, legen Sie Pergamentpapier zwischen Deckel und Glas (Essig korrodiert Metall).
3. Das Glas 4 Wochen bei Raumtemperatur und geschützt vor direktem Sonnenlicht stehen lassen; alle paar Tage schütteln.
4. Den Essig in ein sauberes Glas abseihen. (Dieser Essig ist an sich schon schmackhaft. Vielleicht möchten Sie einen Teil für Salatdressings und andere Gerichte zurückbehalten).
5. Für das Oxymel Honig zum Abschmecken dazugeben und umrühren, bis sich alles gut verbunden hat. Das Gefäß mit einem nichtreaktiven Deckel verschließen und beschriften. Im Kühlschrank aufbewahren und innerhalb eines Jahres verbrauchen.

GEWÜRZTER WALDNADEL-LIKÖR

Wir sind Rebecca Altman dankbar, dass sie diese Köstlichkeit mit uns geteilt hat. Rebecca ist eine Kräuterkundlerin, die Menschen durch ihre Kräuterprodukte, ihre Texte und ihre Heilarbeit mit der Erde verbindet. Mehr erfahren Sie unter wonderbotanica.com. Rebecca sagt zu diesem Rezept: »Waldnadel-Likör ist eine schöne Möglichkeit, die Essenz der Nadelwälder in einer Flasche einzufangen. Er bietet den zusätzlichen Vorteil, die Verdauung zu fördern und aufgrund seines Aromas die Stimmung zu heben. Um die Nadeln zu verarbeiten, zupfen Sie sie von den Zweigen, an denen sie befestigt sind, da diese den Likör sonst bitterer machen.«

Ergibt: Etwa 1 Liter

2 große Handvoll frische Fichtennadeln

200 g Zucker

3 ganze Pimentkörner

2 grüne Kardamomkapseln

1 ganze Nelke

1/4 Zimtstange

Etwa 750 ml Wodka

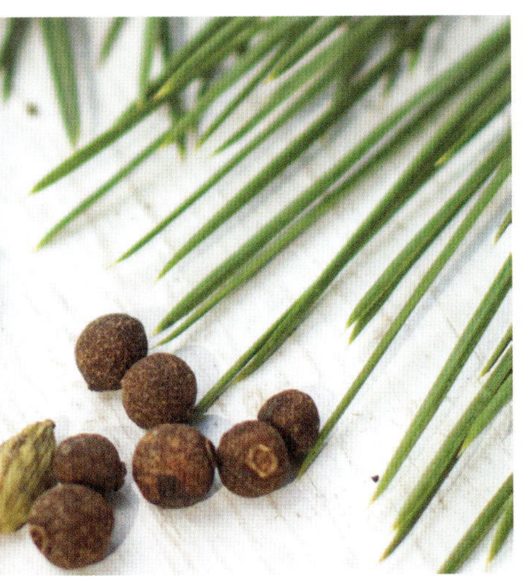

1. Die Nadeln in ein 1-Liter-Schraubglas mit luftdichtem Deckel füllen. Zucker und Gewürze dazugeben und bis 1/2 cm unter dem Glasrand mit Wodka auffüllen.

2. Das Glas fest verschließen, gut durchschütteln und beschriften. An einem kühlen, dunklen Ort 3 Wochen durchziehen lassen, dabei alle paar Tage durchschütteln.

3. Die Nadeln und Gewürze abseihen. Die entstandene Flüssigkeit in eine Flasche füllen, gut verschließen und beschriften.

4. Jetzt kommt der schwierige Teil, denn Sie müssen Geduld haben: Lagern Sie das Glas ein Jahr an einem kühlen, dunklen Ort. Durch die Reifung entwickelt der Likör seinen vollen Geschmack. Nach einem Jahr können Sie die Flasche öffnen und zu Eis servieren, zu Cocktails geben oder mit Sodawasser als Aperitif trinken.

WALDNADELÖL

Die harzigen Nadeln vieler immergrüner Nadelbäume können mit Öl aufgegossen werden, wodurch dieses mit Antioxidantien angereichert wird und wie ein tiefer Nadelwald riecht. Wir verwenden besonders gerne Douglasientanne. Dieses Rezept kann als Massageöl verwendet oder einfach nach einer heißen Dusche auf die Haut aufgetragen werden. Sie können damit auch ein Waldnadel-Lippenbalsam (Seite 365) oder eine Wald-Gesichtscreme (Seite 366) herstellen. Wir empfehlen natives Olivenöl extra für den Lippenbalsam und ein leichteres Trägeröl wie Jojoba-Öl, Traubenkern- oder Aprikosenkernöl für die Gesichtscreme.

Ergibt: 300 ml

---

360 ml Trägeröl

2 Handvoll frische Nadeln, gehackt

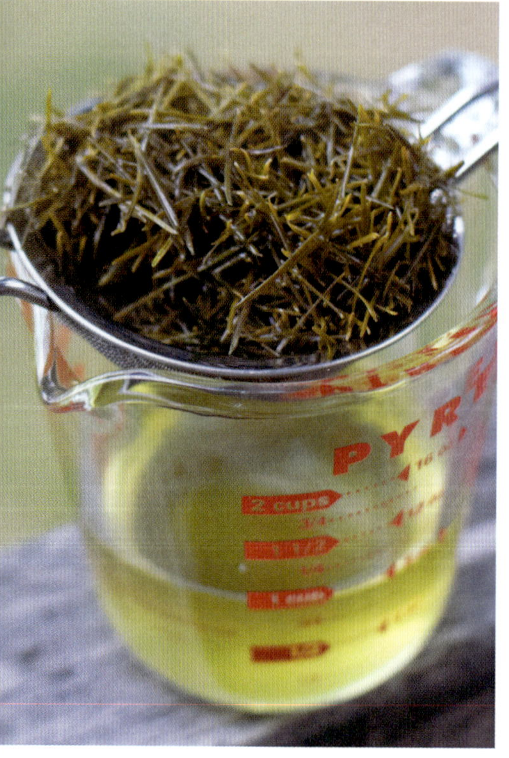

1. Das Öl in den herausnehmbaren Teil eines Simmertopfes oder in eine Schüssel füllen, die über einem 5 cm hoch mit Wasser gefüllten Topf hängt (das Wasser darf den Boden der Schüssel nicht berühren). Die Nadeln hinzufügen und gut umrühren.

2. Das Wasser zum Kochen bringen, dann die Hitze reduzieren und nur noch simmern lassen. Das Öl vorsichtig erhitzen, bis es sich recht warm anfühlt, etwa 38 °C. Vom Herd nehmen und die Mischung einige Stunden ruhen lassen. Diesen Vorgang (Wiedererwärmen und Abkühlen lassen) 3- bis 5-mal täglich für 3 bis 5 Tage wiederholen. (Alternativ können Sie die Mischung auch in einen Schongarer oder Joghurtbereiter geben, solange die Temperatur des Öls 40 °C nicht überschreitet.)

3. Wenn die Nadeln im Öl gut infundiert sind, sollte sich das Öl grün verfärbt haben und duften.

4. Die Mischung durch ein doppelt gelegtes Seihtuch abseihen und das Öl auffangen.

5. Das Öl kühl lagern und innerhalb 1 Jahres verbrauchen.

WALDNADEL-LIPPENBALSAM

Verwöhnen Sie Ihre Lippen mit diesem wunderbaren und ganz natürlichen Lippenbalsam. Es ist die perfekte Mischung aus Ölen, Kräutern und Bienenwachs, um Ihre Lippen vor den Elementen zu schützen, ganz gleich, ob es die raue Kälte des Winters oder die glühende Sommersonne ist. Es ist auch ein tolles Geschenk!

Ergibt: 20 kleine Lippenbalsam-Röhrchen (à 4 g)

15 g Bienenwachs

55 ml Waldnadelöl (Seite 364)

20 Tropfen ätherisches Pfefferminzöl (optional)

20 Lippenbalsam-Hülse (oder ein Sortiment kleine Gefäße)

1. Das Bienenwachs in einem Simmertopf oder im Wasserbad über einem Kochtopf bei sehr geringer Hitze schmelzen.
2. Sobald das Bienenwachs flüssig ist, das Waldnadelöl hinzufügen. Umrühren, damit sich alles gut verbindet (Anmerkung: Es ist normal, dass das Bienenwachs leicht aushärtet, wenn das Öl hinzugefügt wird. Einfach weiterrühren, bis es wieder schmilzt und die Mischung klar ist.)
3. Vom Herd nehmen und nach Belieben das ätherische Pfefferminzöl hinzufügen. Gut umrühren.
4. Die Mischung sofort in ein Gefäß mit einer Tülle (z. B. einen Messbecher aus Glas) füllen und dann vorsichtig in die Lippenbalsam-Hülsen gießen.
5. Die Hülsen stehen lassen, ohne sie zu bewegen, bis sie abgekühlt und fest sind. Dann die Kappen aufsetzen und beschriften. Innerhalb 1 Jahres verbrauchen.

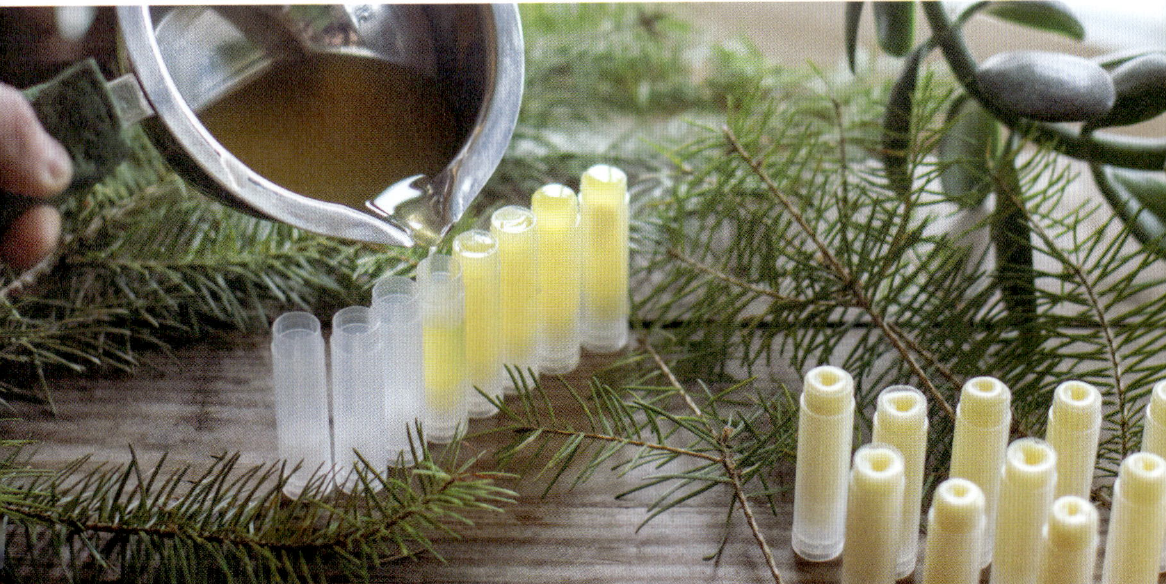

WALD-GESICHTSCREME

Eine selbstgemachte Gesichtscreme ist ein luxuriöses Geschenk, entweder für sich selbst oder für einen lieben Menschen. Die Herstellungsprozedur von Kräutercremes kann etwas einschüchternd sein, aber wenn Sie sie einmal gemacht haben, werden Sie feststellen, dass es die zusätzliche Zeit und Pflege wert ist.

Diese Rezeptur enthält keine aggressiven Konservierungsstoffe, daher ist Sauberkeit besonders wichtig. Achten Sie darauf, dass alle Instrumente sehr sauber und trocken sind; jegliche Feuchtigkeit erhöht die Wahrscheinlichkeit, dass die Creme verdirbt. Wir arbeiten nun schon viele Jahre nach diesem Rezept, und uns ist selten eine Charge verdorben. Man erkennt den Verderb daran, dass sich Schimmel auf der Creme bildet.

Das optionale Sojalecithin, das Rosmarin-Antioxidans und das ätherische Lavendelöl tragen zur Konservierung und Stabilisierung der Creme bei. Das Rosmarin-Antioxidans hat auch eine Schutzwirkung für die Haut. Vielen Dank an Leslie Lekos von Wild Root Botanicals, die uns bei diesem Rezept geholfen hat.

Ergibt: etwa 550 ml

---

30 g Bienenwachs

300 ml Waldnadelöl (Seite 364)

1 TL Sojalecithin, flüssig (optional)

240 ml Hydrosol, z. B. Lavendel, Rose oder Ringelblume (oder destilliertes Wasser)

1 TL Rosmarin-Antioxidans (optional)

30 bis 50 Tropfen ätherisches Lavendelöl *(Lavandula angustifolia)* (optional)

1. Das Bienenwachs in einem Simmertopf oder im Wasserbad über einem Kochtopf bei sehr geringer Hitze schmelzen.

2. Sobald das Bienenwachs flüssig ist, Waldnadelöl hinzufügen und das flüssige Sojalecithin, falls verwendet. (Hinweis: Es ist normal, dass das Bienenwachs leicht aushärtet, wenn das Öl hinzugefügt wird. Einfach weiterrühren, bis es wieder schmilzt und die Mischung klar ist).

3. Die warme Mischung in eine Küchenmaschine oder einen Standmixer gießen und abkühlen lassen, bis sie fest ist. Dies kann einige Stunden dauern.

4. Das Hydrosol mit dem Rosmarin-Antioxidans und nach Belieben mit ätherischem Lavendelöl mischen. Die Küchenmaschine oder den Mixer einschalten und die Hydrosolmischung langsam hineinträufeln. Weiter mixen, bis sich eine dicke Creme bildet,

jedoch nicht zu lange. Falls erforderlich, die Masse mit einem Spatel an den Seiten und um die Klinge herum abkratzen und erneut mixen.

5. Die Creme in Behälter füllen. An einem kühlen, dunklen Ort oder im Kühlschrank bis zu 6 Monate lagern.

6. Massieren Sie eine kleine Menge der Creme direkt nach dem Waschen mit warmem Wasser in Gesicht und Hals ein. Sie kann sich einige Minuten lang dick anfühlen, zieht aber bald ein und hinterlässt ein seidiges und glattes Hautgefühl.

Reinigungstipp: Wischen Sie alle Gefäße, in denen sich Öl befand, mit einem Papiertuch aus. Entfernen Sie so viel wie möglich und waschen Sie sie dann mit heißem Seifenwasser ab.

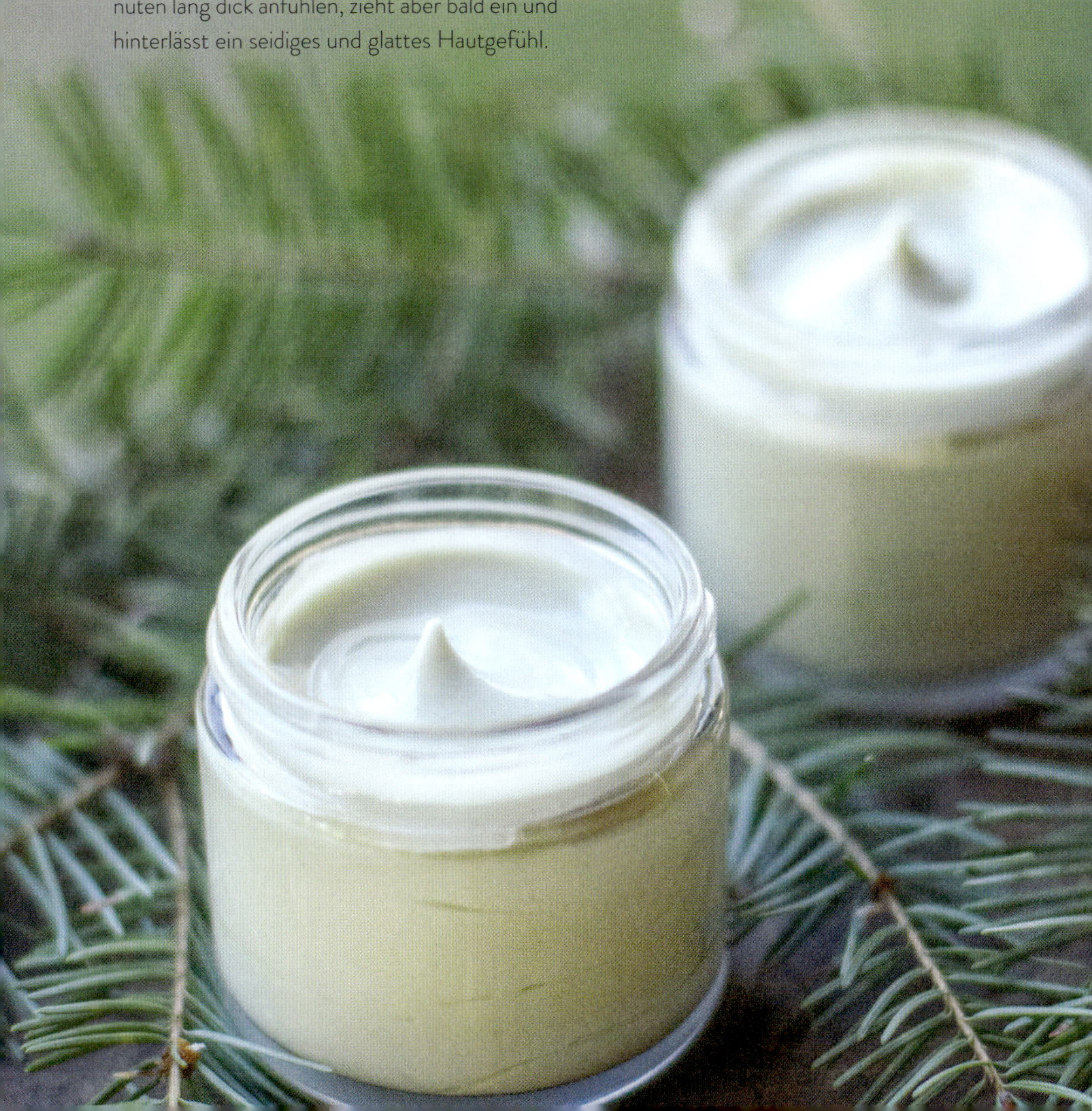

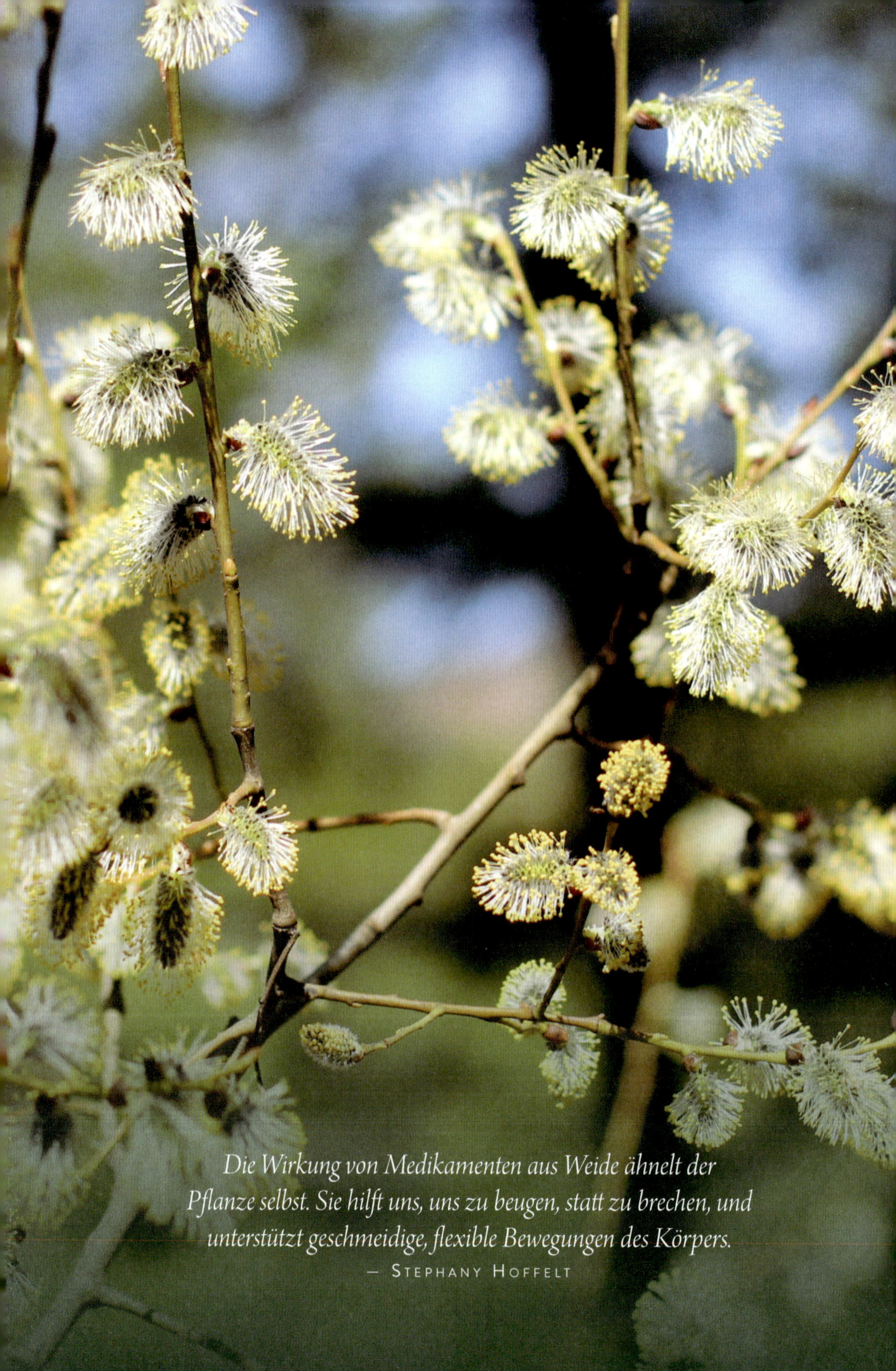
Die Wirkung von Medikamenten aus Weide ähnelt der
Pflanze selbst. Sie hilft uns, uns zu beugen, statt zu brechen, und
unterstützt geschmeidige, flexible Bewegungen des Körpers.
– Stephany Hoffelt

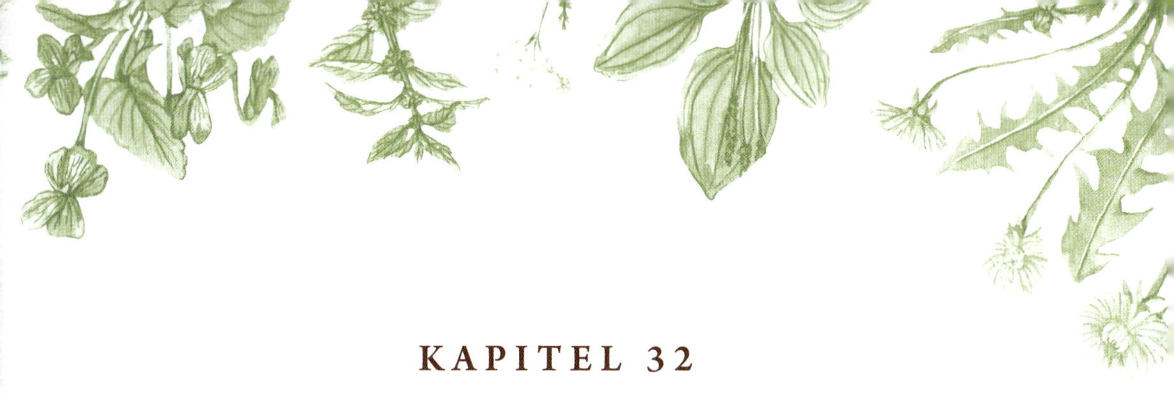

KAPITEL 32

WEIDE

Unten am Bach oder Flussbett, neben dem fließenden Strom, findet man oft Weiden, die das Ufer abstützen und herrlich viel frisches Wasser aufsaugen. Im späten Winter bis zum frühen Frühjahr gehören ihre Kätzchen zu den ersten Blüten, die sprießen und den Bestäubern süßen Nektar spenden. Dies ist auch die beste Zeit, die medizinisch wertvolle Rinde zu ernten. Während die Weide austreibt, bietet ihr dichtes Laubwerk einen kühlen Schutz vor der Sonne und ist somit der perfekte Ort für Ihr nächstes Picknick.

Botanische Namen: *Salix* spp. (einschließlich *S. alba, S. nigra, S. purpurea* und viele andere Arten)
Familie: Salicaceae (Weidengewächse)
Verwendete Teile: Rinde, Blätter, Kätzchen
Energetik: kühlend, trocknend
Geschmack: bitter
Eigenschaften: schmerzstillend, adstringierend, fiebersenkend, entzündungsmodulierend
Verwendung: Fieber, Entzündungen, lockeres Gewebe, Schmerzen, Stärkung von Setzlingen
Zubereitungen: Abkochung, Pulver, Tee, Tinktur

In medizinischer Hinsicht könnte die Weide den Beliebtheitswettbewerb gewinnen. Überall, wo Weide wächst, hat sie seit jeher eine wichtige Rolle in der Medizin und bei der Herstellung von Werkzeugen gespielt. Archäologen haben herausgefunden, dass die Menschen in Finnland schon vor mindestens 9.000 Jahren Netze aus Weiden hergestellt haben![1] In den ältesten überlieferten Kräuterbüchern aus China, Assyrien,

Ägypten und Europa wird die Weide erwähnt; auch viele Ureinwohner Amerikas verwenden sie ausgiebig. Eine Vielzahl von Weidenarten wächst auf der gesamten nördlichen Hemisphäre und steht den Menschen reichlich zur Verfügung.

1828 konnte aus der Weide der schmerzstillende Bestandteil Salicin isoliert werden, was zu weiteren Studien führte, bis 1899 das Arzneimittel Aspirin entwickelt und patentiert wurde (das endgültige Produkt stammt von einer anderen Pflanze mit ähnlichen Bestandteilen, dem Mädesüß). Mehr als 100 Jahre später ist Aspirin nach wie vor eines der beliebtesten rezeptfreien Medikamente.

MEDIZINISCHE EIGENSCHAFTEN UND ENERGETIK

Weide dient als kühlendes und trocknendes Heilmittel, das zur Linderung von Schmerzen eingesetzt wird und um übermäßigen Ausfluss zu stoppen. Betrachten Sie Weide jedoch nicht als eine schwächere Form von Aspirin! Ihre medizinischen Möglichkeiten sind umfassender und unterscheiden sich von diesem synthetischen, isolierten Arzneimittel. Weide ist in vielerlei Hinsicht sicherer als Aspirin, und sie wächst höchstwahrscheinlich leicht zugänglich in Ihrer Nähe.

PFLANZENGABEN

Lindert Schmerzen und Entzündungen

Weide kann viele Arten von Schmerzen lindern, darunter Kopfschmerzen, Arthritis, Kreuzschmerzen, Osteoarthritis und Muskelkater. Wissenschaftler haben untersucht, wie Weide genau funktioniert. Interessanterweise enthält sie sehr wenig Salicin, sodass die Forscher vermuten, dass ihre schmerzlindernde Wirkung auf viele Bestandteile wie Flavonoide und Polyphenole zurückzuführen ist. In einer Studie, in der die unterschiedliche Wirkweise von Weide und Aspirin untersucht wurde, hieß es: »Das Mehrkomponenten-Wirkprinzip der Weidenrinde bietet einen breiteren Wirkmechanismus als Aspirin und ist frei von ernsthaften unerwünschten Nebenwirkungen. Im Gegensatz zu synthetischem Aspirin schädigt Weidenrinde die Magen-Darm-Schleimhaut nicht«.[2]

Aspirin ist dafür bekannt, Schmerzen, Entzündungen und Fieber durch Blockierung der COX-1- und COX-2-Enzyme zu lindern. Doch wie Kerry Bone und Simon Mills in *Principles and Practice of Phytotherapy* betonen, ist es unwahrscheinlich, dass Weidenrinde auf die gleiche Weise wirkt.[3] Viele Kräuterkundler halten Weide für eine sicherere Wahl als Aspirin, insbesondere im Hinblick auf Schmerzen, Entzündungen und Fieber. Klinische Studien am Menschen haben gezeigt, dass Weidenrinden-Extrakte sicher und wirksam bei Kreuzschmerzen und Osteoarthritis sind.[4]

Wirkt adstringierend und antiseptisch

Als adstringierende Pflanze strafft und stärkt Weidenrinde lockeres Gewebe. Am häufigsten wird sie bei Mundgeschwüren und Durchfall eingesetzt. Die Schwarz-Weide (siehe weiter unten) wurde speziell zur Eindämmung exzessiver, mit der Sexualfunktion zusammenhängender Ausscheidungen verwendet, darunter nächtliche Ergüsse, Spermatorrhoe, Leukorrhöe und vorzeitige Ejakulation. Aufgrund ihrer Fähigkeit, Gewebe zusammenzuziehen, Schmerzen zu lindern und Infektionen zu verhindern, eignet sich Weide besonders gut zur Wundreinigung.

Dämpft den Geschlechtstrieb

Kräuterkundler verwenden seit langem die jungen Kätzchen der Schwarz-Weide (*S. nigra*) als Anaphrodisiakum, um sexuelle Überstimulation einzudämmen. Die Kräuterkundlerin und Autorin Henriette Kress empfiehlt sie »für Teenager (die von ihren Hormonen beherrscht werden, anstatt dass sie ihre Hormone beherrschen), für Frauen in den Wechseljahren und für alle anderen, die darunter leiden, dass ihre Hormone völlig aus dem Gleichgewicht geraten sind.«[5] Die 1898 veröffentlichte *King's American Dispensatory* nennt eine breite Palette von Verwendungsmöglichkeiten für Schwarz-Weide, darunter »zur Mäßigung von sexuellem Erethismus, Reizbarkeit und Leidenschaft, von lüsternen Träumen, libidinösen Gedanken, nächtlichem Samenerguss, bei Nymphomanie und Satyriasis, Blasenentzündung, Harnröhrenreizung, Prostataentzündung, Eierstockentzündung und anderen sexuelle Störungen, die auf sexuellen Missbrauch oder Exzesse zurückzuführen sind.«[6] Traditionell wird hierfür eine Abkochung oder ein Alkoholextrakt (Tinktur) von frischen Weidenkätzchen angewendet.

Lindert Erkältungs- und Grippesymptome

Weide wurde schon ausgiebig zur Senkung der Körpertemperatur während eines Fieberanfalls verwendet, aber ob Weide die beste Wahl bei Fieber ist, ist mittlerweile etwas umstritten. Es gibt ein wachsendes Bewusstsein dafür, Fieber seinen Lauf nehmen zu lassen, da es im Immunsystem eine wichtige Rolle spielt. Die künstliche Senkung des Fiebers schwächt die vitalen Abwehrkräfte des Körpers vorzeitig und könnte einem Krankheitserreger Einlass bieten, um weiteren Schaden anzurichten. Viele Kräuterkundler empfehlen, Weiden nur dann zu diesem Zweck zu verwenden, wenn anhaltendes hohes Fieber mit einer Gefahr verbunden ist. Die schmerzstillenden Eigenschaften von Weide können auch dazu beitragen, die mit Fieber verbundenen Beschwerden und Schmerzen zu lindern.

IDENTIFIZIERUNG

Suchen Sie nach den wasserliebenden Weiden in der Nähe von Bächen und anderen Plätzen mit feuchten Böden. Weiden hybridisieren oft, daher kann es schwierig sein, die genaue Art zu bestimmen. Für die Herstellung von Medikamenten ist das kein Problem, denn das Wichtigste ist der Geschmack der Rinde (siehe Wie Sie die Weide in Ihr Leben können auf Seite 374).

Die Wuchsform der Weiden variiert von hohen Bäumen über stämmige Sträucher bis hin zu Zwergweiden, die sich über den Boden ausbreiten. Die Rinde kann grau, braun, gelblich oder schwärzlich sein. Die Zweige sind in der Regel schlank und biegsam. Die wechselständig wachsenden Blätter sind meist schmal und lanzettlich, aber es gibt auch einige Arten mit eher runden Blättern. Die Blattränder können glatt oder gesägt sein. Im späten Winter oder frühen Frühling bilden Weiden gelb-grüne Blütenstände aus, sogenannte Kätzchen. Diese können herabhängen oder aufrecht stehen. Weiden sind zweihäusig, d. h. jede Pflanze hat entweder nur »männliche« oder nur »weibliche« Kätzchen.

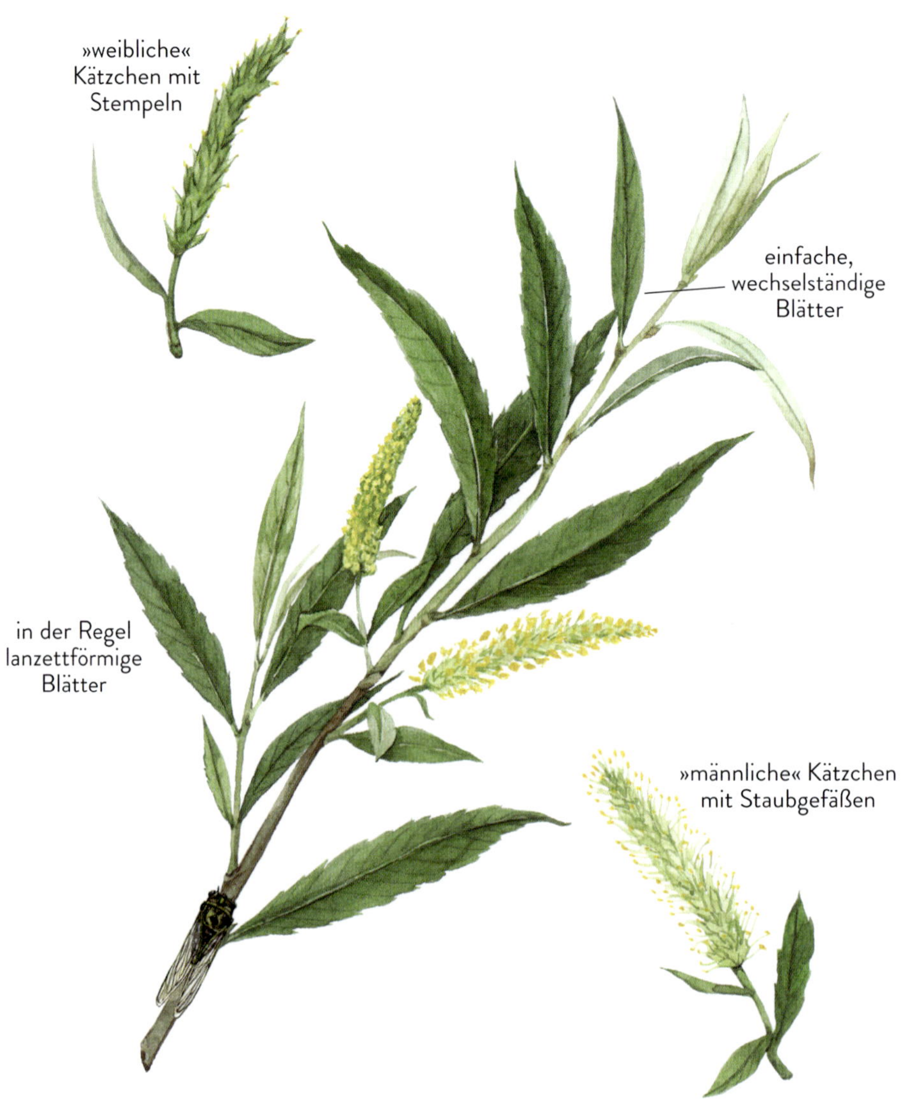

Silber-Weide (*Salix alba*) mit der Linne-Zikade (*Neotibicen linnei*)

Lebenszyklus: Laubgehölz, mehrjährig, meist sommergrün
Vermehrung: Samen, Wurzeltriebe
Wuchsform: kleiner Strauch bis Baum, bis zu 9 Meter hoch
Vorkommen: Gräben, Seeufer, Parks, Schluchten, Ufergebiete, Flussufer, Bachufer
Standort: volle Sonne
Boden: feucht oder nass
USDA-Klimazonen: 3–11, je nach Art

ÖKOLOGISCHE ZUSAMMENHÄNGE

Vögel, Nagetiere und Insekten finden Unterschlupf zwischen Weidenbäumen. Wenn die Kätzchen im späten Winter oder frühen Frühling sprießen, sind Weiden oft die ersten Pflanzen, die den Bienen Nektar und Pollen bieten. Tiere wie Biber, Elch und Hirsch äsen im Sommer Weidenblätter und im Winter die Zweige. Die jungen Weidentriebe sind Nahrung für Biber und Kaninchen. Weiden dienen auch als Wirtspflanzen für Sägefliegen (*Euura und Pontania* spp.), Mücken, Motten und Schmetterlinge.

Weiden sind Pionierpflanzen. Sie haben ausgedehnte faserige Wurzeln, die Bach- und Flussufer stabilisieren und den Boden an Hängen festhalten können, wodurch Erosion verhindert wird. Aus diesem Grund werden sie häufig bei Landgewinnungsprojekten eingesetzt. Sie wurden auch zur Sanierung von kontaminierten Böden und zur Filterung von Schadstoffen aus Abwasser verwendet.

ERNTE

Ernten Sie die Blätter und die Rinde, wann immer Sie sie benötigen. Am einfachsten ist es jedoch, die Rinde im späten Winter bis zum frühen Frühjahr zu gewinnen. Später in der Saison kann es einfacher sein, Zweige zu ernten. Für die Herstellung von Medikamenten verwenden wir die innere Rinde. Schälen Sie diese nicht direkt vom Stamm ab, denn dadurch könnte der Baum verletzen werden oder absterben. Schneiden Sie stattdessen einzelne junge Äste oder Zweige mit einer scharfen Schere oder einer Handsäge ab. Schälen Sie dann die Rinde mit einem

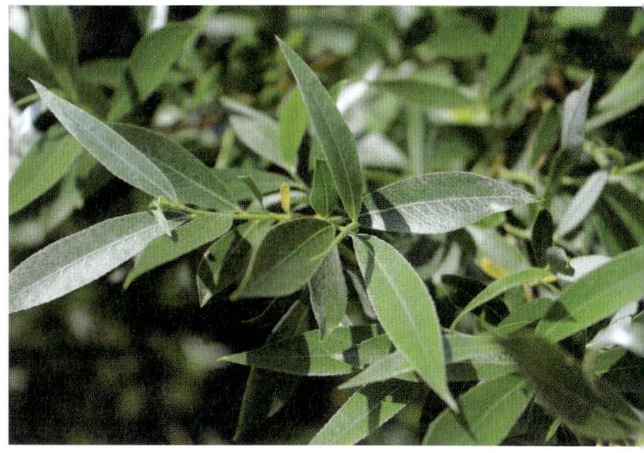

Messer in Streifen von den abgeschnittenen Ästen und kürzen Sie sie, um sie sofort zu verarbeiten oder für die spätere Verwendung zu trocknen. Die Blätter können von Hand oder mit einer Baumschere geerntet werden.

Da Sie sicher nicht den ganzen Baum oder Strauch ernten werden, achten Sie einfach darauf, dass Sie die Rinde auf respektvolle Weise entfernen und nicht zu viele Äste oder Blätter von einer einzigen Pflanze nehmen. Die meisten Weiden treiben wieder leicht aus – aus Stecklingen oder abgebrochenen Zweigen, die Sie im Wasser wurzeln lassen oder direkt in den Boden pflanzen können. Weiden vermehren sich auch durch Samen, haben aber sehr spezifische Anforderungen an die Keimung.

Vorsichtsmaßnahmen bei der Ernte

Obwohl es möglich ist, Pappelblüten mit Weidenkätzchen zu verwechseln, gibt es keine starken Ähnlichkeiten.

TIPPS FÜR DIE GARTENARBEIT

Weiden sind unglaublich einfach zu vermehren und zu pflegen, wenn Sie Arten pflanzen, die in Ihrer Region heimisch sind oder einen ähnlichen Lebensraum bevorzugen. Vermehren

Sie die Pflanzen, wenn der Frühling schon etwas Wärme mitgebracht hat (zur Zeit der Narzissenblüte etwa), indem Sie 25 bis 50 Zentimeter lange harte Zweige mit Knospenwuchs abschneiden und zur Hälfte, mit dem abgeschnittenen Ende zuerst, in unkrautfreien Boden stecken. Drücken Sie die Erde um den Stock herum leicht an. Der Boden sollte eher locker als verdichtet sein, da zu viel Feuchtigkeit die Stöcke verrotten lassen kann. Während des ersten Jahres regelmäßig gießen und Unkraut jäten. Viele Weiden bevorzugen feuchte Böden und sterben schnell ab, wenn sie nicht ständig bewässert werden. Vermeiden Sie die Pflanzung von Weiden in der Nähe von Fundamenten und Abwassersystemen, um Schäden durch die wassersuchenden Wurzeln zu vermeiden.

SO NUTZEN SIE DIE WEIDE

Kräuterkundler bevorzugen oft standardisierte Extrakte aus Weidenrinde wegen der großen Vielfalt an Inhaltsstoffen, die es in Weiden auf der ganzen Welt gibt. Es lohnt sich jedoch, Ihre lokale Spezies kennenzulernen, um festzustellen, auf welche Weise sie wirksam sein kann. Die Kräuterkundlerin Darcy Williamson sagt, dass sie gerne in Weidenrinden beißt, um herauszufinden, wie bitter sie sind. Sie ist der Ansicht, dass die am bittersten schmeckenden Weiden am besten für medizinische Zwecke geeignet sind. Weidenblätter können frisch oder getrocknet für Abkochungen, Waschungen, Bäder und Wickel verwendet werden.

Empfohlene Mengen

- *Abkochung (Rinde):* 2 bis 10 g täglich
- *Pulver (Rinde):* 1 bis 3 g täglich
- *Tinktur (getrocknete Rinde):* 1:4, 40 % Alkohol; 3 bis 5 ml, 3- bis 5-mal täglich

Besondere Hinweise

- Diejenigen, die empfindlich oder allergisch auf Aspirin reagieren, sollten Weide meiden.

- Stillende Mütter sollten Weidenrinde meiden, da Salicylate in die Muttermilch übergehen und beim Baby eine Überempfindlichkeit hervorrufen können.

- Es gibt keine Fallstudien oder Berichte, die nachgewiesen haben, dass Weidenrinde bei Kindern das Reye-Syndrom verursacht, aber es wird dennoch empfohlen, die Anwendung bei Kindern zu meiden.

- Weidenrinde kann eine sehr milde Wirkung auf die Thrombozyten (Blutplättchen) haben und könnte die Wirkung von Antikoagulanzien verstärken.

WEIDENBLATT-BADEZUSATZ

Ein Bad in Weidenblättern kann Muskelbeschwerden und Gelenkschmerzen lindern, die bei Sportverletzungen, Arthritis und anderen Entzündungen auftreten. Die Zubereitung eines Weidenblättertees hat eine stärkere Wirkung als die einfache Zugabe der Blätter zu Ihrem Bad. Wir streuen jedoch gerne ein paar zusätzliche Weidenblätter in die Wanne, sodass wir uns vorstellen können, dass wir uns in einem von Weidenbäumen gesäumten Bach entspannen! Sie können Weidenblätter auch in einem Fuß- oder Handbad verwenden.

Ergibt: 1,5 Liter, ausreichend für 1 Bad

---

2 Liter Wasser

3 große Handvoll getrocknete Weidenblätter oder 4 große Handvoll frische Weidenblätter, leicht zerdrückt

1. Das Wasser in einem großen Kochtopf zum Kochen bringen.

2. Den Herd ausschalten und die Weidenblätter hinzufügen. Gut umrühren, sodass die Blätter von Wasser bedeckt sind. Mit einem Deckel abdecken und 20 Minuten stehen lassen.

3. Die Mischung vorsichtig durch ein großes feinmaschiges Sieb gießen. Die Kräuter kompostieren, die Flüssigkeit in ein Vollbad oder in ein Hand- oder Fußbad geben. Innerhalb von 1 Tag verwenden.

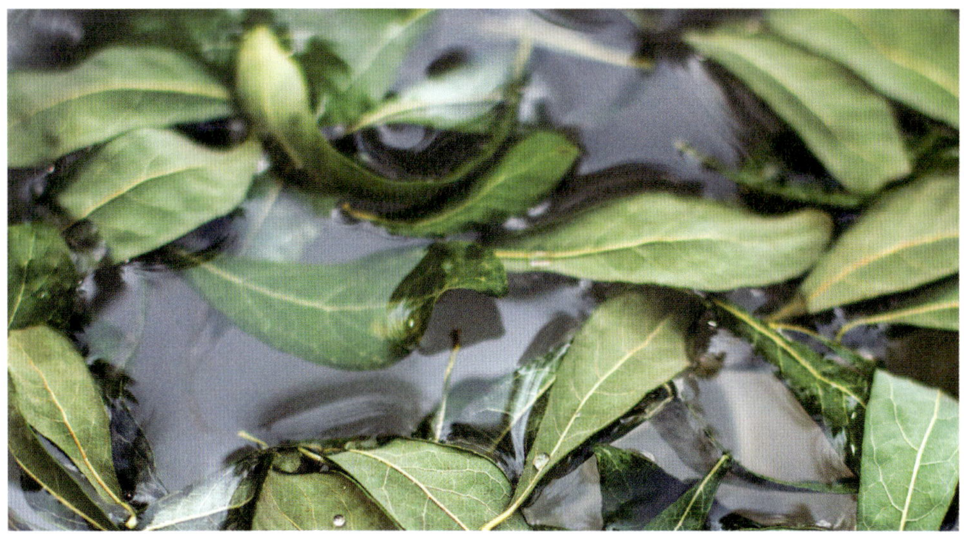

WEIDEN-ABKOCHUNG

Diese vielseitige Abkochung aus Weidenrinden kann als Tee bei entzündlichen Schmerzen und Darmbeschwerden getrunken werden (Achtung: er ist fürchterlich bitter) sowie zur Linderung von Zahnfleisch- und Halsschmerzen gegurgelt werden (in Deutschland nur in botanischen Gärten anzutreffen, Anm. d. Verlags). Äußerlich kann der Absud als Badezusatz oder Waschung bei juckenden Hautkrankheiten wie Ekzemen und Ausschlägen durch Kletternden Gift-Sumach und Eichenblättrigen Gift-Sumach genutzt werden. Ein mit dem Sud getränktes Tuch dient als feuchtwarmer Umschlag bei Schmerzen des Bewegungsapparats.

Ergibt: etwa 240 ml

---

30 g getrocknete Weidenrinde oder -zweige

480 ml kaltes Wasser

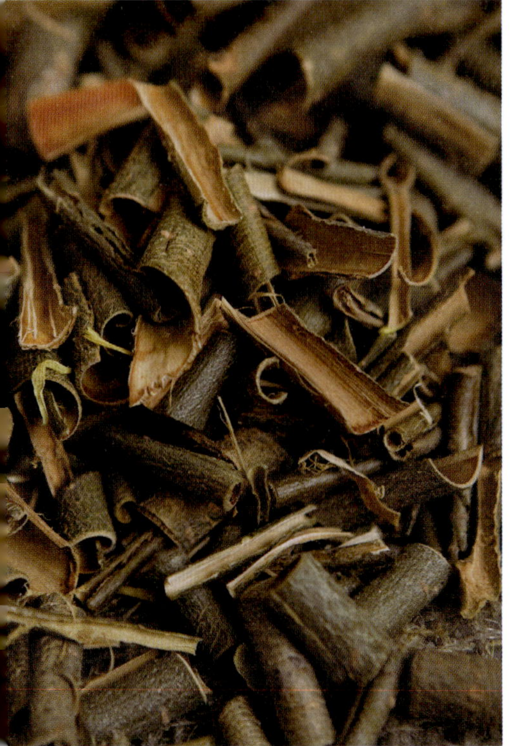

1. Die Weidenteile und das Wasser in einen Topf geben und abgeckt zum Kochen bringen. Die Hitze reduzieren und 20 Minuten köcheln lassen.
2. Das Pflanzenmaterial abseihen und die Flüssigkeit nach Belieben verwenden. Wenn sie nicht sofort genutzt wird, abkühlen lassen und bis zu 24 Stunden im Kühlschrank aufbewahren.

Bereitung eines feuchtwarmen Umschlags: Den Absud abkühlen lassen, bis er sich angenehm auf der Haut anfühlt, aber noch warm ist. Ein Tuch mit der Flüssigkeit tränken, auswringen und auf die betroffene Körperstelle legen. Wenn die Wärme als angenehm empfunden wird, können Sie eine Wärmflasche über das Tuch legen. Im anderen Fall lassen Sie die Flüssigkeit abkühlen, bevor Sie das Tuch auflegen. Etwa 20 Minuten oder nach Belieben anwenden.

WEIDEN-TINKTUR

Eine Weiden-Abkochung (Seite 376) schmeckt ziemlich bitter, sodass zur inneren Anwendung oft eine Tinktur vorzuziehen ist. Man kann sie auch leicht auf Reisen mitnehmen. Die Weiden-Tinktur kann zur Modulation von Entzündungen und zur Schmerzlinderung sowohl bei akuten als auch bei chronischen Erkrankungen verwendet werden. Es handelt sich um eine 1:5-Tinktur mit etwa 10 Prozent Glyzerin im Menstruum. Weide ist reich an Tanninen, die sich an andere Bestandteile binden und die Wirksamkeit der Tinktur verringern können. Der Zusatz von Glyzerin hilft, dies zu verhindern.

Ergibt: 480 ml

---

60 g getrocknete Weidenrinde oder -zweige
270 ml 40-prozentiger Kornbrand oder Wodka
30 ml pflanzliches Glyzerin

1. Die Weidenrinde oder -zweige in ein 500-ml-Schraubglas füllen.
2. Alkohol und Glyzerin gut miteinander verquirlen.
3. Die Flüssigkeit über das Pflanzenmaterial gießen und umrühren, um eventuelle Luftblasen freizusetzen. Das Glas fest verschließen und beschriften.
4. Das Glas 6 Wochen an einem kühlen, dunklen Ort lagern. In der ersten Woche täglich schütteln und darauf achten, dass das Pflanzenmaterial während der gesamten Einweichzeit vom Alkohol bedeckt bleibt.
5. Die Tinktur durch ein Seihtuch gießen und das Pflanzenmaterial gut ausdrücken, um die gesamte Flüssigkeit zu extrahieren.
6. Die Tinktur mithilfe eines Trichters in saubere Tropfflaschen füllen und diese beschriften. Die Fläschchen an einem kühlen, dunklen Ort aufbewahren. Die Tinktur ist unbegrenzt haltbar.

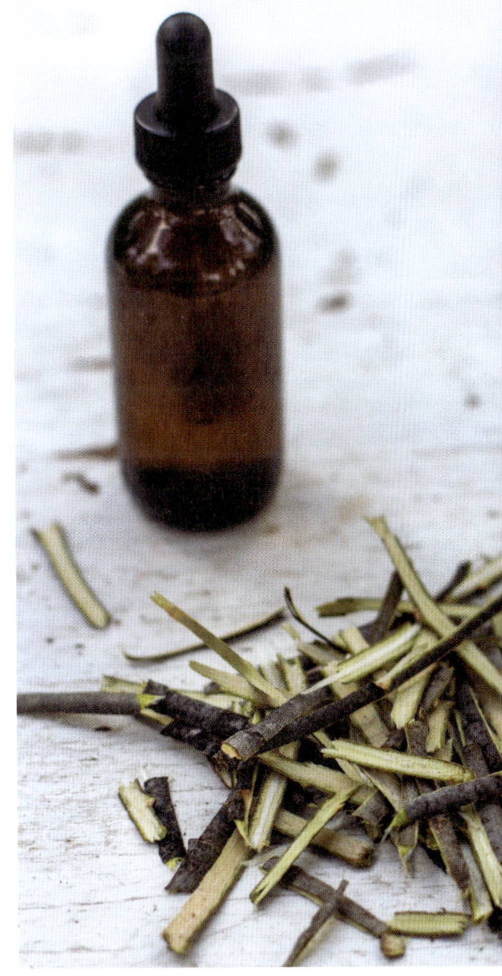

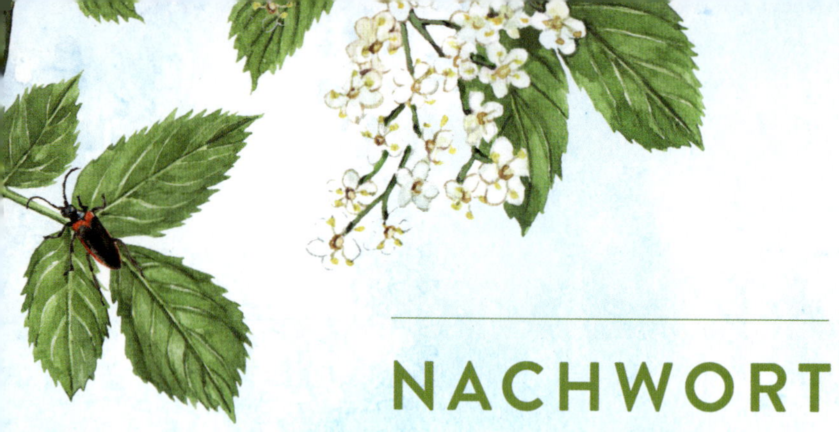

NACHWORT

Was passiert, wenn jeder in der Natur wildsammelt?

Wenn man über das Ernten von Wildpflanzen spricht, wird unweigerlich jemand fragen: »Aber was wäre, wenn jeder wildsammelt?« Vor ihrem geistigen Auge sehen sie kahle, pflanzenlose Hänge und empfindliche Pflanzenarten, die ausgerottet wurden. Zweifellos wäre es katastrophal, wenn sich Scharen von Menschen mit der Absicht in die Wildnis begeben, mehr zu nehmen, als selbst zu geben.

Wir stellen diese Frage jedoch voller Hoffnung: »Was wäre, wenn jeder wildsammelt?« Wir stellen uns vor, wie die Menschen ein freudigeres und reicheres Leben führen und schöne und belastbare Orte zurücklassen würden.

In der Tat haben wir dieses Buch geschrieben, um Ihnen dabei zu helfen, Ihre Verbindung zu unserer Erde zu heilen und zu stärken. Das Sammeln von Pflanzen und die Herstellung von Rezepten, die Sie, Ihre Familie und die Welt heilen und nähren, ist ein kraftvoller Weg, dies zu tun. Indem Sie die Ideale von *Heilende Wildkräuter* mit Ihrem Leben verweben, beginnen Sie, Ihre eigene Gesundheit und die der Gemeinschaft um Sie herum zu verbessern. Mit anderen Worten: Es geht nicht nur darum, *was* Sie tun, sondern auch darum, *wie* Sie es tun.

Was wäre, wenn jeder regelmäßig Grünflächen aufsuchen und eine tiefe Verbindung zur Welt um ihn herum aufbauen könnte? Wie viel glücklicher wären wir alle, wenn wir in der Gegenwart verwurzelt wären?

Wie anders würde jeder sein Leben führen, wenn er sich der gegenseitigen Abhängigkeit bewusst wäre? Welche Art von Beziehung würde entstehen, wenn wir uns auf die Gegenseitigkeit mit Pflanzen einlassen würden? Stellen Sie sich eine Welt vor, in der die Menschen den Pflanzen genauso viel geben, wie sie von ihnen empfangen ...

Wie viel stärker und gesünder wären wir, wenn jeder Mensch in der Lage wäre, seine

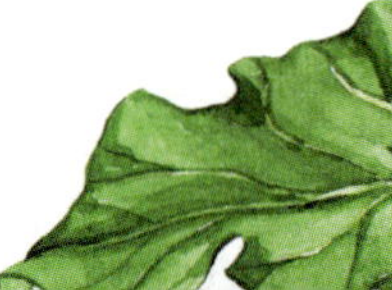

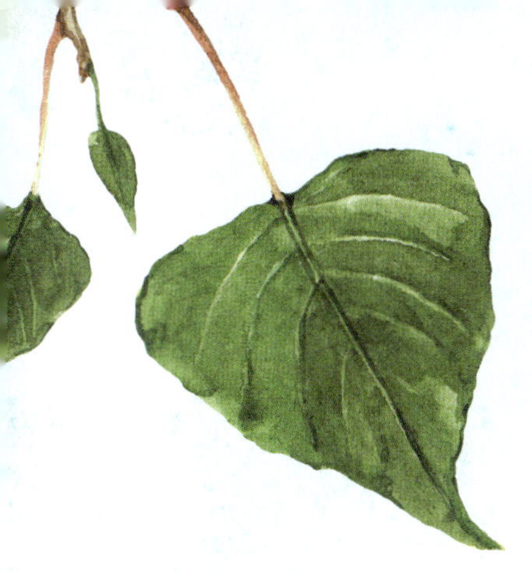

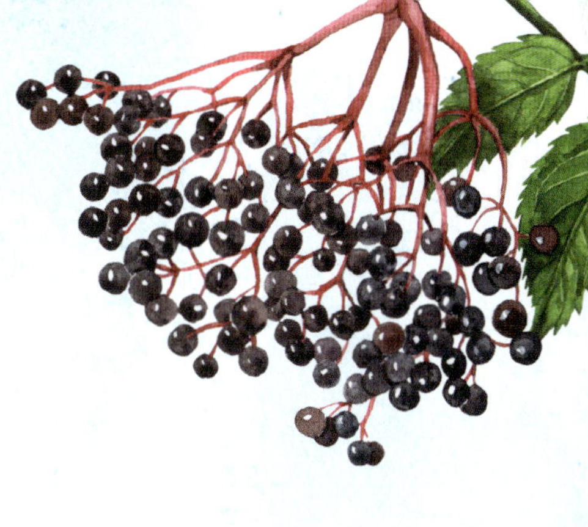

eigenen nahrhaften Lebensmittel und pflanzlichen Heilmittel herzustellen?

Was wäre, wenn jeder sich intensiv um das Land um sich herum kümmern würde? Wälder würden gedeihen, Wiesen würden blühen und Feuchtgebiete wären vom Gesang der Zugvögel erfüllt.

Was wäre, wenn alle zusammenarbeiteten, um gesündere Gemeinschaften aufzubauen? Was wäre, wenn mehr von uns auf lokal angebaute Lebensmittel und Medikamente zurückgreifen würden, wobei ökologische Gerechtigkeit und die Intaktheit unserer Ökosysteme oberste Priorität hätten?

Es ist auf jeden Fall Realität, dass nicht jeder wildsammelt. Wie Sie inzwischen wissen, bedeutet die Nahrungssuche in der Natur nicht einfach, lokale Pflanzen mit der Schere abzuschnippeln und den Korb zu füllen. Wildsammeln ist lebensverändernd, bewusstseinserweiternd und Ehrfurcht gebietend … aber es ist nach wie vor Arbeit. Es ist ein ständiges Beobachten und Kennenlernen des Ortes, an dem man lebt. Es ist das Erlernen der vielen Möglichkeiten, sich um das Terrain zu kümmern, in dem man erntet. Es ist das Wissen, wie Pflanzen zu finden, richtig zu identifizieren, zum richtigen Zeitpunkt zu sammeln und nach der Ernte zu verarbeiten sind.

Wenn Sie es bis zum Ende dieses Buches geschafft haben, dann hat Sie die Natur zweifellos inspiriert. Sie spüren, wie es Ihnen in den Fingern juckt, Ihre Hände in die Erde zu graben, um eine Beziehung zu den Pflanzen zu entwickeln und Ihre eigenen pflanzlichen Lebensmittel und Heilmittel herzustellen. Die Möglichkeiten sind endlos. Schauen wir, welche Welt des Wildsammelns wir gemeinsam erschaffen können.

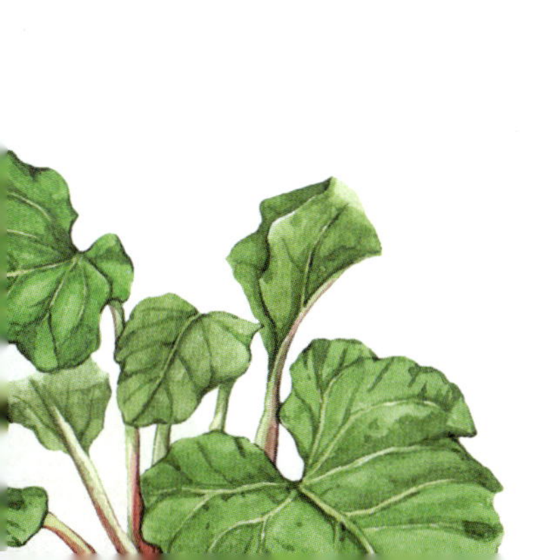

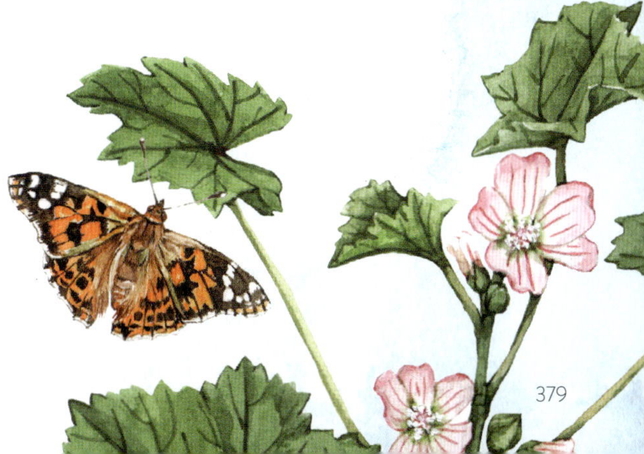

METRISCHE TABELLE

Umrechnungstabellen

Temperaturangaben Umrechnung Celsius/ Gas		
Vorgang	**Celsius**	**Gasstufe**
Wasser gefrieren	0°C	
Raumtemperatur	20°C	
Wasser kochen	100°C	
Backen	160°C	3
	180°C	4
	190°C	5
	200°C	6
	220°C	7
	230°C	8
Grillen	....	Grill

Umrechnung von Flüssigkeiten		
1/4 TL		1 ml
1/2 TL		2 ml
1 TL		5 ml
3 TL	1 EL	15 ml
	2 EL	30 ml
	4 EL	60 ml
	5 1/3 EL	80 ml
	8 EL	120 ml
	10 2/3 EL	160 ml
	12 EL	180 ml
	16 EL	240 ml

GLOSSAR

Dieses Glossar bietet kurze Erläuterungen von einigen in diesem Buch verwendeten Begriffen, die Ihnen vielleicht nicht geläufig sind. Wir haben uns auf die Grundlagen konzentriert – auf das, was Sie wissen müssen, um das Beste aus diesem Buch herauszuholen. Viele dieser Begriffe haben jedoch weitaus komplexere oder nuanciertere Bedeutungen, die ins Spiel kommen, wenn Sie sich intensiver mit Pflanzen und Kräuterkunde beschäftigen.

A

Abkochung: eine Kräuterzubereitung, die durch Simmern (oder manchmal Kochen) von Kräutern über einen längeren Zeitraum hergestellt wird

Adstringierend: wirkt straffend und kräftigend auf die Schleimhaut; weitere Informationen finden Sie auf Seite 240

Alterativ: Unterstützung der Ausscheidungswege des Körpers (Leber, Harnwege, Haut, Lymphe, Lunge, Dickdarm usw.); weitere Informationen finden Sie auf Seite 291

Antimikrobiell: allgemein wirksam gegen ein breites Spektrum von Krankheitserregern (Bakterien, Pilze usw.)

Antioxidans: hemmt Schäden durch freie Radikale sowie oxidativen Stress

Antiseptisch: sorgt für eine Verminderung von Krankheitserregern

Antiviral: wirksam gegen Viren; Kräuter vermögen dies auf verschiedene Weise, einschließlich der Stimulierung des Immunsystems

Aromatisch: stark duftend

Ätherisches Öl: konzentrierte, natürlich vorkommende, leicht flüchtige Flüssigkeit, die durch Destillation von aromatischen Pflanzen gewonnen wird.

Ausläufer: ein horizontal wachsender Seitenspross, der neue Pflanzen bilden kann, wenn Knoten den Boden berühren

B

Bitter: eine bitter schmeckende Kräuterzubereitung, oft ein mit Alkohol hergestellter Extrakt

Blutbildung: Stärkung oder Verbesserung des Blutbildes, oft durch Erhöhung der Nährstoffe und/oder der Produktion roter Blutkörperchen

D

Darmflora: die Vielfalt der im Verdauungstrakt lebenden Bakterien

Diaphoretikum, Diaphorese, diaphoretisch: unterstützt den Fieberprozess (siehe auch: *entspannendes Diaphoretikum, stimulierendes Diaphoretikum*)

Diaphoretikum, entspannendes: ein Kraut, das verwendet wird, wenn jemand sich heiß und angespannt fühlt, aber nicht schwitzen kann; es öffnet die Oberfläche des Körpers und lässt die Wärme entweichen (siehe auch: Diaphoretikum, stimulierendes)

Diaphoretikum, stimulierendes: ein Kraut, das verwendet wird, wenn jemand friert und zittert; es leitet Wärme vom Körperinnern nach außen und hilft dem Körper, sich zu erwärmen (siehe auch: Diaphoretikum, entspannendes)

Diuretikum: harntreibendes Mittel

Dysmenorrhoe: Menstruationbeschwerden, meist mit Unterleibskrämpfen

E

Elixir: ein Pflanzenextrakt, der oft mit Branntwein und Honig hergestellt wird

Entzündungsmodulierend: lindert Entzündungen (im Gegensatz zu Pharmazeutika, welche die Entzündung *hemmen*, einschließlich nützlicher Entzündungen)

Ephemere: kurzlebige Pflanze, die unter günstigen Bedingungen keimt

Expektorans: hilft, überschüssigen Schleim aus dem Körper auszuscheiden (siehe auch: *entspannendes Expektorans, stimulierendes Expektorans)*

Expektorans, entspannendes: ein Kraut, das die Arbeit der Schleimhäute anregt, um Verstopfungen zu begegnen, die ausgetrocknet sein und in der Lunge stecken können

Expektorans, stimulierendes: eine Substanz, die den Schleim verdünnt, um ihn aus dem Körper zu entfernen; oft scharf im Geschmack

G

Glycerit: ein Pflanzenextrakt auf Glycerinbasis

H

Harz: eine viskose, antimikrobielle organische Verbindung, die von Pflanzen als Reaktion auf Verletzungen produziert wird

Hepatisch: die Leber betreffend

Humus: dunkles, organisches Material im Boden, das aus verrottetem pflanzlichen und tierischen Material entsteht

Hydrosol: eine wässrige Lösung, die bei der Wasserdampfdestillation von aromatischen Pflanzen entsteht, oft ein Nebenprodukt von ätherischen Ölen

I

Immergrüne Pflanzen: tragen das ganze Jahr über Blätter

Immunmodulierend: allgemein das Immunsystems untertützend, um es widerstandsfähiger zu machen

Insulinresistenz: ein Zustand metabolischer Dysfunktion im Körper, bei dem die Zellen nicht richtig auf das Hormon Insulin reagieren; kann eine Vorstufe von Diabetes Typ 2 sein

In-vitro-Studien: Studien, die in einer kontrollierten Umgebung außerhalb des lebenden Organismus durchgeführt werden, z. B. in einer Petrischale

In-vivo-Studien: Studien, die an einem lebenden Organismus, sei es Tier, Mensch oder Pflanze, durchgeführt werden; wir beziehen uns im Allgemeinen auf In-vivo-Studien, die an Menschen durchgeführt wurden.

K

Karminativum: aromatische Kräuter, die die Verdauung unterstützen

Kätzchen: ein langer Blütenstand mit kleinen Blüten, der an den Zweigen einiger Pflanzen hängt

Kompresse: eine Kräuteranwendung, bei der ein Tuch in Kräutertee getaucht, leicht ausgedrückt und auf eine bestimmte Körperstelle gelegt wird; oft bei Schmerzen, Ausschlägen und Kopfschmerzen verwendet

Konstitution: genetisch determinierte physische und psychische Beschaffenheit eines Menschen, auch in Bezug auf heiß und kalt sowie trocken und feucht.

Krautig: mit weichem, nichtholzigem Stängel

L

Laxativ: wirkt anregend auf den Stuhlgang

Leukorrhöe: übermäßiger Scheidenausfluss

Likör: ein Pflanzenextrakt, der mit Alkohol und Süßstoff hergestellt wird

Lymphagog: stimuliert den Lymphfluss und die Lymphproduktion

M

Menstruum, Menstrua (Plural): ein Lösungsmittel, das verwendet wird, um chemische Bestandteile aus Kräutern zu extrahieren

N

Nervenstärkend, entspannend: beruhigt das Nervensystem; diese Nervenstärkungskräuter/-mittel werden häufig bei Menschen mit viel Stress, Angstzuständen oder Schlafstörungen verwendet (siehe auch: nervenstärkend, stimulierend)

Nervenstärkend, stimulierend: stimuliert das Nervensystem; bei einigen Kräutern funktioniert dies durch Inhaltsstoffe wie Koffein, andere haben spezifische aromatische Eigenschaften, die von Natur aus stimulierend wirken (siehe auch: nervenstärkend, entspannend)

O

Ödem: ein Zustand, bei dem sich überschüssige Flüssigkeit im Gewebe einlagert und zu Schwellungen führt.

Oxymel: ein pflanzliches Präparat aus Honig und Essig

P

Pastille: vom französischen Wort für »Pille«; eine kleine, oft von Hand hergestellte Lutschtablette mit pulverisierten Kräutern und Honig

Präbiotika, präbiotisch: eine kohlenhydratreiche Substanz, die die nützlichen Bakterien des Verdauungstrakts (Darmflora) fördert

R

Rubefacient: eine Substanz, die topisch zur Steigerung der Blutzirkulation in einem bestimmten Bereich aufgetragen wird; sie bewirkt eine Erweiterung der Kapillaren

S

Saponine: eine in Pflanzen vorkommende chemische Verbindung, die einen seifenartigen Schaum erzeugt

schleimlösend, entspannend: regt den gesunden Schleimfluss an und löst trockenen und festen Schleim in der Lunge (siehe auch: Schleimlöser, anregender)

schleimlösend, stimulierend: verdünnt den Schleim und hilft so beim Abtransport aus dem Körper; oft sehr würziger Geschmack (siehe auch: schleimlösend, entspannend)

Schleimstoff: eine zähflüssige oder gelatineartige Substanz, die von Pflanzen produziert wird; enthält Proteine und Polysaccharide

Sommergrün: wirft im Winter die Blätter ab

Spermatorrhoe: übermäßige, unfreiwillige Ejakulation

Stratifizierung: ein Verfahren zur Behandlung von Saatgut, um winterliche Bedingungen nachzuahmen, die zur Unterbrechung der Keimruhe und zur Förderung der Keimung erforderlich ist

Sukkus: ausgepresster Saft einer Pflanze

T

Tannin: ein bitteres, adstringierendes Polyphenol, das in Pflanzen vorkommt; auch Tanninsäure genannt

Tee: eine einfache Wasserextraktion eines Krauts oder Gewürzes, im Allgemeinen mit einer kleinen Menge Kräuter (1 Teelöffel) und einer kurzen Ziehzeit (5 bis 10 Minuten)

Tinktur: ein Pflanzenextrakt, der häufig auf Alkohol basiert

trophorestorativ: Unterstützung der Gesundheit eines bestimmten Organs durch Wiederherstellung des Gleichgewichts

V

Verdauung, stagnierende: Zustand, in dem der Körper Schwierigkeiten hat, Nahrung in die für eine gute Gesundheit benötigten Nährstoffe umzuwandeln; zu den Symptomen gehören das Gefühl von schwer im Magen liegender Nahrung, Völlegefühl, Übelkeit, verminderter Appetit, Aufstoßen, schmerzhafte Blähungen und Verstopfung

W

Wickel: eine weiche, feuchte Pflanzenmasse, die für eine therapeutische Wirkung auf den Körper aufgetragen wird

Wildsammeln: Identifizierung und Ernten von Pflanzen in der Natur

Wurzeltrieb: Pflanzentriebe, die an der Basis der Mutterpflanze oder aus einer Knospe an einer unterirdischen Wurzel entstehen

BEZUGSQUELLEN

Die besten Anlaufstellen für Kräuter und andere gesunde Pflanzen sind lokale Kräuterkundler, Apotheker, Gärtnereien oder auch kleine Bauernhöfe. Wenn Sie vor Ort nichts finden können, empfehlen wir die folgenden Quellen. Eine umfassende Liste finden Sie unter wildremediesbook.com/resources.

KRÄUTER, GEWÜRZE, SAATGUT UND ZUBEHÖR

Über 500 Kräuter und Tees in Bio-Qualität: www.kraeuterschulte.de
Gärtnerei Rühlemann's: www.kraeuter-und-duftpflanzen.de
Heilkräuter, Tees und Gewürze: www.herbathek.com
Wildkräuter-Saatgut für den Garten: www.magicgardenseeds.de
Saatgutmischungen speziell für Wildpflanzen: www.saaten-zeller.de
Bio-Saatgut: www.bingenheimersaatgut.de

BÜCHER

De la Forêt, Rosalee. *Die Alchemie der Kräuter und Gewürze: Entfache die Heilkraft einfacher Zutaten* (Trias, 2018)

Han, Emily. *Wild Drinks and Cocktails: Handcrafted Squashes, Shrubs, Switchels, Tonics, and Infusions to Mix at Home* (Fair Winds Press, 2015)

Brill, »Wildman« Steve. *Identifying and Harvesting Edible and Medicinal Plants in Wild (and Not So Wild) Places* (William Morrow, 1994)

Cech, Richo. *The Medicinal Herb Grower: A Guide for Cultivating Plants that Heal* (Horizon Herbs, 2009).

Elpel, Thomas J. *Botany in a Day: The Patterns Method of Plant Identification* (Hops Press, 2013)

Falconi, Dina. *Foraging and Feasting: A Field Guide and Wild Food Cookbook* (Botanical Arts Press, 2013).

Green, James. *The Herbal Medicine-Maker's Handbook: A Home Manual* (Crossing Press, 2000)

Herbalists Without Borders. *Start a Nourishing Community Garden* (Herbalists Without Borders, 2018); als E-Book erhältlich unter herbalistswithoutborders.weebly.com

Peterson Field Guides, *A Field Guide to Western Medicinal Plants and Herbs*, von Steven Foster und Christopher Hobbs (Houghton Mifflin Harcourt, 2002).

Thayer, Samuel. *The Forager's Harvest: A Guide to Identifying, Harvesting, and Preparing Edible Wild Plants* (Forager's Harvest, 2006) und *Nature's Garden: A Guide to Identifying, Harvesting, and Preparing Wild Edible Plants* (Forager's Harvest, 2010)

WEBSITES

Rosalee de la Forêts Website: www.herbswithrosalee.com

Viele weitere Kräutertipps und -tricks, mit leckeren Rezepten und geballtem Wissen

Emily Hans Website: www.emilyhan.com (Englisch)

Die Infoseite mit Rezepten und aktuellen Terminen zu Emily Hans Schulungen und Veranstaltungen

LearningHerbs: learningherbs.com (Englisch)

Die Online-Community bietet Schulungen in Kräuterkunde an – unter anderem mit Rosalee de la Forêt und Emily Han. Der LearningHerbs-Blog stellt einfache Rezepte für Zuhause vor.

American Herbalists Guild: americanherbalistsguild.com (Englisch)

Der US-Verband für Kräuterkundler bietet kostenlose Schulungen an und veranstaltet ein jährliches Symposium.

Kräuter- und Heilpflanzenschule: www.kraeuterkunde-die-ausbildung.de

Kompaktkurse in Kräuterkunde

Kräuterkunde Rhein-Main/Kräuterschule Taunus: www.regine-ebert.de

Seminare und Ausbildungen in Kräuterkunde

Ausbildung Phytotherapie: www.wildkraeuterwerkstatt.de

Umfangreiche Info-Seite mit Kräuterlexikon

Kräuterblog: www.kräuterguru.de

Mit vielen Pflanzen-Infos und Rezepten

WEITERE BEZUGSQUELLEN

Die meisten der im Buch erwähnten Produkte sind in gängigen Naturkostläden erhältlich. Sie können sie auch direkt über unseren Onlineshop www.narayana-verlag.de in der Kategorie »Naturkost« erhalten. Dort finden Sie ein großes Sortiment an ausgewählten Naturkostprodukten. Auch Nahrungsergänzungsmittel unserer Eigenmarke »Unimedica« und viele Superfoods sind dort erhältlich.

REFERENZEN

Einleitung

1. Richard Louv, »No More 'Nature-Deficit Disorder,'« *Psychology Today*, January 28, 2009, https://www.psychologytoday.com/us/blog/people-in-nature/200901/no-more-nature-defi- cit-disorder.
2. G. N. Bratman et al., »Nature Experience Reduces Rumination and Subgenual Prefrontal Cortex Activation,« *Proceedings of the National Academy of Sciences* 112, no. 28 (July 2015). doi:10.1073/pnas.1510459112
3. P. Grahn and U. K. Stigsdotter, »Landscape Planning and Stress,« *Urban Forestry & Urban Greening* 2, no. 1 (December 2003). doi:10.1078/1618-8667-00019.

Kapitel 1: Die Wirksamkeit der Pflanzenmedizin

Epigraph: Thich Nhat Hanh, *Love Letter to the Earth* (Berkeley, CA: Parallax Press, 2012).

1. Yoel Melamed et al., »The Plant Component of an Acheulian Diet at Gesher Benot Ya'aqov, Israel,« *Proceedings of the National Academy of Sciences of the United States of America* 113, no. 51 (2016). doi:10.1073/pnas.1607872113.
2. Kevin Spelman, »Ecological Pharmacology,« YouTube video, April 11, 2013, https://youtu.be/-3j97uFYV68.

Kapitel 2: Die eigene Region kennenlernen

Epigraph: Samuel Thayer, *Nature's Garden* (Bruce, WI: Foragers Harvest Press, 2010).

Kapitel 3: Prinzipien des Wildsammelns

Epigraph: Rosemary Gladstar, *Planting the Future: Saving Our Medicinal Herbs*, ed. Rosemary Gladstar and Pamela Hirsch (Rochester, VT: Healing Arts Press, 2000).

1. M. Kat Anderson, *Tending the Wild: Native American Knowledge and the Management of California's Natural Resources* (Berkeley: University of California Press, 2005).

Kapitel 4: Die Praxis des Wildsammelns

Epigraph: Craig Torres, quoted in Deborah Small, »A Southern Cali- fornia Native Cornucopia,« Deborah Small's Ethnobotany Blog, July 15, 2011, https://deborahsmall.wordpress.com/2011/07/15/a-southern-california-native-cornucopia.

1. Robin Wall Kimmerer, *Braiding Sweetgrass: Indigenous Wisdom, Scientific Knowledge, and the Teachings of Plants* (Minneapolis: Milkweed Editions, 2013).

Kapitel 5: Grundlagen der Botanik

Epigraph: Robin Wall Kimmerer, *Braiding Sweetgrass* (Minneapolis: Milkweed Editions, 2013).

Kapitel 6: Verarbeitung von Pflanzen

Epigraph: jim mcdonald, »Gathering your own Herbs,« jim mcdonald, 2019, http://www.herbcraft.org/gathering.html.

Kapitel 7: Von der Freude, wieder im Einklang mit den Jahreszeiten zu leben

Epigraph: Bernd Heinrich, »A Naturalist's Journal,« in Nathaniel T. Wheelwright and Bernd Heinrich, *The Naturalist's Notebook* (North Adams, MA: Storey Publishing, 2017).

Kapitel 8: Vogelmiere

Epigraph: Rosemary Gladstar, *Medicinal Herbs: A Beginner's Guide* (North Adams, MA: Storey Publishing, 2012).

1. Guido Masé, »Plant Saponins,« *A Radicle* (blog), September 23, 2105, http://aradicle.blogspot.com/2015/09/plant-saponins.html.
2. U.S. Department of Agriculture (hereinafter USDA), Agricultural Research Service, *Dr. Duke's Phytochemical and Ethnobotanical Databases*, 1992–2016. doi:10.15482/USDA.ADC/1239279.
3. Yu Shan et al., »Purification and Characterization of a Novel Anti-HSV-2 Protein with Antiproliferative and Peroxidase Activities from *Stellaria media*,« *Acta Biochimica et Biophysica Sinica* 45, no. 8 (2013). doi:10.1093/abbs/gmt060; Lihua Ma et al., »Anti-hepatitis B Virus Activity of Chickweed [*Stellaria media* (L.) Vill.] Extracts in HepG2.2.15 Cells,« *Molecules* 17, no. 7 (2012). doi:10.3390/molecules17078633.

Kapitel 9: Löwenzahn – Blatt und Blüte

Epigraph: Juliet Blankespoor, »Dandelion,« Chestnut School of Herbal Medicine Herbal Immersion Program, 2019, https://chestnut herbs.com/lesson/dandelion-taraxacum-officinale.

1. Anita Sanchez, *The Teeth of the Lion: The Story of the Beloved and Despised Dandelion* (Blacksburg, VA: McDonald & Woodward, 2006).
2. USDA Agricultural Research Service, *Dr. Duke's Phytochemical and Ethnobotanical Databases*.

3. Natalia Drabińska et al., »The Effect of Oligofructose-Enriched Inulin on Faecal Bacterial Counts and Microbiota-Associated Characteristics in Celiac Disease Children Following a Glu- ten-Free Diet: Results of a Randomized, Placebo-Controlled Trial,« *Nutrients* 10, no. 2 (2018). doi:10.3390/nu10020201.

4. Helen Lightowler et al., »Replacement of Glycaemic Carbohydrates by Inulin-Type Fructans from Chicory (Oligofructose, Inulin) Reduces the Postprandial Blood Glucose and Insulin Response to Foods: Report of Two Double-Blind, Randomized, Con- trolled Trials,« *European Journal of Nutrition* 57, no. 3 (2018). doi:10.1007/s00394-017-1409-z.

5. Bevin A. Clare, Richard S. Conroy, and Kevin Spelman, »The Diuretic Effect in Human Subjects of an Extract of *Taraxacum officinale* Folium over a Single Day,« *Journal of Alternative and Complementary Medicine* 15, no. 8 (2009). doi:10.1089/acm.2008.0152.

6. Dariusz Jędrejek et al., »Evaluation of Antioxidant Activity of Phenolic Fractions from the Leaves and Petals of Dandelion in Human Plasma Treated with $H_2O_2$and H_2O_2/Fe,« *Chemico-bio- logical Interactions* 262 (2017). doi:10.1016/j.cbi.2016.12.003.

7. Yafan Yang and Shuangshuang Li, »Dandelion Extracts Protect Human Skin Fibroblasts from UVB Damage and Cellular Senescence,« *Oxidative Medicine and Cellular Longevity* 2015 (2015), doi:10.1155/2015/619560.

Kapitel 10: Wilder Senf

Epigraph: Kami McBride, personal communication with authors, 2018.

1. Michele Anna Jordan, *The Good Cook's Book of Mustard: One of the World's Most Beloved Condiments, with More than 100 Recipes* (New York: Skyhorse Publishing, 2015).

2. Hayley Saul et al. »Phytoliths in Pottery Reveal the Use of Spice in European Prehistoric Cuisine,« *PloS One* 8, no. 8 (2013). doi:10.1371/journal.pone.0070583.

3. Sahar Ghalandari et al., »Effect of Hydroalcoholic Extract of *Capsella bursa pastoris* on Early Postpartum Hemorrhage: A Clinical Trial Study,« *Journal of Alternative and Complementary Medicine* 23, no. 10 (2017). doi:10.1089/acm.2017.0095.

4. Mahdis Naafe et al., »Effect of Hydroalcoholic Extracts of *Capsella bursa-pastoris* on Heavy Menstrual Bleeding: A Randomized Clinical Trial,« *Journal of Alternative and Complementary Medicine* 24, no. 7 (2018). doi:10.1089/acm.2017.0267.

5. Anamika Singh and M. H. Fulekar, »Phytoremediation of Heavy Metals by *Brassica juncea* in Aquatic and Terrestrial Environ- ment,« in *The Plant Family Brassicaceae: Contribution Towards Phytoremediation*, ed. N. A. Anjum et al. (Dordrecht: Springer, 2012).

Kapitel 11: Brennnessel

Epigraph: Sandra Lory, personal communication with authors, 2019.

1. Jo Robinson, *Eating on the Wild Side: The Missing Link to Optimum Health* (New York: Little Brown & Co., 2014).

2. USDA Agricultural Research Service, *Dr. Duke's Phytochemical and Ethnobotanical Databases*. Vesna Rafajlovska et al., »Determi- nation of Protein and Mineral Contents in Stinging Nettle,« *ResearchGate* 4 (2013). doi:10.7251/QOL1301026R.

3. Elif Özalkaya et al., »Effect of a Galactagogue Herbal Tea on Breast Milk Production and Prolactin Secretion by Mothers of Preterm Babies,« *Nigerian Journal of Clinical Practice* 21, no. 1 (2018). doi:10.4103/1119-3077.224788.

4. P. Mittman, »Randomized, Double-Blind Study of Freeze-Dried *Urtica dioica* in the Treatment of Allergic Rhinitis,« *Planta Medica* 56, no. 1 (1990). doi:10.1055/s-2006-960881.

5. N. Namazi et al. »The Effect of Hydro Alcoholic Nettle (*Urtica dioica*) Extracts on Insulin Sensitivity and Some Inflammatory Indicators in Patients with Type 2 Diabetes: A Randomized Double-Blind Control Trial,« *Pakistan Journal of Biological Sci- ences* 14, no. 15 (2011). doi:10.3923/pjbs.2011.775.779; Saeed Kianbakht, Farahnaz Khalighi-Sigaroodi, and Fataneh Hashem Dabaghian, »Improved Glycemic Control in Patients with Ad- vanced Type 2 Diabetes Mellitus Taking *Urtica dioica* Leaf Ex- tract: A Randomized Double-Blind Placebo-Controlled Clinical Trial,« *Clinical Laboratory* 59, no. 9-10 (2013). doi:10.7754/Clin.Lab.2012.121019; N. Namazi, A. Tarighat, and A. Bahrami, »The Effect of Hydro Alcoholic Nettle (*Urtica dioica*) Extract on Oxidative Stress in Patients with Type 2 Diabetes: A Random- ized Double-Blind Clinical Trial,« *Pakistan Journal of Biological Sciences* 15, no. 2 (2012). doi:10.3923/pjbs.2012.98.102; Nahid Khalili et al., »Silymarin, Olibanum, and Nettle, a Mixed Herbal Formulation in the Treatment of Type II Diabetes: A Randomized, Double-Blind, Placebo-Controlled, Clinical Trial,« *Journal of Evidence-Based Complementary & Alternative Medicine* 22, no. 4 (2017). doi:10.1177/2156587217696929.

6. Alidad Amiri Behzadi, Hamid Kalalian-Moghaddam, and Amir Hossein Ahmadi, »Effects of *Urtica dioica* Supplementation on Blood Lipids, Hepatic Enzymes and Nitric Oxide Levels in Type 2 Diabetic Patients: A Double Blind, Randomized Clinical Trial,« *Avicenna Journal of Phytomedicine* 6, no. 6 (2016), 686-695. PMID: 28078249; PMCID: PMC5206926.

7. Margret Moré et al., »A *Rosa canina—Urtica dioica—Harpagophy- tum procumbens/zeyheri* Combination Significantly Reduces Gonarthritis Symptoms in a Randomized, Placebo-Controlled Double-Blind Study,« *Planta Medica* 83, no. 18 (2017). doi:10.1055/s-0043-112750.

8. Colin Randall et al., »Nettle Sting for Chronic Knee Pain: A Ran- domised Controlled Pilot Study,« *Complementary Therapies in Medicine* 16, no. 2 (2008): doi:10.1016/j.ctim.2007.01.012.; C. Randall et al., »Randomized Controlled Trial of Nettle Sting for Treatment of Base-of-Thumb Pain,« *Journal of the Royal Society of Medicine* 93, no. 6 (2000). doi:10.1177/014107680009300607.

9. Jonathan Treasure, »Case History: Nettle Seed & Kidney Function,« JonathanTreasure.com, accessed September 22, 2018, http://jonathantreasure.com/evidence-research-testimoni-als-case-history/case-histories/nettle-seed-kidney-function.

10. Mohammad Reza Safarinejad, »*Urtica dioica* for Treatment of Benign Prostatic Hyperplasia: A Prospective, Randomized, Double-Blind, Placebo-Controlled, Crossover Study,« *Journal of Herbal Pharmacotherapy* 5, no. 4 (2005). doi:10.1080/J157v05n04_01.

11. Cathleen Rapp, »Special Saw Palmetto and Stinging Nettle Root Combination as Effective as Pharmaceutical Drug for Prostate Symptoms,« *HerbalGram* 72 (2006).

12. Merrily A. Kuhn and David Winston, *Winston and Kuhn's Herbal Therapy & Supplements: A Scientific and Traditional Approach* (Philadelphia: Wolters Kluwer/Lippincott Williams & Wilkins, 2008).

Kapitel 12: Wegerich

Epigraph: Ian Opal Kesling, »Plantain (*Plantago spp*),« *HerbRally*, 2017, https://www.herbrally.com/monographs/plantain.

1. Ahmed Ali Romeh, Magdi Anwar Khamis, and Shawky Mohammed Metwally, »Potential of *Plantago major* L. for Phytoremediation of Lead-Contaminated Soil and Water,« *Water, Air, & Soil Pollution* 227, no. 9 (2016). doi: 10.1007/s11270-015-2687-9; Ahmed Romeh, »Phytoremediation of Water and Soil Contaminated with Imidacloprid Pesticide by *Plantago najor*, L.,« *International Journal of Phytoremediation* 12, no. 2 (2010), doi:10.1080/15226510903213936.

Kapitel 13: Veilchen

Epigraph: Tori Amos, »Cloud on My Tongue,« track 10 on *Under the Pink*, Atlantic Records, 1994 .

1. Graeme Tobyn, Alison Denham, and Margaret Whitelegg, *The West- ern Herbal Tradition: 2000 Years of Medicinal Plant Knowledge* (London: Churchill Livingstone, 2010).
2. Margaret Joan Roberts, *Edible & Medicinal Flowers* (Claremont: Spearhead Press, 2000).
3. Mohammad Ali Esmaeili et al., »Viola Plant Cyclotide Vigno 5 Induces Mitochondria-Mediated Apoptosis via Cytochrome C Release and Caspases Activation in Cervical Cancer Cells,« *Fitoterapia* 109 (2016). doi:10.1016/j.fitote.2015.12.021; Yeon- Joo Kwak et al., »Fermented *Viola mandshurica* Inhibits Melano- genesis in B16 Melanoma Cells,« *Bioscience, Biotechnology, and Biochemistry* 75, no. 5 (2011). doi:10.1271/bbb.100641.
4. Samantha L. Gerlach et al., »Anticancer and Chemosensitizing Abilities of Cycloviolacin 02 from *Viola odorata* and Psyle Cyclotides from *Psychotria leptothyrsa*,« *Biopolymers* 94, no. 5 (2010). doi:10.1002/bip.21435.
5. Mohammad Javad Qasemzadeh et al., »The Effect of *Viola odorata* Flower Syrup on the Cough of Children with Asthma: A Double-Blind, Randomized Controlled Trial,« *Journal of Evidence-Based Complementary & Alternative Medicine* 20, no. 4 (2015). doi:10.1177/2156587215584862.
6. jim mcdonald, »Violet Herb,« Herbs with Rosalee, accessed Octo- ber 11, 2018, https://www.herbalremediesadvice.org/violet-herb.html.
7. Hildegard von Bingen, *Hildegard von Bingen's Physica: The Complete English Translation of Her Classic Work on Health and Healing*, trans. Priscilla Throop (Rochester: Healing Arts Press, 1998).
8. Zohre Feyzabadi et al., »Efficacy of *Viola odorata* in Treatment of Chronic Insomnia,« *Iranian Red Crescent Medical Journal* 16, no. 12 (2014). doi:10.5812/ircmj.17511.
9. mcdonald, »Violet Herb.«

Kapitel 14: Holunderblüten

Epigraph: Darcy Williamson, *Healing Plants of the Rocky Mountains* (McCall, ID: From the Forest, 2002).

1. Cecilia Garza and James D. Adams, Jr., *Healing with Medicinal Plants of the West* (La Crescenta: Abedus Press, 2012).
2. Margaret Grieve, *A Modern Herbal* (New York: Dover, 1971).
3. Anna Jarzycka et al., »Assessment of Extracts of *Helichrysum are- narium*, *Crataegus monogyna*, *Sambucus nigra* in Photoprotective UVA and UVB; Photostability in Cosmetic Emulsions,« *Journal of Photochemistry and Photobiology* 128 (2013). doi:10.1016/j.jphotobiol.2013.07.029.
4. Evlambia Harokopakis et al., »Inhibition of Proinflammatory Activi- ties of Major Periodontal Pathogens by Aqueous Extracts from Elderflower (*Sambucus nigra*),« *Journal of Periodontology* 77, no. 2 (2006). doi:10.1902/jop.2006.050232.

Kapitel 15: Malve

Epigraph: Julie James, personal communication with authors, 2018.

1. Abdullatif Azab, »Malva: Food, Medicine and Chemistry,« *European Chemical Bulletin* 6, no. 7 (2017). doi:10.17628/ecb.2017.6.295-320.
2. Elias Keyrouz et al., »*Malva neglecta:* A Natural Inhibitor of Bacterial Growth and Biofilm Formation,« *Journal of Medicinal Plants Research* 11, no. 24 (2017). doi:10.5897/JMPR2017.6422.
3. S. Maryam Mirghiasi et al., »The Effect of *Malva neglecta* on the Reduction of Inflammatory Agents in Patients with Osteo- arthritis,« *Molecular Biology: Open Access* 4, no. 4 (2015). doi:10.4172/2168-9547.1000135.
4. Emanuela Cristiani et al., »Dental Calculus Reveals Mesolithic Foragers in the Balkans Consumed Domesticated Plant Foods,« *Proceedings of the National Academy of Sciences of the United States of America* 113, no. 37 (2016). doi:10.1073/pnas.1603477113.
5. Alexis Soyer, *Pantropheon, or, History of Food, and Its Preparation, from the Earliest Ages of the World* (Boston: Ticknor, Reed, and Fields, 1853).
6. J. A. Duke, *CRC Handbook of Proximate Analysis Tables of Higher Plants* (Boca Raton: CRC Press, 1986).

Kapitel 16: Minze

Epigraph: Brittany Wood Nickerson, *Recipes from the Herbalist's Kitchen* (North Adams, MA: Storey Publishing, 2017).

1. Z. Tayarani-Najaran et al., »Antiemetic Activity of Volatile Oil from *Mentha spicata* and *Mentha × piperita* in Chemotherapy-In- duced Nausea and Vomiting,« *Ecancermedicalscience* 7 (2013). doi:10.3332/ecancer.2013.290.
2. Brooks D. Cash, Michael S. Epstein, and Syed M. Shah, »A Novel Delivery System of Peppermint Oil Is an Effective Therapy for Irritable Bowel Syndrome Symptoms,« *Digestive Diseases and Sciences* 61, no. 2 (2016). doi:10.1007/s10620-015-3858-7.
3. Naofumi Ohtsu et al., »Utilization of the Japanese Peppermint Herbal Water Byproduct of Steam Distillation as an Anti- microbial Agent,« *Journal of Oleo Science* 67, no. 10 (2018). doi:10.5650/jos.ess18049; Rekha Raghavan et al., »Effective- ness of *Mentha piperita* Leaf Extracts against Oral Pathogens: An In Vitro Study,« *Journal of Contemporary Dental Practice* 19, no. 9 (2018). doi:10.5005/jp-journals-10024-2378; Ab- derrahmane Houicher et al., »In Vitro Study of the Antifungal Activity of Essential Oils Obtained from *Mentha spicata*, *Thymus vulgaris*, and *Laurus nobilis*,« *Recent Patents on Food, Nutrition & Agriculture* 8, no. 2 (2016). doi:10.2174/2212798408666160927124014.

4. Erin A. Connelly et al., »High-Rosmarinic Acid Spearmint Tea in the Management of Knee Osteoarthritis Symptoms,« *Journal of Medicinal Food* 17, no. 12 (2014). doi:10.1089/jmf.2013.0189.

5. Seyedeh Zahra Masoumi et al., »Evaluation of Mint Efficacy Regarding Dysmenorrhea in Comparison with Mefenamic Acid: A Double Blinded Randomized Crossover Study,« *Iranian Journal of Nursing and Midwifery Research* 21, no. 4 (2016). doi:10.4103/1735-9066.185574; Akram Heshmati et al., »The Ef- fect of Peppermint (*Mentha piperita*) Capsules on the Severity of Primary Dysmenorrhea,« *Journal of Herbal Medicine* 6, no. 3 (2016). doi:10.1016/j.hermed.2016.05.001.

Kapitel 17: Kleine Braunelle

Epigraph: Maia Toll, *The Illustrated Herbiary* (North Adams, MA: Storey Publishing, 2018).

1. Sun Mi Hwang et al., »Anti-Proliferative Effect of an Aqueous Extract of Prunella vulgaris in Vascular Smooth Muscle Cells,« *Journal of Evidence-Based Complementary & Alternative Medicine* 2013, no. 3 (2013). doi:10.1155/2013/936463; Sun Haeng Park et al., »The Protective Effect of Prunella vulgaris Ethanol Extract Against Vascular Inflammation in TNF-**α**-stimulated Human Aortic Smooth Muscle Cells,« *BMB Reports* 46, no. 7 (2013). doi:10.5483/bmbrep.2013.46.7.214.

2. Jitka Psotova et al., »Photoprotective Properties of Prunella vulgaris and Rosmarinic Acid on Human Keratinocytes,« *Journal of Photochemistry and Photobiology B Biology* 84, no. 3 (2006). doi:10.1016/j.jphotobiol.2006.02.012.

3. Dan Bensky, Steven Clavey, and Erich Stoger, *Chinese Herbal Medicine: Materia Medica,* 3rd ed. (Vista, CA: Eastland Press, 2004).

4. Ibid.

5. H. X. Xu et al., »Isolation and Characterization of An Anti-HSV Polysaccharide from *Prunella vulgaris,« Antiviral Research* 44, no. 1 (1999). doi:10.1016/S0166-3542(99)00053-4; Silke Nolkemper et al., »Antiviral Effect of Aqueous Extracts from Species of the Lamiaceae Family Against Herpes Simplex Virus Type 1 and Type 2 in Vitro,« *Planta Medica* 72, no. 15 (2006). doi:10.1055/s-2006-951719.

6. Xuya Fang et al., »Immune Modulatory Effects of *Prunella vulgaris* L. on Monocytes/Macrophages,« *International Journal of Molecular Medicine* 16, no. 6 (2005); Chao Li et al., »Characterization, Antioxidant and Immunomodulatory Activities of Polysaccharides from Prunella vulgaris Linn,« International Journal of Biological Macromolecules 75 (2015). doi:10.1016/j.ijbiomac.2015.01.010.

7. William Woys Weaver, *Sauer's Herbal Cures* (New York: Routledge, 2000).

8. Pan Wang et al. »[Effects of Extracts of *Prunella vulgaris* L. on Proteome of Human Lung Adenocarcinoma Cell Line A549],« Zhonghua Yi Xue Za Zhi 94, no. 28 (2014), PMID: 25331476; Seung-Hum Kim et al., »The Aqueous Extract of Prunella vulgaris Suppresses Cell Invasion and Migration in Human Liver Cancer Cells by Attenuating Matrix Metalloproteinases,« *American Journal of Chinese Medicine 40,* no. 3 (2012). doi:10.1142/S0192415X12500486; Chao Li et al., »Preparation of *Prunella vulgaris* Polysaccharide-Zinc Complex and Its Antiproliferative Activity in HepG2 Cells,« *International Journal of Biological Macromolecules* 91 (2016), doi:10.1016/j.ijbiomac.2016.06.012; Yu-Chieh Su et al., »Modulation of the Tumor Metastatic Microenvironment and Multiple Signal Pathways by *Prunella vulgaris* in Human Hepatocellular Carcinoma,« *American Journal of Chinese Medicine* 44, no. 4 (2016), doi:10.1142/S0192415X16500464; Yu-Jin Hwang et al., »In Vitro Antioxidant and Anticancer Effects of Solvent Fractions from *Prunella vulgaris* var. lilacina,« *BMC Complementary and Alternative Medicine* 13 (2013). doi:10.1186/1472-6882-13-310; Xiao-Rui Fu, Zhen-Chang Sun, and Ming-Zhi Zhang, »[Experimental Study of Extract from *Prunella vulgaris* Inducing B, T Lymphoma Cell Apoptosis],« Zhongyaocai = *Journal of Chinese Medicinal Materials* 35, no. 3 (2012): 433–8.

9. Hye-In Kim et al., »Inhibition of Estrogen Signaling through Depletion of Estrogen Receptor Alpha by Ursolic Acid and Betulinic Acid from Prunella vulgaris var. lilacina,« *Biochemical and Biophysical Research Communications* 451, no. 2 (2014). doi:10.1016/j.bbrc.2014.07.115.

10. Jixue Zhao et al., »Oral Administration of *Prunella vulgaris* L Improves the Effect of Taxane on Preventing the Progression of Breast Cancer and Reduces Its Side Effects,« *Frontiers in Pharmacology* 9 (2018). doi:10.3389/fphar.2018.00806.

11. Yuhang Chen et al., »[Influence of Storage Period and Grading Standards on Quality of *Prunella vulgaris*],« *Zhongguo Zhong Yao Za Zhi = China Journal of Chinese Materia Medica* 37, no. 7 (2012):882–6.

12. Bensky, Clavey, and Stoger, *Chinese Herbal Medicine.*

Kapitel 18: Echtes Johanniskraut

Epigraph: Henriette Kress, *Practical Herbs 1* (Helsinki: Henriette Kress, 2013).

1. Daniel E. Moerman, *Native American Ethnobotany* (Portland: Timber Press, 1998).

2. Qin Xiang Ng, Nandini Venkatanarayanan, and Collin Yih Xian Ho, »Clinical Use of *Hypericum perforatum* (St. John's Wort) in Depression: A Meta-analysis,« *Journal of Affective Disorders* 210 (2017). doi:10.1016/j.jad.2016.12.048.

3. David Winston, *Differential Treatment of Depression and Anxiety with Botanical and Nutritional Medicines* (2014), https://www.americanherbalistsguild.com/sites/default/files/Proceedings/winston_david_-_differ_treat-depression.pdf.

4. Amy Clewell et al., »Efficacy and Tolerability Assessment of a Topi- cal Formulation Containing Copper Sulfate and *Hypericum per- foratum* on Patients with Herpes Skin Lesions: A Comparative, Randomized Controlled Trial,« *Journal of Drugs in Dermatology* 11, no. 2 (2012):209–15.

5. Susan Arentz et al., »Combined Lifestyle and Herbal Medicine in Overweight Women with Polycystic Ovary Syndrome (PCOS): A Randomized Controlled Trial,« *Phytotherapy Research* 31, no. 9 (2017). doi:10.1002/ptr.5858.

6. Sarah Canning et al., "The Efficacy of *Hypericum perforatum* (St John's Wort) for the Treatment of Premenstrual Syndrome: A Randomized, Double-Blind, Placebo-Controlled Trial," *CNS Drugs* 24, no. 3 (2010). doi:10.2165/11530120.

7. Harvey Wickes Felter and John Uri Lloyd, *King's American Dispensa- tory*, 18th ed., 3rd rev. ed. (Cincinnati: Ohio Valley Co., 1898).

8. Maryam Hajhashemi et al., »The Effect of *Achillea millefolium* and *Hypericum perforatum* Ointments on Episiotomy Wound Healing in Primiparous Women,« *Journal of Maternal-Fetal & Neonatal Medicine* 31, no. 1 (2018). doi: 10.1080/14767058.2016.1275549.

9. Sareh Samadi et al., »The Effect of *Hypericum perforatum* on the Wound Healing and Scar of Cesarean,« *Journal of Alternative and Complementary Medicine* 16, no. 1 (2010). doi:10.1089/acm.2009.0317.

10. Martina C. Meinke et al., »In Vivo Photoprotective and Anti-in- flammatory Effect of Hyperforin Is Associated with High Antioxidant Activity In Vitro and Ex Vivo,« *European Journal of Pharmaceutics and Biopharmaceutics* 81, no. 2 (2012). doi:10.1016/j.ejpb.2012.03.002.

11. Anthony Booker et al., »St John's Wort (*Hypericum perforatum*) Products—An Assessment of Their Authenticity and Quality,« *Phytomedicine* 40 (2018). doi:10.1016/j.phymed.2017.12.012.

12. Zoe Gardner and Michael McGuffin, *American Herbal Products Association's Botanical Safety Handbook*, 2nd ed. (Boca Raton: CRC Press, 2013).

13. Robin H. Fogle et al., »Does St. John's Wort Interfere with the An- tiandrogenic Effect of Oral Contraceptive Pills?« *Contraception* 74, no. 3 (2006). doi:10.1016/j.contraception.2006.03.015.

14. Tuija H. Nieminen et al., »St John's Wort Greatly Reduces the Concentrations of Oral Oxycodone,« *European Journal of Pain* 14, no. 8 (2010). doi:10.1016/j.ejpain.2009.12.007.

Kapitel 19: Schafgarbe

Epigraph: Maria Noel Groves, *Body Into Balance* (North Adams, MA: Storey Publishing, 2016).

1. Guido Masé, »Herb Power: Find Your Wild Ally This Summer,« *A Radicle* (blog), June 8, 2003, aradicle.blogspot.com/2013/06/herb-power-find-your-wild-ally-this.html.

2. Karen Hardy et al., »Neanderthal Medics? Evidence for Food, Cooking, and Medicinal Plants Entrapped in Dental Calculus,« *Die Naturwissenschaften* 99, no. 8 (2012). doi:10.1007/s00114-012-0942-0.

3. 7Song, »Herb First Aid,« https://courses.learningherbs.com.

4. Vanja Tadić et al., »The Estimation of the Traditionally Used Yarrow (*Achillea millefolium* L. Asteraceae) Oil Extracts with Anti-inflamatory Potential in Topical Application,« *Journal of Ethnopharmacology* 199 (2017). doi:10.1016/j.jep.2017.02.002.

5. Maryam Hajhashemi et al., "The Effect of *Achillea millefolium* and *Hypericum perforatum* Ointments."

6. Michael Moore, *Medicinal Plants of the Mountain West* (Santa Fe: Museum of New Mexico Press, 2003).

7. Sedigheh Miranzadeh et al., "Effect of Adding the Herb *Achillea millefolium* on Mouthwash on Chemotherapy Induced Oral Mucositis in Cancer Patients: A Double-Blind Randomized Controlled Trial," *European Journal of Oncology Nursing* 19, no. 3 (2015). doi:10.1016/j.ejon.2014.10.019.

8. Aviva Jill Romm, *Botanical Medicine for Women's Health* (St. Louis: Churchill Livingstone, 2010).

9. Ensiyeh Jenabi and Bita Fereidoony, »Effect of *Achillea millefolium* on Relief of Primary Dysmenorrhea: A Double-Blind Random- ized Clinical Trial,« *Journal of Pediatric and Adolescent Gynecolo- gy* 28, no. 5 (2015). doi:10.1016/j.jpag.2014.12.008.

10. John M. Scudder, *A Familiar Treatise on Medicine* (Moore, Wilstach & Moore, 1870); Finley Ellingwood, *American Materia Medica, Therapeutics and Pharmacognosy* (Portland: Electric Medical Publications, 1919); Felter and Lloyd, *King's American Dispen- satory*.

Kapitel 20: Apfel

Epigraph: Michael Phillips, , personal communication with authors, December 12, 2018.

1. Karen Carr, »Where Do Apples Come From? History of Apples,« Quatr.us from Professor Carr Study Guides, September 17, 2018, https://quatr.us/food-2/where-do-apples-come-from.htm.

2. jim mcdonald, »Apple,« jim mcdonald, accessed November 8, 2018, herbcraft.org, http://www.herbcraft.org/apple.html.

3. Athanasios Koutsos, Kieran M Tuohy, and Julie A Lovegrove, »Ap- ples and Cardiovascular Health—Is the Gut Microbiota a Core Consideration?« *Nutrients* 7, no. 6 (2015). doi:10.3390/nu7063959.

4. Jo Robinson, *Eating on the Wild Side: The Missing Link to Optimum Health* (New York: Little Brown & Co, 2014).

5. Stephen B. Freedman et al., »Effect of Dilute Apple Juice and Pre- ferred Fluids vs Electrolyte Maintenance Solution on Treatment Failure Among Children with Mild Gastroenteritis: A Random- ized Clinical Trial,« *JAMA* 315, no. 18 (2016). doi:10.1001/jama.2016.5352.

6. Robinson, *Eating on the Wild Side*.

7. Felter and Lloyd, *King's American Dispensatory*.

8. mcdonald, »Apple,« jim mcdonald.

Kapitel 21: Brombeere und Himbeere

Epigraph: Timothy Lee Scott, *Invasive Plant Medicine* (Rochester, VT: Healing Arts Press, 2010).

1. Paweł Konieczyński and Marek Wesołowski, »Water-Extractable Magnesium, Manganese and Copper in Leaves and Herbs of Medicinal Plants,« *Acta Poloniae Pharmaceutica* 69, no. 1 (2012).

2. Robinson, *Eating on the Wild Side*.

3. Ibid.

4. Han Saem Jeong et al., »Effects of *Rubus occidentalis* Extract on Blood Pressure in Patients with Prehypertension: Randomized, Double-Blinded, Placebo-Controlled Clinical Trial.« *Nutrition* 32, no. 4 (2016). doi:10.1016/j.nut.2015.10.014; Han Saem Jeong et al., "Effects of Black Raspberry on Lipid Profiles and Vascular Endothelial Function in Patients with Metabolic Syn- drome," *Phytotherapy Research* 28, no. 10 (2014). doi:10.1002/ptr.5154.

5. Jee Hyun An et al., »Effect of *Rubus occidentalis* Extract on Metabolic Parameters in Subjects with Prediabetes: A Proof- of-Concept, Randomized, Double-Blind, Placebo-Controlled Clinical Trial.« *Phytotherapy Research* 30, no. 10 (2016). doi:10.1002/ptr.5664.

6. Han Saem Jeong et al., »Black Raspberry Extract Increased Circulating Endothelial Progenitor Cells and Improved Arterial Stiffness in Patients with Metabolic Syndrome: A Randomized Controlled Trial,« *Journal of Medicinal Food* 19, no. 4 (2016). doi:10.1089/jmf.2015.3563.

7. Kai I. Cheang et al., »Raspberry Leaf and Hypoglycemia in Gesta- tional Diabetes Mellitus,« *Obstetrics and Gynecology* 128, no. 6 (2016). doi:10.1097/AOG.0000000000001757.

8. Felter and Lloyd, *King's American Dispensatory*.

9. Timothy Lee Scott, *Invasive Plant Medicine: The Ecological Benefits and Healing Abilities of Invasives* (Rochester: Healing Arts Press, 2010).

Kapitel 22: Holunder

Epigraph: Christophe Bernard, personal communication with authors, August 23, 2019.

1. Bernard Bertrand and Annie Bertrand, *Sous la protection du sureau*, 2nd ed. (Escalquens, France: Éditions de Terran, 2000).
2. Zichria Zakay-Rones et al., »Inhibition of Several Strains of Influenza Virus In Vitro and Reduction of Symptoms by an Elderberry Extract (*Sambucus nigra* L.) during an Outbreak of Influenza B Panama,« *Journal of Alternative and Complementary Medicine* 1, no. 4 (1995). doi:10.1089/acm.1995.1.361.
3. Z. Zakay-Rones et al., »Randomized Study of the Efficacy and Safe- ty of Oral Elderberry Extract in the Treatment of Influenza A and B Virus Infections,« *Journal of International Medical Research* 32, no. 2 (2004). doi:10.1177/147323000403200205.
4. Evelin Tiralongo, Shirley S. Wee, and Rodney A. Lea, »Elderberry Supplementation Reduces Cold Duration and Symptoms in Air-Travellers: A Randomized, Double-Blind Placebo-Con- trolled Clinical Trial,« *Nutrients* 8, no. 4 (2016). doi:10.3390/nu8040182.
5. Grieve, *A Modern Herbal*.

Kapitel 23: Königskerze

Epigraph: Maria Noel Groves, personal communication with authors, 2018.

1. Yan-Li Zhao et al., »Isolation of Chemical Constituents from the Aerial Parts of *Verbascum thapsus* and Their Antiangiogenic and Antiproliferative Activities,« *Archives of Pharmacal Research* 34, no. 5 (2011). doi:10.1007/s12272-011-0501-9.
2. Christa Sinadinos, »Medicinal Uses of Mullein Root,« *Medical Herb- alism: A Journal for the Clinical Practitioner* 16, no. 2 (2011).
3. jim mcdonald, »Mullein,« jim mcdonald, accessed September 26, 2017, http://www.herbcraft.org/apple.html.
4. Moore, *Medicinal Plants of the Mountain West*.
5. A. Slagowska, I. Zgórniak-Nowosielska, and J. Grzybek, "Inhibition of Herpes Simplex Virus Replication by Flos Verbasci Infusion," *Polish Journal of Pharmacology and Pharmacy* 39, no. 1 (1987); M. Rajbhandari et al., »Antiviral Activity of Some Plants Used in Nepalese Traditional Medicine,« *Journal of Evidence-Based Complementary & Alternative Medicine* 6, no. 4 (2009). doi:10.1093/ecam/nem156; S. M. Zanon et al., »Search for Antiviral Activity of Certain Medicinal Plants from Córdoba, Argentina,« *Revista latinoamericana de microbiologia* 41, no. 2 (1999): 59–62.
6. Vladica Čudić, Dragoslava Stojiljković, and Aleksandar Jovović, »Phytoremediation Potential of Wild Plants Growing on Soil Contaminated with Heavy Metals,« *Arhiv za higijenu rada i toksi- kologiju* 67, no. 3 (2016). doi:10.1515/aiht-2016-67-2829.

Kapitel 24: Portulak

Epigraph: Sade Musa, personal communication with authors, Novem- ber 27, 2018.

1. M. K. Uddin et al., »Purslane Weed (*Portulaca oleracea*): A Pro- spective Plant Source of Nutrition, Omega-3 Fatty Acid, and Antioxidant Attributes,« *Scientific World Journal* 951019 (2014), https://doi:10.1155/2014/951019.
2. A. M. Sabzghabaee et al., »Clinical Effects of *Portulaca oleracea* Seeds on Dyslipidemia in Obese Adolescents: A Triple-Blinded Randomized Controlled Trial,« *Medical Archives* 68, no. 3 (June 2014). doi:10.5455/medarh.2014.68.195-199; M. I. El-Saye, »Effects of *Portulaca oleracea* L. Seeds in Treatment of Type-2 Diabetes Mellitus Patients as Adjunctive and Alternative Thera- py,« *Journal of Ethnopharmacology* 137, no. 1 (September 2011). doi:10.1016/j.jep.2011.06.020.
3. O. Parry, F. Okwuasaba, and C. Ejike, »Preliminary Clinical Investi- gation into the Muscle Relaxant Actions of an Aqueous Extract of *Portulaca oleracea* Applied Topically,« *Journal of Ethnophar- macology* 21, no. 1 (September 1987). doi:10.1016/0378-8741(87)90099-7.
4. S. Habtemariam, A. L. Harvey, and P. G. Waterman, »The Muscle Relaxant Properties of *Portulaca oleracea* Are Associated with High Concentrations of Potassium Ions,« *Journal of Ethnophar- macology* 40, no. 3 (December 1993). doi:10.1016/0378-8741(93)90068-G.
5. Briana Wiles, *Mountain States Medicinal Plants* (Portland: Timber Press, 2018).
6. Gardner and McGuffin, *American Herbal Products Association's Botanical Safety Handbook*.
7. Ibid.

Kapitel 25: Klette

Epigraph: Cathy Skipper, rsonal communication with authors, 2018.

1. Leila Maghsoumi-Norouzabad et al., »Effects of *Arctium lappa* L. (Burdock) Root Tea on Inflammatory Status and Oxidative Stress in Patients with Knee Osteoarthritis,« *International Jour- nal of Rheumatic Diseases* 19, no. 3 (2016). doi:10.1111/1756-185X.12477.
2. Ke Huang et al., »Arctigenin Promotes Apoptosis in Ovarian Cancer Cells Via the INOS/NO/STAT3/survivin Signalling,« *Basic & Clinical Pharmacology & Toxicology* 115, no. 6 (2014), https://doi.org/10.1111/bcpt.12270; Chia-Jung Hsieh et al., »Arctigenin, a Dietary Phytoestrogen, Induces Apoptosis of Estrogen Receptor-Negative Breast Cancer Cells through the ROS/p38 MAPK Pathway and Epigenetic Regulation,« *Free Radical Biology & Medicine* 67 (2014), doi:10.1016/j.freeradbiomed.2013.10.004.
3. Shan Su, Xinlai Cheng, and Michael Wink, »Natural Lignans from *Arctium lappa* Modulate P-Glycoprotein Efflux Function in Multidrug Resistant Cancer Cells,« *Phytomedicine: Interna- tional Journal of Phytotherapy and Phytopharmacology* 22, no. 2 (2015). doi:10.1016/j.phymed.2014.12.009.

Kapitel 26: Löwenzahnwurzel

Epigraph: Guido Masé, »Rise Up in Spring: Thinking Like a Plant,« *Urban Moonshine*, last modified March 28, 2019, https://www.urbanmoonshine.com/blogs/blog/rise-up-in-spring-thinking-like-a-plant.

1. Peter Holmes, *The Energetics of Western Herbs: Treatment Strategies Integrating Western and Oriental Herbal Medicine*, rev. 4th ed., vol. 2 (Boulder: Snow Lotus Press, 2006).

2. Thomas Avery Garran, *Western Herbs According to Traditional Chinese Medicine: A Practitioner's Guide* (Rochester: Healing Arts Press, 2008).

3. USDA Agricultural Research Service, *Dr. Duke's Phytochemical and Ethnobotanical Databases*.

4. Sophia C. Sigstedt et al., »Evaluation of Aqueous Extracts of *Taraxacum officinale* on Growth and Invasion of Breast and Prostate Cancer Cells,« *International Journal of Oncology* 32, no. 5 (2008). doi:10.3892/ijo.32.5.1085; Huanhuan Zhu et al., »Dandelion Root Extract Suppressed Gastric Cancer Cells Pro- liferation and Migration through Targeting LncRNA-CCAT1,« *Biomedicine & Pharmacotherapy* 93 (2017). doi:10.1016/j.biopha.2017.07.007; Pamela Ovadje et al., »Dandelion Root Extract Affects Colorectal Cancer Proliferation and Survival through the Activation of Multiple Death Signalling Pathways,« *Oncotarget* 7, no. 45 (2016). doi:10.18632/oncotarget.11485; John Tung Chien et al., »Antioxidant Property of *Taraxacum for- mosanum* Kitam and Its Antitumor Activity in Non-Small-Cell Lung Cancer Cells,« *Phytomedicine* 49 (2018), doi:10.1016/j.phymed.2018.06.011; K. Menke et al., »*Taraxacum officinale* Extract Shows Antitumor Effects on Pediatric Cancer Cells and Enhance Mistletoe Therapy,« *Complementary Therapies in Medicine* 40 (2018), doi:10.1016/j.ctim.2018.03.005.

5. Scott, *Invasive Plant Medicine*.

Kapitel 27: Sonnenhut

Epigraph: Alice Cimino, personal communication with authors, December 12, 2018.

1. Noah Samuels et al., »Localized Reduction of Gingival Inflammation Using Site-Specific Therapy with a Topical Gingival Patch,« *Journal of Clinical Dentistry* 23, no. 2 (2012).

2. Ellingwood, *American Materia Medica*.

3. S. M. Sharma et al., »Bactericidal and Anti-inflammatory Properties of a Standardized Echinacea Extract (Echinaforce): Dual Ac- tions Against Respiratory Bacteria,« *Phytomedicine* 17, no. 8-9 (2010). doi:10.1016/j.phymed.2009.10.022.

4. Andreas Schapowal, Peter Klein, and Sebastian L Johnston, »Echinacea Reduces the Risk of Recurrent Respiratory Tract Infections and Complications: A Meta-analysis of Random- ized Controlled Trials,« *Advances in Therapy* 32, no. 3 (2015). doi:10.1007/s12325-015-0194-4.

5. Manju Sharma et al., »Induction of Multiple Pro-inflammatory Cytokines by Respiratory Viruses and Reversal by Standardized Echinacea, a Potent Antiviral Herbal Extract,« *Antiviral Research* 83, no. 2 (2009). doi:10.1016/j.antiviral.2009.04.009.

6. Karel Rauš et al., "Effect of An Echinacea-Based Hot Drink Versus Oseltamivir in Influenza Treatment: A Randomized, Double-Blind, Double-Dummy, Multicenter, Noninferiority Clinical Trial," *Current Therapeutic Research, Clinical and Experimental* 77 (2015). doi:10.1016/j.curtheres.2015.04.001.

7. James B. Hudson, »Applications of the Phytomedicine *Echinacea purpurea* (Purple Coneflower) in Infectious Diseases,« *Journal of Biomedicine & Biotechnology* 2012 (2012). doi:10.1155/2012/769896.

8. Kevin Spelman, »The Pharmacodynamics, Pharmacokinetics and Clinical Use of *Echinacea purpurea*,« accessed December 15, 2018, http://www.cecity.com/ncpa/2012_projects/echinacea_purpurea/article.html.

9. Felter and Lloyd, *King's American Dispensatory*.

Kapitel 28: Hagebutte

Epigraph: Leslie Lekos, personal communication with authors, 2018.

1. »Rose Hips for Oranges,« *Canadian Medical Association Journal* 46, no. 4 (1942).

2. *Gloucester Citizen*, August 11, 1945.

3. S. N. Willich et al., »Rose Hip Herbal Remedy in Patients with Rheumatoid Arthritis—A Randomised Controlled Trial,« *Phyto- medicine* 17, no. 2 (2010). doi:10.1016/j.phymed.2009.09.003; K. Winther, K. Apel, and G. Thamsborg, »A Powder Made from Seeds and Shells of a Rose-Hip Subspecies (*Rosa canina*) Reduces Symptoms of Knee and Hip Osteoarthritis: A Randomized, Double-Blind, Placebo-Controlled Clinical Trial,« *Scandinavian Journal of Rheumatology* 34, no. 4 (2005). doi:10.1080/03009740510018624.

4. Brian Chi Yan Cheng et al., »The Genus *Rosa* and Arthritis: Overview on Pharmacological Perspectives,« *Pharmacological Research* 114 (2016). doi:10.1016/j.phrs.2016.10.029.

5. U. Andersson et al., »Effects of Rose Hip Intake on Risk Markers of Type 2 Diabetes and Cardiovascular Disease: A Randomized, Double-Blind, Cross-over Investigation in Obese Persons,« *European Journal of Clinical Nutrition* 66, no. 5 (2012). doi:10.1038/ejcn.2011.203.

6. USDA Agricultural Research Service, *Dr. Duke's Phytochemical and Ethnobotanical Databases*; Inés Mármol et al., »Therapeu- tic Applications of Rose Hips from Different *Rosa* Species,« *International Journal of Molecular Sciences* 18, no. 6 (2017). doi:10.3390/ijms18061137.

7. Vlasta Cunja et al., »Fresh from the Ornamental Garden: Hips of Selected Rose Cultivars Rich in Phytonutrients,« *Journal of Food Science* 81, no. 2 (2016). doi:10.1111/1750-3841.13220; Jele- na D. Nađpal et al., "Comparative Study of Biological Activities and Phytochemical Composition of Two Rose Hips and Their Preserves: *Rosa canina* L. and *Rosa arvensis* Huds," *Food Chem- istry* 192 (2016). doi:10.1016/j.foodchem.2015.07.089; Staffan C. Andersson et al., »Tocopherols in Rose Hips (*Rosa* Spp.) During Ripening,« *Journal of the Science of Food and Agriculture* 92, no. 10 (2012). doi:10.1002/jsfa.5594; Lăcrămioara Oprica, Cristina Bucsa, and Maria Magdalena Zamfirache, »Ascorbic Acid Content of Rose Hip Fruit Depending on Altitude,« *Iranian Journal of Public Health* 44, no. 1 (2015). PMID: 26060787; PMCID: PMC4450003.

8. Vlasta Cunja et al., »Frost Decreases Content of Sugars, Ascorbic Acid and Some Quercetin Glycosides but Stimulates Selected Carotenes in *Rosa canina* Hips,« *Journal of Plant Physiology* 178 (2015). doi:10.1016/j.jplph.2015.01.014.

9. Cunja et al., »Frost Decreases Content of Sugars.«

10. Sean Sherman with Beth Dooley. *The Sioux Chef's Indigenous Kitchen* (University of Minnesota Press, 2017). Copyright 2017 Ghost Dancer, LLC. All rights reserved. Reprinted by permis- sion of Sean Sherman and the University of Minnesota Press.

Kapitel 29: Zitrus

Epigraph: Valerie Aikman-Smith, »Introduction,« in Valerie Aik- man-Smith and Victoria Pearson, *Citrus* (Berkeley, CA: Ten Speed Press, 2015).

1. Guohong Albert Wu et al., »Genomics of the Origin and Evolution of *Citrus*,« *Nature* 554 (2018), https://www.nature.com/articles/nature25447.

2. Pinhas Spiegel-Roy and Eliezer E. Goldschmidt, *The Biology of Citrus* (Cambridge: Cambridge University Press, 1996).

3. R. Fatin Najwa and A. Azrina, "Comparison of Vitamin C Content in Citrus Fruits by Titration and High Performance Liquid Chromatography (HPLC) Methods," *International Food Research Journal* 24, no. 2 (2017): 726–33.

4. American Botanical Council, »Orange Peel, Bitter,« *Herbal Medi- cine: Expanded Commission E Monographs* (2000).

5. Gardner and McGuffin, *American Herbal Products Association's Botanical Safety Handbook*.

Kapitel 30: Pappel

Epigraph: Adrian White, »Cottonwood—Salves and Lore,« *Iowa Herb- alist*, January 25, 2014, https://iowaherbalist.com/2014/01/25/cottonwood-salves-and-lore.

1. Moore, *Medicinal Plants of the Mountain West*.

2. Ali Reza Rahimi, Maryam Emad, and Gholam Reza Rezaian, »Smoke from Leaves of *Populus euphratica* Olivier vs. Conventional Cryotherapy for the Treatment of Cutaneous Warts: A Pilot, Randomized, Single-Blind, Prospective Study,« *International Journal of Dermatology* 47, no. 4 (2008), doi:10.1111/j.1365-4632.2008.03571.x.

3. Stéphanie Dudonné et al., »Phenolic Composition and Antioxidant Properties of Poplar Bud (*Populus nigra*) Extract: Individual An- tioxidant Contribution of Phenolics and Transcriptional Effect on Skin Aging,« *Journal of Agricultural and Food Chemistry* 59, no. 9 (2011). doi:10.1021/jf104791t.

4. Keum Young Lee, Stuart E. Strand, and Sharon L. Doty, »Phytore- mediation of Chlorpyrifos by *Populus* and *Salix*,« *International Journal of Phytoremediation* 14, no. 1 (2012). doi:10.1080/15226514.2011.560213.

5. Moore, *Medicinal Plants of the Mountain West*.

6. E. Kadocsa, I. Bittera, and M. Juhász, »[Aeropollinologic and Allergologic Studies for the Clarification of 'Poplar Tree Hay Fever'],« *Orvosi hetilap* 134, no. 38 (1993). PMID: 8414453; Ali Ince et al., »Allergenic Pollen in the Atmosphere of Kayseri, Turkey,« *Asian Pacific Journal of Allergy and Immunology* 22, no. 2-3 (2004). PMID: 15565949

7. Kristiina Aalto-Korte et al., »Allergic Contact Dermatitis from Salicyl Alcohol and Salicylaldehyde in Aspen Bark (*Populus tremula*),« *Contact Dermatitis* 52, no. 2 (2005). doi:10.1111/j.0105-1873.2005.00506.x.

Kapitel 31: Immergrüne Nadelbäume

Epigraph: Danielle Prohom Olson, »Comfort & Joy: The Healing Pow- er of Conifers,« *Gather Victoria*, November 8, 2015, https:// gathervictoria.com/2015/11/08/recipes-for-comfort-joy-the-healing-powers-of-conifers.

1. Tanya M. Barnes and Kerryn A. Greive, »Topical Pine Tar: History, Properties and Use as a Treatment for Common Skin Condi- tions,« *Australasian Journal of Dermatology* 58, no. 2 (2017). doi:10.1111/ajd.12427.

2. Ain Raal, Katrin Nisuma, and Andres Meos, »*Pinus sylvestris* L. and Other Conifers as Natural Sources of Ascorbic Acid,« *Journal of Pharmacy & Pharmacognosy Research* 6, no. 2 (April 2018): 89–95.

3. K. Y. Kim and H. J. Chung, »Flavor Compounds of Pine Sprout Tea and Pine Needle Tea,« *Journal of Agricultural and Food Chemistry* 48, no. 4 (2000), doi:10.1021/jf9900229.

4. Moore, *Medicinal Plants of the Mountain West*.

5. Barnes and Greive, »Topical Pine Tar.«

6. Katja Swift, »Foraging for Pine Resin,« *AromaCulture* (December 2017).

7. Florence Williams, *The Nature Fix: Why Nature Makes Us Happier, Healthier, and More Creative* (New York: W.W. Norton & Company, 2018).

8. Qing Li et al., »Acute Effects of Walking in Forest Environments on Cardiovascular and Metabolic Parameters,« *European Journal of Applied Physiology* 111, no. 11 (2011). doi:10.1007/s00421-011-1918-z; Qing Li et al., »A Day Trip to a Forest Park Increases Human Natural Killer Activity and the Expression of Anti-can- cer Proteins in Male Subjects,« *Journal of Biological Regulators and Homeostatic Agents* 24, no. 2 (2010). PMID: 20487629

9. Robert L. Barnes and Charles R. Berry, »Seasonal Changes in Carbohydrates and Ascorbic Acid and White Pine and Possible Relation to Tipburn Sensitivity« *Research Note* SE-124 (1969),U.S. Department of Agriculture, Forest Service, Southeastern Forest Experiment Station, https://www.srs.fs.usda.gov/pubs/3462.

Kapitel 32: Weide

Epigraph: Stephany Hoffelt, personal communication with authors, 2018.

1. Arto Miettinen et al., »The Palaeoenvironment of the 'Antrea Net Find,'« *Iskos* 16 (2008): 71–87.

2. J. Vlachojannis, F. Magora, and S. Chrubasik, »Willow Species and Aspirin: Different Mechanism of Actions,« *Phytotherapy Research* 25, no. 7 (2011). doi:10.1002/ptr.3386.

3. Kerry Bone and Simon Mills, *Principles and Practice of Phytotherapy* (Edinburgh: Churchill Livingstone, 2013).

4. Mohd Shara and Sidney J. Stohs, »Efficacy and Safety of White Willow Bark (*Salix alba*) Extracts,« *Phytotherapy Research* 29, no. 8 (2015). doi:10.1002/ptr.5377; B. Uehleke et al., »Willow Bark Extract STW 33-I in the Long-Term Treatment of Outpa- tients with Rheumatic Pain Mainly Osteoarthritis or Back Pain,« *Phytomedicine* 20, no. 11 (2013). doi:10.1016/j.phymed.2013.03.023; B. Schmid et al., »Efficacy and Tolerability of a Standardized Willow Bark Extract in Patients with Osteoarthri- tis: Randomized Placebo-Controlled, Double Blind Clinical Tri- al,« *Phytotherapy Research* 15, no. 4 (2001). PMID: 11406860.

5. Henriette Kress, *Practical Herb Cards* (Helsinki: Henriette Kress, 2017).

6. Felter and Lloyd, *King's American Dispensatory*.

INDEX

Q

R

T

W

Z

DANKSAGUNG

So wie die Mikroben und das Myzel die Böden ernähren, so hat ein riesiges Netzwerk an Menschen dieses Buch zum Erfolg geführt.

Wir haben dieses Buch in tiefer Dankbarkeit geschrieben für all das, was wir in unserem Leben auf dieser Erde empfangen haben, einschließlich der Pflanzenwelt und all der miteinander verbundenen Netze, die durch sie verlaufen.

Ein großes Dankeschön geht an das gesamte Team von LearningHerbs. An John Gallagher, der unsere Vision von diesem Buch vom ersten Tag an unterstützt hat. An Kimberly Gallagher für ihr wertvolles Feedback. An Jan Bosman für seine Überarbeitung des Cover-Designs sowie an Deb Winters, Karin Rose, Jenny Barandich, Kathy Szabo, Li Wong, Nahanni Hartwood und Savhanna Winters für all ihren Einsatz hinter den Kulissen.

Vielen Dank an Hay House für die Übernahme dieses Projekts! Unseren Herausgebern, Nicolette Salamanca Young und Mary Norris, für ihre Hilfe bei der Weiterentwicklung unserer Vision. An Julie Davison für die schöne Innenausstattung und Karla Baker für das wunderschöne Cover.

Der Entwurf für dieses Buch entstand während eines Aufenthalts an den Ufern des Pazifischen Ozeans in La Push, Washington. Vielen Dank an den Quileute-Stamm für seine Gastfreundschaft.

Wir haben das Buch mit Hilfe der leistungsstarken Tools skizziert, die wir von Victoria Labalme und dem Rock the Room®-System gelernt haben. Wir lassen uns ständig von Victorias Arbeit inspirieren. Wir sind ebenfalls sehr dankbar für die Unterweisungen von Dr. Robin Wall Kimmerer, insbesondere für ihr Buch *Braiding Sweetgrass*.

Wir danken unseren ersten Lesern Kat Sanchez, Mobi Warren, Traci Picard, Susan Marynowski und Xavier de la Forêt für ihr wertvolles Feedback sowie 7Song für seine Hilfe bei den botanischen Illustrationen. Vielen Dank an Marc Williams und den »Wilden Mann« Steve Brill für seine redaktionellen Vorschläge.

Die Rezepte wurden von unseren freiwilligen Rezepttestern sorgfältig getestet, überprüft und verbessert. Vielen Dank an Val Paul für die Orchestrierung des ganzen Unterfangens! Und vielen Dank an unsere Tester: Abbie White, Abigail Salyards, Amanda Mayther, Amy E. Davey, Amy Norton, Angel Luther, Angela Wilcox, Annette Naber, Beckie Rhodes, Beth Southwick, Britta Vance, Cathy Seavey Hurd, Christine Borosh, Cindy Christ, Cote Garceau Saez, Danika Hinton, Dorothy Swanson, Ellen Demotses, Emily Leigh, Fiona Wolff, Giovanna Becker, Gretchen Beau- bier, Haley Otway, Heather Nocton Davis, Jana House, Janice Driver,

Jennifer Schneller, Jennifer Warnick, Jerilynn Bedingfield, Jessica Lockwood, Jessica A. Thomas, Jet Eccleston, Katrina L. McNulty, Keisha O. Forbes, Leanne Morris, Lora Krall, Lori Hutchison, Lydia Lynne Koltai, Melanie Isles, Patricia káyə stəbtábul', Furgason, Renée Otte, Rhiannon Servini, Sherri DuPriest Hooks, Stephanie Kapadia, Sue O'Bryan, Teresa Roark, Torey Lee, Tracey S. Curtis, Trudy Born, Vanessa Nixon Klein und Wendy Joubert. Dank an Colleen Codekas, dass sie uns das Rezept für den Veilchenessig gegeben hat.

Vielen Dank an Jim McDonald, Rebecca Altman und das Team von The Sioux Chef, dass wir ihre schmackhaften Rezepte verwenden durften.

Es war uns wichtig, inspirierende Geschichten aufzunehmen, die einige Beispiele erzählen, wie Menschen in ihren Communitys zusammenarbeiten, Vielen Dank an Joyce Bergen, Lexi Koch, Lorna Mauney-Brodek, Lottie Spady, Nance Klehm, Sandra Warriors Pistol Bullet und Steph Zabel für ihre Zeit, Energie und Beiträge.

Die Pflanzen, Insekten und Tiere, die die Fotos inspiriert haben, tragen zur Lebendigkeit dieses Buches bei! Vielen Dank an EA und Rachelle von Weymuller Photography, die uns beide vor die Kamera gelockt haben. Und Dank an Ganna Tiulkina, die unsere Vorstellung von Botanischer Kunst auf exquisite Weise zum Leben erweckt hat. Danke an Tom Forker für die wunderschönen Naturaufnahmen. Matt Burke stellte sein Fachwissen zur Verfügung, sowohl im Hinblick auf die Kamera als auch bei der Vermittlung weiterer Tipps und Tricks an Rosalee in Sachen Fotografie. (Vielen Dank an Emily, Mara und Felix, die den ganzen Weg von Australien gekommen sind, um beim Fotoshooting zu helfen). Danke an die Richardson-Kennedy-Familie (Russell, Karimah und Rayah) und die Cendreda-Suh-Familie (Martin, Jenny, Margot und Iggy), die so wunderbare Modelle waren. Gregory Han hat unsere Fotos meisterhaft bearbeitet und uns diese wunderschönen Bilder für unser Buch gegeben.

Wir möchten auch Ellen Hutchins Familie unsere Dankbarkeit für die Verwendung des Meeresalgen-Druckes in der Einleitung aussprechen. Wenn Sie sich Ende August in der Grafschaft Cork, Irland, aufhalten, sollten Sie sich das Ellen-Hutchins-Festival nicht entgehen lassen!

DANKSAGUNG VON ROSALEE

Als ich mein erstes Buch veröffentlicht hatte, begannen die Leute zu fragen, wann mein zweites Buch erscheinen würde. Ich war felsenfest davon überzeugt, dass ein Buch für mich ausreichen würde. Später im Jahr reiste ich mit meiner Freundin Kat Koch zu einem Retreat nach Irland. Nach einer seelenbelebenden Woche traf ich über Kat eine Musikerin, die mich seit über 25 Jahren inspiriert: Tori Amos. Mein Gespräch mit Tori pflanzte einen Samen, aus dem schnell die Idee für dieses Buch keimte. Augenblicke später wusste ich, dass ich dieses Buch nur mit Emily an meiner Seite schreiben wollte.

Die Zusammenarbeit mit Emily war eine der lustigsten und befriedigendsten gemeinschaftlichen Erfahrungen meines Lebens. Sie brachte Schönheit, Raffinesse und, was sehr wichtig ist, Insekten in dieses Buch. Unzählige Male geschah es, dass wir die Sätze des anderen beendeten oder gleichzeitig dieselbe Idee hatten, aber ihre einzigartigen Herangehensweisen haben mir auch geholfen zu wachsen, sowohl als Kräuterkundlerin als auch als Mensch. Ich denke oft an Emily, wenn ich diese (paraphrasierten) Texte von einer anderen Lieblingsmusikerin, Ani DiFranco, höre: »Es liegt Stärke in den Unterschieden zwischen uns und Wohlbefinden, wo unsere Ansichten sich decken.«

Zurück zu Tori Amos (eine oft von mir verwendete Formulierung): Es waren ihre Präsenz und ihre Bereitschaft, ihren Fans etwas zurückzugeben, die die Initialzündung für dieses Buch waren. Und obwohl es überraschend schwierig ist, in einem Buch Liedtexte zu verwenden, ermöglichte es uns Toris Team, eines meiner Lieblingslieder im Kapitel »Veilchen« zu zitieren. Ich danke euch dafür! Vielen Dank auch an EWFs, die mir die richtige Richtung gewiesen haben, um die Erlaubnis zu erhalten.

So viele Kräuterkundler haben mich inspiriert und mir durch ihre Bücher, Artikel, Vorträge oder während persönlicher Gespräche Wissen vermittelt. Es wäre unmöglich, alle hier aufzulisten, deshalb spanne ich über alle, die auf diesem Weg unterwegs sind und sich die Zeit nehmen, das, was sie von den Pflanzen gelernt haben, weiterzugeben, ein Tuch der Dankbarkeit. Ich möchte auch meinen Studenten und Lesern für ihre interessierten Fragen, Geschichten und Rückmeldungen danken, die meinen eigenen weiteren Weg bereichern und beeinflussen.

Ebenfalls möchte ich Jon Young vom 8 Shields Institute und seinem Kamana Naturalist Training Program danken, denn dadurch erfuhr ich zum ersten Mal etwas über »Sitzplätze« und viele andere naturverbundenen Praktiken, die mich auch Jahrzehnte später noch beeinflussen.

Meine Freunde sind die Wurzeln, die mich tragen. Ich bin gesegnet, dass ich so viele habe, dass ich sie hier gar nicht alle würdigen kann, aber ich möchte besonders folgende erwähnen: Vielen Dank an Rebecca Altman für ihre unentwegte Unterstützung und die anregenden Gespräche. An Jim McDonald dafür, dass er das große Unglück überlebt hat und dass er mich weiterhin informiert und inspiriert, sowohl was meine Herangehensweise an Kräuter angeht, als auch an das Leben. Danke an das gesamte Team von Channing für all das nahrhafte Essen und dafür, dass sie mich ständig daran erinnern, was in diesem Leben wichtig ist: Liebe, Freundschaft und Feiern. Herzliche Umarmungen an Susie für ihre anhaltende Freundschaft und dafür, dass sie die Magie der Bienen mit mir geteilt hat. Dank an Jess für ihre liebevolle Freundschaft. Und an meinen Dad, Pako, der mich immer unterstützt hat, ob ich nun auf der Straße protestierte oder seltsame Kräutergebräue mischte (Code 3 Dad).

Das Land, das ich jetzt mein Zuhause nenne, ist voller botanischer Vielfalt, faszinierender Lebewesen (Menschen eingeschlossen) und wunderbarer Aussichten. Vielen Dank an alle Betreuer und Mitgestalter dieses Ortes, insbesondere an das Methow-Volk und diejenigen, die dieses kostbare Tal weiterhin schützen.

Monsieur Quincampoix hat das Schreiben dieses Buches widerwillig in Kauf genommen. Er stand bei den Fotoaufnahmen nonchalant an der Seite, wartete einigermaßen geduldig darauf, gestreichelt zu werden, während ich Rezepte schrieb oder ausprobierte, und obwohl er im Allgemeinen nicht gerade von Büchern angetan zu sein scheint, bot er mir doch nach langen Tagen viel schnurrende Unterstützung auf meinem Schoß an.

Von all den Segnungen meines Lebens ist mein Ehemann Xavier mein größter Schatz. Weder dieses Buch noch viele andere Aspekte meines Lebens wären ohne seine Unterstützung möglich. Er ist derjenige, der unsere Mahlzeiten kocht und unser Zuhause pflegt, wenn ich in die Kräuterwelt eingebunden bin. Ohne Klagen räumt er das Küchenchaos nach meinen Rezeptkreationen auf und hilft mir sogar, tiefe Wurzeln aus trockenen, harten Böden zu graben. Er ist auch derjenige, zu dem ich jeden Tag wegen seiner Liebe, Weisheit und Inspiration zurückkehre.

DANKSAGUNG VON EMILY

Ich spreche unseren Vorfahren Anerkennung und Dankbarkeit aus, auch denen in meiner eigenen Abstammungslinie, denen, die sich um das Tongva-Land, in dem ich lebe, gekümmert haben, sowie den Pflanzen, Tieren, Mikroorganismen und anderen Wesen, die vor uns da waren.

Dank an meine Lehrer, die zu zahlreich sind, um sie alle aufzuzählen, vor allem aber an Hoang Ho, Michelle Denyer, Mobi Warren, Philip Phillips, Vuong Coi, Eleanor Han, Bruce Warren, Alma Jane Warren, Thich Nhat Hanh, Cesar Chavez und Felipe Barajas. Nichtmenschen waren einige meiner größten Lehrer, vom uralten Granitfelsen im Texas Hill Country bis hin zu Haufen von Kojotenkot in südkalifornischen Salbeibüschen. Jeden Tag bin ich dankbar für die Lehren der Spinne und meiner Seelenverwandtschaft mit ihr, die ihre Beine über eine Schafgarbenblüte streckt, oder der Flechte, die so langsam um einen Eichenzweig wächst.

Danke an Rosalee, dass sie meine Mitstreiterin, Lehrerin und Freundin ist. Ich hätte mir diese wunderbare Reise, die wir zusammen unternommen haben, niemals vorstellen können, und ich bin dir (und Tori) dankbar, dass du (und Tori) den Anstoß dazu gegeben habt.

Und schließlich danke ich Gregory, Eames, Eero und der Flora und Fauna des Mount Washington dafür, dass sie mich während der Arbeit an dem Buch unterstützt, inspiriert, amüsiert und ermutigt haben. Gregory, ich bin unendlich dankbar für deine Partnerschaft und Liebe.

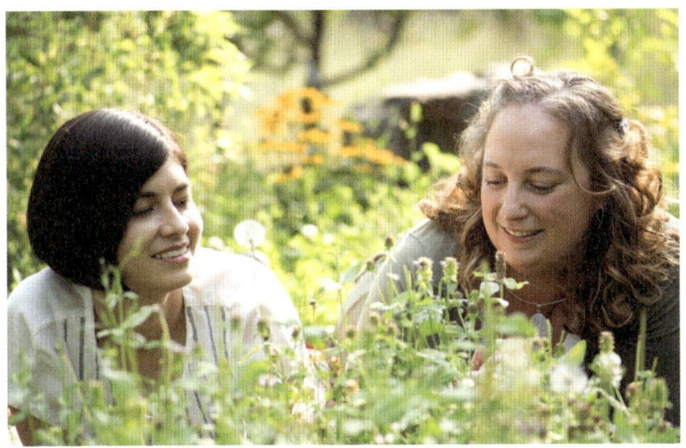

ÜBER DIE AUTORINNEN

Rosalee de la Forêt möchte Sie leidenschaftlich dazu inspirieren, sich jeden Tag an Pflanzen zu erfreuen, sei es, um ihre Schönheit zu bewundern oder ihre Gaben als Nahrungsmittel und Medizin zu nutzen. Sie ist die Bestsellerautorin des Buches *Die Alchemie der Kräuter und Gewürze*, die pädagogische Leiterin der Schulungseinrichtung LearningHerbs und registrierte Kräuterkundlerin bei der American Herbalists Guild. Neben dem Schreiben von Büchern unterrichtet Rosalee auch in Online-Kursen über Kräuter, darunter »Taste of Herbs«, »Herbal Cold Care« und »Apothecary«. Rosalee lebt mit ihrem Ehemann in einer Blockhütte in den nordöstlichen Kaskaden des Bundesstaates Washington. Sie ist eine begeisterte Gärtnerin und liebt es, es sich mit ihrer Katze und einem guten Buch gemütlich zu machen. Weitere Artikel und Rezepte von Rosalee finden Sie unter www.HerbsWithRosalee.com.

Emily Han möchte auf vielfältige Weise – über Natur-Workshops bis hin zur Kreation botanischer Cocktail-Rezepte – den Menschen helfen zu entschleunigen, ihre Sinne zu stärken und ihre Verbindung zur Erde zu pflegen. Ihre Arbeit als Natur- und Kräuterkkennerin, Schriftstellerin und Pädagogin konzentriert sich auf das Zusammenspiel von Natur, Kultur und Nahrung. Sie ist Autorin von *Wild Drinks & Cocktails*, Kommunikationsverantwortliche bei LearningHerbs und Mitbegründerin des International Food Swap Network. Emily ist zertifizierte kalifornische Naturforscherin und Master Food Preserver. Sie lebt mit ihrem Ehemann Gregory in Los Angeles. Als Hobby-Wissenschaftlerin entdeckte sie zwei bisher unbekannte Schneckenpopulationen in ihrem Garten. Mehr dazu erfahren Sie auf EmilyHan.com.

Die Autorinnen spenden einen Teil ihres jährlichen Erlöses aus diesem Buch an Organisationen, die sich für eine Welt einsetzen, welche die Ideale von Heilende Wildkräuter verfolgen.

ABBILDUNGSVERZEICHNIS

Alle Fotos im Innenteil sind von Rosalee de la Forêt und Emily Han, außer folgende:
©Gana Tiulkina: vi-vii, xiv, 55-58, 93, 106, 119, 131, 145, 154, 168, 179, 188, 198, 208, 218, 230, 242, 254, 266, 278, 290, 304, 312, 324, 336, 346, 356, 372, 378-379 und Illustrationen am Kapitelrand
©Ellen Hutchins, Fucus asparagoides (now Bonnemaisonia asparagoides), 1811, image courtesy of the Hutchins Family: S. vii
©Weymuller Photography: S. 5, S. 6, S. 13, S. 23,S. 34,S. 54,S. 59,S. 67,S. 416
©Matt Burke: S. 98, S. 212, S. 213, S. 222, S. 270, S. 271

shutterstock 55521283 ©Tim Mainiero; shutterstock 73827871 ©Dudarev Mikhail; shutterstock 134395553 ©sunsinger; shutterstock 162278600 ©Valentin Valkov; shutterstock 178284926 ©Andrey Starostin; shutterstock 197263130 ©Kalcutta; shutterstock 204045574 ©Cora Mueller; shutterstock 296575112 ©13Smile; shutterstock 360678056 ©Starover Sibiriak; shutterstock 527824612 ©chaipanya; shutterstock 562927264 ©A3pfamily; shutterstock 575605540 ©Andrius_Saz; shutterstock 600928763 ©Rawpixel.com; shutterstock 625163078 ©Bubushonok; shutterstock 650694832 ©Anastasiia Malinich; shutterstock 696309058 ©J. Lekavicius; shutterstock 717654991 ©Lipatova Maryna; shutterstock 775630831 ©Jukka Jantunen; shutterstock 797853517 ©LeManna; shutterstock 1010720956 ©Andrius_Saz; shutterstock 1062570896 ©Berke; shutterstock 1088449235 © Jovana Pantovic; shutterstock 1136644115 ©Viesturs Ozolins; shutterstock 1162797403 ©nanka; shutterstock 1164355804 ©Tom Meaker; shutterstock 1170808024 ©SweetRenie; shutterstock 1203838084 ©Zayne C; shutterstock 1205910286 ©Glenn R Gregory; shutterstock 1232611162 ©Wagner Campelo; shutterstock 1233655393 ©Leonid Ikan; shutterstock 1265523472 ©Seth Parshall; shutterstock 1313317202 ©Sunshine Haven Photo; shutterstock 1342417529 ©ShutterstockProfessional; shutterstock 1374946946 ©Tameryn Meyer; shutterstock 1387317185 ©Yevhenii Slivin; shutterstock 1389582686 ©knelson20; shutterstock 1390536995 ©wasanajai; shutterstock 1405902881 ©Bokeh Blur Background; shutterstock 1439358509 © Irina Borsuchenko; shutterstock 1471553717 © aleksandr shepitko; shutterstock 1678888489 ©ALEXANDER KOLIKOV; shutterstock 1922478929 ©Kevin Oke Photo; shutterstock 1469133047 ©Karel Bock

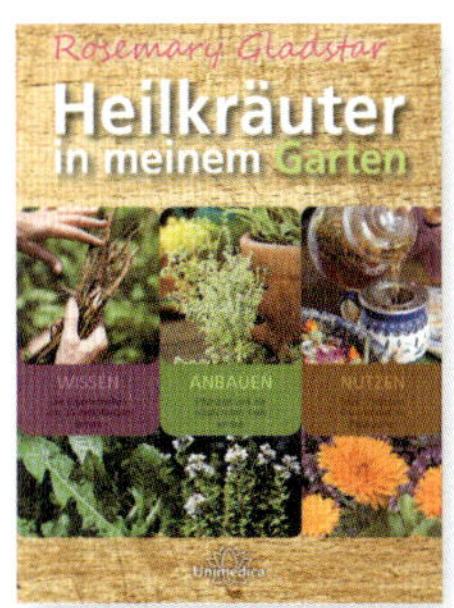

Rosemary Gladstar

HEILKRÄUTER IN MEINEM GARTEN

33 wichtige Heilkräuter selbst anpflanzen, ernten und verwenden

232 SEITEN, GEB., € 19,80

Natürlich, wirkungsstark und günstig: 33 Heilkräuter, die sich leicht anbauen lassen, sanft häufige Beschwerden heilen und das Immunsystem stärken. Die Heilkräuterexpertin Rosemary Gladstar, als „Mutter der modernen Kräuterheilkunde" bekannt, hat mit diesem Buch eine lebendige Einführung über den Anbau und die Verwendung ihrer Lieblingskräuter geschrieben. Neben leicht nachkochbaren Rezepten und einfachen Anleitungen für vitalisierende Tees, Heilsalben und -tinkturen, Öle, Sirupvariationen und Kräuterpillen gibt sie wertvolle Tipps und zeigt, wie sich in jedem Garten ein Plätzchen für Kräuter finden lässt.

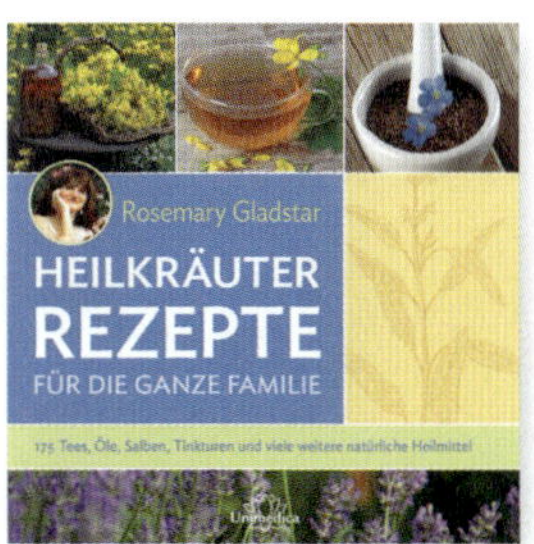

Rosemary Gladstar

HEILKRÄUTER - REZEPTE FÜR DIE GANZE FAMILIE

175 Tees, Öle, Salben, Tinkturen und viele weitere natürliche Heilmittel

432 SEITEN, GEB., € 24,00

In diesem praktischen Ratgeber gibt die führende Kräuterexpertin Rosemary Gladstar ihr großes Wissen weiter, das sie in über 35-jähriger Praxis gesammelt hat. Die Kräuterarzneien sind frei von Nebenwirkungen, leicht zuzubereiten und anzuwenden. „Heilkräuter – Rezepte für die ganze Familie" schlägt eine Brücke in die Zeit der großmütterlichen Hausmittel, ohne die Moderne außen vor zu lassen.

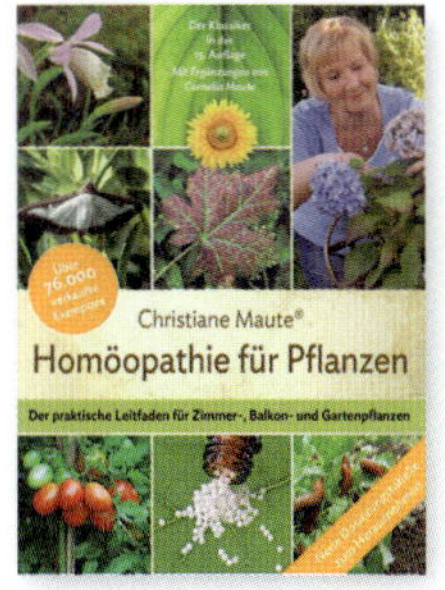

Christiane Maute®

HOMÖOPATHIE FÜR PFLANZEN - DER KLASSIKER IN DER 15. AUFLAGE

Der praktische Leitfaden für Zimmer-, Balkon- und Gartenpflanzen
Mit Ergänzungen von Cornelia Maute

244 SEITEN, GEB., € 28,00

Es ist ein handlicher Ratgeber über die häufigsten Pflanzenerkrankungen, Schädlinge und Verletzungen und deren homöopathische Behandlung. Christiane Maute ® ist eine der Vorreiterinnen, die seit vielen Jahren bei ihren Nutz- und Zierpflanzen Homöopathie einsetzt. Ob bei Blattflecken-Krankheit der Rosen, Braunfäule der Tomaten, Feuerbrand an Obstbäumen, Blattläusen, Kräusel-Krankheit, Krebs, Mehltau, Monilia-Fruchtfäule, Schneckenbefall, Sternrußtau oder schwachem Wachstum – Frau Maute erläutert zu den häufigsten Erkrankungen die bewährten Mittel.

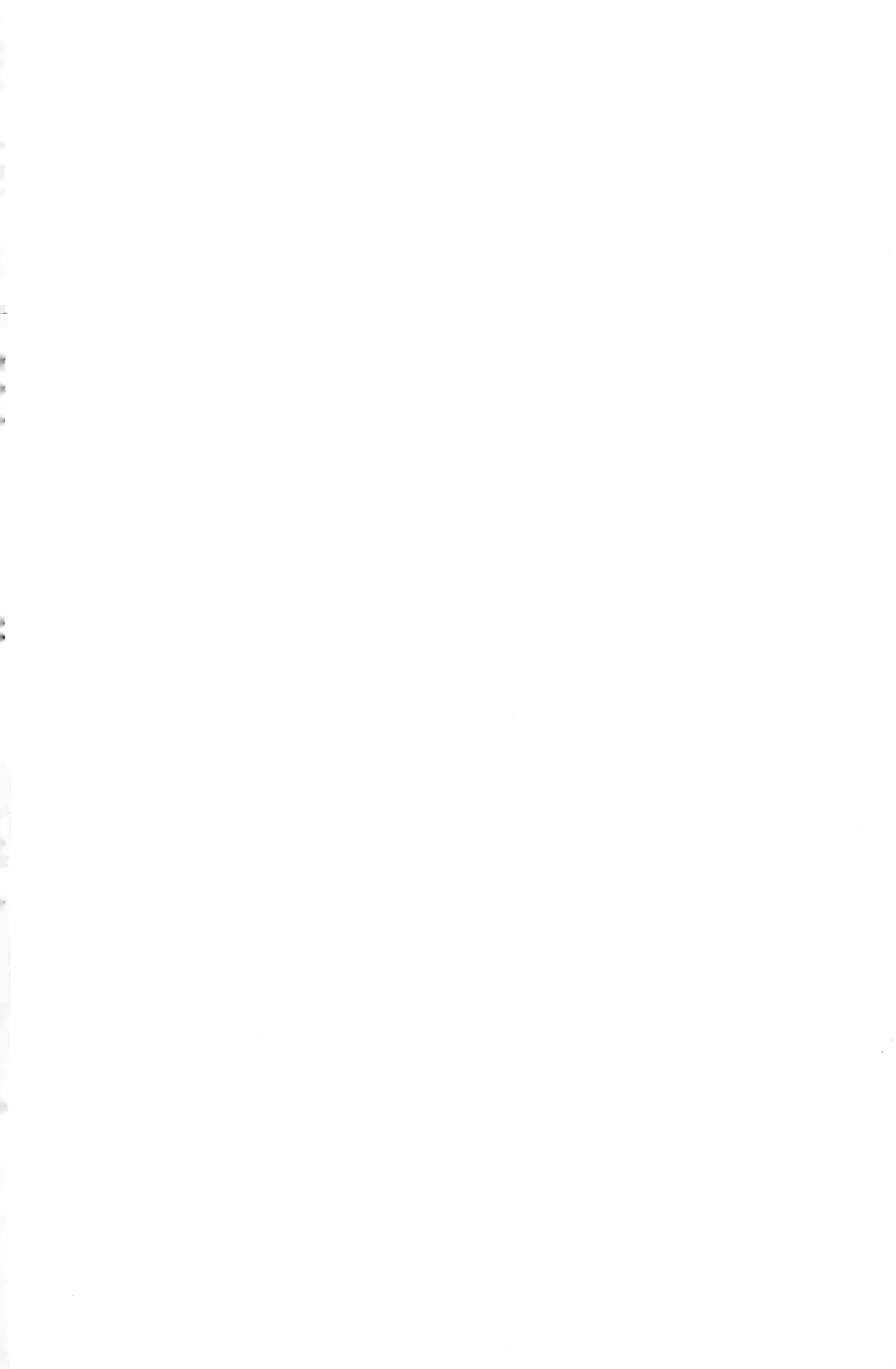